MOLECULAR BIOLOGY FOR
PHARMACY AND MEDICINE
The Fourth Edition

医薬
分子生物学

野島 博【著】
Hiroshi Nojima

改訂
第4版

南江堂

改訂第4版の序

　分子生物学を基盤とした医薬関連分野を含むバイオサイエンスの進展の速度にはめざましいものがある．とくに医薬関連分野では，こうして生まれたさまざまな発見が次々と新しい医薬品として展開し，次々と臨床分野に応用されていくので，それらの動向からは目を離せない．なかには従来の常識を打ち破るほどの革新的な技術が生み出されることもあるので，皮相的な理解だけでなく，その根本的な原理を深く理解していないと，何が革新的なのかさえわからなくなってしまう．そのような状況に陥らないためには，信頼のおける教科書を座右において，不明な点は復習するという心構えが肝要である．

　本書の初版（2004年），第2版（2009年），および第3版（2014年）は，薬学や医学を専攻する学徒が，バイオサイエンス進展の基盤となった分子生物学を体系的に学ぶ目的で出版された教科書である．いずれの版においても初心者が適切な専門家の講義の教科書として使用すれば，医薬分子生物学の発展の歴史と最先端の知識が獲得できるように，精密かつ広範な記述を進めてきた．さらには，すでに大学などを卒業して実社会で活躍されている社会人の方々が，現在の専門にかかわらず，バイオサイエンスの発展の歴史と最先端の基礎知識を独学でも苦労せずに理解できるよう，わかりやすい記述を心がけた．一方で，図表が豊富な辞書としていつも手元に置いて参照できるよう，各項目をわかりやすい配置で効率よくまとめ，索引を充実させて，必要な知識に速やかにたどりつけるような工夫も随所に織り込んだ．

　幸いにして，初版，第2版，第3版とも好評を得ることができ，多くの読者に恵まれた．一冊の教科書が初版以来14年以上も愛読されたことに対し，読者に深く感謝したい．しかし，さすがに第3版から5年も経ってくると，急速な研究進展の速度に対応できていない部分も増えてきた．そこで，この第4版では第3版に対する読者アンケートの結果を参考にして，読者の希望に沿って内容を刷新し，章立てを第3版以上に大幅に改訂して，いっそうの読みやすさを追求するとともに，時代の進展に即した新たな知識を大幅に取り入れた．その代わり，時代遅れの感のある技術に関する記述は大幅に削除した．まず第1章では「遺伝子とは何か」というタイトルで，旧版通り分子生物学の基礎となる遺伝子について概説した．第2章では「遺伝子の分子生物学」，第3章では「ゲノムの分子生物学」，第4章では「細胞の分子生物学」，第5章では「病気の分子生物学」，第6章では「薬の分子生物学」というタイトルで，全体の中で各章がどのような位置を占めて連繋しているかをわかりやすく概観できるようにした．改訂した文章には読者アンケートで指摘された改善を進めるとともに，最新の知見も取り入れて最先端の基礎知識を追加して解説した．

　第4版で大きく改訂したのは第7章と第8章である．まず第7章では「遺伝子工学の基礎と応用」というタイトルで，旧7章と旧8章を統合して，時代遅れとなった技術の解説は図説とともに大幅に割愛した．その代わり，新たな第8章では「ゲノム編集と人工生命」というタイトルで，ゲノム編集の原理やCRISPR-Cas9技術や遺伝子ドライブなどの最先端の知見を簡潔にわかりやすく解説した．また，ゲノム編集技術の医療や創薬への応用のみでなく，農作物や畜産や漁業への応用についても言及した．「人工生命」は，近い将来どのように展開するか未知の部分はあるが，ゲノム編集と組み合わさって大きく進展し，安全性も含めた大きな社会問題となる可能性を秘めているので，第8章に収録して基礎的な知識を簡潔に解説した．

　第9章では「再生医学と医薬品」，第10章では「バイオ医薬品」，第11章では「遺伝子の

診断と治療」，第12章では「ゲノム創薬と先端医療」というタイトルで，旧版の利点を生かしつつ，最先端の基礎知識を簡潔に追記した．追記した内容の中には，免疫チェックポイント阻害医薬品やがん光免疫療法を含む抗がん抗体医薬品（第10章），金メダル遺伝子やがんウイルス療法（第11章），がんゲノム医療やナノ技術と薬物送達システム（第12章）といった，時流に即した話題についても簡潔に解説した．全体として読みやすくするために，本文からは原則として英文は省いて日本語のみで一気に読めるようにした．その代わりに重要語句は索引として巻末に英文を併記し，国際化に対応できる知識を得る手助けとなるようにした．これらの工夫が読者の学習効率をいっそう増進させる一助となれば幸いである．

　本書を執筆するにあたり南江堂出版部の方々，とくに岩﨑公希氏と杉山由希氏には大変お世話になった．彼らの優れた情報収集力と叱咤激励のお蔭で，初版，第2版，第3版で不足していた点が大幅に改善でき，この第4版ではいっそう充実した内容を持つことができるようになったと思う．ここに深く感謝したい．

　　2019年　如月吉日

　　　　　　　　　　　　　　　　　　　　　　　　　　　　　　　野島　博

初版の序

　ワトソン・クリックの DNA 二重らせんモデルが提出されてから 50 年後の 2003 年にヒト・ゲノム全塩基配列が公表されたことはバイオサイエンスの歴史における大きな転換点であった．この出来事は，ひとつの時代の終わりを告げるとともに，新しい時代の始まりを予感させるものでもあった．この時点から後のポストゲノムと呼ばれる 21 世紀の時代では，どのようなバイオサイエンスの展開が始まろうとしているのであろうか？　すでに現在，この漠然とした予感を裏付けるように，雨後の竹の子のごとく数多くの新たな研究分野が芽生えており，基礎生物学のみでなく，多彩な応用生物学の研究も加速されつつある．

　薬学の世界では「ゲノム創薬」という言葉に象徴されるように，ゲノム情報を基盤とした新たな創薬の世界が開けつつある．薬剤の生産も従来にない新しい発想が芽生えてきた．たとえば遺伝子組換え作物を利用して植物に医薬品や栄養素を作らせる研究も進んでおり，タバコに作らせたヘモグロビン，カボチャやニンジンの β-カロテンを含む米や大豆成分を組み込んだ高タンパク質の米，ビタミン C を多く含む小麦なども作られてきた．ワクチン用タンパク質を胃腸で分解されず乳に分泌されるよう遺伝子操作されたウシは，飲むだけでワクチンを接種したのと同じ効果が期待できる牛乳を産生するという．クローン家畜にバイオ医薬品を量産させる日は遠くない．

　医学の世界では遺伝子診断・遺伝子治療・DNA 鑑定などの研究がいっそう精密に展開してきた．遺伝子診断によって，病気の治療だけでなく病気の発症を事前に防ぐ予防医学の分野の進展も期待できる．ゲノム情報を基盤とした SNP 解析の進展は，遺伝子診断をより身近にするとともに，プライバシー侵害という新たな社会問題を生み出す恐れも生じてきた．なぜなら，DNA の持つ遺伝情報は被験者となった本人のみでなく，その親族や子々孫々まで共通のものなので，いったん情報が把握されてしまうと遺伝子差別を切り札にした情報ファシズムに繋がってゆく恐れを否定できないからである．とくに個人情報の保護意識が低い日本においては，SNP 検査が日常的に動き出して SNP 情報が大量に蓄積してしまうと歯止めがきかなくなってしまう恐れがある．

　ポストゲノム時代において薬学や医学を専攻する学徒は，バイオサイエンス進展の基盤となった分子生物学を体系的に学んで基礎を固める必要がある．しかしながら，従来の分子生物学の教科書は，その多くが基礎生物学としての視点から書かれているため，すべてを読み通すことは興味が続かず結果として断片的な知識の集積に陥りやすい．本書はこのような医薬を学ぶ志の高い学徒が，将来は医薬分野の専門家としてひとり立ちするために必要最低限の知識を厳選して，しかも体系立てて記述するように心がけた分子生物学の教科書である．内容はバイオサイエンスを学ぶ初学者に好評だった前著『遺伝子工学への招待』を母体とし，最先端の知識を取り入れながら薬学や医学の知識を充実させてある．全体は「分子生物学の基礎」，「分子生物学の応用」，「薬と病気の分子生物学」，「ゲノム医学とゲノム創薬」の 4 部から構成されており，1 講義につき 1 章を当てることができるように各部は 3 章に小分けして執筆した．一方で，教科書としてのみでなく読み物としても楽しんで読めるよう，1 章ずつをテーマ別にまとめて全体を平易に記述するよう心がけた．各章では，わかりやすい図を数多く描くとともに，随所に "Tea Time" というコラムを散りばめて息抜きができるようにした．時に詳細な内容を含む図表も織り交ぜた．さらに，参考文献や略号一覧も掲載し，索引を充実させた．こ

れらの工夫が読者の学習意欲をいっそう駆り立てる一助となれば幸いである.

　本書を執筆するにあたり南江堂編集部の諸氏には大変お世話になった．彼らの控えめながらも絶え間ない叱咤激励と鋭い指摘のお陰で，本書が当初の構想より遥かに充実した内容を持つに至ったように思う．ここに深く感謝したい.

　2004 年　夏

野島　博

目　次

第1章　遺伝子とは何か ………………………… 1
① 遺伝学の始祖，メンデル ………………………… 1
② 近代遺伝学の発展 ……………………………… 3
③ 細胞の微細構造と細胞を構成する物質 ………… 5
④ タンパク質の構造と機能 ………………………… 6
⑤ 核酸の構造と機能 ……………………………… 7
⑥ 遺伝子の実体は DNA だった！ ………………… 9
　a）エイブリーやグリフィスの実験 …………… 11
　b）ハーシェイ‐チェイスの実験 ……………… 12

第2章　遺伝子の分子生物学 ………………… 15
① DNA の二重らせん構造 ……………………… 15
② 複　製 ………………………………………… 18
　a）原核生物の DNA 複製 ……………………… 18
　b）真核生物の DNA 複製 ……………………… 20
③ 転　写 ………………………………………… 22
　a）遺伝子の転写とプロモーター ……………… 22
　b）哺乳動物にもあるプロモーター …………… 25
　c）転写終結因子 ……………………………… 26
　d）分断された遺伝子 ………………………… 27
④ 翻　訳 ………………………………………… 31
　a）遺伝暗号 …………………………………… 31
　b）遺伝子の翻訳とタンパク質生合成 ………… 32
⑤ 突然変異と遺伝子組換え ……………………… 33
　a）突然変異の起こる仕組み …………………… 33
　b）修　復 ……………………………………… 36
　c）組換え ……………………………………… 39
⑥ 染色体の構造 ………………………………… 39
⑦ テロメアとテロメラーゼ ……………………… 42
⑧ セントロメア ………………………………… 45
⑨ ミトコンドリア ……………………………… 47

第3章　ゲノムの分子生物学 ………………… 51
① ヒトゲノムの遺伝子地図 ……………………… 51
② ヒトゲノムプロジェクトの成就 ……………… 52
③ ヒトのゲノム情報の概略 ……………………… 53
④ ゲノムを占拠するトランスポゾン …………… 54
⑤ 機能性 RNA：「RNA 新大陸」の発見 ………… 58
　a）mRNA 型 ncRNA …………………………… 59
　b）核内低分子 RNA（snRNA） ……………… 59
　c）核小体低分子 RNA（snoRNA） …………… 60
　d）マイクロ RNA（miRNA） ………………… 60

　e）mRNA の非翻訳領域 ……………………… 60
　f）ガイド RNA（gRNA） ……………………… 60
　g）SRP RNA …………………………………… 60
　h）単鎖ガイド RNA（sgRNA） ……………… 60
⑥ RNA 編集 ……………………………………… 60
⑦ エピジェネティックス ………………………… 62
　a）DNA 塩基のメチル化 ……………………… 62
　b）ヒストンの修飾 …………………………… 64
　c）非コード RNA による発現抑制 …………… 64
　d）M 期の遺伝子ブックマーク ……………… 64
⑧ ヒト以外の生物のゲノム情報 ………………… 65
　a）ウイルスのゲノム ………………………… 65
　b）酵母を含む菌類や原生生物のゲノム ……… 67
　c）線虫のゲノム ……………………………… 68
　d）昆虫のゲノム ……………………………… 68
　e）植物のゲノム ……………………………… 69
　f）魚類，両生類，鳥類などのゲノム ………… 69
　g）哺乳動物のゲノム解析 …………………… 70
⑨ バイオインフォマティクス …………………… 71

第4章　細胞の分子生物学 …………………… 73
① 細胞のシグナル伝達 …………………………… 73
　a）シグナル感知と伝達の仕組み …………… 73
　b）カルシウムイオン濃度の調節 …………… 75
　c）増殖シグナルの伝達 ……………………… 77
② 細胞周期 ……………………………………… 77
　a）細胞周期エンジン ………………………… 78
　b）細胞周期依存的な発現制御 ……………… 81
　c）プロテアソームによる制御 ……………… 82
　d）染色体分配と細胞分裂 …………………… 83
　e）チェックポイント制御 …………………… 84
③ 老　化 ………………………………………… 85
　a）老化と環境 ………………………………… 86
　b）ダイエットは寿命を延ばす ……………… 86
　c）細胞老化 …………………………………… 86
　d）早老症 ……………………………………… 89
④ アポトーシス ………………………………… 89
⑤ エンドサイトーシス ………………………… 92
　a）クラスリンを介したエンドサイトーシス … 92
　b）カベオリン（CAV）を介したエンドサイトーシス
　　　………………………………………… 92
⑥ エクソソーム ………………………………… 92

7 小胞体ストレス応答 ……………………… 95
  a) 不良品の生産停止 ……………………… 95
  b) シャペロンによる不良品の再生 ……… 97
  c) 不良品の廃棄処分 ……………………… 97
  d) アポトーシス …………………………… 97

第5章 病気の分子生物学 ………………… 99
1 遺伝子の変異を原因とする遺伝性疾患 …… 99
2 多因子性遺伝性疾患と糖尿病 …………… 100
3 脂質異常症 ………………………………… 101
4 肥満体質の遺伝 …………………………… 103
  a) レプチンの発見 ……………………… 103
  b) 空腹ホルモン・満腹ホルモン ……… 103
  c) 肥満と生活習慣病 …………………… 104
5 繰り返しの数が原因となる
   トリプレット・リピート病 …………… 105
6 筋ジストロフィー ………………………… 107
7 筋萎縮性側索硬化症と脊髄小脳変性症 … 108
8 アルツハイマー病 ………………………… 110
9 ヒトにもある狂牛病 ……………………… 113
10 狂牛病の病原体としてのプリオン ……… 113
11 パーキンソン病 …………………………… 115
12 がん遺伝子 ………………………………… 119
13 がん抑制遺伝子 …………………………… 121
  a) がん抑制遺伝子とは ………………… 121
  b) がん抑制遺伝子 Rb …………………… 122
  c) がん抑制遺伝子 p53 ………………… 123
14 がんの多段階発症説 ……………………… 125
15 腸内フローラと病気 ……………………… 127
16 遺伝子の水平伝播 ………………………… 128

第6章 薬の分子生物学 …………………… 131
1 薬理作用の基礎 …………………………… 131
2 ホルモン …………………………………… 131
3 細胞膜受容体 ……………………………… 133
  a) Gタンパク質共役型受容体 ………… 133
  b) イオンチャネル内蔵型受容体 ……… 135
  c) サイトカイン受容体 ………………… 137
4 チロシンキナーゼ ………………………… 139
  a) 膜受容体型チロシンキナーゼ ……… 139
  b) 非受容体型チロシンキナーゼ ……… 139
5 核内受容体 ………………………………… 140
6 カルシウムイオン制御 …………………… 141
  a) 電位依存性カルシウムイオンチャネル … 142
  b) IP_3 受容体 …………………………… 143
  c) リアノジン受容体 …………………… 143
  d) カルシウムイオンポンプ …………… 144
7 その他のイオンチャネル ………………… 145
  a) カリウムイオンチャネル …………… 145

  b) ナトリウムイオンチャネル ………… 146
  c) 塩素イオンチャネル ………………… 147
  d) 水チャネル …………………………… 148
8 生理活性ペプチド ………………………… 149
  a) エンケファリン ……………………… 149
  b) ナトリウム利尿ペプチド …………… 151
  c) エンドセリン ………………………… 151
9 プロスタグランジン系 …………………… 153

第7章 遺伝子工学の基礎と応用 ………… 155
1 遺伝子操作技術の誕生 …………………… 155
2 遺伝子操作技術を担う酵素群 …………… 157
3 分子生物学の発展 ………………………… 158
  a) 大腸菌 ………………………………… 158
  b) プラスミド …………………………… 161
  c) ファージ ……………………………… 162
4 ベクターの開発 …………………………… 162
5 PCRの開く無限の可能性 ………………… 165
6 高速DNA塩基配列決定法 ……………… 166
  a) 第1世代DNA塩基配列決定法（～2005年）
   ……………………………………… 167
  b) 第2世代DNA塩基配列決定法
   （2005～2011年）…………………… 168
  c) 第3世代DNA塩基配列決定法（2011年以降）
   ……………………………………… 170
7 組換え体の大量発現 ……………………… 175
8 組換えタンパク質の検出と解析 ………… 177
9 RNA干渉 …………………………………… 178
10 役に立つリボザイム ……………………… 180
11 アンチセンスRNAとコードブロッカー … 183
12 アプタマー ………………………………… 184
13 ペプチド核酸 ……………………………… 184
14 アブザイム ………………………………… 186

第8章 ゲノム編集と人工生命 …………… 189
1 ゲノム編集の原理 ………………………… 189
  a) ZFN（ジンクフィンガーヌクレアーゼ） … 189
  b) TALEN（タレン）…………………… 191
  c) CRISPR-Cas9（クリスパー・キャスナイン）… 191
2 細菌の獲得免疫系としてのCRISPR-Cas9 …… 194
3 CRISPR-Cas9技術の実際の運用 ……… 197
4 CRISPR-Cas9技術の展開 ……………… 198
  a) ニッカーゼ改変型Cas9 ……………… 198
  b) Cas9二重変異体（dCas9）………… 200
  c) 遺伝子ドライブ ……………………… 208
5 ゲノム編集技術の医療への応用 ………… 209
  a) 疾患モデル動物の作製 ……………… 210
  b) 遺伝性疾患の治療 …………………… 211
  c) がん治療への応用 …………………… 211

d) HIV に対する新たな治療 ·················· 212
e) 他のウイルス感染に対する治療 ·········· 213
f) マラリアに対する治療 ···················· 213
g) 異常ヘモグロビン症の治療 ·············· 214
h) 異種間臓器移植 ···························· 215
6 ゲノム編集技術の農作物への応用 ·········· 216
a) 害虫に強い作物の創出 ···················· 216
b) 食べて優しい作物 ························· 217
c) 近未来の計画 ······························ 217
7 ゲノム編集技術の畜産への応用 ············ 217
a) 環境に優しいブタの創出 ················ 218
b) 角のない雌牛 ······························ 218
c) 病気に強い家畜の創出 ···················· 219
d) 巨大な家畜の創出 ························· 219
e) 趣味の世界のゲノム編集 ················ 220
8 ゲノム編集技術の漁業への応用 ············ 220
a) 巨大なサケ ································ 220
b) 日本での魚類のゲノム編集 ·············· 220
9 ゲノム編集と創薬（抗生物質） ············ 221
10 新たな人工生命 ···························· 221
a) 合成生物学 ································ 222
b) 人工アミノ酸のタンパク質への導入 ······ 222
c) コドン自体の改変 ························· 223
d) DNA 折り紙 ······························ 224
e) 新たな人工生命 ···························· 225
11 新しい技術の危険性と規制 ················ 226
a) ゲノム編集の危険性と規制 ·············· 226
b) 人工生命の危険性と規制 ················ 227

第9章　再生医学と医薬品 ············ 229
1 胚操作とキメラ生物 ························ 229
2 クローン動物 ······························ 230
3 体細胞クローンヒツジ ······················ 231
4 発生工学の誕生とトランスジェニックマウス ····· 233
5 遺伝子ターゲッティングとキメラ生物 ······ 235
6 遺伝子ノックアウトマウス ················ 237
7 遺伝子ノックインと組織特異的な
　遺伝子ノックアウト ······················ 239
8 幹細胞と再生医学 ·························· 240
a) 幹細胞の維持機構 ························· 240
b) 組織幹細胞 ································ 241
c) 組織工学 ·································· 243
9 iPS 細胞 ·································· 244
a) iPS 細胞作製の原理 ···················· 245
b) 疾患特異的 iPS 細胞 ···················· 245
c) iPS 細胞の薬剤開発への応用 ············ 246
d) iPS 細胞の免疫治療への応用 ·········· 247
e) iPS 細胞の臨床応用 ···················· 247
f) iPS 細胞の倫理問題 ···················· 248

g) オルガノイド ······························ 248

第10章　バイオ医薬品 ·················· 251
1 初期のバイオ医薬品 ························ 251
a) 組換え医薬品の臨床応用 ················ 251
b) 組換え医薬品の宿主細胞の選択 ·········· 252
2 分子標的医薬品 ···························· 253
a) 抗がん薬開発の歴史 ···················· 253
b) 分子標的抗がん薬 ························· 256
3 分子標的抗体医薬品 ························ 262
a) 抗がん抗体医薬品 ························· 262
b) がん以外の疾患に対する抗体医薬品 ······ 268
4 Fc 融合タンパク質製剤 ···················· 271
5 ペプチド製剤とタンパク質製剤 ············ 274
a) 生理活性物質としてのペプチド製剤 ······ 274
b) 生理機能を持つタンパク質製剤 ·········· 274
c) 分子標的薬としてのタンパク質製剤 ······ 275
6 ペプチドワクチン製剤 ···················· 275
7 がん光免疫療法 ···························· 276

第11章　遺伝子の診断と治療 ·········· 277
1 病気の原因としての遺伝性素因と環境因子 ····· 277
2 遺伝子変異の種類と遺伝子診断 ············ 278
3 遺伝子マーカー ···························· 279
4 SNP タイピング技術 ······················ 282
a) インベーダー法 ···························· 283
b) タクマン法 ································ 283
5 ハップマップ計画と医療の個別化 ·········· 285
6 コピー数多型 ······························ 287
7 DNA 採取法 ································ 289
8 金メダル遺伝子 ···························· 289
a) ACTN3 遺伝子 ···························· 289
b) ACE 遺伝子 ································ 291
c) 脱共役タンパク質（UCP2） ·············· 291
d) PGC-1αの遺伝子 ························· 291
9 遺伝子治療の歴史と実例 ···················· 292
a) 遺伝子治療の黎明期 ···················· 293
b) 遺伝子治療用のベクター ················ 294
10 がんウイルス療法 ·························· 296
a) テロメライシン ···························· 296
b) 単純ヘルペスウイルス 1 型（HSV-1 G47Δ）
　　································ 296

第12章　ゲノム創薬と先端医療 ········ 303
1 ゲノム創薬科学とは ························ 303
2 ゲノム創薬の基盤となる薬理ゲノミクス ········ 304
3 トランスクリプトームから得られる
　ゲノム創薬情報 ···························· 306
4 DNA マイクロアレイ ······················ 306

a）DNA マイクロアレイの原理 ······················ 306
b）DNA マイクロアレイ技術の展開 ··············· 308
⑤ バイオチップ（バイオアレイ）····················· 310
a）プロテインチップとケミカルチップ ············ 310
b）糖鎖チップ ··· 312
c）細胞チップ ··· 313
d）チップラボ ··· 313
⑥ プロテオームとプロテオミクス ···················· 314
⑦ ゲノム創薬への戦略 ······························· 315

a）標的分子の構造を基盤とした方法 ··············· 315
b）標的薬物の網羅的検索 ··························· 317
c）エビデンスに基づいたゲノム創薬 ··············· 318
d）インシリコ創薬 ··································· 319
⑧ がんゲノム医療 ··································· 319
⑨ ナノ技術と薬物送達システム ···················· 320
a）人工ナノ粒子 ··································· 320
b）EPR 効果 ··· 322
⑩ 光免疫療法 ··· 324

参考文献 ··· 327
索　引 ··· 329

Tea Time

遺伝学の基本用語 ··································· 3
ダッシュとプライム ······························· 11
RNA を遺伝子とする生物 ························· 13
セントラルドグマ ································· 18
ラクトースオペロン ······························· 29
イントロンの起源 ································· 31
mRNA の品質管理 ································· 35
イブ仮説 ··· 48
トランスポゾンと進化 ····························· 58
なぜミトコンドリアか？ ··························· 91
オートファジー ··································· 118
ジギタリス ··· 148
モルヒネの語源は夢の神 ··························· 151

アスピリン ··· 154
遺伝子工学誕生の立役者 ··························· 157
α相補 ··· 164
古代 DNA ··· 166
遺伝子組換え体の封じ込めとカルタヘナ議定書
··· 175
CRISPR-Cas9 開発の歴史 ························· 195
クローン人間の是非 ······························· 235
実験用マウスの開発 ······························· 236
ワルファリン ······································· 269
DNA 鑑定の威力 ··································· 282
アルコール抵抗性（酒呑み）の遺伝子検査 ······ 292
DNA 診断と RNA 診断 ··························· 311

1 遺伝子とは何か

　「遺伝子」という概念が生まれたのは 200 年以上も前のことである．本章では，遺伝子の発見から分子生物学の黎明期までの遺伝子研究の歴史を背景に"遺伝子の本体は DNA である"という真実を突き止めるまでの経緯を概説しよう．

1 遺伝学の始祖，メンデル

　分子生物学の始まりは，日本では江戸時代末期にあたる 19 世紀の半ばにまでさかのぼる．オーストリアの修道士だったメンデル（G. Mendel）は，親から子へと形質が遺伝する現象を「遺伝因子」という概念を初めて導入することで科学的に説明してみせたのである．「仮説を立ててそれを実証する」という近代生物学を支える基本的な方法論を生物学に適用して，それまで博物学にすぎなかった生物学を科学のまな板にのせたその貢献は偉大である．

　彼はまず仮説を立てた．それは「子供の 1 個の形質は父母から 1 つずつ由来する 2 個の遺伝因子によって制御され，その働きには強弱がある」という，当時としてはとんでもないほど新しい考え方である．すなわち，メンデルは子供世代で現れる形質を**優性**，孫世代で初めて現れる形質を**劣性**と仮定した．たとえば高い背丈（T）のエンドウと低い背丈（t）のエンドウを交配する場合を考える．T を優性形質，t を劣性形質とし，父親（雄しべ）は 2 個の優性（TT）を，母親（雌しべ）は 2 個の劣性（tt）を持つと仮定する．すると交配の結果生まれる子供（F_1）世代ではすべて高い背丈のエンドウが生まれるはずである．なぜなら，Tt においては優性である T の形質しか現れないからである．次いで孫（F_2）の世代では 3：1 の割合で高い背丈と低い背丈のエンドウが生まれるはずである．なぜなら，孫における遺伝子の組み合わせは $TT + 2Tt + tt$ だが，優性である T の形質が現れる $TT + 2Tt$ と，劣性である t の形質が現れる tt との比率は 3：1 と計算されるからである．

　この仮説を実証するため，彼はエンドウを修道院の庭に多数栽培し，毎年，実験計画を立てて受粉させ，交雑の結果新たに生じた形質を長い年月をかけて丹念に観察したのである．彼がエンドウを選んだ理由には 3 つある．1 つは，花の色や豆のシワといった判別しやすい不連続性の形質を持つこと，2 つには花びらが閉じているため風媒による自然交配の可能性が低いこと，3 つには栽培や受粉操作が安価で簡単にでき修道士としての本業と兼任ができたことである．彼はエンドウの持つ，区別が容易な 7 つの形質に注目した．それは（丸・シワ豆），（黄・緑色の豆），（紫・白色の花），（ふくらんだ・くびれた莢），（黄・緑色の莢），（腋生・頂生の茎），（高い・低い背丈）である．まず，交雑の結果生まれた子供（F_1）の世代では親（P）の形質（表現型）の一方のみが現れた．一方，孫（F_2）の世代では 3：1 の割合で両親の形質が現れた（図 1-1）．この結果は明快に彼の仮説の正しさを証明していた．このメンデルの発見は**分離の法則**と呼ばれる．

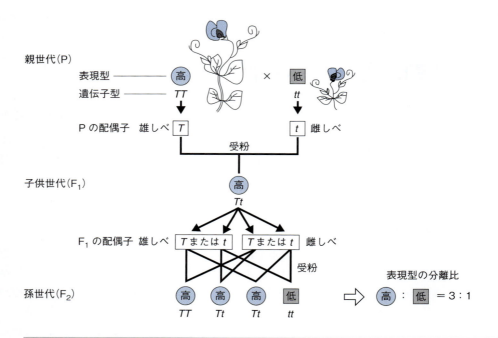

図 1-1 メンデルの分離の法則
高いか低いかという形質を混合した中間の形で現れてくるのではなく，高いか低いかのどちらかが分離して現れてくる．

　メンデルはさらに同時に遺伝する 2 つの形質の遺伝様式も分析した．たとえば丸・黄色豆（*RRYY*）とシワ・緑色豆（*rryy*）を掛け合わせたところ，F_1 はすべて丸・黄色豆（*RrYy*）となり，丸がシワに対して優性であるのみでなく，黄色（*Y*）が緑色（*y*）に対して優性であることがわかった．このとき，F_2 の 15 個体から得られた 556 個の豆の表現型は丸・黄色豆が 315 個，シワ・黄色豆は 101 個，丸・緑色豆は 108 個，シワ・緑色豆は 32 個であった．これらの比は 2 つの形質が独立に遺伝していると考えて得られる期待値である 9：3：3：1 にほとんど等しい（図 1-2）．この発見は**独立遺伝の法則**と呼ばれる．
　メンデルはこの発見を"植物雑種の実験"と題した論文として発表した（1866 年）．しかし，この論文は時代を先取りしすぎていたせいで，博物学的な発想しか持ち合わせていなかった当時の生物学者にはまったく理解されず，発表以降 34 年間は完全に無視された．メンデルの落胆はいかばかりだったか想像に難くない．1900 年になってドイツのコレンス（C. Correns），オーストリアのチェルマック（E. von Tschermak），オランダのド・フリース（H. de Vries）という 3 人の植物学者がそれぞれ独立に親から子へと形質を伝える遺伝法則を再発見するに至って，初めて無名の修道士によってすでに優れた論文が提出されていたのに気づいたのである．そのときにはメンデルが死去してすでに 16 年が過ぎ去っていた．

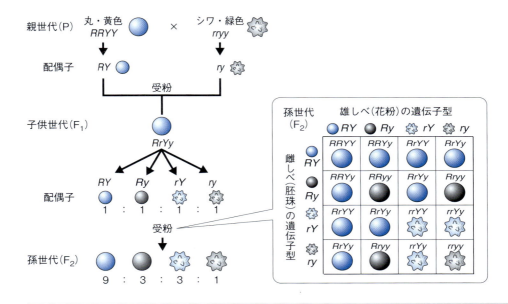

図 1-2 メンデルの独立遺伝の法則
各遺伝子型の組み合わせがどのような表現型を現すかを示した図．2種類の形質が独立して子孫に遺伝していく．丸い形（R）と黄色（Y）という優性の形質が現れてくる．

遺伝学の基本用語
よく使われる遺伝学の用語をまとめておく．ある個体の持つ遺伝子組成を遺伝子型と呼び，それらが発現して生じる外見的特徴を表現型と呼ぶ．また遺伝型の組み合わせが同一な AA や aa はホモ接合体，異なる Aa はヘテロ接合体と呼ぶ．対立遺伝子とは個体が持つほとんど同一の1対の遺伝子のことを意味し，それが優性ならば大文字（A）で，劣性ならば小文字（a）で表記する．

2 近代遺伝学の発展

このように再発見された遺伝の法則を基盤にして古典遺伝学は着実に進んでいった．ド・フリースは「遺伝形質の変異は不連続的に起こる」という**突然変異説**を提唱して「種の起源」を唱えたダーウィン（C. R. Darwin）の進化論にも大きな影響を及ぼした．

ネエゲリー（K. Nägeli）は細胞を色素で染めて顕微鏡で観察しているときに際立って染まる部分を見いだし染色体（クロモゾーム）と名づけていた（1842年）が，米国コロンビア大学の医学生であったサットン（W. Sutton）は，この染色体こそがメンデルの遺伝因子を運ぶ実体であるという説を唱えた（1902年）．ヨハンセン（W. Johannsen）はこの遺伝因子を**遺伝子（ジーン）**と名づけた（1909年）．

英国のギャロッド（A. E. Garrod）は，ヒトの黒尿症は先天的代謝異常（遺伝性疾患）であって，患者は酸化されて黒くなるアルカプトンという物質の量を調節する何かが生まれ

つき欠損していると指摘した（1909年）．

英国のメンデル遺伝学の大家であったベーツソン（W. Bateson）は遺伝の研究分野をまとめて遺伝学（ジェネティクス）と正式に命名した（1906年）．

ショウジョウバエは飼育が簡単で世代が短く，エンドウを用いるときの10倍以上のスピードで掛け合わせ実験ができる．しかも染色体の数が4対と少ない．これは，遺伝子と染色体の関係を調べるために絶好の条件であり，多くの遺伝学者がショウジョウバエを用いて実験をするようになっていった．

1910年，モルガン（T. Morgan）らはショウジョウバエの集団の中に白い眼（通常は赤い眼）をした**突然変異体**（ミュータント）を見いだした．その後も羽の形や体節の数などにおける多くの種類の突然変異体を分離し，それら形質の遺伝の様式を詳しく調べていった．基本的にはメンデルの分離の法則が正しいことが確認されたが，メンデルの独立遺伝の法則には従わないものもあることに気づいた．しかもそれらは染色体の数と同じ4つの遺伝子群（これを連鎖群と呼ぶ）に分けられることをみつけた．

生殖細胞ができるときには，父母から受け継いだ1対の染色体の間で交差して部分的に交換が起こる（図1-3）．このとき，2つの遺伝子の配座する距離に比例して交差の頻度が異なることに気づいた彼は，これら一群の遺伝子が一定の順序と間隔をもって同じ染色体上に1列に並んで配座しているという画期的な発想にたどり着いた．さらに，この事実を利用して組換えの頻度を測定し，2つの遺伝子の染色体上での距離を計算した．この業績を讃えて，今でも染色体上の遺伝子間の距離はセンチモルガン（cM）という単位（約100万塩基対に相当する）で表現される．今から振り返ってみると，メンデルが独立遺伝

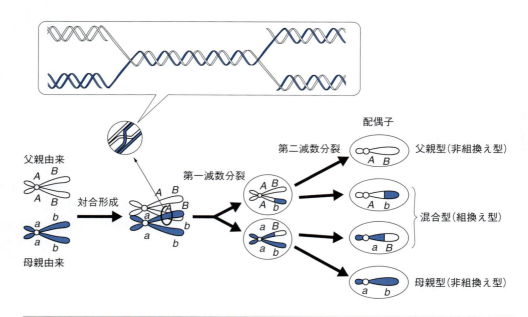

図1-3　生殖細胞ができるときに起こる減数分裂における姉妹染色分体の交差による，2つの近接遺伝子の組換え型配偶子の生成機構

の法則を発見しえたのは，彼が選んだ7つの形質が幸運にも違う染色体上にのっていたか，互いに大きく離れていたからだったのだ！

　モルガンの弟子の，米国のマラー（H. J. Muller）はX線をショウジョウバエに当てることで突然変異を人工的に起こすことに成功した（1927年）．この発見は，それまで偶然に出現する変異株を探すという効率の悪い状況を大きく変え，実験的な基盤を獲得した遺伝学は大きく飛躍した．米国のビードル（G. W. Beadle）とテータム（E. L. Tatum）は「一遺伝子一酵素説」を唱え，突然変異体を作製して生化学的な研究と遺伝学を結びつけた（1941年）．

3　細胞の微細構造と細胞を構成する物質

　生物は細胞と呼ばれる構造体から成り立っており，遺伝子であるDNAを収納している核を持たない原核生物（大腸菌など）と，核を持つ真核生物（酵母やヒトなど）に分類される．大腸菌などと同様に酵母は一個の細胞として生活しているが，多くの真核生物の身体は細胞が多数集合して生活している．単純な原核生物（図1-4a）の構造とは異なり，真核生物細胞の基本構造（図1-4b）の中には独自の役割を分担しているさまざまな細胞内小器官が見いだされる．たとえば，**ゴルジ体**は分泌タンパク質を処理・輸送し，**ミトコンドリア**はエネルギー産生を担当し，**リソソーム**の中には生体物質を加水分解する酵素が詰まっているなどである．また**ペルオキシソーム**の中には過酸化水素を生成する一群のオキシダーゼとそれを分解するカタラーゼが多量に局在している．体の場所によって独特の形をしているが，ヒトでは平均的な1つの細胞は直径およそ0.05 mmの楕円体をしており，

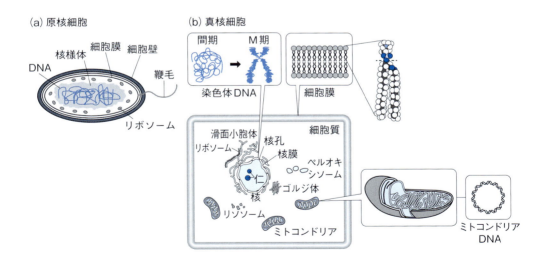

図1-4　原核細胞（a）と真核細胞（b）の細胞断面模式図
細胞質の中にはさまざまな細胞内小器官がみつかる．染色体DNAは核の中にあり，細胞周期の間期では核全体に分散しているが，M期になると核膜が壊れ，染色体は凝縮して顕微鏡下でも容易に観察できるようになる．エネルギー産生を受け持っているミトコンドリアと呼ばれる細胞内小器官の中にも独自の環状DNAが存在している．

成人は約60兆個の細胞で身体が構成されている.

遺伝子（DNA）はこのうち**核**と呼ばれる細胞の中央に位置する球状の構造体の中に収納されている. 1つの核に存在する染色体の数は生物の種によって数が決まっているが, その数には規則性は見いだされない（表1-1）. 細胞は染色体の分布によって**体細胞**と**生殖細胞**（精子や卵子）の2つに大きく分類される. 体細胞では, 同じ形の染色体が2本ずつ1対となって存在し, そのうち1本は母親由来, もう1本は父親由来である. 生殖細胞では染色体は1本ずつしか存在せず, 受精によって核が合体して1対となる.

細胞は多量の水でできており, その中には生命活動を支えているさまざまな物質が含まれている. それらは**脂質・炭水化物・タンパク質・核酸**などの有機物と無機塩類などである. 脂質はエネルギー貯蔵物質である中性脂肪などの単純脂質と, リン脂質や糖脂質などを含む複合脂質の2つに大別される. とくに複合脂質は細胞を外界から遮断したり, 核などの細胞内小器官をほかと区分する役目を果たしたりする**細胞膜**の構成成分として重要である（図1-4）. 炭水化物は炭素（C）, 水素（H）, 酸素（O）からなる有機化合物で, 一般に $C_n(H_2O)_m$ という化学式で表される. 炭素が5つあるいは6つ環状に連なった基本単位構造を持ち, それぞれ五炭糖あるいは六炭糖と呼ばれる（図1-5）. これらが単独で存在するものを**単糖類**（ブドウ糖, ガラクトースなど）, 2個連なったものを**二糖類**（ショ糖, 麦芽糖など）, 多数連なったものを**多糖類**（デンプン, セルロースなど）と呼ぶ. これらは生物構造の維持やエネルギー源およびエネルギー貯蔵としての役割を持っている.

4 タンパク質の構造と機能

タンパク質の種類はヒトでは数万種類もあると推測されているが, そのいずれにおいても**アミノ酸**と呼ばれる構成単位となる物質が, 少ないものでも数十個, 多いものでは数千個連なってできている. アミノ酸はどれもアミノ基, カルボキシル基, 側鎖（R）からな

表1-1　各種生物の染色体の数

生物名	染色体数	生物名	染色体数
エンドウ	14	ウシガエル	26
タバコ	48	ヒキガエル	22
トウモロコシ	20	ナイルワニ	32
出芽酵母	16*	ニワトリ	78
分裂酵母	3*	ハト	80
アメーバ	50	イヌ	78
イエバエ	12	ネコ	32
ショウジョウバエ	8	マウス	40
ウニ	40	ラット	42
マス（鱒）	80	アカゲザル	42
ウナギ	36	チンパンジー	48
キンギョ	94	ヒト	46

表から明らかなように種による染色体数の規則性はない.
*出芽酵母, 分裂酵母は一倍体を, ほかは二倍体の染色体数を示す（ミトコンドリアDNAは数えない）.

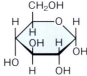
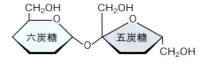
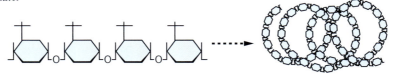

図 1-5　炭水化物の構造
(a) ハワース投影法によるグルコースの構造表示
(b) ショ糖の構造
(c) 多糖類の一種であるデンプン（アミロース）の構造

る共通の化学構造を持ち，R の部分に入る側鎖の種類によってアミノ酸の構造が特定される（図 1-6）．タンパク質を構成しているアミノ酸は 20 種類のみである．それでも非常に多種類のタンパク質が存在しうるのは，1 つ 1 つのタンパク質において結合するアミノ酸の種類と結合順序が大きく異なるためである．

　後述の翻訳という仕組み（☞ 31 頁）によって，あるアミノ酸のカルボキシル基の OH は，ほかのアミノ酸の H との間で H_2O を失って結合する．この結合を**ペプチド結合**，できた化合物をペプチド，アミノ酸の多数結合したものを**ポリペプチド**と呼ぶ．タンパク質はポリペプチドから構成される高分子化合物で，その多くは複雑に曲がりくねった特徴的な立体構造を持つ．純化したタンパク質を結晶化させ，それに X 線を照射して得られた回折像を解析するという手法によって多くのタンパク質の立体構造が原子レベルで解明されている（図 1-7）．

　タンパク質は筋肉，鞭毛などの運動器官を構成したり，血液や原形質の主要構成成分となるなど生命の基本骨格を支える**構造タンパク質**としての重要な役割を担っている．他方，酵素として細胞内でのさまざまな化学反応を触媒するというもう 1 つの重要な役割も見逃せない．アミノ酸の配列次第で無限ともいえる多様性を保証されている基本構造こそが，かくも多様な生物を地球上に生み出してきた原動力となっているのである．

5　核酸の構造と機能

　核酸は 1869 年にミーシャー（F. Miescher）によってヒトの膿の中の白血球から初めて分離された物質である（論文発表は 1871 年）．細胞核（nucleus）の中に見いだされたことから彼はこれをヌクレイン（nuclein）と命名した．のちに，アルトマン（R. Altmann）はヌクレインにはタンパク質が混在していることに気づいた．そこで，ヌクレインを純化したと

8　第 1 章　遺伝子とは何か

(a) アミノ酸の基本構造

(b) 2 個のアミノ酸間でのペプチド結合の形成

(c) タンパク質を構成している 20 種類のアミノ酸（L 型）

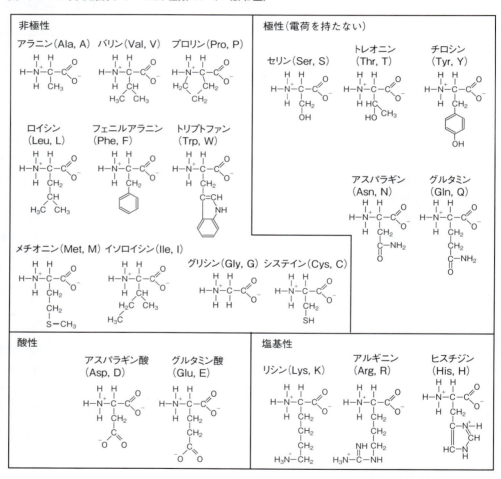

図 1-6　アミノ酸の基本構造と種類
（　）内：3 文字表記，1 文字表記

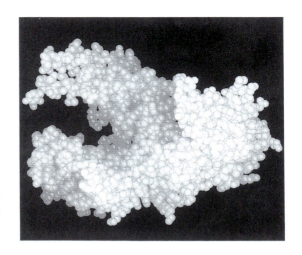

**図 1-7 X 線結晶解析によって決定された
タンパク質の立体構造**
大腸菌 DNA ポリメラーゼ I の立体構造.

ころ新種の酸性物質だったので，改めて核酸と呼んだ．その後の化学的な分析によって核酸が**ヌクレオチド**と呼ばれるリン酸・糖（ペントース，五炭糖）・塩基からなる基本構造を持つことが明らかとなった（図 1-8）．次いでコッセル（A. Kossel）らのグループを中心として核酸を構成する 4 つの塩基，**アデニン（A）**，**グアニン（G）**，**シトシン（C）**，**チミン（T）**が次々と見いだされていった．核酸が単独の分子として存在するときは**モノヌクレオチド**と呼ぶ．その 5'（ファイブプライム）-OP と 3'（スリープライム）-OH との結合をホスホジエステル結合といい，**ホスホジエステル結合**でモノヌクレオチドが次々と連なったものを**ポリヌクレオチド**という（図 1-9）．塩基は 4 種類しかないが，付加するヌクレオチドの数と並び方は無数にあるのでポリヌクレオチドの種類は無限である．

　核酸には**リボ核酸（RNA）**と**デオキシリボ核酸（DNA）**の 2 種類が知られている．RNAとDNAには 2 つの構造上の違いがある．1 つは RNA の五炭糖の 2'-OH 部分が DNA では 2'-H と変化していること（図 1-10）で，これがデオキシ（酸素に水素分子が付加されて還元された状態）という接頭辞がつく DNA の名前の由来でもある．この余分な酸素 1 分子の存在によって RNA は立体構造をとりやすくなっており，細胞内では一本鎖のまま，独特な立体構造をとったさまざまな機能性 RNA として活躍している．もう 1 つはチミンの代わりに構造が少し異なった**ウラシル（U）**と呼ばれる塩基を持つことである．のちに詳しく述べるように DNA は単純な二重らせん構造（☞ 15 頁）をとり，RNA のように多彩な構造をとることはできない．

6　遺伝子の実体は DNA だった！

　ミーシャーが核酸を発見して以来，核酸とタンパク質のどちらが遺伝子としてふさわしいかの論争が巻き起こってきた．当初はタンパク質が有利に思えた．なぜなら，4 塩基しか種類のない核酸に比べて 20 種類ものアミノ酸を持つタンパク質の方が複雑な情報を伝達しなくてはならない遺伝子として適していると考えられたからである．そんなとき，その謎を解く 1 つの突破口が医学の分野から開かれた．

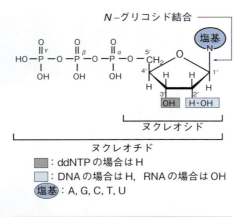

図 1-8　モノヌクレオチドの基本構造

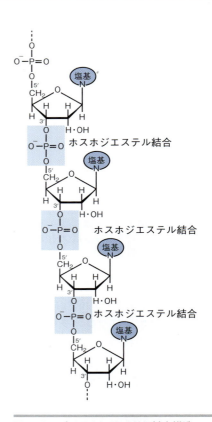

図 1-9　ポリヌクレオチドの基本構造

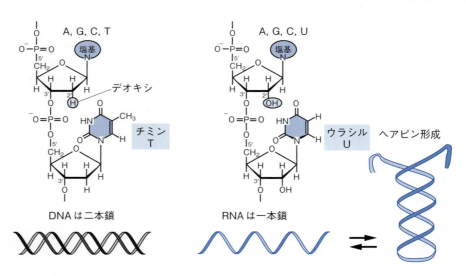

図 1-10　DNA と RNA の構造上の違い
① 2'位の炭素に DNA では H が RNA では OH がつく．
② DNA は二本鎖として二重らせん構造をとるが，RNA は一本鎖で，ヘアピンなどの各分子に特徴的な立体構造をとる．
③ DNA におけるチミンは RNA ではウラシルとなる．

Tea Time — ダッシュとプライム

日本語の辞書には「'」をダッシュと読むと書かれてあるが，これは間違いである．「'」はプライム (prime) と呼ばなければならない．英語でダッシュ (dash) を意味するのはハイフン「-」より少し長めの横棒「–」で，「大腸菌 K–12 株」などのような使い方をする．英語で「'」を dash と読むことはありえない．プライムとダッシュは同じ文脈で使われることが多いので，これを混同していると「日本人はプライムとダッシュの区別さえつけられない」と軽蔑されるので気をつけるべきである．なぜ，このような間違いが日本語として定着したかの語源をさかのぼってみると，明治時代にドイツに留学した数学者にあるのではないかという推測が成り立つ．ドイツ語では「'」をシュトリヒ (Strich)，「–」をビンデンシュトリヒ (Binden Strich) と呼ぶ．ビンデンは略されることもあるので，英独辞書を「Strich」でひくと「prime, dash」と出てくる．微分係数である「'」は英語でプライムと呼ぶのだが，ドイツにいた日本人は語呂のよい「dash」を選んで日本語化してしまったのではないか．そして平成の世に至るまで 100 年以上もの間，この過ちが訂正されずにきたのである．

a) エイブリーやグリフィスの実験

19 世紀後半の米国では一番の死因であった肺炎を起こす肺炎双球菌の研究が進められていた．この菌には病原性を持つ S 型と非病原性の R 型が知られており，シャーレの上で作らせた 2 つの**細胞集団（コロニー）**は容易に区別できた．エイブリー（O. T. Avery）らはまず，2 つの違いは遺伝的差異を反映したものであることを実験で示した．一方，英国のグリフィス（F. Griffith）は熱殺菌により病原性をなくした S 型菌を無害な R 型菌と混合してマウスに注射すると，肺炎にかかって死んでしまうという奇妙な現象を見いだした．もちろん R 型菌のみ，あるいは殺菌した S 型菌のみを注射したときには何も起こらず，両者を混ぜて注射したときのみ感染するのである．彼はこの驚くべき結果を，S 型菌の持つ遺伝物質が R 型菌を病原性に形質転換したからであると解釈した（図 1-11）．

米国のエイブリーのグループはこの報告に深い関心を寄せた．彼らは，この結果をより詳細に検討し，この形質転換物質が何であるかを探ることにした．まず S 型死菌の抽出物のみでも形質転換できることがわかった．この抽出物（水に溶けるので脂質ではない）に炭水化物分解酵素，タンパク質分解酵素，RNA 分解酵素を加えても形質転換に何ら変化はなかったが DNA 分解酵素を加えると形質転換活性は完全に失われたのである．こうして初めて形質を決定する因子，すなわち遺伝子が DNA であることが実験的に証明されたのである（1944 年）．しかし，タンパク質が遺伝子であろうとの先入観に強く囚われていた人々を説得するにはこの実験結果のみでは十分ではなかった．事実，この実験結果には異なった解釈が可能であるとする指摘や，実験系へのタンパク質の混入を疑う研究者の批判が相次いだ．彼らを納得させるには，より明快な実験結果がどうしても必要であったのである．そして，ほどなくまったく別のグループからの決定打が放たれることになる．

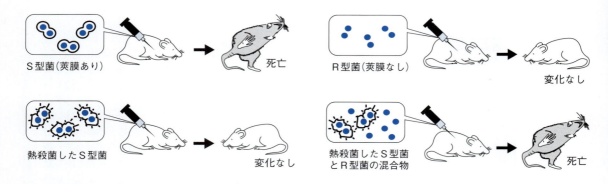

図 1-11　グリフィスの実験
肺炎双球菌は粘液性の莢膜で囲まれている病原性のある S 型と莢膜のない無害な R 型の 2 種類がある．1928 年，グリフィスは熱殺菌により病原性をなくした S 型菌を無害であるはずの R 型菌と混合してマウスに注射すると S 型菌を注射したときと同じ症状で細菌感染症に陥り死ぬことを見いだした．彼はこの結果を，S 型菌が持っている何かが R 型菌を病原性に形質転換したためであると結論づけた．

b) ハーシェイ-チェイスの実験

　細菌に感染する特殊なウイルスである**バクテリオファージ**が発見されたのは 1915 年のことである．当時，伝染病をはじめとした恐ろしい病気の多くの原因が病原性細菌であることがわかってきた時代であったせいか，細菌を殺す能力を持つファージの存在は救世主として医療面での大きな期待が寄せられており，その研究も盛んになっていた．

　1940 年代に入って，ハーシェイ（A. D. Hershey），ルリア（S. Luria），デルブリュック（M. Delbrück）という 3 人の天才がファージの研究に参入してきた．彼らは世代が短くて（わずか 20 分），多数の個体が容易に扱える「大腸菌とファージ」を組み合わせた実験系を利用して，ファージが大腸菌に感染して多数の子孫を産生する際に，どのようなことが起こるのかを分子レベルで解析していた．さらに，ファージ学派を結成して，情報交換をしながら研究を進めていたのである．彼らのこの活動が，いわゆる分子遺伝学の始祖となり，この後 1960 年代まで続く第 1 期分子生物学の華やかな進展の中心となった．

　彼らがまず関心を持ったのはファージの構成成分であるタンパク質と DNA のうちどちらが複製に不可欠であるか，すなわち「どちらがファージの遺伝物質か」を決定することであった．ファージの研究が急速に進展し，次第に精密化されてくると，ファージの感染においてはファージ全体が大腸菌に入るのではなく，まず大腸菌に接触して酵素の作用で細胞壁に小さな穴を開け，中に詰め込んだ DNA をまるで注射器のように注入するのではないかという方向にグループの考えがまとまりつつあった．

　この考えを実際に鮮やかな実験で証明したのがハーシェイとチェイス（M. Chase）である．彼らは，当時すでに有用性を指摘されていた**放射性同位元素**（ラジオアイソトープ）を利用して次のような実験を組み立てた．まずファージタンパク質は硫黄（S）原子を持つがリン（P）は持たず，逆に核酸（ファージの場合は DNA）は P を持つが S は持たない．そこで放射性硫黄（^{35}S）を含む培地で育てた大腸菌に感染させて培養したファージを未標識の

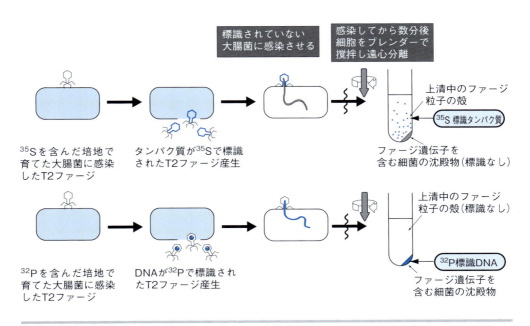

図 1-12　ハーシェイ-チェイスの実験

RNA を遺伝子とする生物
　ウイルスの中には RNA を遺伝子とするものも多数存在する．それらの中には遺伝子としての RNA をいったん逆転写酵素によって DNA として複製し，その DNA から遺伝情報を読み出すレトロウイルス（エイズの原因となる HIV など）と，RNA から DNA を介さずに遺伝情報が発現するタイプのウイルス（C 型肝炎の原因となる HCV など）がある．

大腸菌に感染させたところ，大腸菌は ^{35}S を取り込まなかった．ところが ^{32}P を含む培地で培養したファージを未標識の大腸菌に感染させると大腸菌は ^{32}P を多量に取り込んだ．この結果はタンパク質ではなく DNA こそが感染細菌の中に入っていく遺伝物質であることを明晰に証明した（図 1-12）．これが有名なハーシェイ-チェイスの実験である（1952 年）．

2 遺伝子の分子生物学

　こうして舞台が整ったときにワトソンとクリックという 2 人の天才が出現して一挙に遺伝子の本体を実に鮮やかに解明した．それは「遺伝子」が何かという問題を解決し終えたと同時に，新たに「分子生物学」という学問を誕生させたのである．本章ではこれまでに解明されてきた遺伝子の構造と機能を概説する．

1 DNA の二重らせん構造

　遺伝子が DNA であることが証明されてまもなく，クリック（F. Crick）とワトソン（J. Watson）は DNA が二重らせん構造をとっているという画期的な発見をした．彼らが頼りにした実験結果はフランクリン（R. Franklin）の撮影した未発表の X 線回折像だけであったが，提出した**二重らせん構造モデル**は細部に至るまで正確な完成度の高いものであった．このモデルは以下に列挙するような生物学的に重要な特徴を持つ．これらの特徴は遺伝の仕組みを分子レベルで明確に説明することを可能にした．

①DNA の五炭糖（ペントース）の骨格は 2 本の鎖がより合わさった二重らせん構造をとる．重要な点は 1 本の鎖が上向きならば（5' → 3'），他方の鎖は下向き（3' → 5'）に並んでいるという対称構造をとっていることである．ここで 5'（ファイブプライム）や 3'（スリープライム）という記号は DNA の五炭糖（図 2-1a）における炭素の位置の呼び名に由来するもので，DNA の鎖の方向を示す．

②らせんの直径は 2 nm（ナノメートル，1 nm ＝ 10^{-9} m），らせんの繰り返し単位（ピッチ）は 3.4 nm である（図 2-1b）．

③らせんは右巻きである．それゆえに，らせん軸の上からみても下からみてもらせん骨格は時計回りに軸を巻きながら遠ざかっていくような構造をとる．

④4 種類の塩基はらせんを構成する五炭糖リン酸の骨格の内側にらせんの階段のように埋め込まれている．これらは図 2-1b に示したような A–T あるいは G–C という**塩基対**（bp）を形成して 0.34 nm 間隔で積み重なっていく．

⑤らせんが 1 回転（ピッチ）する間隔には 10 個の塩基対が含まれる．

⑥A が塩基対を形成する相手は必ず T，G が塩基対を形成する相手は必ず C と決まっているので，DNA が 2 倍に増える（これを複製するという）際には片方の鎖（これを鋳型と呼ぶ）が裏返しの塩基配列を持つもう一方の鎖を生合成する．裏の裏は表なので，裏返し同士の鎖が合体すれば正確にもとの二本鎖 DNA が複製されることになる（図2-2）．これが遺伝の本質である．この新たな DNA 鎖の生合成は**DNA ポリメラーゼ**という酵素（タンパク質）が作用して達成される（図 2-2，3）．

⑦複雑な遺伝情報は，わずか 4 種類の塩基の並び方のみで蓄えられる．ただし，わずか 4 種類といっても，たとえば 10 塩基対でさえ 4 の 10 乗通り，すなわち約 100 万通り

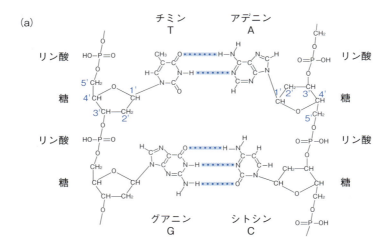

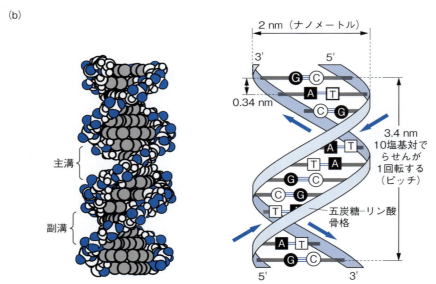

図 2-1　DNA 二重らせん構造
(a) A-T および G-C 間の水素結合
(b) 左：分子の占める空間を考慮した全体の俯瞰図．灰色の球は塩基部分．大きな白丸はリンあるいは炭素分子，小さな白丸は水素分子，青丸は酸素分子を示す．
　　右：構造の詳細．らせんが1回転する間に10個の塩基対が含まれる．

もの組み合わせが考えられる．ヒトの場合31億個の塩基対が存在するので文字どおり無限の可能性があり，どんな複雑な遺伝情報も蓄積できるのである．

[1] DNA の二重らせん構造　**17**

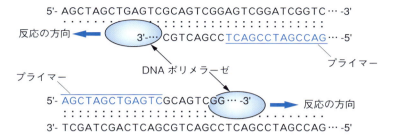

図 2-2　DNA ポリメラーゼによる相補鎖合成反応（*in vitro*）
DNA ポリメラーゼによる DNA 複製により DNA は 2 倍に増える．反応には開始位置を指定するプライマーと呼ばれるオリゴヌクレオチドが必要とされる．試験管内（*in vitro*）では 20 塩基程度の短いオリゴヌクレオチドでもプライマーとして働くことができる．複製の生合成反応（*in vivo*）ではプライマーとして RNA が用いられる．

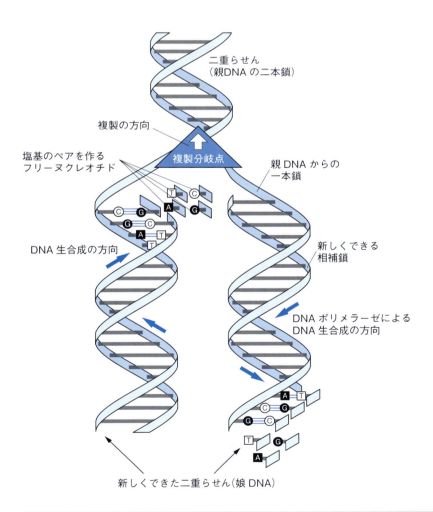

図 2-3　複製の方向

セントラルドグマ

　セントラルドグマとはクリックが1958年に提唱した，遺伝情報が，DNA →（転写）→ mRNA →（翻訳）→タンパク質，の順に伝達されるという基本概念である．DNA →（転写）の過程ではRNAポリメラーゼが，（翻訳）→タンパク質の過程では転移RNA（tRNA）とリボソームが主となって働いて遺伝情報が翻訳され，タンパク質が生合成される．例外としてRNAを遺伝子としているレトロウイルスでは，感染した細胞内で逆転写酵素によってRNAをDNAに変換するセントラルドグマの逆反応を行う．その後に，セントラルドグマに従ってタンパク質が翻訳され，ウイルスの構成タンパク質が産生される．

2 複 製

　生物は細胞の中に核を持たない原核生物と核を持つ真核生物に分かれる．DNA複製の仕組みは原理は同じだが真核生物の方がより複雑な制御機構を持っている．

a）原核生物のDNA複製

　DNAは片方の鎖を鋳型として複製を生合成できるため，同じ塩基配列を持った子孫DNAが次々と生まれていく．これがメンデルが洞察した遺伝現象の本質である．DNA複製には**DNAポリメラーゼ**と呼ばれる酵素の助けが必要である．DNAポリメラーゼはデオキシヌクレオシド三リン酸の存在下で鋳型DNAのコピーを原核生物では毎秒1,000塩基，真核生物で毎秒20〜100塩基という驚くべきスピードで生合成できる能力を有している．このように優れた能力を持つDNAポリメラーゼもDNA生合成反応は5'→3'方向にしか進められない．そのためDNA複製の一方の鎖（リーディング鎖，先導鎖）は一気に生合成を進めるが，他方の鎖（ラギング鎖，遅延鎖）の生合成は約1,000〜2,000塩基ずつ飛び飛びにしか進めない．

　DNA複製はDNA複製起点と呼ばれる特別な塩基配列を持つDNA領域から開始される（図2-4）．このとき**ヘリカーゼ**はDNA鎖を解きほぐす働きをする．複製が進んでいくにつれて複製フォークと呼ばれる分岐点を境にした複製のバブル（一本鎖DNA構造を持つ領域）が左右に広がっていく．リーディング鎖DNAは一本鎖結合タンパク質（SSB）の手助けによりDNAポリメラーゼIIIによって一気に複製される．ラギング鎖の複製においては，まず**プライマーゼ**によって短い**プライマーRNA**が生合成され，それをガイド役としてDNAポリメラーゼIIIにより100〜200塩基対の短鎖DNAが生合成される．この新生短鎖DNAは発見者（岡崎令治）の名前を冠して**岡崎フラグメント**と呼ばれる．複製フォークでは数多くの酵素の複合体である**プライモソーム**が複製を促進していき，DNA鎖に蓄積されたねじれは**ジャイレース**によってほどかれていく．続いてDNAポリメラーゼIはプライマーRNAを除去しながらギャップをDNA鎖で置き換えていく．こうして生合成された短いDNA鎖はDNAリガーゼによって次々と接続されるため，巨視的には3'→5'の方向に生合成が進んでいるようにみえる．

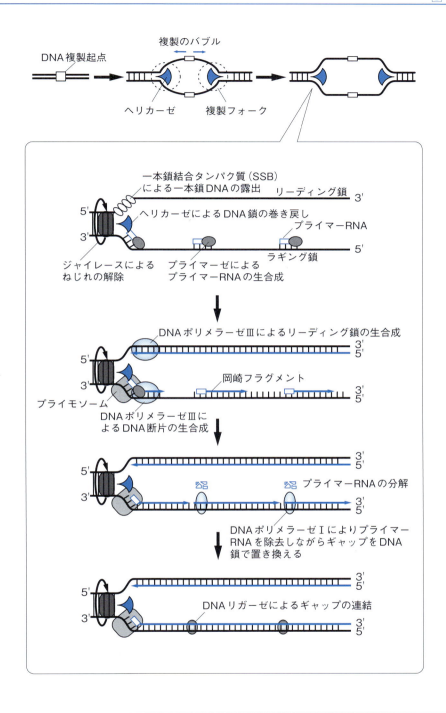

図 2-4　大腸菌における DNA 複製の仕組み

20　第 2 章　遺伝子の分子生物学

b）真核生物の DNA 複製

　　真核生物でも岡崎フラグメントを複製ユニットとした不連続複製を行うが，ゲノム DNA のサイズ（ヒトでは約 31 億塩基対）が大きいせいか複製起点は多数存在する．複製フォークの進行速度は毎秒 20～100 塩基程度と原核生物よりは遅く，3～4 時間かけて全ゲノム DNA が複製される．これらの違いは以下に列挙するような原核生物ではみられない制御因子によって担われている（図 2-5）．

　　まず少なくとも 3 種類（Polα，Polδ，Polε）の DNA ポリメラーゼが DNA 複製に関わっており，Polα はプライマーゼとしてプライマー RNA の生合成をし，Polδ と Polε は 3'→5' エキソヌクレアーゼ活性によって複製ミスを校正するなど役割分担がみられる．クランプ（締め金）という愛称を持つ**増殖細胞核抗原（PCNA）**は Polδ の補助因子で，ドーナツ状の環状ホモ三量体を構成して DNA を取り囲み自由に滑走していく．この動きは伸長中のプライマーの 3' 端と鋳型 DNA との二本鎖を保持しつつ複製の伸長効率をあげるのに役立つ．**クランプローダー**という愛称を持つ複製因子 C（RFC）は PCNA と Polδ の補助因子で，5 つのサブユニット（RFC1，-2，-3，-4，-5）から構成される．ATPase 活性を持ち，プライマー RNA を足場にして DNA ポリメラーゼにより生合成されたばかりの新しい DNA 鎖の 3' 末端に結合する．RPA は一本鎖 DNA に結合してまっすぐに伸ばすことで，DNA 複製を迅速かつ正確に進行させる．RNase H は DNA 鎖成熟因子（FEN1）と協働して DNA 鎖に結合している RNA を選択的に分解する．

　　実際の DNA 鎖伸長においては，まず RFC がクランプローダーとして PCNA に結合し，アデノシン 5'-三リン酸（ATP）を消費して，PCNA の輪を開裂する（図 2-5）．RFC はプライマー末端の識別を行った後，ATP 依存的に DNA 鎖の 3' 末端に結合し，開裂した PCNA の輪を介して DNA にはまりこむ．ATP の加水分解に伴い PCNA の輪が閉じて，ここに Polδ が結合して活性型 Polδ 複合体となる．Polδ は単独では DNA からはずれやすいため，そのままでは短い DNA しか複製できないが，活性型 Polδ 複合体となれば数千塩基対の DNA でも生合成できる．

図 2-5　真核生物における DNA 複製の仕組み

細胞周期においては以下の 2 つの時期が CDK（☞ 78 頁）の活性化状態によって規定される．（1）複製開始前複合体（Pre-RC）の形成は許されるが DNA 複製は開始できない時期（M 期終了から G_1 期）．（2）Pre-RC が活性化されて DNA 複製は開始するが，新たな Pre-RC の形成は阻止される時期（S 期開始から M 期終了時）．実際，DNA 複製の準備は M 期が終了する頃に複製起点に Orc1-6 が結合することで始まり，やがて Cdc6 と Cdt1 が集合して Pre-RC が形成されて待機状態（これをライセンス化と呼ぶ）となる．G_1 期の後期になると，APC/C［それに続くプロテアソーム（☞ 82 頁）による分解］を阻害する Emi1 が出現してサイクリン A やジェミニン（Cdt1 に結合して Mcm2-7 の Pre-RC 参入を阻止する）の蓄積が可能となる．次いでサイクリン A/CDK2 による Cdt1 のリン酸化などを介して Cdt1，Orc1，Cdc6 がプロテアソームにより分解され，複製フォーク形成複合体が形成されて DNA 複製が開始する．正常な複製フォークの形成においては複製開始は Polα が担い，続いて起こるラギング鎖とリーディング鎖の伸長は Polδ と Polε が分担して行いながら，①～④の順番で複製は進行していく．ここで Mcm2-7 が複製ヘリカーゼとして活性化されるためには Cdc45，Mcm2-7，GINS からなる CMG 複合体の形成が必要とされる．AND-1 と Mcm10 は協調して Polα を複製点へ運んでくる．Tim1-Tipin 複合体はクラスピンの染色体結合を促進して複製フォーク停止時に CHK1 を活性化する．FACT はヒストン H2A/H2B を運ぶシャペロンとして機能し，複製フォーク先端でヒストン H2A/H2B を除去して複製フォークの進行を助けている．Top1 は DNA 複製によって生じる DNA 鎖のねじれを解消する．

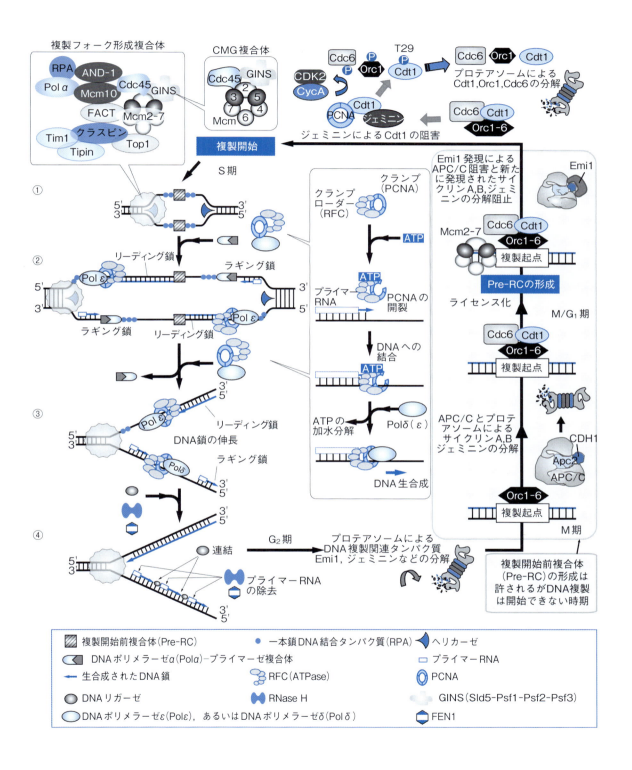

真核生物に感染する DNA ウイルスの多くは，上述の感染された細胞内にある DNA 複製関連酵素などを使って核内で複製される．例外的に**ポックスウイルス**（天然痘ウイルスなど）では**細胞質**で複製する．

3 転　写

a）遺伝子の転写とプロモーター

　　DNA は遺伝情報を蓄えているだけで，それ自体は何の働きもしない．DNA の遺伝情報は **RNA ポリメラーゼ**という酵素によって RNA に形を変えて初めて機能を発揮できるようになる．これを**遺伝子発現**と呼ぶ．RNA ポリメラーゼは遺伝情報を持つ DNA 鎖の相手側に当たる相補鎖を鋳型（設計図）にし，4 種類の塩基（ATP，GTP，CTP，UTP）を設計図どおりに次々と結合させていくことで DNA の塩基配列を RNA に写し取る（図 2-6）．これを**転写**と呼ぶ．これら RNA がそのまま機能を持って活躍する場合は表 2-1 に列挙するようにさまざまな名称が与えられている．このうち，後述のようにタンパク質を生合成する指令を転写した RNA は**メッセンジャー RNA（mRNA）**と呼ばれ，タンパク質を生合成する際にアミノ酸を運んでくる役割を果たす RNA は**トランスファー RNA（tRNA）**と呼ばれる（☞ 図 2-14）．

　　DNA には遺伝情報を蓄えている領域の左側（これを 5' 上流と呼ぶ）に，転写を調節する領域が存在する（図 2-7）．この領域は**プロモーター**と呼ばれており短い塩基配列が信号となっている．RNA ポリメラーゼは DNA 上を滑るように検索してプロモーターをみつけ出して結合し，その位置の少し右側（下流）から転写を開始する．たとえば大腸菌の遺伝子には，RNA 生合成の開始地点より 5' 上流（-10 あたり）に TATAAT という 6 塩基よりなる共通配列（プリブナウボックス）が必ずみつかる．さらに -35 あたりにはもう 1 つ

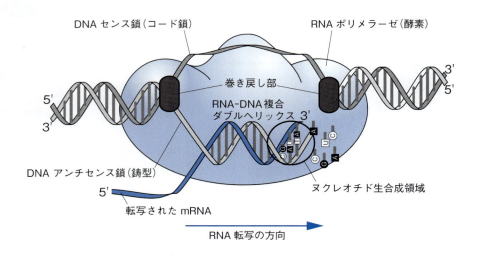

図 2-6　遺伝子発現（転写）の仕組み

表2-1　さまざまな RNA 分子種の名称とその細胞内での機能

名　称	RNA の細胞内での機能
gRNA（ガイド RNA）	RNA 編集（転写された mRNA の塩基配列を一部変化させること）を行うエディットソームの RNA 成分である.
sgRNA（一本鎖ガイド RNA）	ゲノム編集における CRISPR-Cas9 の実験に使われる（☞ 191 頁）.
hnRNA（ヘテロ核 RNA）	イントロンを含んだタンパク質をコードする遺伝子の転写産物で，mRNA の前駆体であり，真核生物の mRNA に特徴的なキャップ構造とポリ A テールはすでに付加されている.
mRNA（メッセンジャー RNA）	タンパク質をコードする遺伝情報を伝令してリボソーム上でタンパク質を生合成するときの鋳型としての役割を果たす.
M1RNA（エムワン RNA）	大腸菌の RNA 前駆体から tRNA の 5' 末端を切り出す RNase P の活性発現のために必須な因子である.
miRNA（マイクロ RNA）	最初ショウジョウバエの胚の中に発見された 21～25 塩基の長さの RNA 分子の総称．ヒト細胞でも 500 種類近くもみつかっている．酵素（ダイサー）によって約 70 塩基からなる前駆体 RNA から切り出されて mRNA の翻訳を阻害する（☞ 178 頁）.
ncRNA（非コード RNA）	タンパク質をコードできるほどの長い連続読み枠［オープンリーディングフレーム（ORF）］を持たない RNA 分子の総称．転写される遺伝子のうち 95％以上は非コード RNA である．ポリ A テールを持たないもの（ポリ A マイナス）と持つもの（ポリ A プラス）とがある.
piRNA（ピーアイ RNA）	生殖細胞特異的に発現される 24～32 塩基からなる RNA．piRNA は MILI タンパク質と結合してメチル化を制御することでレトロポゾン（☞ 56 頁）の転写抑制をしていると考えられている.
primer RNA（プライマー RNA）	DNA 複製の際に，その開始部分を指示する役目を持つ.
rRNA（リボソーム RNA）	リボソームを構成する RNA．真核生物のリボソームは 4 種（28S，18S，5.8S，5S）のリボソーム RNA と 80 種類以上のリボソームタンパク質から構成される大小 2 つのサブユニットよりなる．これらのタンパク質生合成の場を提供するが，その分子機構の詳細はいまだ不明である.
7S RNA（セブンエス RNA）	シグナルペプチドを持つ膜タンパク質生合成の際に必要となるシグナル認識粒子（SRP）の構成因子の 1 つである.
siRNA（低分子干渉 RNA）	細胞内に見いだされる 21～23 塩基の RNA 分子の総称で同じ塩基配列を持つ mRNA を標的として分解する（☞ 178 頁）.
snRNA（核内低分子 RNA）	核内にある低分子量 RNA の総称で，そのうちいくつか（U1，U2，U4，U5，U6）の snRNA は mRNA のスプライシングを司る複合体（スプライセオソーム）の構成成分としての役割を果たしている.
snoRNA（核小体低分子 RNA）	核小体に存在する約 70～250 塩基の長さの RNA で，リボソーム RNA の加工や修飾に関わっている.
tRNA（トランスファー RNA）	平均で約 80 塩基の長さを持ち，その CCA-3' 末端に特定のアミノ酸を結合させてタンパク質生合成部位であるリボソーム上に運び，mRNA の鋳型（コドン）に従ってアミノ酸を次々と結合させていく助けとなる.
telomerase RNA（テロメラーゼ RNA）	真核生物の染色体 DNA の両端は特殊な構造を持ち，ヒトなどの脊椎動物では AGGGTT，テトラヒメナでは GGGGTT などグアニンに富んだ反復配列を示す．この反復配列は 159 塩基からなるテロメラーゼ RNA を構成成分として持つ RNA タンパク質であるテロメラーゼによって生合成される.

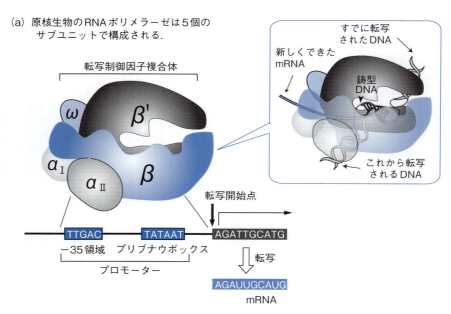

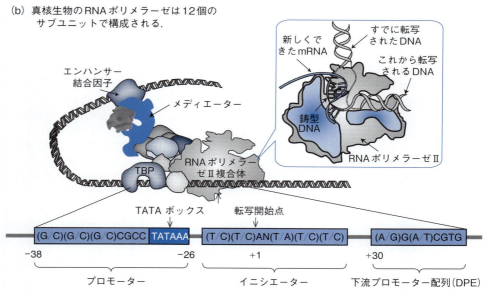

図 2-7　原核生物 (a：核を持たない生物) と真核生物 (b：核を持つ生物) の転写開始の仕組み
遺伝子に存在するプロモーターと呼ばれる領域に含まれる TATAA という塩基配列に結合した RNA ポリメラーゼ複合体によって，転写が開始する．

の共通配列（-35 領域と呼ばれる）があり，TTGAC という配列がみつかる．これらの塩基配列には転写制御因子と呼ばれる一群のタンパク質が結合して RNA の生合成が正確に開始されるように調節している．

b）哺乳動物にもあるプロモーター

　哺乳動物の遺伝子の5' 上流にもプロモーターが必ず存在してその遺伝子の発現を制御している（図2-7b）．しかも共通塩基配列やそれに結合する転写制御因子は大腸菌よりずっと多彩である（図2-8）．実験によく使われるプロモーターとしてはサルにがんを起こすSV40ウイルスの遺伝子が持っているプロモーターがある（図2-9）．SV40プロモーターは，その下流につないだ遺伝子が何であれ，哺乳動物細胞内で高い発現効率を実現する．ただしスイッチがいつもオンの状態となっているので，発現させたくないときに発現を停止できないのが難点である．

　一方，メタロチオネインプロモーターはスイッチオフも調節できるという点で重宝されている．メタロチオネイン遺伝子は哺乳動物の肝臓で主に発現している遺伝子で，水銀やカドミウムなどの個体にとって有害な重金属が侵入してきたときに，肝臓で発現が急激に誘導される．そのとき大量に生合成したメタロチオネインというタンパク質を大量に血液中に放出し，重金属を捕獲して無毒化する．メタロチオネインプロモーターは普通ではス

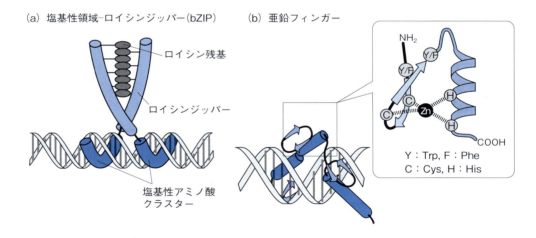
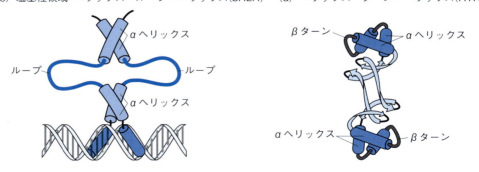

図2-8　さまざまな転写因子のDNA結合ドメインの立体構造

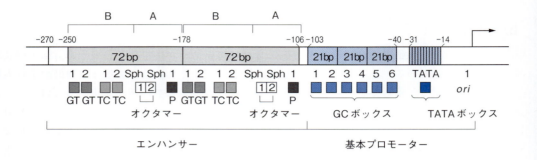

図 2-9　SV40 プロモーター領域の構造
基本プロモーターに 1 つの TATA ボックスと 3 つの 21 bp の反復配列が存在し，その中に 6 つの GC ボックスがみつかる．これらは転写に必須だが，これだけでは転写は開始せず，その上流の 72 bp の反復配列が少なくとも 1 つは必要とされる．この中は機能的に A, B 2 領域に分けられる．A 領域には Sph モチーフ，オクタマーモチーフ，P モチーフと呼ばれる 3 種類の重要な塩基配列がみつかる．Sph モチーフは 9 bp（AAGPyATGCA，Py はピリミジン塩基）の繰り返しからなる（制限酵素の 1 つ SphⅠの認識配列を持つところから命名された）．それを 2 つ並べて真ん中に 8 bp のオクタマーモチーフ（ATGCAAAG）がみつかる．このモチーフはリンパ球などのさまざまな細胞中でのエンハンサーとして機能している．P モチーフには 40 kDa の AP1 と呼ばれる転写因子が結合する．これは共通認識配列（TGANTCA，N はすべての塩基）を認識する 1 群の転写因子群の 1 つである．B 領域には TC 配列（TCCCCAG）と GT 配列 [G (G/C) TGTGGA (A/T) TGT] がみつかり，やはりエンハンサー活性に影響する．

イッチオフの状態にあるが，重金属を加えるとスイッチオンとなり大量発現が実現される．

　哺乳動物遺伝子ではプロモーターのさらに上流に**エンハンサー**と呼ばれるプロモーターの活性をさらに増強させる働きを持つ塩基配列がみつかる．たとえば SV40 プロモーターのすぐ上流には 72 塩基対の 2 回の繰り返し配列がエンハンサーとして機能している（図 2-9）．エンハンサーをプロモーターとともに組み込むと，より強い発現誘導能力を持たせることができる．

　プロモーターとエンハンサーには数多くのタンパク質が結合して転写を制御しているが，それらの働きは**メディエーター**と呼ばれるタンパク質複合体によって仲介されている（図 2-7）．RNA ポリメラーゼによる転写の分子レベルでの仕組みは立体構造解析により詳しく解明されている．

c）転写終結因子

　原核生物では転写を確実に終わらせるために遺伝子配列の下流に存在する逆方向反復配列が備わっており，これを転写した mRNA はステムループ構造を作る．この 5' 側にρ因子というタンパク質が結合すると，mRNA と鋳型 DNA の塩基対が破壊されるため RNA ポリメラーゼは働けなくなって転写を終結する．mRNA の中には 3' 末端側に連続したアデニンやウリジンに富んだ配列を持つものがあり，その場合には DNA と形成する A-U 塩基対の結合力が弱いため，ρ因子がなくても mRNA が DNA から自然に離れて転写を終結していく．

d) 分断された遺伝子

　1970年代に入って哺乳動物の遺伝子の構造が詳しく研究されていくにつれ，意外な事実が浮かび上がってきた．つまり，遺伝子の塩基配列とmRNAの塩基配列があるところで突然一致しない部分が出現したのである．ところが遺伝子の塩基配列をしばらく続けて決定していくと再びしばらくの間は一致する部分が現れてきた．この不思議な現象は遺伝子が分断されていることを意味していた．詳しい研究の結果，哺乳動物のみでなく細胞核を持つ生物（真核生物）のほとんどの遺伝子が意味のない塩基配列（これを**イントロン**と呼ぶ）で分断されていることが明らかになってきた（図2-10）．

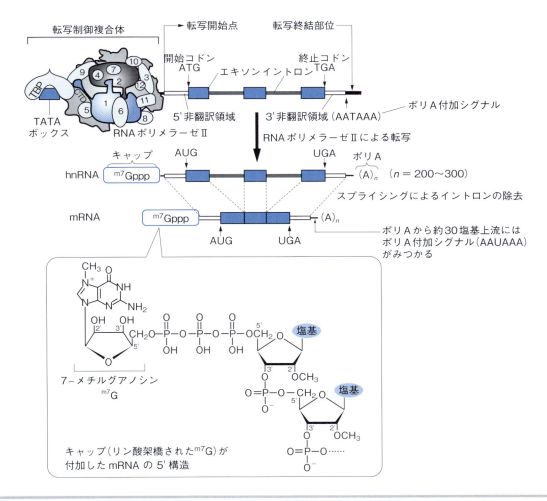

図2-10　真核生物mRNAの生合成機序とRNAポリメラーゼⅡ-転写制御因子複合体の模式図
真核生物の遺伝子（エキソン部分）はイントロンによって分断されている．リン酸架橋された7-メチルグアノシンをキャップ構造と呼ぶ．末端のヌクレオチドは，メチル化のないもの（単細胞真核生物ではこれが主），1個だけメチル化されるもの（多細胞生物ではこれが主），2個メチル化されるものがあり，それぞれキャップ0，キャップ1，キャップ2と呼ばれる．

真核生物の遺伝子はイントロンを含んだまま転写され，速やかに頭部には**キャップ**と呼ばれる修飾がほどこされ，尾部には**ポリA**と呼ばれるアデニンが200〜300塩基付加された構造をとる（図2-10）．ポリA部分にはポリA結合タンパク質が結合しmRNAを保護して核膜孔（核と細胞質を連絡する関門，図2-11）まで運ぶ．核膜孔を通過するまでに核内で，**スプライセオソーム**と呼ばれる数十種類のタンパク質とRNAから構成される巨大複合体の作用でイントロン部分が除去され（これを**スプライシング**と呼ぶ），成熟mRNAとなる（図2-10，11）．これが細胞質内の**小胞体（ER）**と呼ばれる膜上にあるリボソームに運ばれてタンパク質に翻訳される．ここで成熟mRNAに残される遺伝子部分は**エキソン**と名づけられている．ヒトのほとんどの遺伝子ではイントロンの方がエキソンより数倍から十数倍も長く，何十ヵ所もイントロンで分断されている例も珍しくない．たった9塩基対しか持たないエキソンさえ記録されている（ヒトのレニン遺伝子のエキソ

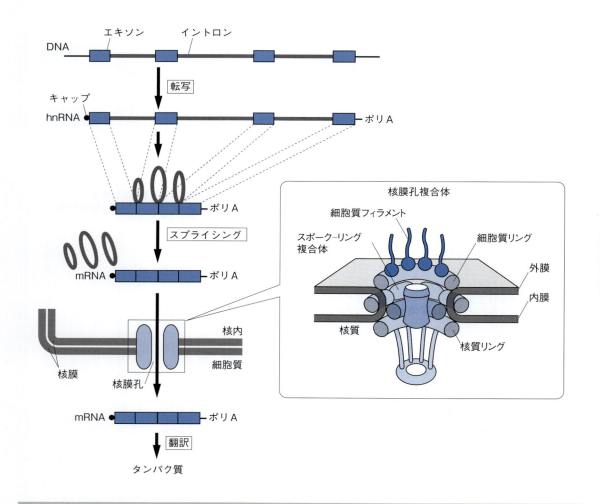

図2-11　スプライシングは核膜を通過する前に核内で起こる
核膜孔複合体はタンパク質の出入りを選択的に行うフィルターの役割を果たしている．

ン 6).一方で数千塩基対にわたってイントロンが続く場合は数多い.ただしすべての遺伝子がイントロンを持つわけではなく,少数の例外(インターフェロン遺伝子やβアドレナリン受容体遺伝子など)ではイントロンはみつからない.

イントロンのエキソンとの境界領域には共通な塩基配列がみつかる(図 2-12a).とくに左端は GU,右端は AG となっており,これを GU/AG 規則と呼ぶ.この共通配列にスプライセオソームの構成因子である小分子 RNA(U1 snRNA)の 5' 末端が結合することで

ラクトースオペロン

　大腸菌では 1 つのプロモーターが複数の遺伝子の転写を制御しており,制御に関わる塩基配列をオペレーター,オペレーターに結合する活性化因子をアクチベーター,抑制因子をリプレッサー,制御系全体をオペロンと呼ぶ.たとえば,ラクトース(乳糖)の生合成に関わるβガラクトシダーゼ遺伝子(*lacZ*)はβガラクトシドパーミアーゼ遺伝子(*lacY*),βガラクトシドアセチルトランスフェラーゼ遺伝子(*lacA*)とともに 1 つのプロモーター(ラクトースオペロン)の支配下にあって一続きの mRNA として転写される(図 a).ラクトースオペロンのすぐ上流にある lacI のコードするリプレッサー四量体はラクトースオペレーターに結合してその発現を抑制する.*lacI* は独立したプロモーター(P)による転写制御を受ける.リプレッサーの認識するオペレーターは 2 ヵ所あり,それらは O_1,O_2 と呼ばれる.O_1 はプロモーター(P_{lac})の後半部に,O_2 は *lacZ* の中にある.誘導物質と呼ばれる低分子物質がリプレッサーに結合すると立体構造が変わってオペレーターからはずれてしまう.これをアロステリック効果と呼ぶ.その結果 RNA ポリメラーゼはプロモーターへ結合できるようになり転写が開始する(図 b).実験によく使われる IPTG はラクトースオペロンの誘導物質であるラクトースの誘導体である.

(a) ラクトースオペロンの構造

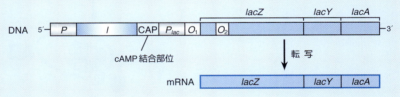

(b) ラクトースオペロンの働く仕組み

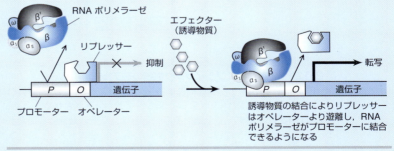

ラクトースオペロンの構造と働く仕組み

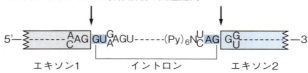
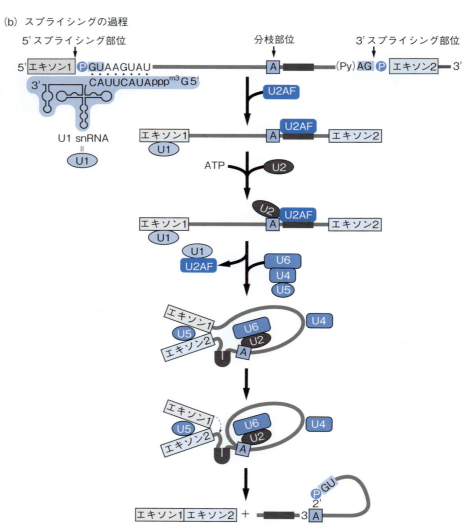

図 2-12 mRNA のスプライシング機構のモデル
(a) mRNA の前駆体である hnRNA のエキソン/イントロンの境界付近には図に示すような共通な塩基配列が見いだされ，矢印の位置で正確にスプライシングされる．とくにイントロンの左端の GU と右端の AG はほとんどすべての遺伝子のイントロンで見いだされる保存された塩基配列である．
(b) この共通配列には核内に存在する snRNA の一種である U1 snRNA の 5' 末端付近の塩基配列が上に示すような相補的な塩基対を形成し，それがシグナルとなってスプライシングが開始する．続いてイントロン内部の分枝部位にある共通配列を認識して A の位置で分枝を形成し，投げ縄状構造をとってイントロンは連結されたエキソンから切り離されていく．

スプライシングが開始する．次いでイントロンの中央部にある共通配列（PyNPyUPuAPy，酵母では UACUAAC）が A の位置で結合した投げ縄状構造になった後にスプライセオソームによって切り離され，やがて連結されてスプライシングは完了する（図 2-12b）．

4　翻　訳

a）遺伝暗号

　　DNA の塩基配列がどのように 20 種類のアミノ酸を規定するかという**遺伝暗号（コドン）**解読の突破口はニーレンバーグ（M. W. Nirenberg）とマタイ（H. Matthaei）によって開かれた．1961 年，彼らは大腸菌を破砕した抽出液にタバコモザイクウイルスの RNA を入れてタンパク質生合成を調べていた．そのとき，何も生合成されないはずの対照実験としてポリウリジン（U）を入れておいたのだが，予想に反してポリ U のチューブからポリフェニルアラニン（Phe）の生合成を示す強いシグナルが出たのである．つまりポリ U は Phe を指定するのである．彼らは続いてポリ C がポリプロリン（Pro）を指定することも決定した．

　　その後の多くの人々の研究によって遺伝暗号は 3 個の塩基で 1 個のアミノ酸に対応すること，塩基配列は一定の出発点から読まれること，句読点はないことなどが明らかにされた．またタンパク質生合成の開始点を指定する**開始コドン**（AUG）と終止点を指定する 3 つの**終止コドン**（UAA，UAG，UGA）をはじめとしてすべての暗号解読は 1966 年までには完了した．開始コドンから終止コドンまでの間を ORF（オープンリーディングフレーム）と呼び，遺伝子が産生するアミノ酸の長さを規定する．表 2-2 には完成したコドン表を示すが，この遺伝暗号は大腸菌からヒトまであらゆる生物で普遍的に使われている．

　　ところで遺伝暗号には 64（＝4×4×4）種類の可能なコドンがあるが，これが 3 種類の停止信号と 20 種類のアミノ酸に振り分けられるためには 1 つのアミノ酸に対していくつかのコドンが重複して使われているはずである．これを縮重コドンと呼ぶ．コドンの縮重度はアミノ酸ごとに大きな偏りがあり，Trp，Met は 1 コドンなのに Leu，Ser，Arg は 6

Tea Time

イントロンの起源

　イントロンは太古の昔，真核生物と原核生物が分岐する以前から祖先遺伝子には存在していたのだが，原核生物や出芽酵母ではスリム化のためにイントロンが抜けていったのであろうか（Intron-early 説）．あるいは，本来は存在しなかったのだが，いつの時代か真核生物のゲノムの中に侵入して拡散していったのであろうか（Intron-late 説）．この 2 つの説はイントロンが発見されてからずっと大論争を生んできたが，最近では後者がほぼ正しいとされるようになっている．なぜならスプライシングの逆の反応を通じてゲノムの中に DNA 断片を挿入する能力を持つグループ II イントロンと呼ばれる感染性の動く遺伝子がみつかったからである．細菌でイントロンの挿入が起こっていないのは，感染が起きなかったからだという．イントロンは無用の長物ではなく，何らかの機能を果たしているという説はイントロンの中に数多くの miRNA（☞ 60 頁）が発見されたことで，信頼性を増してきた．

表2-2　コドン表

第一塩基	第二塩基				第三塩基
	U	C	A	G	
U	UUU ⎤ Phe UUC ⎦ UUA ⎤ Leu UUG ⎦	UCU ⎤ UCC ⎥ Ser UCA ⎥ UCG ⎦	UAU ⎤ Tyr UAC ⎦ UAA 　終止 UAG 　終止	UGU ⎤ Cys UGC ⎦ UGA 　終止 UGG 　Trp	U C A G
C	CUU ⎤ CUC ⎥ Leu CUA ⎥ CUG ⎦	CCU ⎤ CCC ⎥ Pro CCA ⎥ CCG ⎦	CAU ⎤ His CAC ⎦ CAA ⎤ Gln CAG ⎦	CGU ⎤ CGC ⎥ Arg CGA ⎥ CGG ⎦	U C A G
A	AUU ⎤ AUC ⎥ Ile AUA ⎦ AUG 　Met 　(開始)	ACU ⎤ ACC ⎥ Thr ACA ⎥ ACG ⎦	AAU ⎤ Asn AAC ⎦ AAA ⎤ Lys AAG ⎦	AGU ⎤ Ser AGC ⎦ AGA ⎤ Arg AGG ⎦	U C A G
G	GUU ⎤ GUC ⎥ Val GUA ⎥ GUG ⎦	GCU ⎤ GCC ⎥ Ala GCA ⎥ GCG ⎦	GAU ⎤ Asp GAC ⎦ GAA ⎤ Glu GAG ⎦	GGU ⎤ GGC ⎥ Gly GGA ⎥ GGG ⎦	U C A G

コドンもある．**開始コドン**（AUG）は Met コドンとしても使われる．その区別は**開始メチオニン**（ホルミルメチオニン：tRNA^{fMet} に結合）と普通のメチオニン（tRNA^{Met} に結合）の両者が存在することでなされる．開始メチオニンはアミノ基が N-ホルミル基によって保護された特殊な構造を持ち，それが認識されてリボソーム上でタンパク質生合成の開始複合体を形成する．開始メチオニンはタンパク質生合成終了後速やかに除去される．一方，例外的に原核生物である真正細菌の mRNA では，AUG が主ではあるものの，GUG（バリン）や AUA（イソロイシン），UUG（ロイシン）なども開始コドンとして使用されている．なお，開始メチオニンは真核生物ではホルミル化されていない．

b）遺伝子の翻訳とタンパク質生合成

　タンパク質の生合成は転写された mRNA に大小2つのサブユニットから構成される**リボソーム**と呼ばれる巨大なタンパク質-RNA 複合体が結合することにより開始する．この過程全体は**翻訳**と呼ばれ大腸菌をモデルとして最初に研究が進んできた．リボソームの詳細な構造が解明されて（図2-13）機能との相関が解析されていくにつれ，この複合体の中の RNA が酵素活性を持って翻訳過程において重要な役割を果たしていることもわかってきた．

　翻訳は，まず大小リボソームが合体して生じた P 部位，A 部位と呼ばれる2つの空隙のうち，P 部位にホルミルメチオニル tRNA（tRNA^{fMet}）が入り，mRNA の AUG 配列に結合することから始まる（図2-14）．次に2番目のコドン（図では GAA）に対応するアミノ酸を運ぶアミノアシル tRNA-伸長因子複合体が A 部位に入る．この2つのアミノ酸はペ

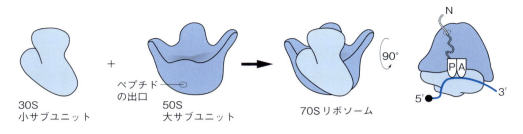

図2-13 原核生物の70Sリボソームの構造
真核生物でも基本構造は類似だが大きさは80Sとやや大きい．リボソームは3種類以上のRNA分子と50種類以上のタンパク質から構成され，分子量としては大腸菌では2.7 MDa，哺乳類では4.6 MDaと巨大な分子であるため，当初は超遠心機における沈降速度によって分子量の推定が行われた．沈降速度に使われる単位はスベドベリ（Svedberg：S）で，Sが大きいほど沈降速度が速い．

プチジルトランスフェラーゼという酵素により連結される．続いてEF-G（**トランスロカーゼ**）というタンパク質が働いてmRNAを3塩基分移動させてP部位にあったtRNAを放出する．このとき，A部位にあったtRNA^{Glu}はP部位に移動する．さらに3番目のアミノアシルtRNAが空になったA部位に入り，新たなペプチド伸長反応を継続していく．やがて終止コドンが現れると，アミノアシルtRNAの代わりに解離因子がA部位に入って伸長反応が阻止され，新生タンパク質がリボソームから遊離される．翻訳過程の反応は速やかに進行し，大腸菌では1秒間に18個ものアミノ酸が次々と結合されて新生タンパク質が生合成される．

　大腸菌などの原核生物では開始コドンの上流にSD配列（シャイン・ダルガノ配列）と呼ばれるアデニンやグアニンが集まった3〜9塩基のリボソーム結合配列（たとえばAGGAGG）がみつかる．実際，原核生物の16SrRNAには3'末端にSD配列に相補的なCCUCCUAという塩基配列がみつかる．16SrRNAがSD配列と対合すると，それを認識して翻訳開始因子（IF2-GTP，IF1，IF3）とfMet-tRNAがリボソームに集まって翻訳が開始する．

　ヒトを含む真核生物でも同様な機序で翻訳が進んでいく．ただし，スプライシングのためにmRNAに結合したタンパク質を解離させるためいくつかの余分な開始因子が必要となる．真核生物ではSD配列に相当するコザック配列がみつかる．ただし厳密な共通配列ではないため，脊椎動物に限っても(gcc)gccRccAUGGと曖昧に表示される．

　ところで，カビなどが産生する抗生物質のうちの多くは翻訳の諸過程を阻害する．ほとんどの抗生物質は細菌などの**原核生物の翻訳系には有毒**であるが真核生物の翻訳系には影響を与えないので**選択的な細菌毒**として有用なのである．

5 突然変異と遺伝子組換え

a）突然変異の起こる仕組み

　　　　　DNA複製の誤りや放射線の照射などによりDNA塩基配列が変化することを**突然変異**と

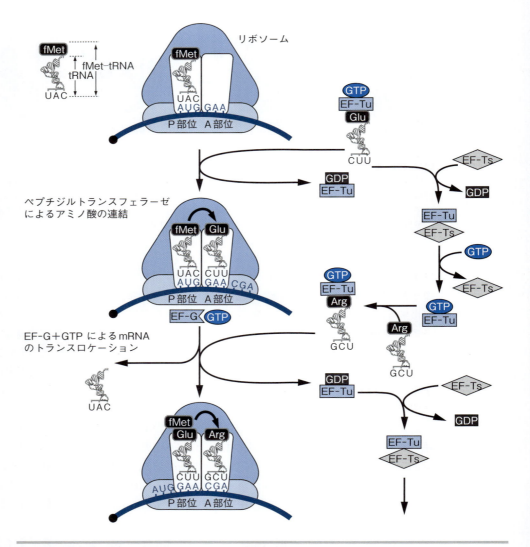

図 2-14　原核生物における遺伝情報をタンパク質に翻訳する仕組み
原核生物は転写と翻訳を行う場所が細胞質であるが，真核は核で転写された mRNA が修飾を受けた後，粗面小胞体で翻訳される．なお，翻訳開始因子などの呼び名も原核生物と真核生物で異なる．

呼ぶ．突然変異が子孫に伝わる形で生殖細胞に生じて表現型として現れたものを**突然変異体**と呼ぶ．突然変異の多くは 1 個の塩基が置換・挿入・欠失などのいずれかの理由で変化した**点突然変異**である．そのうち，遺伝子産物であるタンパク質のアミノ酸置換を起こした場合を**ミスセンス変異**，アミノ酸をコードしていたコドンが終止コドンに変化して短いタンパク質を生合成してしまう場合を**ナンセンス変異**，変異部以降のタンパク質の読み枠を変化させ，正常のものとはまったく異なるタンパク質を生合成してしまう場合（通常は終止コドンが早めに現れて正常より小さいタンパク質を生合成する）を**フレームシフト変異**と呼ぶ（図 2-15）．多くの場合フレームシフト変異はもとのタンパク質の機能をまっ

mRNA の品質管理

　mRNA には約 300 塩基の 3' 末端ポリ A 鎖が付加しているが，翻訳を繰り返すことでその長さは短くなっていく．約 10 塩基程度になった時点で RNA 結合タンパク質（Lsm-Pat1 複合体，Dhh1）が mRNA 3' 末端に会合し，mRNA は凝集体を形成してピー小体（☞ 109 頁）と呼ばれる細胞質内の顆粒に取り込まれる．そこには RNA 分解酵素（Dcp1/2，Xrn1 など）が待ち受けており，運び込まれた mRNA を 5'→3' 方向に分解する．一般に mRNA の寿命はポリ A 鎖の分解調節を介した安定性によって規定されている．その調節因子として mRNA を安定化する PRE と不安定化する ARE と呼ばれる特殊な塩基配列が mRNA の 3' 末端側の非翻訳領域（3' untranslated region：3' UTR）に存在する．マイクロ RNA の中にも 3' UTR に結合してポリ A 鎖を調節するものがある．一方，主として卵成熟や胚発生などの発生の初期過程において積極的にポリ A 鎖を伸長させる調節もある．そこでは mRNA が細胞質でポリ A 鎖のない翻訳不活性な状態で保存されており，要請があればポリ A 鎖を伸長させて翻訳を開始させる．

　異常な mRNA を分解する機構もいくつか知られている．①終止コドンが途中で出現したナンセンス変異を持つ異常な mRNA は 5' キャップ構造の切断やエンドヌクレアーゼによる切断を介した「ナンセンス変異型 mRNA 分解（NMD）」機構によって分解される．②終止コドンのない異常な mRNA は，mRNA の 3' 末端まで進んでしまって停滞しているリボソームに Ski7（翻訳終結因子である eRF3 の相同因子）やエキソソーム複合体（左図）が結合し，その後 mRNA を 3'→5' 方向に分解するという「ノンストップ型 mRNA 分解（NSD）」機構により分解される．③異常な二次構造を形成してリボソームが翻訳途中で停滞してしまう mRNA は「リボソーム停滞型 mRNA 分解（NGD）」機構により分解される．その場合には停滞部位に HBS1（eRF3 の相同因子）が DOM34（eRF1 の相同因子）を運び込んで結合し，その後エンドヌクレアーゼによって mRNA が切断される．

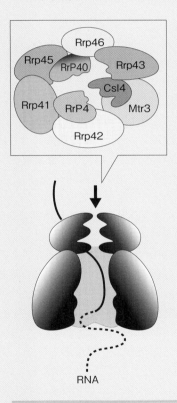

エキソソーム複合体は RNA を分解する

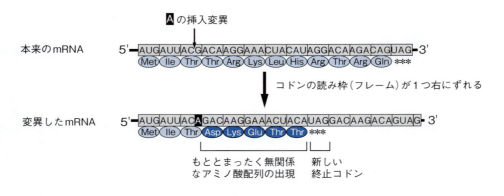

図2-15 フレームシフト変異生成の仕組み

たく失わせてしまうのでほかの2つより重篤な結果をもたらす．一方，塩基配列は変異してもコドンが重複しているためアミノ酸置換は起こさない場合もあり，それを**サイレント変異**と呼ぶ．たとえばCCC, CCAはともにプロリンのコドンであるためC→Aの変異は表現型として現れない（これをサイレントという）．

　アデニンとシトシンは正常型のアミノ基（-NH$_2$）が，イミノ基（=NH）に変化しやすく，そのときA-CやC-Aなどの誤った塩基対が形成され，子孫が異常塩基を持つようになる．グアニンやチミンもC=OがCOHに移行するとG-TやT-Gなどの誤った塩基対を形成する．このような自然に起こる立体構造上の変化は**互変異性シフト**と総称され，頻繁に起きている（図2-16）．分子の大きさから，アデニンとグアニンはプリン，シトシンとチミンはピリミジンと総称されるが，突然変異で生じるプリン同士の変化（A⇄G）やピリミジン同士の変化（C⇄T）を**トランジション**，それ以外の変化（A⇄T，A⇄C，G⇄T，G⇄C）を**トランスバージョン**と呼んでいる．

　人工化学物質の中には亜硝酸をはじめとして点突然変異を起こしやすくする変異原性物質がたくさん存在する．とくに食品添加物の中には体内で亜硝酸に変化しやすい物質が含まれているものもあるので注意が必要である．亜硝酸はC→U，A→H（ヒポキサンチン），G→X（キサンチン）の変化を誘発し，U-A，H-C，X-C，X-Tという塩基対に変化させ点突然変異の原因となる．紫外線も強力な変異原である．その理由は紫外線照射によってDNAの中の隣接したチミンの間に化学反応を起こしてチミン二量体という奇妙な構造を生じさせることにある（図2-17）．この異常構造によってDNA二重らせんはゆがめられ，正常な塩基対が形成できなくなる．放射線も塩基やらせん骨格の破壊を起こすため強力な変異原となる．

b) 修　復

　変異を起こしたDNAは代表的な以下の4つの仕組みによって修復される．

(1) 除去修復

　除去修復は切り込み・補修・切除・連結の4段階からなる．

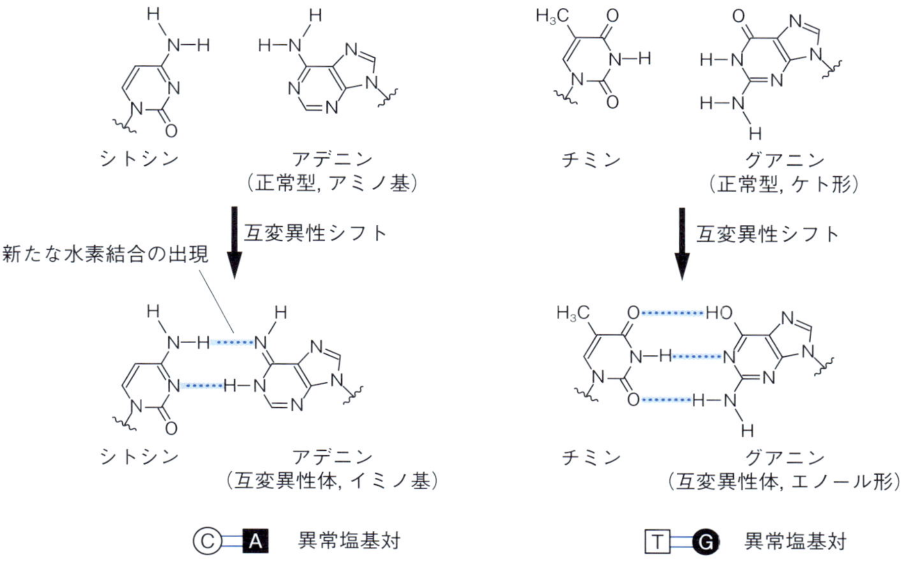

図 2-16 自然に起こる互変異性シフトによる C-A，T-G 間の新たな塩基対の形成
普通は C-A あるいは T-G の間には，水素結合はできないが，互変異性シフトによって水素結合が形成されるようになる．

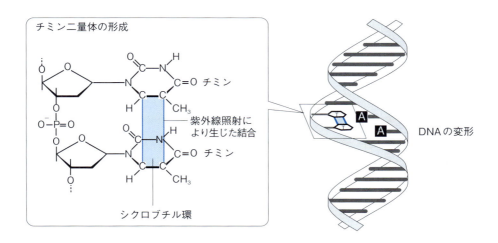

図 2-17 チミン二量体の形成による DNA 二重らせん構造の変形

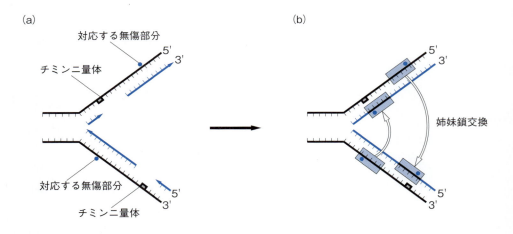

図 2-18　組換え修復の分子メカニズム
(a) チミン二量体の数塩基先で複製を再開し，ギャップが形成される．
(b) 姉妹鎖交換によるギャップの充填．供与鎖側にできた空間部は，DNA ポリメラーゼ I によって埋められ，DNA リガーゼによって連結される．

まず DNA ポリメラーゼ I は切り込みにより生じた 3'-OH を検知し，UvrD ヘリカーゼの作用によって主鎖からはずされた変異部（チミン二量体）を含む約 12 塩基を押しのけながら新しい鎖を生合成する．次いで DNA リガーゼが新たに生合成された鎖ともとの鎖を連結して完了する．大腸菌では UvrA/UvrB の持つ切り込み活性が活性促進因子（UvrC）によって制御される．

ヒトでは**色素性乾皮症（XP）**など，これら除去修復系が異常になっている遺伝性疾患が数多く知られている．これらの患者は日光に当たると皮膚に病変を起こし多くの場合皮膚がんを発症する．

(2) 組換え修復

修復箇所が多い場合には，とりあえず DNA 複製を先に進めてしまい，後でひとまとめに未損傷部分と交換する．この仕組みを**組換え修復**と呼ぶ（図 2-18）．

まず変異部を素通りしてその数塩基先で複製を再開する．そのとき娘鎖にできたギャップは姉妹鎖交換と呼ばれる組換え反応によって無傷の一本鎖 DNA の挿入によって埋められる．この DNA の組換えには RecA* タンパク質が必要であり，大腸菌 *recA** 変異株が紫外線や変異原に高い感受性を示すのはこの修復系が働かないからである．

(3) SOS 修復

DNA の傷害がシグナルとなって緊急処置として働く修復機構を **SOS 修復**と呼ぶ．この修復機構は緊急の場合の補助経路であるためかエラー頻度が高い．大腸菌を紫外線や

---

*遺伝子とタンパク質の表記法：本書では遺伝子はイタリック体（*recA*）で，遺伝子産物（タンパク質）は最初を大文字にしたローマン体（RecA）で表記する．

DNA 変異薬（アルキル化薬）で処理すると，それによって生じる DNA 傷害が引き金となって SOS 応答が起き，RecA タンパク質の持つタンパク質分解能が活性化され，LexA（転写抑制因子）がそのほぼ中央で 2 つに分断されてリプレッサー活性を失う．その結果，一群の遺伝子が抑制を解かれて発現し，その作用により誤りの多い DNA 複製が進行して多くの突然変異体を生じる．DNA に多くの傷ができるような劣悪な環境下に適応するため，積極的に変異を作って新たな適応を誘導しているらしい．

（4）ミスマッチ修復

　ミスマッチ修復は DNA 複製の誤りにより水素結合をしていない 1 組の塩基対を検知し，上述の除去修復機構によって修復する．親鎖上の正しい塩基と娘鎖上の誤った塩基の区別は GATC という塩基配列の中にあるアデニンのメチル化の程度の差によってなされている．このメチル化は複製より少し遅れて娘 DNA 鎖上で起こるため，複製の起こったすぐ後の娘 DNA ではほかの領域よりメチル化の程度が低い．そこで塩基の不適合を見いだしたときにはメチル化の程度の低い方が娘鎖として認識され優先的に切除される．

c）組換え

　細胞の中では遺伝子組換えが自然に行われている．それらは相同組換え，部位特異的組換え，非相同組換えの 3 種類に分類される．そのうち詳しく研究されてきた**相同組換え**は塩基配列がほとんど同じ 2 つの領域間で起きる組換えで，**普遍組換え**あるいは交差と呼ばれることもある．その中にも図 2-19 に示すように少なくとも 4 つの型がある．
　①対立遺伝子間で組換えが起こる交差
　②相同領域を持つ非対立遺伝子領域まで含んで組換えが起こる不等交差
　③一方の対立遺伝子はある DNA 領域を失い，他方の対立遺伝子がその領域を獲得する
　　分子内組換え［同じ対立遺伝子内の相同領域で組換えが起こるとそれらの間にある遺
　　伝子（図では x と y）が相同領域（A，b）とともに欠失する］
　④組換え産物の一方は変化しないまま一方の 1 領域のみが組換わる遺伝子変換
　反応は，二本鎖切断，切除，鎖交換，分岐点移動，解消と呼ばれる 5 つの過程が順序よく進んでいく（図 2-20）．すなわち，まず**二本鎖切断**（DSB）が起こり，Rad50/Xrs2/Mre11 複合体が切断部分に結合して切断後の 5' 末端の一部を切除する（切除）．その結果できた一本鎖部分を Rad51 と Dmc1 が相同配列内に進入させる（D ループ形成）．次いで鎖の交換が起き，このときにできる交差構造は提唱者の名前を冠して**ホリデイ構造**と呼ばれる．ホリデイ構造の位置は動くため，ヘテロ二本鎖の領域が広がる分岐移動がみられる．ホリデイ構造は 2 通りの切断によって解消し，切断部位が修復されて相同組換えが完了する．交換される領域の長さは解離に先立つ分岐点移動の程度に依存する．

6 染色体の構造

　すでに述べたように DNA は細胞核の中にある**染色体**（クロモゾーム）に存在する（☞ 4 頁）．染色体は DNA のみでなく数多くのタンパク質で構成される巨大な複合体である．ヒトの 1 つの細胞核に存在する DNA は全染色体を合わせると実際にどのくらいの長さに

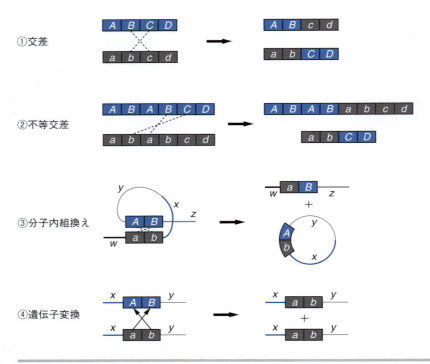

図 2-19　相同組換えのいくつかの型

なるのであろうか．まずヒトの DNA は約 31 億塩基対からなることを思い起こそう．ここで 1 塩基対間の距離は 0.34 nm なので，両方をかけ算する（31 億×0.34 nm）とおよそ 1 m の長さにも達することを意味する．DNA 二重らせんの直径が 2 nm であることから，まるで細いクモの糸が果てしなく続いていく形状をとっていることが想像される．その形を実感するために DNA を直径がおよそ 0.2 mm のクモの糸に置き換えて考えてみよう．このクモの糸が DNA とすると，その長さは実に 100 km にも達するのである．ヒトの場合は実際には DNA は一続きにはなっておらず，23 対の染色体（22 対の常染色体と 1 対の性染色体）に分けて収納されている．

　ほかの生物種でも全 DNA のサイズ（これを**ゲノムサイズ**と呼ぶ）は同様に大きい．**ゲノム**とは 1 つの生物が持つ全遺伝情報のことを意味する．ゲノムには全遺伝子のみでなく，遺伝子としては働いていない DNA 配列も含まれる．表 2-3 にいくつかの生物のゲノムサイズを示した．大腸菌はヒトの 1/1,000 程度しかないが，植物のユリなどは逆にヒトと比べて約 40 倍ものゲノムサイズを持つ．染色体の数は生物種によって大きく異なるが，その数には何らの規則性も見いだされていない．近縁の種でさえ染色体の数が大きく異なる場合も知られている．たとえば酵母菌のうち出芽酵母は 16 個の染色体を持つが，分裂酵母は 3 個しか持たないという具合である．

　ところで染色体はおよそ幅 1,000 nm，長さがその数倍のサイズを持つ太い棒のような格好をしており，ヒトの場合は 23 対の染色体がおのおの異なったサイズと形状を持っている（図 2-21）．この事実は細長い DNA が以下に説明するように何段階かに分かれて規

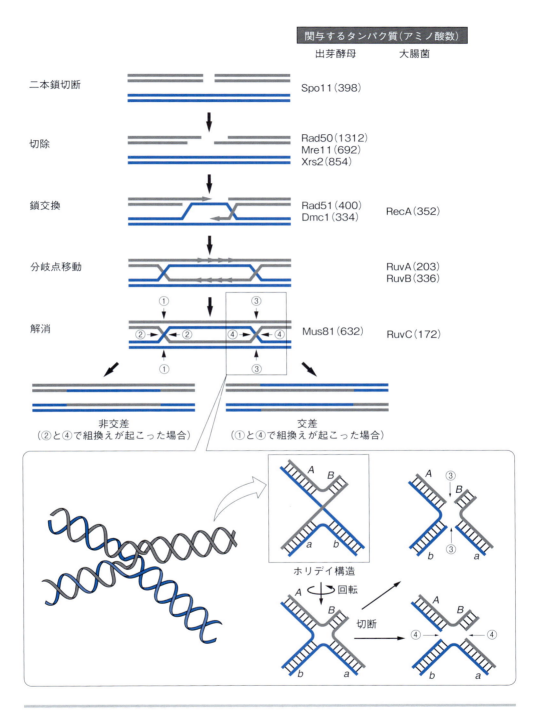

図 2-20 相同組換えのモデル

表2-3 各種生物のゲノムサイズ（☞ 表1-1 および54頁）

生物種	ゲノムサイズ（bp：塩基対）	染色体数（一倍体）
RYMV	$2.2×10^2$（最小のゲノムを持つウイルス）	1
ヒトミトコンドリア	$1.7×10^4$（細胞小器官）	1
λファージ	$4.8×10^4$（一般的なウイルス）	1
Carsonella ruddii	$1.5×10^5$（最小のゲノムを持つ真正細菌．細胞内偏性寄生）	1
古細菌（Nanoarchaeum equitans）	$5.0×10^5$（最小のゲノムを持つ古細菌．共生／寄生）	1
ミミウイルス	$1.2×10^6$（最大のゲノムを持つウイルス）	1
大腸菌	$4.6×10^6$（一般的な真正細菌）	1
メタン菌（Methanosarcina acetivorans）	$5.7×10^6$（最大のゲノムを持つ古細菌）	1
ストレプトマイセス属	$9.0×10^6$（最大級のゲノムを持つ真正細菌）	1
出芽酵母	$1.2×10^7$	16
分裂酵母	$1.38×10^7$	3
線虫（C.elegans）	$9.7×10^7$	6
シロイヌナズナ	$1.25×10^8$（小さなゲノムを持つ植物）	5
ショウジョウバエ	$1.7×10^8$（昆虫）	4
ヒト	$3.0×10^9$（哺乳動物）	23
マウス	$3.3×10^9$（哺乳動物）	20
エンドウ	$4.8×10^9$（植物）	7
コムギ	$1.7×10^{10}$（植物）	21
サンショウウオ	$9.0×10^{10}$（両生類）	12
ユリ	$1.2×10^{11}$（大きなゲノムを持つ植物）	24
アメーバ（Amoeba dubia）	$6.7×10^{11}$（最大のゲノムを持つ生物）	25

則正しく，合計およそ数百倍の縮小率で折りたたまって収納されていることを示している．細胞分裂の際にはわずか10時間くらいの短い間に31億塩基対のDNAが解きほぐされ，生合成されて2倍となり，もう一度折りたたまれて2つの娘細胞に正確に分配されるという離れ業を毎回行っているのである．染色体は少し解きほぐすと**染色小粒**（クロモメア）と呼ばれる構造がみえる状態になる（図2-22）．それをもう少し詳しく観察すると直径30 nmの**ソレノイド**と呼ばれる線維状の構造体から構成されていることがわかる．ソレノイドは**ヌクレオソーム**と呼ばれる数珠玉構造体6個を1単位にコイル状に巻きついた形状をしている．ヌクレオソームは4種類の**ヒストン**と呼ばれる塩基性タンパク質（H2A，H2B，H3，H4と略称する）が2分子ずつ合計8個結合した複合体（ヌクレオソームコア）に約140塩基対のDNA二重らせんが1.75回転して左巻きに巻きついたもので，2つのヌクレオソーム間の連結部分の長さは平均60塩基対である．

7 テロメアとテロメラーゼ

ヒトをはじめとした真核生物のDNAは直線状二本鎖DNAとして23本の染色体（一倍体）に分かれて収納されている．おのおのの染色体においてDNAは2つの端を持つが，このDNAの先端領域は**テロメア**と呼ばれる（図2-21）．テロメアにおけるDNA鎖の両端は特別な塩基配列（脊椎動物ではAGGGTT，テトラヒメナではGGGGTT）から構成さ

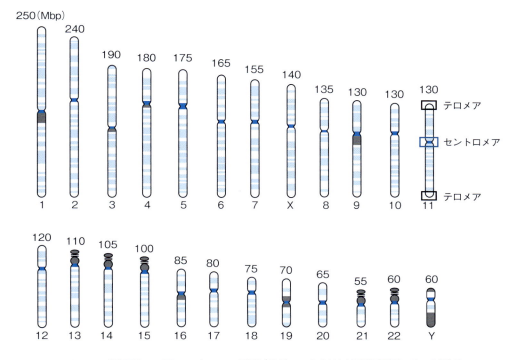

図 2-21 ヒトの染色体のサイズ分布
染色体の両端をテロメア，くびれた中央部分をセントロメアと呼ぶ．

れる．ヒトのテロメアではこの配列が数千 kbp，テトラヒメナや酵母のテロメアでは数百 kbp にわたって反復する．

　テロメアがこのような奇妙な反復配列を持つ理由は次のように考えられている．まず，DNA 複製はラギング鎖においてプライマー RNA が生合成され，その 3' 末端から DNA が生合成されることを思い起こしてみよう．プライマー RNA はその後，より上流から DNA 生合成を進行させてきた酵素複合体によって消化されて DNA に置換され，複製は完了する．しかし，テロメアの最先端になると，もはや上流からは酵素複合体はやってこないから，プライマー RNA 領域は DNA に置換されることなく，複製されないまま遺伝情報としては失われてしまう．すなわち，細胞分裂のため DNA 複製反応が 1 回行われるたびにプライマー RNA 分だけ（約 60 塩基分）テロメア領域は末端から短くなっていく．テロメアは，少々失われても致死的ではない緩衝 DNA 領域の役割を果たしているのである（図 2-23）．もちろん，あまりに短くなって緩衝部分を使いきってしまうと，もう安全には DNA 複製を行えなくなってしまう．哺乳動物の初代培養細胞は一般に培養を数十世代繰り返すと突然 DNA 複製が進まなくなって増殖しなくなる．これが細胞の老化現象の主な特徴の 1 つであるが，この原因をテロメアの短小化によって説明するモデルが説得力を

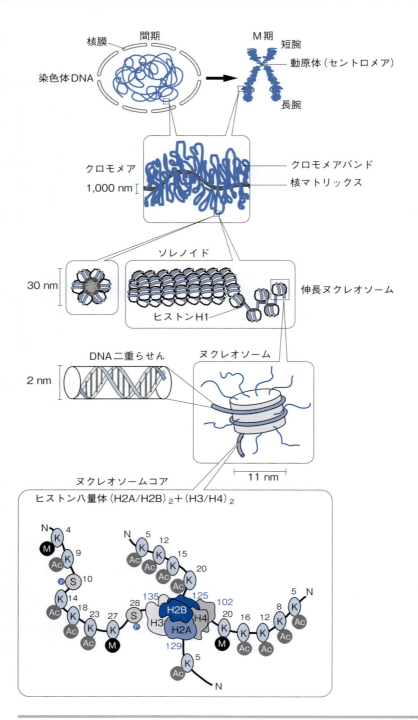

図 2-22　真核生物における DNA 二重らせんから染色体への規則正しい折りたたみ構造の模式図
ヒストン八量体の図において，黒の数字は各ヒストンのセリン (S) あるいはリジン (K) がリン酸化 (P)，メチル化 (M)，アセチル化 (Ac) される位置，青の数字は各ヒストンタンパク質の総アミノ酸数を表す．

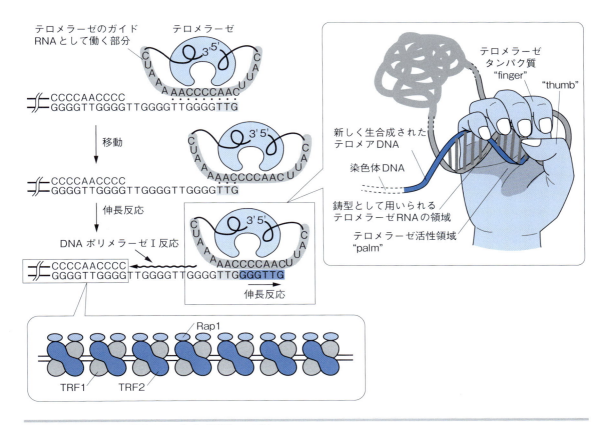

図2-23 テロメアの構造とその生合成機構のモデル
二本鎖繰り返し配列（TTGGGG など）には TRF1 と TRF2 が結合し TRF には Rap1 などのテロメア特異的なタンパク質が結合する．

もって受け入れられている（☞88頁）．
　ところで細胞にはテロメアの一方的な短小化に拮抗して，テロメアを伸長させることのできる**テロメラーゼ**と呼ばれる RNA 複合タンパク質が存在する．通常の細胞はごく弱いテロメラーゼ活性しか示さないが，多くのがん細胞では強いテロメラーゼ活性が見いだされている．がん細胞は老化しない不死化された細胞で，とめどなく増殖を続けていけるという特異な能力を持っている．その原因の1つが強いテロメラーゼ活性に由来し，短くなったテロメアを伸長していつまでも増殖できるような能力を細胞に与えていると考えられ，この活性を阻害することで有用な抗がん薬を開発しようという試みもなされている．

8　セントロメア

　染色体が細胞分裂のときに2つの細胞に均等に分配されるとき，出芽酵母では1本の，ヒトでは15～20本の紡錘糸が**動原体**と呼ばれる染色体の中心領域（図2-24）に結合する．紡錘糸は（α, β）**チューブリン**と呼ばれるタンパク質が重合して中空の微小管となったも

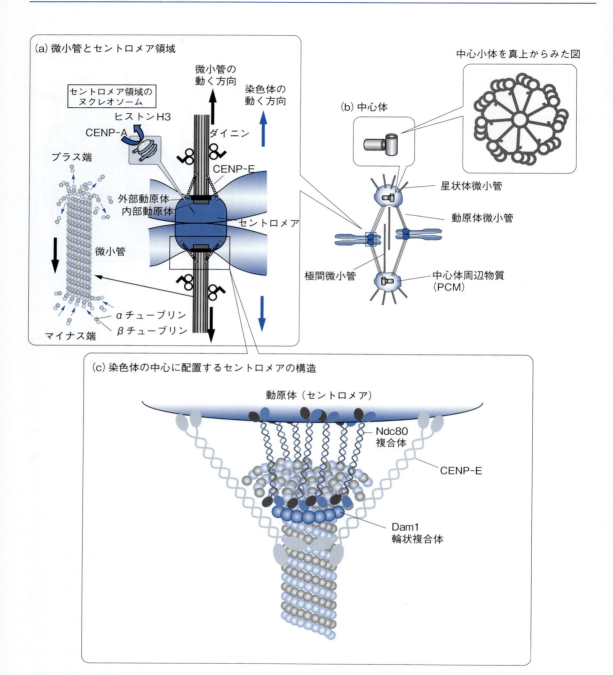

図 2-24 微小管の種類と動原体近傍における微細構造および染色体分配の要となる中心体の構造
(a) 細胞分裂のときには微小管（チューブリン）が染色体の動原体（セントロメア）にくっつき，両側へ引っ張って娘細胞へ分配する．このとき微小管はプラス端では次々と重合し，マイナス端では脱重合する．これにより，全体でみるとあたかも中心体（セントロソーム，b）の方向へ引っ張られるようにみえるのである．ダイニンは微小管に張力を与える働きをしている．
(c) 動原体では Dam1 輪状複合体，Ndc80 複合体，CENP-E が協調して染色体と微小管の連繫を制御している．

ので，重合が進むと紡錘糸が伸びたようにみえ，脱重合が進むと紡錘糸が縮んだようにみえる（図2-24a）．細胞分裂期では，動原体に付着している**動原体微小管**，反対側に伸びて星状に広がった**星状体微小管**，中心体の間を結ぶ**極間微小管**の3種に分類される（図2-24b）．ここで中心体とはチューブリンが一定の長さに重合した2個の円筒状の中心粒が立体的に直交配置した構造体で，その周りを中心体周辺物質と呼ばれる無定形な物質が取り囲んでいる．ただし，紡錘糸は中心粒ではなく中心体周辺物質から伸びており，中心粒は細胞に必須ではなく，植物細胞やマウスの卵細胞，単細胞真核生物にはみつからない．

動原体が覆っている染色体DNA領域は**セントロメア**と呼ばれる（図2-21, 24）．セントロメアの長さは種によって異なり，出芽酵母ではわずか125 bpの領域なのに，分裂酵母では反復配列に富む40〜100 kbp，ヒトでは0.2〜9 Mbp（メガbp：1 Mbp = 10^6 bp）に及ぶ長大な領域からなっている．詳しく研究されてきた分裂酵母のセントロメアでは，外側のセントロメア共通な反復配列が繰り返す領域（otr）と，それに挟まれた特異的な配列からなるコア領域が存在する．コア領域では左右に対称性がある外部領域（imr）と対称性のない中央配列（cnt）がみつかる．左右の外部コア領域は，転写と組換えが不活性な領域として定義されるヘテロクロマチン領域としても知られ，中央コア領域には紡錘糸が結合する．セントロメアクロマチンのヌクレオソームではヒストンH3の代わりにCENP-A（分裂酵母ではCnp1）と呼ばれる類似タンパク質が結合して特別な構造をとっている．ヒトの培養細胞では，転座などによりセントロメアを含む領域が欠失すると，新たな染色体座位に紡錘糸との結合部位が新生されて新たなセントロメア領域となる．これはセントロメアでは特別な塩基配列だけでなく，セントロメア結合タンパク質が重要な役割を果たすことを示唆する．実際，80種類以上のタンパク質がセントロメア領域に局在して動原体の制御に関わっていることがわかり，現在それらの詳細な解析が進んでいる．

9 ミトコンドリア

真核生物の細胞あたり数十〜数千個含まれる**ミトコンドリア**は二重の脂質膜（外膜と内

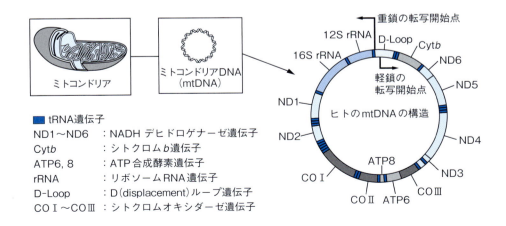

図2-25 ミトコンドリアとミトコンドリアDNAの構造

48　第 2 章　遺伝子の分子生物学

Tea Time

イブ仮説

　英国のサイクス (B. Sykes) らはさまざまな人種から得られたミトコンドリア DNA (mtDNA) の D ループの塩基配列を決定し，統計的に解析することで，世界各地の人々の系統樹を作った．それによると，全世界のほとんどすべての現代人は約 20 万年前，東アフリカに生まれ，約 11 万年前頃に東アフリカから大移動を開始した部族の 1 人の女性を共通の祖先とするという驚くべき結論が得られた．この学説を旧約聖書にある人類の祖先アダムとイブにちなんで「イブ仮説」と呼ぶこともある．ほとんどの欧州人はイブの子孫である 7 人の女性を祖先とし，日本人もこれらの子孫であるという．この仮説が正しければ，類人猿の化石の研究から類推されていた現代人ホモ・サピエンスの東アフリカ起源説が，DNA レベルでも確認されたことになる.

　この仮説はにわかには信じがたいが，ミトコンドリアが母系遺伝であることを思い起こせば理解できる．すなわち，母親の mtDNA は女の子を産まない限りは子孫に伝達されない．男の子に受け継がれた場合には，受精のときに染色体を含んだ核のみが卵子に入るため，精子の尻尾にあるミトコンドリアは捨てられてしまって受精卵には入っていけないのである．11 万年前頃生きていた複数の人類（ホモ・サピエンス）の女性のうち，1 人の子孫のみが 11 万年にわたって最低 1 人は女の子を産み続けたことを理解すればこの仮説もうなずける．現在，この地球上に生きている女性は数十億人にものぼるであろうが，今後 11 万年もの間その子孫が女の子を産み続けるだろう女性は一体何人くらいいるであろうか．もちろん，人類が滅びない限り最低 1 人はいるはずで，ならば彼女（たち）は 11 万年後のホモ・サピエンスから大先祖として崇められるであろう.

　同様な mtDNA を用いた解析によって，現存のほとんどすべての種類のイヌが 1 万 5 千年前に東アジアで家畜化されたオオカミを起源とすることが明らかにされた（最古のイヌの化石は約 1 万 4 千年前）．コロンブス時代よりずっと古いラテンアメリカの遺跡，および欧州人入植より古いアラスカの遺跡でみつかったイヌの骨から採取した mtDNA も同じ起源だという．約 1 万 2 千〜1 万 5 千年前にはベーリング海峡が陸続きで，人類は徒歩でアジアから北米へ渡り，その後南米まで広がったという人類学の定説がある．このときにイヌも連れてきたのではないか，という予測が DNA 鑑定によって確かめられたことになる.

膜）で囲まれた細胞小器官（オルガネラ）の 1 つで，酸素呼吸（電子伝達系による酸化的リン酸化）による ATP の産生（ADP のリン酸化）を行うことで，細胞の活動に必要なエネルギーを ATP の形で供給する．その効率は高く，1 分子のグルコースを代謝することで 38 分子もの ATP を合成できる．独自の DNA（ミトコンドリア DNA＝mtDNA）を持ち，細胞の増殖と連動して，あるいは独立に分裂しながら数を増やす．直径は約 $0.5\ \mu m$ だが，形状は多彩で（球形，円筒形，紐状，網目状）長さが $10\ \mu m$ に達するものもある．内膜に囲まれた内側はマトリックス，内膜と外膜に挟まれた空間は膜間腔と呼ばれ，マトリックスに向かって陥入して特徴的な構造となった内膜はクリステと呼ばれる（図 2-25）．30 億年以上も前に細胞に侵入した細菌が，そのまま寄生したのがミトコンドリアの起源であるらしい.

　外膜の生化学的な組成が細胞膜と同じ（タンパク質とリン脂質の重量比が等分）なため，外膜の進化的起源は真核生物の細胞内膜系と考えられている．外膜が破壊されて膜間腔に

存在するシトクロム c が細胞質に漏れることで細胞死（アポトーシス）が引き起こされる（☞ 89 頁）．内膜には細胞にエネルギーを供給する酸化的リン酸化を制御する 4 種類の呼吸鎖複合体Ⅰ・Ⅱ・Ⅲ・Ⅳが存在する．複合体Ⅰは NADH からユビキノンへ電子伝達を行う反応を担い，複合体Ⅱはコハク酸の酸化およびフマル酸の還元の両方向の反応を担い，複合体Ⅲはユビキノールからシトクロム c に電子伝達を行い，複合体Ⅳは還元型シトクロム c あるいはユビキノールから最終電子受容体へ電子伝達を行う．これに続く ATP 合成酵素を呼吸鎖複合体Ⅴと呼ぶこともある．

ミトコンドリア DNA（16,569 塩基対）にはリボソーム RNA，tRNA および十数種類のタンパク質の遺伝子などが残されているだけで，起源である細菌が持っていたその他の DNA は長い寄生期間内に失ってしまったらしい．

残された中に **D ループ** と呼ばれる変異性の高い非コード領域があり，個人差が大きいため個人識別に重宝されている（図 2-25）．D ループはサイズが小さい（約 500 塩基対）ので核 DNA が断片化する条件でも完全長で生き残る可能性が高い．しかもミトコンドリアは細胞あたり数十～数千個含まれるため，核 DNA よりたくさん回収される．mtDNA はゲノム DNA に比べて多くなる．実際，古いサンプルからはゲノム DNA は採取できない場合でも mtDNA ならば回収される例が多くある．実験では，サンプルより mtDNA を抽出して **D ループ** を PCR（☞ 165 頁）により増幅し，決定した塩基配列をこれまでに蓄積してきたデータと比較して変異度を解析する．

mtDNA が母系遺伝であって遺伝に父親は関わらないことを忘れてはならない．なぜなら，受精のときにミトコンドリアの存在する精子の尻尾は切り捨てられて，ミトコンドリアが含まれない精子核だけが卵子の中に入るからである．受精卵には卵子（母親）側のミトコンドリアしか存在しないのである．mtDNA は母から子供にそっくり伝わるため母系遺伝を何代でもさかのぼって推定でき，祖先解析が容易になる．核の Y 染色体を利用すれば父系遺伝もたどれるはずだが，よい遺伝マーカーはみつかっていない．

③ ゲノムの分子生物学

　ゲノムとは「1つの生物が持つすべての遺伝情報（DNA）」を意味する．ある生物の全ゲノム DNA の塩基配列を決定することをゲノムプロジェクトという．DNA の塩基配列決定の技術が飛躍的に発展したおかげで，この計画が多くの生物で進められた結果，基礎生物学のみではなく医薬学や農学をはじめとしたあらゆるバイオサイエンスの世界が大きく様変わりした．ここでは，主にヒトゲノムを中心として，その歴史と現状を概説する（図 3-1）．

① ヒトゲノムの遺伝子地図

　ヒト全ゲノムは 22 組の常染色体と X，Y 性染色体の合計 24 種類の染色体に分かれて収納されている．ヒトの**ゲノムマッピング**の歴史は意外と古く，1911 年に米国コロンビア大学のモルガン研究室のウィルソン（E. B. Wilson）が特徴のある遺伝パターンの解析結果から類推して色覚異常の遺伝子が X 染色体上にあると提唱したときにまでさかのぼるこ

1911年	ウィルソンが色覚異常の遺伝子が X 染色体上にあると提唱
1953年	ワトソンとクリックが DNA 二重らせんモデルを提唱
1968年	X 染色体以外の染色体上に遺伝性疾患の原因遺伝子が初めてマップされた
1980年	ヒト全ゲノムの遺伝子地図作成の提案
1983年	ハンチントン病とデュシェンヌ型筋ジストロフィー責任遺伝子の配座決定
1985年	ジンスハイマーらによるヒトゲノムプロジェクトの提唱
1987年	慢性肉芽腫症，デュシェンヌ型筋ジストロフィーと網膜芽細胞腫の責任遺伝子クローニング成功
1987年	ヒトゲノムの遺伝子地図の概要版の発表
1988年	国際組織 HUGO の結成
1989年	囊胞性線維症の責任遺伝子のクローニング成功
1995年	ベンターらによるインフルエンザ菌のゲノム全塩基配列決定
1996年	ヒトの全ゲノムをカバーする遺伝子地図の完成
1997年	出芽酵母の全ゲノム DNA 塩基配列の発表
1998年	ベンターによるセレラ社の設立と 3 年以内のヒトゲノム塩基配列決定の宣言
2001年	大まかなヒトゲノム全塩基配列の公表
2003年	ほぼ完全なヒト全ゲノム塩基配列の公表
2004年	最終論文の発表

図 3-1　ヒトゲノムプロジェクト推進の歴史

とができる．X染色体以外の染色体上に遺伝性疾患の原因遺伝子が初めてマップされたのは 1968 年のことである．1960 年代の終盤に入ると**体細胞融合法**が開発され，ヒトとマウス染色体を融合させることで少数のヒト染色体を持ったマウス細胞株が樹立できるようになった．その技術は体細胞遺伝学へと発展し，**遺伝子地図**作りを飛躍的に進展させる原動力となった．遺伝子地図とは「染色体のどの領域に対象となる遺伝子が配座（局在）するのかを示す地図」である．この頃，特殊な蛍光色素によって各染色体に特有な縞模様が染め分けられることがみつけられ，**染色体分染法**（バンディング）として 1 つ 1 つの染色体を同定できるようになった．

　1980 年，ボツシュタイン（D. Botstein）やデービス（☞ 157 頁）らの提唱した，RFLP（☞ 281 頁）を示す遺伝子マーカーを体系的に見いだして，ヒト全ゲノムの遺伝子地図を作成するというアイデアが採用され，遺伝子地図作成が急速に進展した．1983 年に，RFLP の連鎖解析によって**ハンチントン病**と**デュシェンヌ型筋ジストロフィー（DMD）**の，1985年には**囊胞腎症**，**網膜芽細胞腫（Rb）**，**囊胞性線維症**の責任遺伝子について次々と染色体上の配座が突き止められてくると，これまで冷ややかだったヒト遺伝学者までがこの方法の威力に圧倒されるようになった．1987 年には**慢性肉芽腫症（CGD）**，デュシェンヌ型筋ジストロフィーと網膜芽細胞腫において染色体の配座点から出発して機能の不明なまま責任遺伝子がクローニングされた．これらの成果により RFLP による遺伝子連鎖解析法は一躍注目を浴びることとなった．しかし，それでもなお旧来の体細胞遺伝学や顕微鏡観察による染色体欠失という研究結果を補助的な手段として用いたという弱みはあった．1989年，囊胞性線維症において初めて，RFLP による遺伝子連鎖解析のみを用いて責任遺伝子のクローニングが達成された．囊胞性線維症は欧米では患者も保因者も多いため，その原因が解明された社会的意義は大きく，遺伝子連鎖解析の信用度を大いに高めた．

　1987 年に発表されたヒトゲノムの遺伝子地図の概要版が刺激となって，それをもとにした遺伝性疾患の連鎖解析が熱狂の様相を呈し始め，その後の数年間は多くのグループが激しい競争に巻き込まれていった．その頃パリに設立されたヒト多型性研究センター（CEPH）は，競争からくる無益な緊張を解消するため，世界中の研究グループの協力関係を作ってデータを 1 ヵ所に集中させた．CEPH の提唱で世界中から遺伝性疾患を起こす 40家系もの貴重な培養細胞が取り寄せられ CEPH に保管された．その後，これらの家系における RFLP を体系的に調べて DNA マーカーを 1 列に並べ，より詳細な遺伝子地図が作られていった．1996 年には数多くの遺伝子マーカーによって全ゲノムをカバーする遺伝子地図ができ上がった．

② **ヒトゲノムプロジェクトの成就**

　1985 年，ジンスハイマー（R. Sinsheimer）の主宰したカリフォルニア大学での会議によってヒトの全ゲノムの塩基配列を決定しようというヒトゲノムプロジェクトが正式に提案され検討が始まった．1986 年には医学的・学問的興味とは別の視点から米国エネルギー省（DOE）のデリシ（C. DeLisi）も同様な計画を提案した．DOE は 1970 年代のエネルギー危機の際に創設された省庁で，1980 年代に入って状況が変化し社会や議会に訴える新しい魅力的なプロジェクトに存亡をかけていたのである．デリシは 1986 年にサンタフェで会

議を主催し，彼のアイデアに賛同したノーベル化学賞受賞者の分子生物学者ギルバート（☞ 166 頁）を担ぎ出して「ヒトゲノムプロジェクトはヒト遺伝学における聖杯である」と言わしめ宣伝した．ギルバートは自らの手でゲノム研究機関（ゲノム社）を設立して私的に計画を実行に移そうとまでしてヒトゲノムプロジェクトを推進した．1986 年，米国のコールドスプリングハーバーにおいて，人類遺伝学と分子生物学の巨人達が一堂に会して議論し，解析対象はヒトに限らず基礎研究に重要なほかの生物も含めてゲノムプロジェクトを推進しようという結論が出された．そして 1997 年の 5 月には早くも出芽酵母の全ゲノムDNA 塩基配列が発表され，その後各種生物の全ゲノム DNA 塩基配列が次々と決定された．

　1988 年，米国国立衛生研究所（NIH）のゲノム事務局を率いることになったワトソン（☞ 15 頁）はヒトゲノムプロジェクトを強く推進した．イタリア，英国，フランス，ドイツ，デンマーク，ソ連，日本，カナダなどでも計画がスタートし，情報の先取権や公開を巡って政治的な色彩を帯びてきた．そこで，ヒトゲノム協会（HUGO）と呼ばれる国際組織が作られ，定期的に国際会議を開いて各国の協力体制を支援することとなった．実際の計画では，どのグループもまずは遺伝子地図を作り塩基配列決定は後で行うという着実な戦略をとった．

　そんなとき，風雲児が現れた．米国 NIH の研究者であったベンター（C. Venter）は塩基配列の決定を専門とするゲノム研究所（TIGR）を設立し，手始めにインフルエンザ菌のゲノム全塩基配列を決定した（1995 年）．彼の武器は迅速な塩基配列決定を可能とする ABI PRISM 3700 という機器で，これを 300 台も並べ 50 人で操作するという態勢を打ち立てて公的なグループ（国際チーム）とは独立にヒトの全ゲノム塩基配列の決定に乗り出したのである．1998 年になるとバイオベンチャー会社のセレラ（Celera）社を設立し，猛然たるスピードで作業を進め，3 年以内のヒトゲノム塩基配列決定を宣言した．

　国際チームは決定された塩基配列を無料で公開したが，セレラ社は高額な閲覧料をとったため国際チームと対立することとなった．この対決は国際チームを刺激し，塩基配列決定のスピードが一挙に上昇していった．そして予定より数年早い 2001 年 2 月にはヒトゲノム全塩基配列の大まかなデータとして，ベンターのグループの論文は『サイエンス』誌に，国際チームの論文は『ネイチャー』誌にほぼ同時に公表された．そして，2003 年 4 月には DNA 二重らせん発見 50 周年を祝ってほぼ完全なヒト全ゲノム塩基配列が公表され，2004 年 10 月に最終論文が『ネイチャー』誌に公表された．

　この成果によって，ヒトを理解するための基盤情報が確定したことになる．この情報は医学・薬学・基礎生物学などを含む生命科学の加速度的な進展を促すのみでなく，医療・製薬・農業・医工業などの幅広い分野へ応用され，そこから生じる産業・経済活動から波及して，経済，法律，教育などさまざまな学問や社会活動に今後大きな変革をもたらすであろう．

③　ヒトのゲノム情報の概略

　ゲノム解析が終了して誰もが驚いたのは約 31 億塩基対あるヒトのゲノムに存在するタンパク質をコードする遺伝子数はわずかに 22,287 個しか存在しないことであった．この数はショウジョウバエの 2 倍より少ない．しかし，マウス（約 26 億塩基対），トリ（約 10

億塩基対），フグ（約 3.4 億塩基対）など，ほかの脊椎生物におけるゲノム解析の結果からも遺伝子数が共通して2万から2万5千個ほどであるということがわかってきた．たったこれだけの遺伝子で，知的な作業までこなしているヒトの複雑な活動をどうやって行わせているのだろうか．

その謎の一端は，転写されているヒトの全 cDNA を解析するプロジェクトにより解決した．すなわち，**選択的（可変）スプライシング**という仕組みを使えば，エキソンを多様に選択するだけで，1個の遺伝子から多彩な機能を持った部分的に同一な多種類のタンパク質を生み出すことができるのである（図 3-2）．実際，サイズの大きなタンパク質を生み出す遺伝子では 10 個以上のエキソンに分断されているものも多数あり，組織に特異的なエキソンの選択が起こっている．もし，選び方を間違えるような，あるいは新たな選択を可能とするような変異が起こると，まったく異なった組み合わせのエキソンの集合体ができ，そこから新たなタンパク質が生み出される．これに遺伝子重複が組み合わさったり，エキソンの分断がさらに細かくなるような変異が入ったり，エキソンの前後が入れ替わったりするような変異が入れば，新たな機能を持ったタンパク質は膨大な数に増えるであろう．

4　ゲノムを占拠するトランスポゾン

次に驚いたのは，イントロンも含めてタンパク質をコードする遺伝子領域はわずかにゲノム全体の数パーセントを占めるにすぎず，残りの 90％以上がさまざまなタイプの反復配列や機能があるかどうかさえ不明な塩基配列からなる「**がらくた（ジャンク）DNA**」だっ

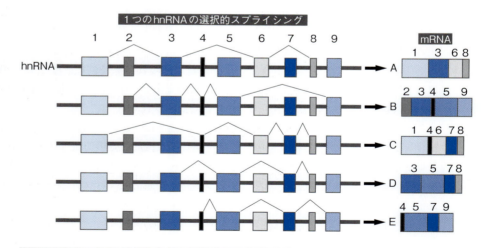

図 3-2　選択的スプライシングの仕組み
選択的スプライシングが起こると，1つの遺伝子から異なる塩基配列を持つ多種類の mRNA が転写される．おのおのの mRNA からは異なるアミノ酸配列を持つタンパク質が産生される．それらのうちの多くは共通な塩基配列を持つが，たとえば A と E のように共通する塩基配列を持たない mRNA が転写されることもありうる．

たことである（図3-3a）．そのうちライン（LINE）と呼ばれる，数百塩基対以上の長いDNA断片を反復単位とする反復配列は，約50万コピーの反復をもってヒトゲノム全体の21％を占める．LINEはエイズ（AIDS）ウイルスなどのレトロウイルスと同様に逆転写酵素（☞158頁）遺伝子を持つだけでなく，自身を切り出してゲノム上の別の位置に挿入する可動性の塩基配列も持っている（図3-3c）．LINEは本来ならRNAポリメラーゼⅡによりmRNAに転写されるべき遺伝因子で，長い進化の時間をかけて次々とヒトのゲノム内に侵入してきたウイルス遺伝子の残骸と考えられている．

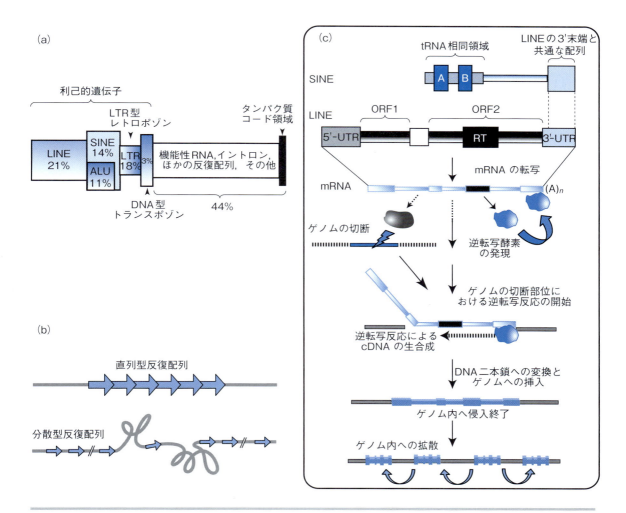

図3-3 ヒトゲノム内に散在する反復配列
(a) ヒトゲノムを構成する塩基配列の内訳．タンパク質をコードする領域はわずかに数パーセントしかみつからず，残りは各種反復配列と機能未知なゲノム領域である．
(b) 反復配列は直列型と分散型の2種類に分類される．
(c) LINEとSINEの構造の比較とLINEのゲノム内への侵入と拡散のモデル．LINEはゲノムDNAを直接標的として切断し，そこで逆転写を起こして挿入され，同様な仕組みを繰り返して，ゲノム内へ拡散していく．SINEは逆転写酵素を持たないので，LINEのものを借りて，同様な仕組みでゲノム内へ挿入され，拡散していくと考えられる．

一方，**サイン（SINE）**も約百万コピーの反復をもってヒトゲノム全体の 14％を占拠している反復配列である．SINE は LINE の一部が欠失した構造を持つ数百塩基以下の DNA 断片を単位として反復し（図 3-3b），本来なら RNA ポリメラーゼⅢにより tRNA，rRNA，その他の siRNA に転写されるべき遺伝因子である．ALU は霊長類にしかみつからない約 300 塩基対を単位とする SINE の一種で，ヒトのゲノム中に何十万コピーと散在する．ALU は，ヒトやチンパンジーといった真猿類が，メガネザルなど原猿類から分かれた後の約 4 千万年前に真猿類で急増している．ヒトではチンパンジーの 8 倍もの ALU がみつかるため，ヒトの知性と ALU の関係があるのかもしれない．ALU 配列はポリ A テールを持つことから，未知 mRNA がゲノム内に侵入した残骸と考えられている．一方，SINE は細胞がストレスを受けると転写が誘導されることや，tRNA を起源とする SINE もあることから，SINE の転写産物である RNA がタンパク質の翻訳抑制を解除している可能性もある．

さらに，ウイルスが潜り込んだまま，あるいは死んで残骸（偽遺伝子）となった数百塩基にわたる塩基配列が，ゲノム全体の 18％を占めるほどに散在して多数みつかっている．これらは**レトロ偽遺伝子**とも呼ばれ，白血病や肉腫を惹起するレトロウイルスがゲノム内に侵入した証拠となる**長末端反復配列（LTR）**と呼ばれる数百塩基対からなる反復配列を持っている．レトロウイルスは中央 DNA 領域として 3 つの遺伝子（*gag*，*pol*，*env*）を持ち，その両端を LTR が挟んでいる．LTR は U3，R，U5 の 3 つの要素からなり，その中には下流の遺伝子の転写を促進する塩基配列が含まれる（図 3-4）．レトロウイルスの遺伝情報は自身の持つ逆転写酵素（*pol*）の作用によって RNA 型から DNA 型に変換され，それが直線化された後で，宿主の複製・修復・組換え酵素などを借用してゲノム上のさまざまな位置に挿入される．挿入されたウイルス遺伝子は LTR の持つ転写誘導信号に従い，宿主の転写機構を利用してウイルス DNA 全長（*gag*，*pol*，*env*）を転写し，タンパク質からなる外殻（*env*）に包まれたウイルス粒子を形成させる．左側の LTR はウイルス遺伝子の転写に使われるが，右側の LTR は偶然に挿入位置に存在していた遺伝子を無制御の状態で転写誘導する．もしその遺伝子が通常は発現が停止しているべき増殖誘導因子をコードする遺伝子であれば，その無秩序な発現は細胞の無秩序な増殖，つまりがん化を引き起こしてしまう．これがウイルス発がんにおける発がん機構として認められている 1 つのモデルである．

これ以外に，DNA のままのトランスポゾンも反復配列としてみつかり，ゲノム全体の 3％を占める．

以上の 4 つは，ゲノム内を自由に動きまわる遺伝子断片である**トランスポゾン**と総称される．すなわち，ヒトをはじめとした哺乳動物ではトランスポゾンは，①自律増殖可能な LINE，②LINE の一部が欠失した SINE，③いったん RNA に変わる**レトロトランスポゾン（レトロポゾン）**，④DNA のままのトランスポゾン，の 4 種類に分類される．各種生物のゲノム塩基配列の比較からレトロポゾンは，哺乳動物が登場した 2 億 5 千万年前頃に爆発的に増えたことがわかってきた．DNA を複製する機能を持つため，自らのコピーを作ってはゲノムに挿入していくレトロポゾンはゲノムサイズが大きくなる 1 つのメカニズムである．さらには，出ていくときに隣接する DNA の一部を一緒に持ち出すといういい加減さを持つため，元来はヒトのゲノム内にあった正常な遺伝子の一部をヒトゲノムのほかの場所へ，あるいはほかの生物のゲノム内にさえ移動させる（**水平伝播**）ことで，生物

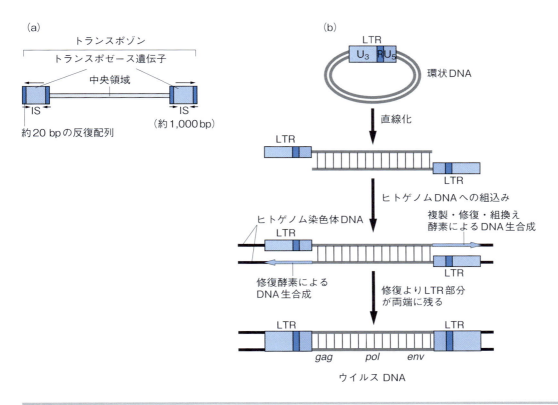

図 3-4　トランスポゾンとレトロウイルスがゲノム DNA に転位する仕組みの模式図
(a) 大腸菌でみつかったトランスポゾンの構造
(b) レトロウイルスの構造とゲノム DNA に転位する仕組みの模式図．細胞内へ侵入すると直線化し，両端の LTR を介してヒトなどの宿主の酵素を利用してゲノム内へ組み込まれる．

ゲノムの持つ遺伝情報を多様化する働きもする．ちなみに，植物ではトランスポゾンの占拠状態はもっと深刻で，トウモロコシではゲノムの 80％，コムギではゲノムの 90％がレトロポゾンである．

このほか，占拠の割合は高くないが，**マイクロサテライト**と呼ばれる 2～7 塩基の繰り返しが数十回以上も続く反復配列（CACACA……など）がヒトのゲノム全体で散在している．なかでも CA リピートはヒトゲノム中には数千塩基あたり 1 つという高頻度に存在する．このマイクロサテライトの 3 塩基の繰り返し数の異常な増大が原因となって発症する病気もみつかっており，臨床的に重要な診断マーカーとなっている（☞ 282 頁）．一方，反復の単位が 7～40 塩基の反復配列はミニサテライトと呼ばれ，これもゲノム全体で数万ヵ所にわたって散在している．これらの反復数には個人差があるので個人の識別に有用な遺伝子マーカーとして DNA 鑑定や病気の診断に使われる（☞ 284 頁）．一方で，これまで機能がないと思われていたイントロンや偽遺伝子あるいは反復配列にも新たな機能がみつかりつつある．もし，それらも遺伝子と認めるようになってくればもっと遺伝子の数が増えるであろう．こうして，ゲノムプロジェクトの完了によって，これら一見してがらくた（ジャンク）DNA と思われるが，実は重要な生理機能を持つかもしれない DNA 断片が

ゲノム内を広範に占拠していることがわかったことで，「ゲノム」と「遺伝子」という言葉の定義が大きく揺らいでいる．

5 機能性 RNA：「RNA 新大陸」の発見

ヒトゲノムの残りの部分（約 44％）を占拠しているのは，イントロンなどを含む機能未知の塩基配列である．ゲノムの塩基配列を眺めただけではわからなかった，これら塩基配列の役割が，並行して進められてきた全ゲノム cDNA プロジェクトによっておぼろげながら浮かび上がってきた．まず，ゲノム全体にわたって転写された全 cDNA（数万種類の mRNA 由来）と全ゲノムの塩基配列を比較したところ，タンパク質をコードする遺伝子が密集している領域（**遺伝子密林**）と，タンパク質をコードする遺伝子がない塩基配列が延々と続く一見して不毛な領域（**遺伝子砂漠**）が分布していた（図 3-5）．ところが，この遺伝子砂漠の領域を含む全ゲノムの約 7 割から RNA が転写されていたのだ．さらに，そのうち半数以上の RNA が mRNA と同様なポリ A テールを持つにもかかわらずタンパク質をコードしていない**非コード RNA（ncRNA）**だったのである．機能をまったく持たな

トランスポゾンと進化

不変不動であると考えられてきた DNA が動きまわるという革新的なアイデアを提唱したのはマックリントック（B. McClintock）で，実に遺伝子が DNA であるかどうかさえわかっていなかった 1940 年代のことであった．彼女は長年にわたって斑入りトウモロコシの遺伝の仕組みを研究し，独自の膨大なデータに基づいた精密な解析により，遺伝子が動きうると考えざるをえないという結論に達した．1951 年には可動遺伝性因子あるいはトランスポゾンという概念を提唱したが，それは発表当時あまりにも斬新なアイデアであったせいか，ほとんど受け入れられずに無視された．彼女の発表から 16 年後の 1967 年，大腸菌のゲノム内にトランスポゾンがみつかって初めて人々はマックリントックの先見性に驚いたのである．トランスポゾンは中央領域の両端に反復配列を持つという共通構造を有している．その後，多くの生物種においてトランスポゾンがみつかるようになり，動く遺伝子は今日では広く生物界に起こっている重要な現象として認識されている．

トランスポゾンは遺伝子重複と並んで，進化を生み出す原動力の 1 つである．たとえばショウジョウバエのトランスポゾン（P 因子）は，野外から採集された系統には存在しない．驚いたことに，わずか数十年前にどこかの実験室内で水平移動によりゲノム内に持ち込まれたと考えられている．脳で発現して重要な役割を果たしているマウスの *BC1* やヒトの *BC200* という遺伝子は，元来はレトロポゾンとして挿入された配列が，機能を持って発現されるようになったものである．ヒトでも生理活性物質プロスタグランジン受容体の遺伝子のように，トランスポゾンが挿入されたおかげで異なるタイプの受容体を産生する遺伝子が生まれたという例もある．またエイズウイルス（HIV-1）をはじめとしたさまざまなレトロウイルスはレトロポゾンのように振る舞う．これらがゲノム内に入り込んで寄生した，生殖細胞にも感染して，そのまま子孫に伝わると新たなレトロポゾンとして引き継がれていくだろう．現在でもひっきりなしにトランスポゾンの侵入と移動は続いていると考えた方がよい．

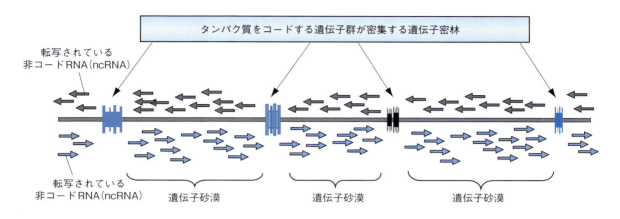

図 3-5　遺伝子密林と遺伝子砂漠
ヒトゲノム全域で，タンパク質をコードする遺伝子が密集している領域（遺伝子密林）が数多く存在する．それらはタンパク質を産生できない塩基配列が延々と続く不毛な領域（遺伝子砂漠）の中に，オアシスのごとく点在している．興味深いことに不毛と思われた砂漠の領域からも，膨大な種類の非コードRNA（ncRNA）が転写されていることもわかってきた．これらはおそらく何らかの機能を持っているであろうから，遺伝子砂漠は不毛ではなく，実は豊穣の地なのかもしれない．

い膨大な量の RNA が転写されて細胞内に多数存在しているとは考えにくいので，これらは何らかの役割を担っているに違いない．従来はタンパク質をコードするものだけを「遺伝子」と呼んでいたのだが，ここに至って「遺伝子」という概念を根本から覆さなくてはならなくなってしまった．この発見は，コロンブスのアメリカ大陸発見になぞらえて，**「RNA 新大陸」の発見（2005 年）**と呼ばれている．

RNA 自体が機能を持つ「機能性 RNA」としては，すでに tRNA や rRNA が知られていたが，ゲノム解析によって膨大な数の非コード RNA（機能性 RNA の候補）がゲノム全体にわたって存在していることが発見されたのである．これらの非コード RNA は以下のように分類される．

a) mRNA 型 ncRNA

数百塩基の大きさで mRNA と同様に RNA ポリメラーゼ II によって転写され，poly (A) 鎖を持ち，スプライシングされるものもある．マウスで同定された 44,147 種類の poly (A)$^+$RNA のうち 23,218 種類（53％）が非コード RNA だと指摘されている．たとえば既知で研究が進んでいる *Xist* や逆向きの *Tsix* が「X 染色体のゲノムを覆い尽くすことで哺乳類の遺伝子量補償（女性では 2 本あるうちの 1 本の X 染色体が不活性化されることで発現量に男女差が起こらないように補償している）に重要な役割を果たす」ことを思い起こすと（☞ 図 3-8），これら膨大な数の新種の RNA も何らかの重要な機能を持つと推測されている．まさに広大な未知の研究分野が広がった感がある．ほかにステロイドホルモンの受容体と結合する SRA は転写を活性化する機能を持つこともわかってきた．

b) 核内低分子 RNA（snRNA）

核に局在する一群の低分子 RNA である snRNA は snRNP と呼ばれるタンパク質と複合

体を形成して RNA スプライシングや，テロメアの維持に重要な役割を果たしている．

c) 核小体低分子 RNA (snoRNA)

核小体に局在する一群の低分子 RNA である snoRNA はタンパク質と複合体（snoRNP）を形成し rRNA などの化学的修飾（メチル化など）を促進する．

d) マイクロ RNA (miRNA)

miRNA（☞ 178 頁）は特定の mRNA に対する相補的配列を介して，その翻訳を抑制する．

e) mRNA の非翻訳領域

mRNA の非翻訳領域（UTR）の中に，シス方向に（同じ DNA 鎖の塩基配列上で）機能するシスエレメントがみつかっている．リボスイッチ（特定の代謝産物と直接結合することで転写終結や翻訳を制御する）として働く塩基配列や，翻訳終止の代わりにセレノシステイン挿入を指示する配列 SECIS（セレノシステイン挿入配列）が知られている．

f) ガイド RNA (gRNA)

gRNA は RNA 編集に働く RNA で，標的 mRNA の対応する配列に相補的に結合する配列を含み，エディトソーム（編集酵素複合体）の構成因子として数塩基のウラシル（U）の挿入・除去する mRNA 編集を先導する．

g) SRP RNA

SRP は細胞質にある RNA−タンパク質複合体で，細胞外に分泌されるタンパク質のシグナル配列を認識する．真核生物の SRP における RNA 成分は 4.5S RNA と呼ばれる．

h) 単鎖ガイド RNA (sgRNA)

後述のように，ゲノム編集において重要な役割を果たす sgRNA が発見され，バイオサイエンスの世界に大きな影響を与えた（☞ 192 頁）．

⑥ RNA 編集

遺伝子にコードされた情報が発現した後に部分的に訂正して編集しなおす現象を RNA 編集（RNA editing）と呼ぶ．最初は原虫の一種であるトリパノソーマの，ミトコンドリアに相当するキネトプラストのマトリックスにある，マクシサークルという環状 DNA から転写された mRNA においてみつかった（1986 年）．この mRNA にはウリジン（U）の挿入が数多く起こっており，本来の遺伝子がコードするものとは異なるアミノ酸配列を持つタンパク質が生合成されている．次いで，原生動物ミトコンドリアのシトクロムオキシダーゼサブユニットⅢ（COⅢ）では，U の付加のみにとどまらずチミジン（T）の削除による RNA 編集もみつかってきた．その後ヒトでも各種の RNA 編集がみつかっている．

RNA 編集では編集される部位の前後にある短い配列に相補的な塩基配列を持つ gRNA が重要な働きをする（図 3-6）．まず，転写されたもとの mRNA に編集酵素と複合体を構

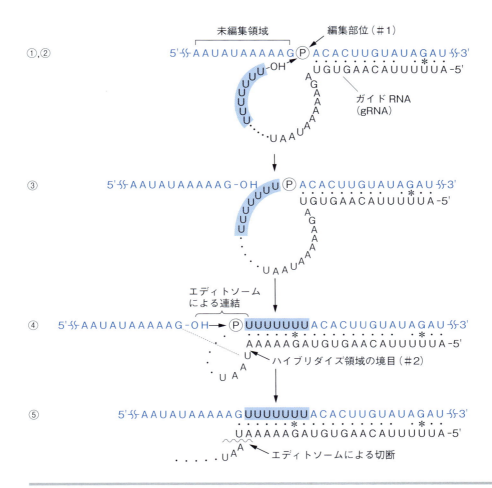

図 3-6　7個の連続するUを挿入するRNA編集の分子機構
＊はゆるい水素結合を示す．
Ⓟはホスホジエステル結合が切れたリン酸基を示す．

成した gRNA が U の挿入される位置の手前まで塩基対（G・U 塩基対も含める）を形成すると，そこへ編集制御タンパク質が集合してエディトソームが構築される．エディトソームの持つ RNaseP 様のリボヌクレアーゼ活性は標的 mRNA と gRNA がハイブリダイズしなくなった位置（図では #1 で示す）を認識して切断する．その後 RNA リガーゼ活性によって標的 mRNA の 5' 切断端と gRNA の 3' 側が連結されると gRNA の内部の A・U 塩基対が伸長して新たなハイブリダイズの境目（図では #2 で示す）ができる．これをエディトソームが認識して切断したうえで，今度は先ほど切断した標的 mRNA の 3' 末端と連結し U 連結の RNA 編集が完結する．

　これまでさまざまな生物種で RNA 編集がみつかっており，哺乳類でも 15 種類以上の遺伝子において RNA 編集が同定されている．グルタミン酸受容体 GluR2 の RNA 編集は神経細胞の Ca^{2+} 透過性を規定しており，RNA 編集を阻害すると神経細胞死が起こる．実

際，筋萎縮性側索硬化症（ALS）と呼ばれる神経難病では，運動ニューロンにおいて，この GluR2 の RNA 編集が病態と関連して選択的に低下していることが報告されている．ヒトのアポ B（ApoB，☞ 101 頁）には肝臓で主に生合成される ApoB-100 と小腸で主に生合成される ApoB-48 がある．これらの cDNA と 1 つしかない遺伝子の塩基配列を比較したところ，グルタミンのコドン（CAA）が小腸では停止コドン（UAA）に RNA 編集されていることがわかった．C から U への変換は原生動物とは違って ApoB mRNA 特異的なエディトソームであるアポ B 編集酵素（APOBEC1）が特定の位置のアデニンのみを標的として脱アミノ化して達成される．このほかセロトニン 2C 受容体，G タンパク質遺伝子，ウィルムス腫瘍の原因遺伝子などがコードする mRNA で RNA 編集が次々とみつかっている．

　陸上植物の研究から RNA 編集の意義が推測されている．RNA 編集を受ける塩基配列では C の前が U であることが多いことが謎解きのヒントになった．TT と連続する T の部分は紫外線によりチミン二量体（☞ 図 2-17）を形成して変異しやすく，コードしたタンパク質が機能しなくなる．そこで DNA 塩基配列は TC であるが転写後の mRNA で UU となるように RNA 編集する植物が出現し，大量の紫外線に曝されていた太古の陸上において繁茂できるようになって淘汰を勝ち抜いたと推測される（約 4 億年前に植物が陸上に出現した）．実際，紫外線の危険が少ない水中植物では RNA 編集が発見されていない．

7 エピジェネティックス

　エピジェネティックスは「DNA 塩基配列の変化を伴わずに子孫や娘細胞に伝達される現象を研究する学問領域」である．その実体は遺伝子発現スイッチの「オン」「オフ」の制御を含む遺伝子の働きの調節であり，これまでに以下の 4 種類のエピジェネティックな制御が報告されている．

a）DNA 塩基のメチル化

　標的遺伝子のプロモーター上にあるアデニンとシトシン（A と C）のメチル化は過渡的あるいは非可逆的に転写の鎮静化を制御する．これは DNMT1，DNMT3a，DNMT3b という 3 つの DNA メチル転移酵素によって触媒される．ヒトのゲノム内には CpG アイランドと呼ばれる，CG 塩基配列が密集する領域がある．この領域の CG という並びの C でメチル化（5 位）が高頻度で観察される（☞ 204 頁）．遺伝子のプロモーター塩基配列に存在する ICR と呼ばれる塩基配列を介した転写鎮静化が父母由来遺伝子の片方のみで起こる．これをアリル排除と呼ぶ．このメチル化修飾のいくつかは細胞分裂後も保存され，世代を越えて子孫へも伝達される（遺伝する）．

　「父親と母親由来の対をなす遺伝子の片方だけが発現し，他方はメチル化により発現されない現象」をゲノム刷り込みと呼ぶ．ゲノム刷り込みは受精・発生後の体細胞分裂において安定に維持されるが，次世代の精子や卵子の形成過程においては，新たな刷り込みが起こる．たとえばインスリン様増殖因子遺伝子（*igf2*）は父由来の染色体では発現してマウスの成長を促進するが，母由来の染色体ではまったく発現されない．この仕組みを要約すると，まず父方のゲノムでは ICR や DMR1 にある多数のシトシン塩基がメチル化されていて CTCF が結合できない．そのため転写抑制状態から解放されており，エンハンサー

はもっぱら *igf2* の転写を促進し Igf2 が大量に発現する．さらに *H19* 遺伝子や DMR2 もメチル化されているためエンハンサーの働きは阻害されて転写されず，阻害因子は *igf2* 遺伝子へ結合できない．その結果，父由来の染色体では Igf2 が発現する（図 3-7a）．

一方，母方のゲノムでは H19 という非コード RNA が近くのエンハンサー（転写を促進する塩基配列）により転写されて *igf2* 遺伝子に覆いかぶさり Igf2 の発現を抑制する．このエンハンサーは *igf2* 遺伝子の転写を促進する作用を持つが，CTCF と呼ばれる転写制御タンパク質が ICR や DMR1 に結合して転写抑制複合体となって邪魔しているため働けない．この 2 つの作用の結果，母由来の染色体ではまったく発現されない（図 3-7b）．

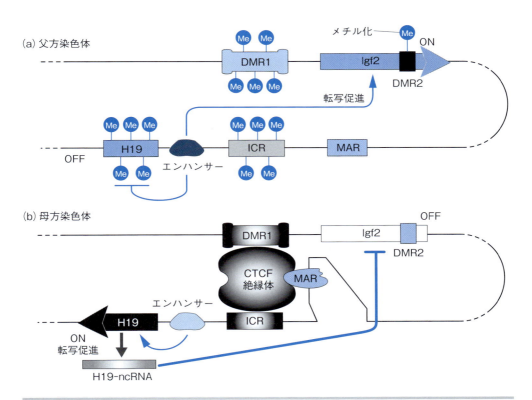

図 3-7　DNA 塩基のメチル化を介したエピジェネティックス制御の一例
（a）たとえば父方ゲノムのインスリン様増殖因子遺伝子（*igf2*）ではプロモーター塩基配列に存在する ICR（allele-specific imprinting control region）や DMR1（differentially methylated region 1）と呼ばれる塩基配列において CG 配列の C でのメチル化が高頻度で起こっているため，転写抑制因子として働いているはずの CTCF と呼ばれるタンパク質が結合できず，Igf2 の発現が亢進している．さらに，*igf2* の転写を直接に抑制している H19 という非コード RNA（ncRNA）もメチル化されているためエンハンサーの働きは阻害され，その結合サイトの DMR2 もメチル化されているため転写阻害ができない．かくして，三重の障壁に助けられて Igf2 の発現は亢進している．
（b）一方，母方ゲノムの *igf2* 遺伝子の周辺では，これらのメチル化が起こっていないため，強固な転写抑制複合体が構築され，有効に働いて Igf2 の発現が抑制されている．

b）ヒストンの修飾

　ヌクレオソームの構成因子であるヒストン（八量体）は遺伝子の転写に対して阻害的に働く．ヒストンの立体構造は DNA が巻きつく球形のカルボキシル末端領域と，直鎖状のアミノ末端領域（ヒストンテール）に分けられる．ヒストンテールの特定のリジンやアスパラギン残基はアセチル化，メチル化，リン酸化，ユビキチン化といった化学修飾を受けてクロマチン構造を変化させ（☞ 図 2-22），巻きついた DNA の働きを調節することでエピジェネティックな制御を起こす．この制御は DNA のメチル化と協調して行われることが多い．次世代に継承されるヒストン修飾のパターンは，遺伝コードになぞらえてヒストンコードと呼ばれる．ヒストンからアセチル基を除く NAD 依存性脱アセチル化酵素（HDAC）である Sir2 は DNA を堅く保持して遺伝子発現を抑える（☞ 図 4-12）．Sir2 は飢餓状態になると活性化し，個体の寿命を延ばすことができる老化予防酵素である（☞ 86頁）．

c）非コード RNA による発現抑制

　エピジェネティックな遺伝子発現制御を行う非コード RNA がみつかっている．そのサイズは miRNA（21〜25 b）から *Air*（100 kb）に至るまで広範にわたっている．サイズの短い miRNA は主として翻訳抑制により標的の遺伝子発現を抑制している（☞ 180頁）．一方，サイズの長い非コード RNA についてはゲノム刷り込みにおいて研究が進んでいる．そこでは非コード RNA である H19 が重要な働きをする（上述）．

　Xist（イグジストと発音する）RNA は不活性化される方の X 染色体から転写されると，X 染色体の DNA 全体を覆うように局在化し，クロマチン制御因子である PRC2 複合体の足場となる．その阻害効果により哺乳類の雌自身の持つ 2 本の X 染色体のうちの 1 本をほぼ全域にわたって転写不活性な状態に保っている（図 3-8）．興味深いことに *Xist* 遺伝子の相補鎖 DNA から *Tsix*（ティーシックスと発音する）と呼ばれる非翻訳 RNA も転写され，アンチセンス RNA として *Xist* の働きを抑制することで，不活性化を微妙に調節している．なお，不活性化された染色体のヌクレオソームにはマクロ H2A と呼ばれる特別なヒストンが使われている．

d）M 期の遺伝子ブックマーク

　細胞が増殖する際には ｜⇒ G_1 ⇒ S ⇒ G_2 ⇒ M ⇒ G_1…｜ という細胞周期過程を経る．細胞が 2 倍に増える M 期においては染色体が凝縮して 2 倍化する作業に専念するため，すべての遺伝子転写は停止する．新たな G_1 期へと進行する際には，速やかに転写を再開するため，M 期に入る前に不活性化されて転写待機状態に置かれていた遺伝子には何らかの目印がついていると考えられている．読みかけの本を閉じる際には，次に本を開くときにどのページまで読んでいたかの目印として栞（しおり）を挟んでおくように，遺伝子にも目印としての遺伝子ブックマークがつけられているという．この現象が何らかのエピジェネティックな制御を受け，その結果 M 期の状態が保持されている可能性が示唆されている．たとえば *myc*，*hsp70* 遺伝子などは G_1 期に入るとすぐに転写されることが必要なので，M 期保持（転写待機状態の記憶化）は必須である．

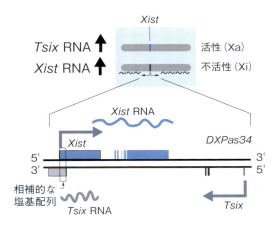

図 3-8 遺伝子量補償の仕組み
女性では 2 本あるうちの 1 本の X 染色体が不活性化されることで発現量に男女差が出ないように調節されている（遺伝子量補償）．不活性化は Xist や逆向きの Tsix という巨大な RNA が X 染色体のゲノムを覆い尽くすことで達成されている．Xist RNA が大量に発現した X 染色体は不活性化され（Xi），Tsix RNA が大量に発現した X 染色体は活性化される(Xa)．Tsix RNA は Xist RNA と相補的な塩基配列を介して Xist を抑制する働きを持つ．

M 期保持の分子制御機構として以下の 4 つが指摘されている．① M 期特異的なヒストン修飾や特殊なヒストン（H3.3）の使用．② Lys9 や Lys14 がアセチル化されたヒストン H3 と相互作用する TFⅡD（RNA ポリメラーゼⅡ複合体の構成因子）の標的遺伝子プロモーター領域への結合保持．③ ヒストンメチル転移酵素活性を持つ転写抑制因子と転写活性化因子（trithorax）のバランスのとれた結合保持．④ HSF2 の hsp70 遺伝子プロモーター領域への結合保持．HSF2 は PP2A 脱リン酸化酵素を携えていて，CAP-G（M 期開始の際に染色体凝縮を起こすコンデンシン複合体の構成因子）と結合して脱リン酸化による不活性化を起こすことで，HSF2 が M 期開始時に結合していた DNA 領域の凝縮を防いでいるとされる．

8 ヒト以外の生物のゲノム情報

超高速シークエンサーの発達により多くの生物種で全ゲノム塩基配列が決定されてきた．その結果，ゲノムレベルの視点から生物全体を眺める研究や，塩基配列レベルでの進化の問題についても新しいタイプの研究が進んでいる（図 3-9）．

a）ウイルスのゲノム

ウイルスにはゲノムが DNA と RNA の 2 種類あるがどちらもゲノムサイズは極めて小さいため，3,000 種以上のゲノム解読が終了している．後述（☞ 166 頁）のように塩基配列決定の速度が急激に速まって，1 塩基あたりの経費も驚くほど安価になってきたので，この数は今後も急激に増加するだろう．RNA ウイルスにはゲノム RNA をいったん**逆転写**

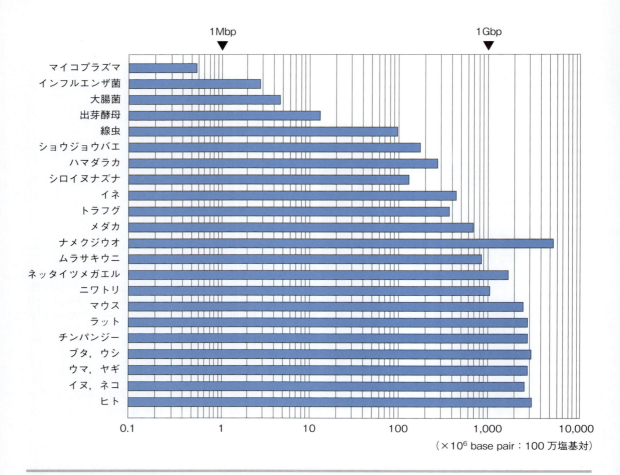

図 3-9　全ゲノム塩基配列決定によって判明した各種生物ゲノムのサイズ

　酵素によって DNA としてコピーしその DNA から遺伝情報を読み出す**レトロウイルス**と，ゲノム RNA から **DNA** を介さずに**遺伝情報**が発現する RNA ウイルスがある．RNA の塩基配列を直接に決定する技術も進展して，決定速度も速く値段も手頃になっているので，こちらの塩基配列の収集も大幅に拡大している．

　1995 年に初めてインフルエンザ菌 [1.83 Mbp = mega (10^6) base pair] の全ゲノム塩基配列が報告されてからわずか 2 年後の 1997 年には大腸菌の全ゲノム塩基配列（4.6 Mbp）が発表され，その後は次々と細菌の全ゲノム塩基配列が発表され続けている．なかでも病原性大腸菌 O157 株の全ゲノム塩基配列（5.5 Mbp）の発表が米国と日本から同時に発表されたときには注目を浴びた（2001 年）．非病原性大腸菌より 20% もゲノムサイズが大きい理由は進化の過程で 1,632 個もの遺伝子を含む DNA 断片が挿入され，そこに病原性を与える遺伝子が含まれていたからである（図 3-10）．

　動物細胞に寄生する細菌であるマイコプラズマはわずか 0.58 Mbp のゲノムサイズしかもたない．寄生の途上で不要な遺伝子を捨てていったからだと考えられている．これまで

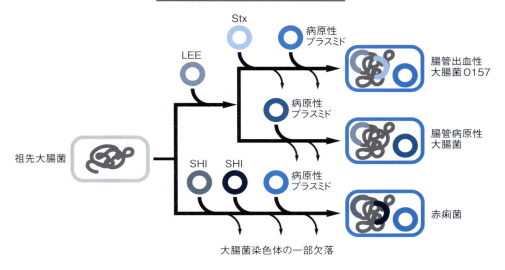

図3-10　病原性大腸菌出現の仕組み
祖先大腸菌は無害であったが，進化の歴史の中でさまざまな病原性の外来DNAが侵入した結果，腸管出血性大腸菌O157のような病原性大腸菌が出現したことが，これら大腸菌の全ゲノム塩基配列の比較により明らかになってきた．病原性の出現までには，病原島（LEE，SHI），ファージ（Stx）の侵入と大腸菌ゲノム塩基配列の一部欠落を経て最終的に病原性プラスミドの獲得によって達成されたと考えられている．
（戸邉　亨：Bioベンチャー **4**：32，2004を参考に著者作成）

にみつかった原核生物としての最大のゲノムサイズは *Streptomyces coelicolor* が有する 8.67 Mbp で，7,825 個もの遺伝子を持つ．すでに 780 の菌株のゲノム解読が終了している真正細菌では，各ゲノムにおける遺伝子の配置や遺伝子ファミリーの構成などの比較から，遺伝子重複や水平移動など進化の途上におけるゲノムのダイナミックな変化が明るみになってきている．また進化の謎解きという観点から 80 種類の古細菌の全ゲノム塩基配列が決定され比較研究が進んでいる．

b）酵母を含む菌類や原生生物のゲノム

　核を持つ真核生物で最初に全ゲノム塩基配列（13.5 Mbp）が決まったのはパン，味噌，醤油，酒作りなどに欠かせない子嚢菌に属する出芽酵母（*Saccharomyces cerevisiae*）であった（1996年）．6,340 個の遺伝子が同定され，トランスクリプトームやプロテオームの解析（☞ 316 頁）がほかの生物に先駆けて進展している．

　同じ酵母でも分裂酵母（*Schizosaccharomyces pombe*）はアフリカで地酒としてポンベ酒が作られている程度の実用性しかないが，さまざまな点でヒトの細胞に細胞レベルでの制御の仕組みが似ていることから，細胞周期の研究をはじめとした分子生物学研究に大きな役割を果たしてきた．2002 年に全ゲノム塩基配列（13.8 Mbp）が報告され，4,824 個の遺伝子が確認されている．また，ヒトの疾患に関わる遺伝子と類似な遺伝子が 172 個もみつかったことは，分裂酵母が臨床医学のモデル生物としても優れていることを示唆するもの

である.

このほか，多種類の子嚢菌（コウジカビ，カンジダ，アカパンカビなど）や担子菌（クリプトコッカス）および原生生物（マラリア原虫，トキソプラズマ，赤痢アメーバなど）の全ゲノム塩基配列が決定されている.

c) 線虫のゲノム

発生や行動を分子生物学的に研究するための優れたモデル動物として 1965 年頃からブレンナー（S. Brenner）によって取り上げられてきた土壌自活性線虫の *Caenorhabditis elegans* は合計 3 日で体長 1.2 mm の成虫になり，寿命は約 2 週間である．個体も卵殻も透明であるため生きたまま発生や細胞系譜の形態学的研究ができる．1 個体の細胞数は雌雄同体で 959 個，雄で 1,031 個と少ないにもかかわらず，神経・筋肉・腸・生殖器が分化して成虫に備わっており，多くの点でヒトのモデルとなりうる．1998 年には全ゲノム塩基配列（97 Mbp）が決定され，約 19,000 個の遺伝子が同定された．突然変異株や遺伝子クローンの分与など全世界的な研究協力体制が敷かれているため，研究の進展は速く，ヒトの理解を助けるよい雛形となっている.

一方，約 1 億年前に *C. elegans* より分岐したと考えられている外見上 *C. elegans* と類似した線虫（*Caenorhabditis briggsae*）の全ゲノム塩基配列（13 Mbp）も決定された．タンパク質をコードする部分や機能上重要な領域が *C. elegans* の塩基配列と酷似していると期待できることから，両者を比較することにより，保存性の低いイントロンの位置や遺伝子以外の領域の推測などに役立っている.

d) 昆虫のゲノム

モーガン（T. H. Morgan）が遺伝学の実験材料として採用したキイロショウジョウバエ（*Drosophila melanogaster*）は発生学，神経生物学，行動学などの分子レベルでの研究材料として優れている．飼育が簡単で世代交代は約 10 日（25℃）と短く，その間に胚期，幼虫期，蛹期を経て完全変態して成虫となる．約 180 Mbp のゲノムサイズを持つが，そのうち約 60 Mbp は主として短い反復配列からなる遺伝子として不活性なヘテロクロマチン領域（☞ 47 頁）で，残りの約 120 Mbp が 3 つの常染色体（第 3 染色体は 1 Mbp と小さい）と 1 つの X 染色体で成り立っている．2000 年には昆虫の中ではいち早く全ゲノム DNA 塩基配列が決定され，約 13,600 個の遺伝子が同定された．塩基配列決定の実験を開始してからわずか 4 ヵ月で解読に成功したというスピードの速さでも有名になった.

2002 年以降ではマラリアを媒介するハマダラカ（*Anopheles gambiae*：278 Mbp，約 14,000 個の遺伝子），日本脳炎を媒介するアカイエカ（蚊），アフリカ睡眠病（トリパノソーマ症）を媒介するツェツェバエの全ゲノム塩基配列も決定され，伝染病撲滅のために大きな貢献をすると期待されている．このほか，ミツバチ，カイコ，キョウソヤドリコバチなどで終了したゲノム解析は養蜂，花粉の媒介，絹の生産などにおける農業の発展にも役立つであろう．とくにミツバチは，女王バチと働きバチという役割分担や高度な個体間分業が存在する社会性昆虫であるのみでなく，働きバチの 8 の字ダンスにより記憶した花の位置を仲間に教えるなどの高度なコミュニケーション機能の分子レベルでの解析にも有用であると期待される.

e) 植物のゲノム

　アブラナ科の高等植物であるシロイヌナズナ（*Arabidopsis thaliana*，俗称はペンペン草）は高さ 20 cm と小さく，実験室内で栽培しやすい優れたモデル植物である．世代時間が短く，発芽して 6〜8 週間で白い小さな花をつけ，多数（100〜5,000 個）の種子を作る．染色体が少なく（5 本）ゲノムサイズも既知の植物の中では最も小さい（125 Mbp）．2000 年には大半のゲノム全塩基配列が決定され（115 Mbp），25,498 個のタンパク質をコードする遺伝子がみつかった．特徴的なのは大規模な転移がゲノム全体の 60％を占める領域にわたって多数見いだされることと，ゲノム全体の 16％を占める領域（約 1,500 ヵ所）で縦列型反復配列がみつかったことである．初め 4 本の染色体だったのが進化の途上で倍化して 8 本になり，その後転移や欠失を繰り返して現在の 5 本に落ち着いたらしく，植物ゲノムのダイナミックな進化のプロセスが明らかになった．さらにラン藻（葉緑体の祖先）の遺伝子と非常に高い相同性を示すことから，一般に植物の核遺伝子の多くが葉緑体ゲノムからの遺伝子移動に由来していることが示唆された．

　このほかの植物ではイネ（*Oryza sativa*）のうち「日本晴」（L. ssp. *japonica*：420 Mbp）およびインディカ（L. ssp. *indica*：466 Mbp）という品種の全ゲノム塩基配列の決定も完了し，遺伝子数はともに約 5 万個と発表された（2002 年）．その後，ブドウ（2007 年），キュウリ（2009 年），ハクサイ（2011 年），トマト（2012 年），タルウマゴヤシ，ミヤコグサ，ポプラ，ブドウにおいても全ゲノム解析が終了している．

f) 魚類，両生類，鳥類などのゲノム

　猛毒を持つトラフグ（*Takifugu rubripes*）は反復配列（20％以下）も遺伝子以外の領域（60％程度）も少ないために，脊椎動物としてはゲノムサイズが小さい（365 Mbp）．その特徴から得られるユニークな情報を期待して 2002 年には全ゲノム塩基配列が決定され，約 38,000 個の遺伝子が同定された．そのうち 27,779 個（73％）のタンパク質をコードする遺伝子でヒトとの相同性があった．イントロンの数（161,536 個）はヒト（152,490 個）と同等だが，平均サイズは小さく，10 kb 以上のイントロンを持つ遺伝子はフグ（500 個），ヒト（12,000 個）であった．

　淡水魚である日本産のメダカ（*Oryzias latipes*）も全ゲノム塩基配列（700 Mbp）が終了した（2007 年）．メダカは古くから生物材料として親しまれたおかげで，突然変異体も多く樹立されており，体長が小さく，外部から観察可能な透明な胚が 3 ヵ月で成魚になるという利点もあって発生学の優れたモデル生物として世界中に流布しつつある．熱帯魚のゼブラフィッシュ（*Danio rerio*：50 染色体）は 12 週間という脊椎動物にしては短いライフサイクルと遺伝学的研究の容易さ，および胚が透明なため内部が透けてみえるという有利さのため発生生物学のよいモデルとして注目を浴びてきた．435 Mbp の全ゲノム塩基配列が着々と決定されつつある．発生のモデル生物として古くから有名なカタユウレイボヤ（*Ciona intestinalis*）は 2002 年にドラフトゲノム配列が決定されている．

　脊椎動物の祖先と考えられているナメクジウオ（*Branchiostoma floridae*）も全ゲノム塩基配列（5.2 Gbp）が解読され，ヒトの遺伝子組成とよく似た約 21,600 個の遺伝子がみつかった．脊索動物の起源の解明に役立つと期待されている．また古くから発生生物学のモデル

生物として用いられてきたムラサキウニのゲノム解読も完了した（2006年）．ゲノムサイズは814 Mbpでヒトの約4分の1だが，遺伝子数は23,300個でヒトと大差なく，その70%がヒトと共通していた．興味深いことに視覚・嗅覚を持たないウニにも視覚や嗅覚に関係している遺伝子が含まれていたという．

やはり発生生物学のモデル生物として使われてきたアフリカツメガエル（*Xenopus laevis*）は4染色体性でゲノム構成が複雑なので（3,100 Mbp＝3.1 Gbp，18対の染色体），それよりもゲノムサイズが小さく2染色体性であるサハラ以南アフリカに生息する完全水棲のネッタイツメガエル（*Xenopus tropicalis*：1.7 Gbp，10対の染色体）の全ゲノム塩基配列が先行して決定され，遺伝子数は約2万個であることが判明した（2010年）．

鳥類では養鶏や生物学研究に有用なニワトリ（*Gallus gallus*：1.0 Gbp）の全ゲノム解析が終了した（2004年）．その後ゼブラフィンチ，シチメンチョウの全ゲノム配列も明らかにされ，トキ（絶滅が心配されているトリ）をはじめとした数多くの鳥類種で全ゲノム解読プロジェクトが進行しつつある．

g）哺乳動物のゲノム解析

マウス（*Mus musculus*）の全ゲノム塩基配列（2.5 Gbp：19XY染色体）は2002年に報告された．ヒトよりゲノムサイズは14%小さいが約80%の遺伝子は共通だという．興味深いことに，ヒトと同様に遺伝子のうち約33%はタンパク質をコードせずRNAとして機能しているらしい．このことは6万種類のマウスcDNAの包括的単離によっても証明されている（☞58頁）．

同時並行で進んでいるいくつかのラット（*Rattus norvegicus*：2.8 Gbp）のゲノム解析のうちBrown Norwayラットの全ゲノム塩基配列が先鞭をきって2004年に報告された．ラットには数百種類の疾患モデルがあるが，基準ができたので，それらの塩基配列決定の速度は上がるだろう．健康なラットとのゲノム塩基配列の比較から，未知の難病の原因も塩基配列レベルで解明できるかもしれない．たとえば高血圧自然発症ラット（SHR）のゲノム塩基配列が決定され，Brown Norwayラットと比較して360万個のSNPや34万ヵ所の挿入・欠失，および629個のフレームシフト変異が報告されている（2010年）．

ヒトに近縁なチンパンジー（*Pan troglodytes*：2.8 Gbp）のゲノム塩基配列の概要版が報告され，ヒトゲノムとの比較から約3,500万ヵ所の1塩基置換（1.23%の置換率），500万ヵ所の欠失および挿入・領域の重複，数百の遺伝子を含む6つの領域で配列の差が大きいことなどが判明した（2005年）．この差異の意味づけによりヒト固有の高度な脳機能や精神性などの特徴を解明する手がかりになると期待される．

このほか，養豚あるいは移植用臓器の供給源としてのブタ（*Sus scrofa*：3.0 Gbp，2012年），家畜のウマ（*Equus caballus*：2.7 Gbp，2007年），ウシ（*Bos taurus*：3.0 Gbp，2009年），ヤギ（*Capra hircus*：2.7 Gbp，2013年）やペットとしてのイヌ（*Canis familiaris*：2.5 Gbp，2004年），ネコ（*Felis catus*：2.5 Gbp，2007年概要版）なども全ゲノム塩基配列決定の計画が着々と終了している．オーストラリアでは独自性を出すためのカンガループロジェクトの一環として，有袋動物の例としてダマヤブワラビー（*Macropus eugenii*）のゲノムプロジェクトもおおむね終了した（概要版2011年）．ちなみにカンガルーの仲間には約50種あり，大型の種類をカンガルー，中型をワラルー，小型をワラビーという．

⑨ バイオインフォマティクス

　超高速に膨大な塩基配列が決定できるようになったおかげで膨大な情報が蓄積してきた．そこから生物学的な意味を抽出するために，計算機科学と生物学を融合させたバイオインフォマティクスという研究分野（生物情報科学）が急速に進展しつつある．その目指すところは，ゲノムアセンブリ（短い塩基配列情報から，それが所属する長い塩基配列を再構築すること），遺伝子の存在予測（既知の遺伝子が存在しない領域で，短い遺伝子の存在を予測すること），機能性 RNA（miRNA を含む）の存在予測，遺伝子機能の予測（類似する機能を持っていると予測して既知遺伝子との相同性を検索する方法，機能アノテーション），遺伝子の分類と進化のモデル化などである．さらには遺伝子産物であるタンパク質についても，タンパク質構造の比較（アラインメント），タンパク質構造予測，タンパク質間相互作用の予測などがある．バイオインフォマティクスの基礎技術としては BLAST をはじめとする相同性検索ソフトがある．初心者でも使いやすい BLAST は相同性を検索したい塩基配列をコンピュータに入力すると，それに相同な塩基配列情報を膨大なデータバンク（GenBank など）から探しだして，速やかに提示してくれる．これを利用すれば，類似配列から遺伝子機能の予測が手軽にできる．

　遺伝子構造という静的な情報のみでなく，遺伝子発現という動的な情報の処理においてもバイオインフォマティクスの活躍はめざましく，大量のデータを視覚的に表現する手法などが開発されていて，ゲノム創薬の頼もしい推進力となっている（☞ 306 頁）．たとえばマイクロアレイなどの網羅的な解析結果の情報処理，遺伝子発現の様子（プロファイリング）や遺伝子発現の分類（クラスタリング），転写経路の予測（**パスウェイ解析**）やゲノム発現関連の論文検索などがある．とくに市販の高精度のデータベースにおいては最新情報が毎週更新されており，ログインすればすぐ最新情報にアクセスできて便利である．システム工学の考え方や解析手法を生物学に導入し，「生命を遺伝子やタンパク質のネットワークとして総体的に把握し，生命現象をシステムとして理解しようとする」システムズ生物学という学問分野も展開されている．

　バイオインフォマティクス研究においては，それぞれの目的に応じたプログラムの作成を効率よく進めるための独自なプログラミング言語が発展しつつある．なかでも Perl（BioPerl パッケージ）は生物学出身の研究者にも比較的容易に習得でき，塩基配列という巨大な文字列を扱うのに便利なため頻繁に利用されている．このほか，C＋＋，Java，Python，Ruby，R 言語なども有用である．

　生物材料を用いたウェットな実験を主体とした従来の研究戦略に代わるものとして，情報技術（IT）を取り入れて理論的な解釈を展開するドライ（dry）な実験手法である，インシリコバイオロジー（*in silico* biology）という研究分野が開発されている．*in silico* とは，生体内で（*in vivo*）や試験管内で（*in vitro*）から派生した用語で，コンピュータの半導体にシリコン（ケイ素）が使われていることから「シリコン内で」すなわち「コンピュータを用いて」という意味を持つ．たとえば，ある生物現象に関して研究を進めるにあたり，まずそこで重要な役割を果たすタンパク質（あるいは miRNA など）をデータバンクに登録されている膨大なゲノム情報やマイクロアレイデータからバイオインフォマティクスを利用して探索する．みつかった候補タンパク質のうち立体構造が解析済みのものについては，

その機能を阻害する低分子化合物の候補をインシリコ手法に基づいたドラッグデザインにより探索する．みつかった候補分子の解析に必要なさまざまなシミュレーション計算など，実際に対象物を取り扱わず計算で結果を予測することができるソフトウェアが開発されている．最終的には生体内に戻すものの，その間の膨大な実験をインシリコで進めることは研究に要する時間と経費を大幅に節約できるという利点がある．

4 細胞の分子生物学

バネの弾性における「フックの法則」で有名な英国の物理学者フック（R. Hooke）は複式顕微鏡を発明するとともに、それによって観察した結果を集めた『ミクログラフィア（顕微鏡図譜）』という本を刊行した（1665年）．その中でコルクの孔を当時の修道院僧の住居の小部屋に類似しているとして cell（細胞）と命名した．これが細胞生物学の始まりである．それ以来、顕微鏡による形態学的解析を中心にして研究が進んできたが、分子生物学と生化学の隆盛とともに、その成果を取り入れた分子細胞生物学として近年大きく進展している．本章では、その成果の中でも細胞で起こる重要な現象である情報（シグナル）伝達の仕組み、細胞周期、老化、細胞死について概説する．

① 細胞のシグナル伝達

細胞は外界からの刺激を受けて増殖・分化・代謝促進・運動などの応答をする．

シグナルの伝達は特定の細胞から分泌されるシグナル分子（タンパク質、ペプチド、アミノ酸、脂肪酸、ステロイドなど）が標的細胞の持つ受容体（レセプター）に特異的に結合することで感知され、そのシグナル伝達経路は多彩である（図 4-1）．

シグナル分子が水溶性であれば、細胞膜を貫通している受容体の細胞外領域に結合し、それを感知した細胞内領域を介して細胞内へ次々と伝達され、最終の分子標的にまで到達する．シグナル分子が脂溶性（ステロイドなど）であれば細胞膜を通過できるので細胞内の受容体に結合し、そこからほかの分子へ伝達されて標的酵素の活性化や標的遺伝子の発現を誘導する．

細胞内でのシグナル伝達は主としてリン酸基転移酵素（キナーゼ）による標的タンパク質の Ser, Thr, Tyr のリン酸化が担っている．リン酸化されたタンパク質は立体構造を変えることで活性化して細胞内での局在を変化させ、ほかのタンパク質との結合状態を変化させる．後述の増殖シグナルの伝達でみられるように（☞ 図 4-4）、標的タンパク質もキナーゼであれば滝の流れのように次々とリン酸化シグナルが伝達されていく（これをキナーゼカスケードと呼ぶ）．キナーゼがリン酸化するアミノ酸の大半は Ser, Thr であるが、少数である Tyr のリン酸化の方が重要な機能を果たすことが多い．

a）シグナル感知と伝達の仕組み

外界からの刺激の一部は、**G タンパク質共役型受容体（GPCR）**と総称される、細胞膜を 7 回貫通する共通の構造を持つタンパク質が、その細胞外領域に刺激伝達物質（ホルモンなど）をリガンド（☞ 131 頁）として結合させることで感知される．GPCR は細胞内領域で三量体 G タンパク質（α, β, γ という 3 つのサブユニットで構成される）と結合しているが、リガンドの結合を感知すると α に結合していた**グアノシン 5'-二リン酸（GDP）**が

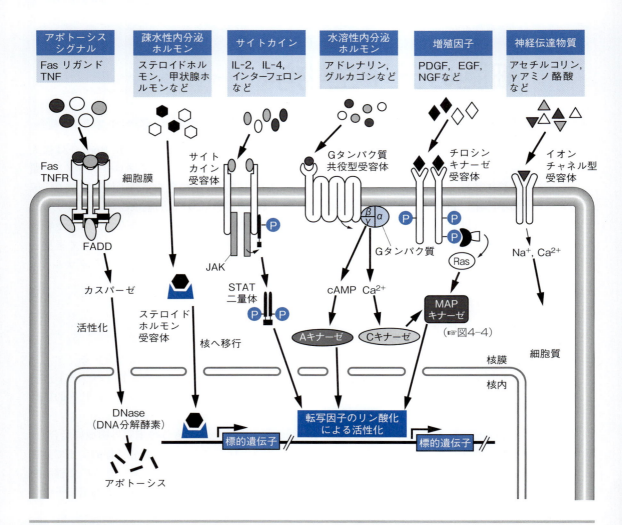

図 4-1　種々のシグナル分子とその受容体を介した細胞のシグナル伝達の概念図
Gタンパク質共役型受容体については図4-2と図4-3を，チロシンキナーゼ受容体の詳細については図4-4を参照．

遊離し，代わりに**グアノシン 5′-三リン酸（GTP）**が結合する（図 4-2）．その結果 $\beta\gamma$ 複合体が α から解離し，別個にその後のシグナル伝達を担っていく．哺乳動物細胞では 19 種類の α，5 種類の β，13 種類の γ が知られており，主として α の違いにより特異性が決まる．

たとえば，α サブユニットのうち α_i は**アデニル酸シクラーゼ（AC）**に結合して活性を抑制するが，α_s は AC を活性化して大量の**サイクリック AMP（cAMP）**を産生することでシグナルを増幅する．cAMP は細胞内シグナル分子として普遍的に重要な役割を果たすことから，**二次メッセンジャー**（セカンドメッセンジャー）とも呼ばれる．cAMP は 2 種類のサブユニットからなる四量体（R_2C_2）である A キナーゼに結合し，触媒サブユニット（C）を次々と遊離させることで活性化する（さらにシグナルを増幅する）．A キナーゼは標的

1 細胞のシグナル伝達   75

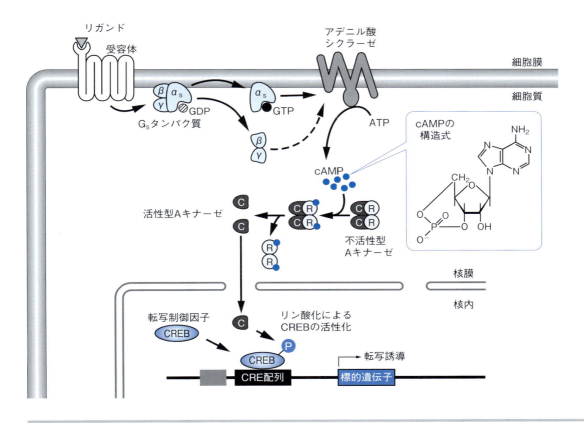

図4-2 水溶性内分泌ホルモン受容体の活性化とアデニル酸シクラーゼの活性化を共役させる三量体Gタンパク質

タンパク質の特定のセリン（Ser）あるいはトレオニン（Thr）をリン酸化することで代謝酵素や転写制御因子を活性化（または不活性化）する．

活性化された$α_s$は役割を果たすと速やかに自らの持つGTPase活性によりGTPをGDPに変換してもとの不活性型に戻る．Aキナーゼによるリン酸化で活性化された標的タンパク質も脱リン酸化酵素（ホスファターゼ）によって短時間のうちに不活性化される．大量産生されたcAMPは**ホスホジエステラーゼ**によって分解され5'-AMPとなる．

b）カルシウムイオン濃度の調節

リン脂質の一種である**ホスファチジルイノシトール（PI）**は細胞膜の細胞質側に存在してシグナル伝達に重要な役割を果たす．

Gタンパク質の$α_q$サブユニットは**ホスホリパーゼC（PLC）**βを活性化するが，この酵素はホスファチジルイノシトール4,5-二リン酸（PIP_2）をジアシルグリセロール（DAG）とイノシトール1,4,5-三リン酸（IP_3）に分解する（図4-3）．このうちDAGはカルシウムイオン（Ca^{2+}）依存性のSer-Thr型タンパク質リン酸化酵素であるCキナーゼ群（少なくとも11種類ある）に結合して活性化し，その結果多彩な標的タンパク質のセリン-トレオニンがリン酸化されて細胞増殖や分化を制御する．

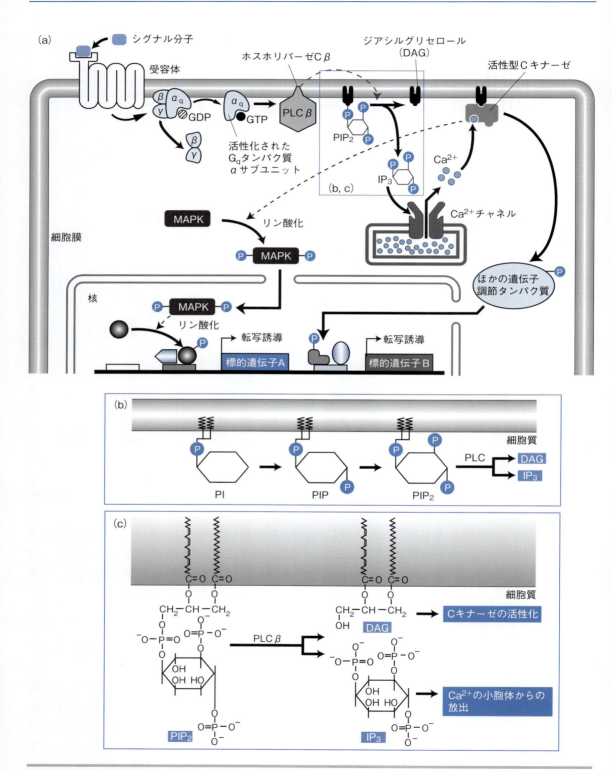

図4-3 Gタンパク質共役型受容体によるホスホリパーゼCβを介したイノシトールリン脂質によるシグナル伝達系の活性化

IP$_3$ は細胞質内を拡散して**小胞体（ER）**膜上の IP$_3$ 依存性 Ca^{2+} チャネルに結合し，それを開いて小胞体に貯蔵されていた Ca^{2+} を放出させ，細胞質内濃度を 0.1 μm から 5 μm くらいまで上昇させる．Ca^{2+} は種々の Ca^{2+} 結合タンパク質に結合してさまざまな細胞応答を引き起こすという形で二次メッセンジャーとして細胞内シグナル伝達に重要な役割を果たす．

なかでもカルモジュリンは分子内に 4 個の Ca^{2+} が結合することで立体構造を大きく変化させ，種々の標的タンパク質に結合して機能を調節する．そのうち，カルモジュリン依存性タンパク質リン酸化酵素（**CaMK**）は種々の標的をリン酸化することで多彩な細胞応答を引き起こす．カルモジュリンは細胞膜 Ca^{2+}-ATPase に結合して活性化し，Ca^{2+} を細胞外に汲み出すことで細胞質内 Ca^{2+} 濃度をもとに戻す働きもする．

c）増殖シグナルの伝達

EGF，PDGF，NGF などの増殖因子（ペプチド）によって運ばれる細胞外からの増殖シグナルは増殖因子受容体によって感知される．これら増殖因子受容体は細胞膜を 1 回貫通する領域と細胞内側にチロシンキナーゼ活性（標的タンパク質の Tyr をリン酸化できる）を共通して持つ（☞ 図 6-8）．増殖因子がリガンドとして結合すると受容体が立体構造を変化させて二量体を形成し，互いに相手の特定のチロシンをリン酸化する．次いでこのリン酸化チロシンを認識してアダプター分子（Shc，Grb2 など）が約 100 アミノ酸からなる**SH2 ドメイン**を介して結合する（図 4-4）．Grb2 は SH3 ドメインと呼ばれる別の共通アミノ酸配列を介して Sos と結合する．Sos は細胞膜の内側に存在する単量体 G タンパク質である Ras を不活性型（Ras-GDP）から活性型（Ras-GTP）へ転換する．Ras-GTP は GTP の放つエネルギーを使って **Raf キナーゼ**（MAPKK キナーゼ：MAPKKK）を活性化したのち Ras-GDP へ戻る．Raf は標的である MAPK キナーゼ（MAPKK）の Ser/Thr をリン酸化して活性化し，MAPKK は MAP キナーゼ（**MAPK**）の Thr/Tyr をリン酸化して活性化する．MAPK は核に移行して転写制御因子（Fos，Jun など）をリン酸化することで活性化し，Fos は Jun と結合して AP1 転写制御因子となって多彩な標的遺伝子を転写誘導する．

② 細胞周期

大人に成長したわれわれの身体を作る細胞は通常は**静止期**あるいは G$_0$ 期と呼ばれる状態にあるが，何らかの刺激がくると**細胞周期**を開始し有糸分裂を起こしておよそ 30 時間くらいで 2 つの細胞に分裂する．細胞周期は DNA が複製により 2 倍に増えるために必要な期間である S 期と細胞が 2 つにくびれる M 期の間に**間期**と呼ばれる準備期間が設けられており，それぞれ G$_1$ 期，G$_2$ 期と呼ばれる（図 4-5）．**がん細胞**はこの細胞周期の制御が効かなくなって無秩序に細胞分裂を始めて止まらなくなった異常細胞である．細胞分裂はそんなに頻繁に起こるわけではなく，神経細胞や横紋筋細胞などのようにがん化しない限りは一生分裂しない細胞もある．

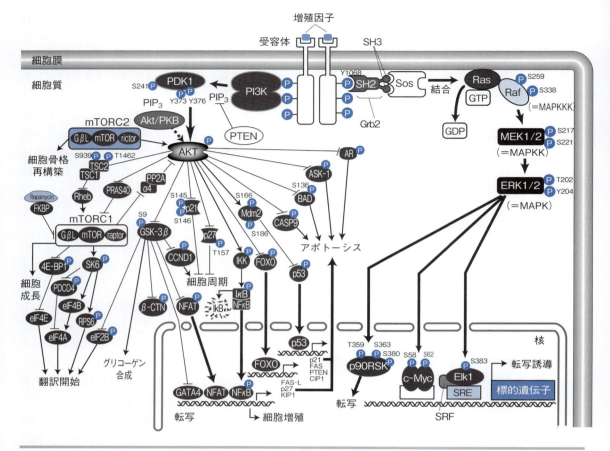

図 4-4　チロシンキナーゼ受容体からのシグナル伝達
ⓟに付した数字はチロシン (Y), トレオニン (T) とセリン (S) のリン酸化位置を示す.

a) 細胞周期エンジン

　　　細胞周期を動かすのは細胞周期エンジンと呼ばれる**サイクリン-CDK 複合体**である（図 4-6）. サイクリンは細胞周期のある時期でのみ発現されて CDK を活性化し, その後はすぐに分解される. CDK の標的となるタンパク質のセリン (S, Ser) あるいはトレオニン (T, Thr) を細胞周期のある時期でのみリン酸化することで活性化する. ヒトでは現在までにサイクリン A, -B, -C, -D, -E, -F, -G, -H, -I, -K, -L, -M, -O, -P, -T までの 15 種類のサイクリンが知られている. さらにサイクリン A には 2 種類の (A1, A2), サイクリン B には 2 種類の (B1, B2), サイクリン D には 3 種類の (D1, D2, D3), E には 2 種類の (E1, E2), サイクリン G には 2 種類の (G1, G2) サブタイプが報告されている. CDK にも類似なタンパク質がみつかって順番に CDK1〜CDK9 と名づけられた. これらは組み合わせと働く時期が異なる. たとえば CDK1 は主として G_2/M 期でサイクリン B と結合する. CDK2 は G_1 後期から G_1/S 期にかけてサイクリン E と結合するが, S 期に入るとサイクリン E は分解されるため, 主としてサイクリン A と複合体を形成するようになる. また, サイクリ

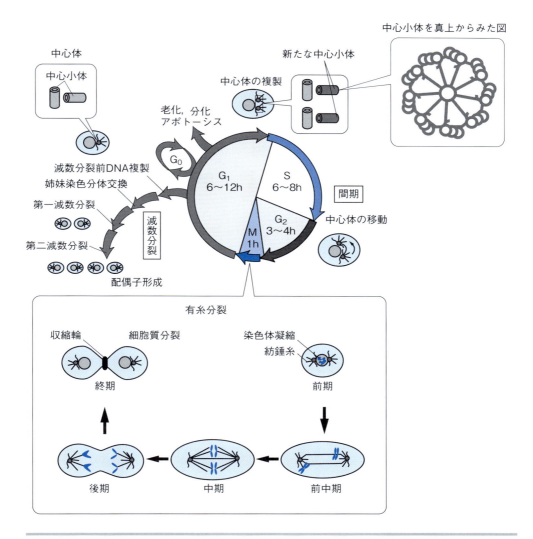

図 4-5　真核生物の細胞周期の模式図

ン D は G_1 中期から後期にかけて発現し，CDK4，CDK6 と結合して活性化する．

　細胞周期エンジンには，CDK 阻害因子（CDK インヒビター，CKI）と呼ばれるブレーキ役の阻害タンパク質が結合してキナーゼ活性を阻害している（図 4-7）．哺乳動物ではこれまでに 2 グループ（合計 7 個）の CKI が発見されている．第 1 グループには p15，p16，p18，p19 が含まれ，いずれも CDK4，CDK6 と強固に結合してサイクリンを排除し，細胞周期を G_1 期で停止させる．第 2 グループには p21，p27，p57 が含まれ，いずれもサイクリン-CDK 複合体を押さえ込むように結合してキナーゼ活性を阻害する．これらが欠損するとキナーゼ活性が暴走して細胞は際限なく分裂し始めがん細胞となる．

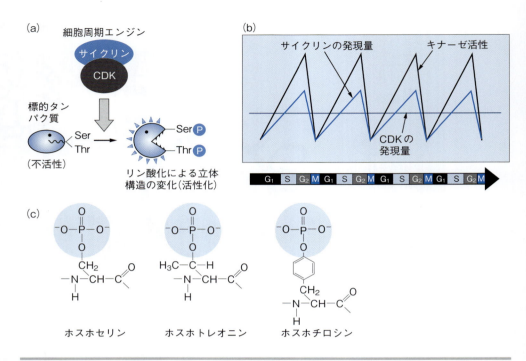

図4-6 細胞周期エンジンの仕組み
(a) 細胞周期エンジンは2つの因子（サイクリン-CDK）でできており，ほかのタンパク質の中に含まれる特定のSerあるいはThrをリン酸化するタンパク質キナーゼとして働く．
(b) CDKではなくサイクリンの周期的な発現によってキナーゼ活性の周期性が達成される．
(c) Ser, Thr, Tyrにおけるリン酸化部位

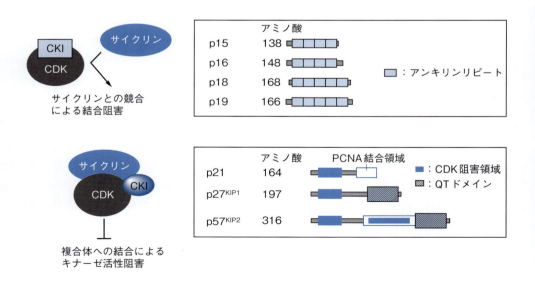

図4-7 2種類のCKIの結合による細胞周期エンジンのキナーゼ活性阻害の仕組み

b）細胞周期依存的な発現制御

　細胞周期の順調な進行には細胞周期依存的な発現制御が重要となる．この制御は主としてG_1期からS期へ移行する時期で起こり，そこでは数多くのS期（DNA複製）開始に必要な遺伝子群が，転写制御因子E2F/DP-1によって転写誘導されている．標的遺伝子の5'上流には **E2F モチーフ**と呼ばれるE2Fの結合配列（TTTCGCGC または GCGCGAAA）が見いだされる．ヒトでは6種類のE2F様タンパク質（E2F-1〜E2F-6）と2つのE2F類似なDP（DP-1，DP-2）が存在し，1分子のE2Fと1分子のDPがヘテロ二量体を形成することで転写制御因子としての活性を持つ（図4-8）．

　E2F/DP-1はG_1/S期以外ではpRBに覆われて不活性化されている．pRBは**網膜芽細胞腫（Rb）**の原因となる**がん抑制遺伝子**（☞121頁）で，ほかにp107，p130と呼ばれるpRBと構造や機能が類似した相同タンパク質も知られている．G_1期の後期に差し掛かると，細胞周期エンジンであるサイクリンD/CDK4あるいはサイクリンD/CDK6が活性化されてpRBをリン酸化する．その結果，pRBは立体構造が変わって，もはやE2F/DP-1を覆うことができなくなって遊離する．こうして抑制が解かれて活性化したE2F/DP-1は，一斉にS期開始に必要な遺伝子を転写誘導し，S期が開始するのである．

　もし，上述のCKIによってサイクリンD/CDK4（6）が不活性化されると，リン酸化標的であるpRBをリン酸化することができず，pRBがいつまでもE2F転写制御因子に阻害的に結合し続ける．その場合にはE2Fの標的遺伝子であるS期開始制御遺伝子群が転写誘導を受けることができずに細胞周期はG_1/S期に停止したままになって増殖抑制が起こる（☞図4-11）．

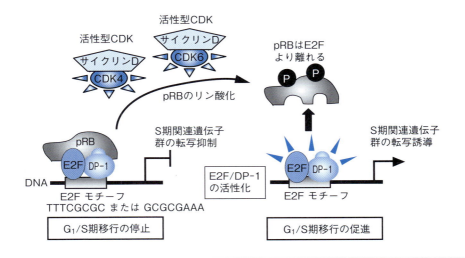

図4-8　E2FによるG_1/S期移行制御の仕組み
pRBがサイクリンD/CDK4またはサイクリンD/CDK6によりリン酸化されると，E2Fモチーフ（転写制御性塩基配列）に結合していたE2F/DP-1と呼ばれる転写制御因子との結合からはずれる．pRBの結合による抑制を解かれたE2F/DP-1は活性化され，S期関連遺伝子群の転写を誘導するため，速やかにG_1期からS期への移行が開始する．

c) プロテアソームによる制御

多くの細胞周期調節因子はある特定の時期で役割を果たした後には急速に分解される。その仕組みは2つの過程に分けられる。第1は目印をつけるステップで，**ユビキチン (Ub)** と呼ばれる76個のアミノ酸が標的タンパク質のリシン (Lys) 残基に複数個付加される（図4-9）。この付加反応を触媒する酵素は**ユビキチン活性化酵素 (E1)，ユビキチン結合酵素 (E2)，ユビキチンリガーゼ (E3)** で，これらはユビキチン修飾複合体を構成する。標的タンパク質の特異性を決定するのはE3で，標的タンパク質の特定アミノ酸 (Ser, Thr) のリン酸化をユビキチン化の指令と認識する。

第2はユビキチン化されたタンパク質をみつけて分解するステップで，**プロテアソーム**と呼ばれる巨大な複合体が標的タンパク質をATP依存的にアミノ酸まで分解する。このとき，ユビキチンはアイソペプチダーゼにより標的タンパク質からはずされて再利用される。プロテアソームは7つずつのα，βサブユニットが$\alpha_7\beta_7\beta_7\alpha_7$というふうに4層に重なった円筒形構造をしており，標的タンパク質はこの円筒を通過する際に分解される。細胞内ではその両端に1分子ずつV字型の粒子が結合している。

E3のうち，SCF（Skp1-Cdc53/Cullin 1-F-box）はCdc53が足場となってE2であるCdc34や，Skp1，Rbx1，Sgt1，Rub1という4つの制御タンパク質を結びつけている。CKIを標的として分解しG_1からS期の進行を制御する。M期で働くAPC/Cは10種類以上のタンパク質（Apc1，Apc3～Apc10，Apc12）をサブユニットとして持つ巨大な複合体である。複合体ではなく単独のタンパク質でE3として働くものもある。たとえばMDM2は

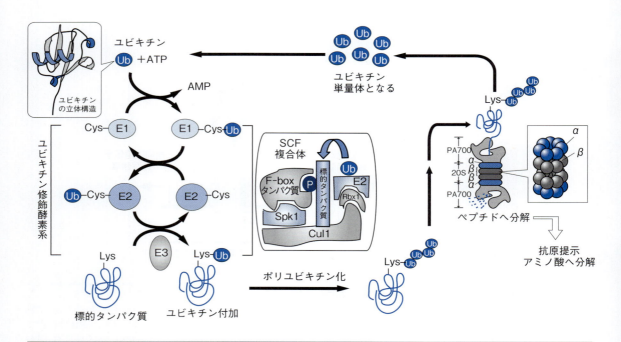

図4-9 タンパク質分解系の制御機構

p53 をユビキチン化して分解に導く．

d) 染色体分配と細胞分裂

体細胞が有糸分裂によって S 期で複製された染色体を娘細胞に分配する時期を M 期と呼ぶ．M 期は前期，前中期，中期，後期，終期の順番で進む（☞ 図 4-5）．

M 期の前の G_2 期では染色体は**コンデンシン**と呼ばれるタンパク質の働きで凝縮して太くなり（図 4-10），核膜が崩壊して染色体は細胞質に広がる．一方，S 期が始まる直前に 2 倍に複製した**中心体**は M 期が始まるまでには核膜に沿って移動して核膜の両端に位置する（☞ 図 4-5）．核膜がなくなると中心体の周りに**微小管構造中心（MTOC）**ができて，そこから**チューブリン**と呼ばれるタンパク質が重合して中空の管状になった多数の微

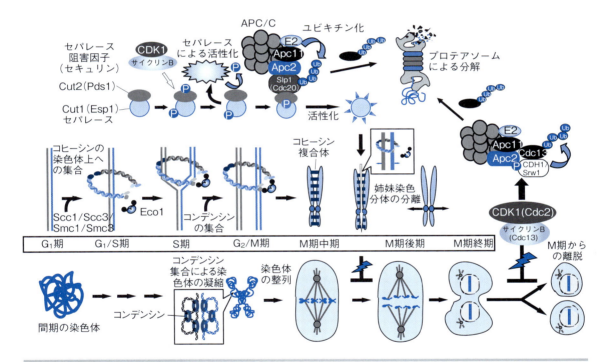

図 4-10 細胞周期の M 期進行制御の仕組み
S 期において DNA 複製が起きると，鎖状の構造を持つコヒーシンが複製された DNA が分離しないようにコヒーシンが輪状に包み込むような形で連結する．G_2/M 期になるとコンデンシンが集合して遠方の染色体まで包括することで染色体が凝集する．M 期中期の後半になり，染色分体の赤道面における整列が完了したという紡錘糸チェックポイントのシグナルが入ると，セパレースによってコヒーシン分子の連結が切断されて染色体が分離できるようになる．セパレースはそれまで，セキュリンの結合により活性を阻害されていたのだが，APC/C によってユビキチンを付加されてしまうと，それを認識したプロテアソームに壊され，もはやセパレースを阻害できなくなり，セパレースを自由にして活性化させる．この時期ではセキュリンはサイクリン B/CDK1 によってリン酸化されているが，CDC14 によってその部位が脱リン酸化されると，それを感知した APC/C によってユビキチンを付加される．こうしてコヒーシンからの束縛が解けた姉妹染色分体は，すぐさま紡錘糸に引っ張られて娘細胞へと分配され，M 期が終了する．このときサイクリン B（分裂酵母では Cdc13）も Srw1 によってユビキチンが付加されてからプロテアソームによって分解され，その後で細胞は次の G_1 期へ進むことができる仕組みとなっている．

小管が伸びてくる（☞ 図2-24）．このような微小管は紡錘糸とも呼ばれ，染色体の中央にある動原体（セントロメア，☞ 図2-21）に付着すると個々の染色体は紡錘糸に押されて細胞の中心部（赤道面）へ一列に整列する．この状態を中期と呼ぶ．S期でDNA複製を終えた染色体は速やかに連結複合体（コヒーシン）によってつながれる．この連結は外側から紐で結わえるように行われるとされている（図4-10）．

　染色体の整列が無事終了したというシグナルが入ると**セパレース**の働きを阻害していたセキュリンがAPC/Cによってユビキチン化され，プロテアソームで分解される．このとき，セントロメアに結合するタンパク質を中心としてAPC/Cの活性化が制御されている（図4-10）．活性化されたセパレースがコヒーシンを切断すると，個々の染色分体が紡錘糸によって核の両極側へ引っ張られる後期に入る．後期はわずか数分で完了し，核膜が再び構築されて分配された染色体を囲むとともに細胞質の中央が収縮輪（**アクチンリング**）によってくびれて細胞は2つに分裂する終期に進む．その後，分裂した細胞は新たなG_1期を始める（☞ 図4-5）．

e）チェックポイント制御

　細胞周期が円滑に進まなくなると**チェックポイント制御**機構が働いて異常を検出し，修復を行っている間は細胞周期を一時停止させる．チェックポイントはビール工場における瓶詰めベルトコンベアーの監視係と同じ働きをする．すなわち，いつもは監視室から瓶詰め作業をモニターしているが，1本でも瓶が倒れたら急いでスイッチを切ってベルトコンベアーを一時停止させる．すぐにインターホンを使って作業場の係の人に倒れた瓶の取り除きを命じ，もとどおりになったと判断したらベルトコンベアーのスイッチを再びオンにして作業を再開させるのである．

　チェックポイントのシグナルは主にタンパク質のリン酸化によって伝達される．たとえばDNAの傷害を検知してG_1後期あるいはG_2期で細胞周期停止を起こすDNA傷害チェックポイント制御は以下のような仕組みで起こる（図4-11）．まずDNAに生じた傷は修復酵素複合体［Rad50/NBS（Xrs）/Mre11］などにより検知されてATRあるいはATMというリン酸基転移酵素（**キナーゼ**）を活性化し，標的であるCHK1キナーゼあるいはCHK2キナーゼをリン酸化し活性化する．活性化されたCHK1/CHK2キナーゼは脱リン酸化酵素として細胞周期エンジンを活性化する能力を持つCDC25Cの216番目のセリンをリン酸化する．リン酸化されたCDC25Cは14-3-3σに捕捉されて作用の場である核の外へ運び去られるため，標的であるCDK1（Cdc2）から遠ざかってM期を開始させる働きを持つCDK1のTyr15を脱リン酸化できず，活性化が進まない．この結果，M期開始を阻害されてG_2期停止となる．

　一方，DNA損傷のシグナルを受けて活性化されたp21は，いくつかのCDK複合体に結合してリン酸化活性を阻害する．サイクリンD1/CDK4を阻害した場合には細胞はS期に進めなくなってG_1期で細胞周期を停止する．さらにp21はS期を進行させるDNAポリメラーゼの活性化因子であるPCNA（☞ 20頁）とも結合して活性を阻害することもG_1期で停止させるのに一役かっている．

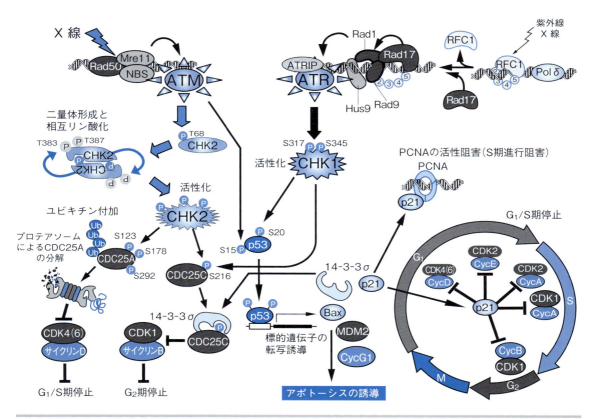

図 4-11　DNA 傷害チェックポイント制御の仕組み
DNA 傷害チェックポイント制御には 2 つの経路が知られている．1 つ目は ATM-CHK2 経路で，主として X 線などによる DNA 二本鎖破壊に対して起こる．活性化された ATM キナーゼが CHK2 の T68 をリン酸化すると，CHK2 は二量体となり，お互いの T383，T387 をリン酸化する．すると立体構造が大きく変化して活性化された単量体となり，CDC25A や CDC25C をリン酸化する．その結果，CDC25A はユビキチン化されてプロテアソームにより分解され，G_1/S 移行に必須なサイクリン D/CDK4 (6) を活性化できず，細胞周期は G_1/S 期で停止する．一方，リン酸化された CDC25C は 14-3-3σ と呼ばれるタンパク質によって，作用の場である核から細胞質へ引き離されてサイクリン B/CDK1 を活性化できなくなり，細胞周期は G_2 期で停止する．ATM，CHK2 とも独自に p53 をリン酸化することで，アポトーシス関連遺伝子群と CKI の 1 つである p21 の転写誘導を介してアポトーシス誘導と細胞周期停止も起こす．2 つ目は紫外線や X 線により活性化される ATR-CHK1 経路で，これも同様な仕組みで作用する．

3　老化

　　生物にとって老化と死は避けることはできない．不老不死の秘薬や秘法を求めた古代の王様は多数いたが，今に至っても老化を免れた者はいない．すべての動物には「固有の寿命」が決まっていて，たとえばマウスは 2 年くらいで死ぬがヒトは 80 年くらいも生きる．栄養の充足や医療の進展に伴って人類の寿命は徐々に延びてきているが，ただ寿命を延ばすだけでなく 100 歳あたりまで健康で過ごせるための処方を目指しての研究でありたい．老化や寿命を説明する仮説としては大きく分けて，環境による**「エラーカタストロフ説」**と，遺伝子によって制御されているとする**「遺伝プログラム説」**の 2 つがある．

a）老化と環境

　個体が生息する間には紫外線などさまざまな環境からのストレスを受けるため，時間が経過すると DNA やタンパク質に障害が蓄積し機能が低下することで老化するという考え方がある（エラーカタストロフ説）．外的ストレスだけでなく，生体の活動によって主としてミトコンドリアにおける酸化的リン酸化反応の過程で副産物として生じる活性酸素が，その要因として注目されている．細胞内には活性酸素を壊すスーパーオキシドジスムターゼ（SOD）がミトコンドリアに，カタラーゼが細胞内小器官のペルオキシソームに，ペルオキシダーゼが細胞質に存在するが，これらの機能が放射線や重金属の蓄積などの環境因子によって障害されると，活性酸素が細胞内に蓄積してさまざまな生体分子の機能を低下させる．なかでもヌクレオチドと反応すると 8-ヒドロキシデオキシグアノシン（8-OHdG）という DNA に付加して変異を起こす物質を生じることが大きな問題である．実際，エネルギー代謝の高い小動物や SOD 活性が低くて 8-OHdG の排出量が大きな動物は一般に寿命が短いし，線虫やショウジョウバエで *SOD* 遺伝子を操作して発現量を増やすと寿命が延びる．

b）ダイエットは寿命を延ばす

　食物摂取量を減らすと寿命が延びることが酵母，ショウジョウバエ，線虫，マウスなどのモデル動物で確かめられてきた．当初は「低カロリー食が活性酸素の産生を減少させる」ことが理由だと考えられていたが，低カロリーが引き起こす細胞内の変化が探索されてきた結果，Sir2（ヒトでは SIRT1）というタンパク質が主役として浮かび上がってきた．酸化型のニコチンアミドアデニンジヌクレオチド（NAD）と呼ばれる代謝に関与する物質で調節されている Sir2 はヒストンからアセチル基を除く酵素活性を持ち，DNA をしっかりと染色体内に保持して転写を抑制する役割を果たす（図 4-12）．低カロリーだと NAD レベルが高くなって Sir2 活性が強められ，ある種の染色体領域の遺伝子発現を抑圧することで細胞の延命効果を助長するという．Sir2 を過剰発現させた酵母や線虫はカロリー制限をしなくても寿命が延びる．

　そこで低カロリーと同じ効果を起こす Sir2 を制御する薬剤の合成が試みられてきた．一方，天然品からも Sir2 活性を直接活性化する化合物が探索され，植物の代謝産物であるポリフェノール類が発見された．なかでも赤ワインに豊富に含まれるレスベラトロールは最も強力に Sir2 活性を活性化し，実験に用いた酵母の寿命を 70％ も延ばした．延命効果は Sir2 を介したものに限るようで，Sir2 遺伝子を壊されて Sir2 を発現していない酵母では延命は起きなかった．ただし，実験に用いるレスベラトロールの濃度が重要で，比較的低用量で Sir2 の活性化と延命効果が出たものの，高用量では逆の結果が出たという．何事も適度が重要であるらしい．

c）細胞老化

　個体レベルでは「なぜ，老化するのか？」という問題の謎は深いが，細胞老化というレベルでは少しずつ明らかになってきている．正常の哺乳動物細胞を培養すると有限回数（50〜60 回）分裂した時点で寿命が尽きて，それ以上は分裂できなくなる．ただし，細胞

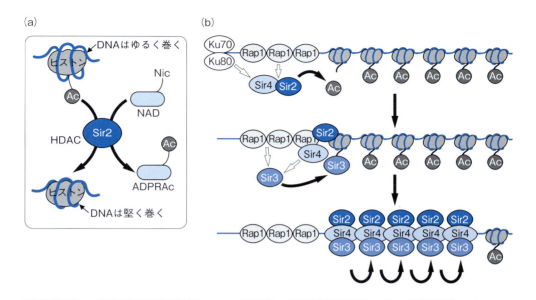

図4-12 Sir2のテロメア近傍における役割のモデル
(a) ヒストン脱アセチル化（HDAC）活性を持つSir2によってアセチル基（Ac）をはずされたヒストンは，アセチル基による中和化がなくなって陽性荷電となり，陰性荷電のDNAが堅く巻きつくようになって転写が抑えられる．
(b) テロメアの末端に結合しているKu70/Ku80とテロメア領域に結合しているRap1の働きかけでSir4と結合したSir2がヒストンを脱アセチル化すると，Sir3が呼び込まれてSir2/Sir3/Sir4複合体を形成し，これは次々とテロメア領域のDNAに結合して遺伝子活性の沈静化（ジーンサイレンシング）を起こす．

の**分裂寿命**をまっとうした**老化細胞**も死ぬわけではなく培養液の中で安定に生存を続ける．この細胞老化は個体の老化にも関連し，胎児由来の細胞の分裂寿命は長いが，高齢者より採取した細胞の分裂寿命は短い．この仕組みは染色体DNAの末端にあるテロメアの反復回数の短縮が残りの分裂回数を決める分裂時計になっていることで説明される（遺伝プログラム説）．

細胞は分裂のためにDNA複製を行うが，そのときラギング鎖でプライマーRNAの先にDNAを延長する仕組みになっているので，鋳型DNAの3'末端部分（現実にはテロメア部分）に対応する新生鎖は生合成できない．すなわち，新生鎖はプライマーRNAの分だけ短くなる（☞43頁）．この後，突出した鋳型鎖の5'末端も分解されてしまうので，結局，細胞の染色体DNAは1回分裂するごとにテロメアを50～150塩基対ずつ失っていく宿命にある（図4-13）．

これを限界値（約5千塩基対のテロメア長）まで使い切ってしまうと，異常事態が検知されDNA複製がこれ以上進まないような安全装置が働いて細胞周期を停止してしまい，細胞分裂も起きなくなる．この時期をM_1期と呼ぶ．一方，M_1期を乗り越えてまで分裂して，さらにテロメアを短縮させると細胞は**クライシス**と呼ばれる状態に陥って死滅する．この限界をM_2期と呼ぶ．

たとえばヒト正常細胞をSV40というがんウイルスに感染させてがん化するとM_1期を

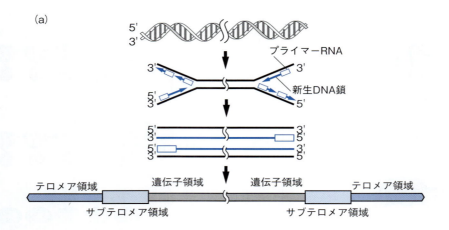

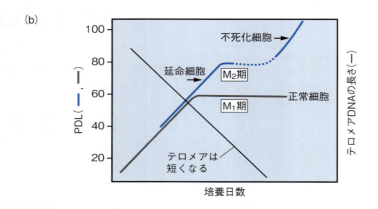

図4-13 テロメアの短縮
(a) DNAが複製されるたびにプライマーRNA分の長さだけ染色体DNAの末端が短くなる宿命にある．テロメアはこれによって貴重な遺伝子が失われるのを防ぐために削られてもよい保護領域として存在する．
(b) 培養細胞は細胞分裂回数 (PDL) が60回程度に達するとM_1期と呼ばれる状態に陥り，これ以上は分裂しなくなる．この状態は何らかの刺激によって崩すこともできる．その場合でも80回程度でM_2期に達するともはや分裂しなくなる．がん細胞は不死化されているので，このような制限もなく分裂し続ける．

超えて分裂を続け，やがて死滅する．ただし，少数の細胞は生き延びて**不死化細胞**となる．これらの細胞では150回以上分裂しても，もはやテロメアの短縮は起こらない．その理由は正常細胞には存在しないテロメラーゼ活性 (☞43頁) が，がん細胞では高く，失ったテロメアを伸長して回復させているからである．

ヒトの体細胞がテロメラーゼ活性を持たないのは特殊らしく，多くの無脊椎動物，魚類，マウスの体細胞ではテロメラーゼ活性が観察され，細胞分裂によるテロメア短縮もない．ヒト以外の哺乳動物細胞ではテロメア長がヒト (約10 kbp) の数倍もあり，一生の間にM_1限界値に達しない．実際，テロメラーゼを欠損したマウスでも5代目以降で初めて

テロメア短縮に由来する早期の老化が現れる.

d）早老症

　　細胞レベルと個体レベルの老化研究を結びつけるため，哺乳動物で老化モデルの研究も進んでいる．若いうちに老化を起こす突然変異マウスを樹立して調べると，ホモ個体は離乳期（生後3週）までは正常だが，その後は発育が止まって動脈硬化，骨密度低下，皮膚の萎縮などさまざまな老化症状を示してくる．これら多彩な老化症状が単一遺伝子の変異に起因していることがわかり責任遺伝子（klotho：クロトー）が単離された．**クロトー**はN末端にシグナル配列，C末端に膜貫通ドメイン構造を持つ1型膜タンパク質である．主として腎臓で（少量は中枢神経系で）発現しているが，強い変異作用が観察される骨，皮膚，胃ではほとんど発現していなかったので，クロトーの切断による分泌かクロトーの機能を伝達する液性因子の存在が推測されている．各種の腎疾患患者の摘出腎組織においてクロトーの発現が顕著に低下していることから，腎の機能低下と老化症状の関係が指摘されている．

　　一方，ヒトでは老化モデルとして早老症の1つである**ウェルナー症候群**の研究が進んでいる．世界で1,200例の報告があるこの患者の75％は日本人で，患者は20歳代から白髪，白内障，糖尿病が出現し，40歳頃までには骨粗鬆症を生じて平均46歳で死亡する．常染色体劣性遺伝病で責任遺伝子（WNR）が単離されてRecQタイプのDNAヘリカーゼをコードしていること，変異のためにC末端側にあるはずの核移行シグナルが欠損して核内で働けなくなっていることが明らかにされた．その結果，たとえば患者由来線維芽細胞のテロメアの短縮速度も速く，細胞の分裂寿命も顕著に短縮していた．細胞レベルと個体レベルの老化の謎に迫るよいモデルとしてさらなる研究が進んでいる．

4　アポトーシス

　　細胞が死ぬことを**ネクローシス**と呼ぶ．カー（J. F. R. Kerr）らはさまざまな病理標本を観察していて，細胞が膨潤して死ぬネクローシスとは異なり，核が凝縮して縮小しながら死ぬ細胞を見いだし，この細胞死の過程が遺伝プログラムによって能動的に引き起こされる細胞死と見抜いて**アポトーシス**と名づけた（1972年）．アポトーシスによって不要となった細胞を除去するという過程は，細胞に備わった増殖・分化と同じくらい基本的な機能の1つであって，個体の発生，成熟，維持，老化に重要な役割を果たしているという新たな概念を提唱したのである．

　　細胞はアポトーシス誘導を受けると，染色体の凝縮→核の断片化→アポトーシス小体（油滴状の細胞断片）の形成という形態的な変化を起こし，最終的には**貪食細胞**（マクロファージなど）によって除去される．このとき，カスパーゼによって活性化されるカスパーゼ活性デオキシリボヌクレアーゼ（CAD）と呼ばれる核酸切断酵素によってヌクレオソームの連結部のDNAが切断される結果，ヌクレオソーム単位（約180 bp）の整数倍の梯子状のバンドがアガロース電気泳動によって検出される．これは形態的な変化とともにアポトーシスのよいマーカーとなっている．

　　アポトーシス誘導は内的あるいは外的な刺激によって起こる（図4-14）.

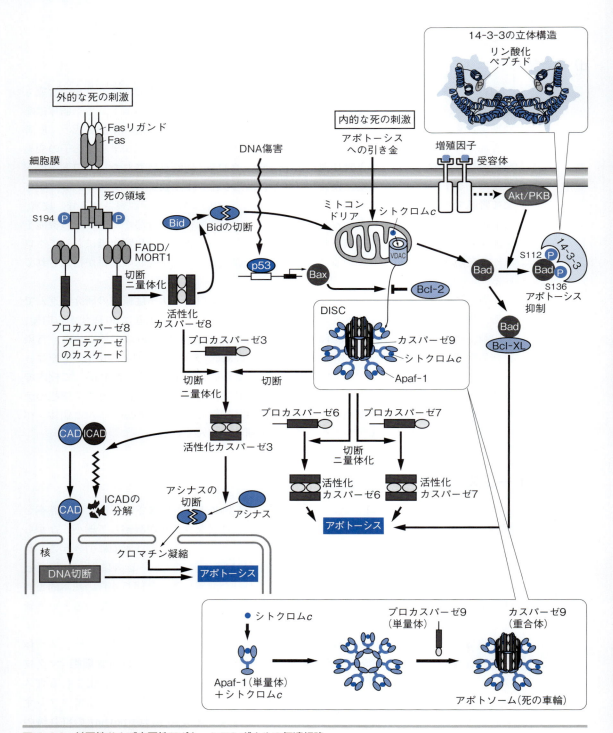

図4-14 外因性および内因性アポトーシスシグナルの伝達経路
Apaf-1/カスパーゼは重合体として働いていることがわかってきた(アポトソーム).

Tea Time　なぜミトコンドリアか？

　シトクロム c などのカスパーゼ活性化因子がなぜミトコンドリアに貯蔵されているかという問題は，ミトコンドリアが太古の時代に真核生物の細胞に侵入してそのまま寄生してしまった原核生物（バクテリア）に由来することを考えれば理解しやすい．バクテリアにはアポトーシス機構は存在しないので，危険な細胞死実行因子も平気で抱えていられるからである．正常細胞ではミトコンドリアに隔離しておき，アポトーシスシグナルがきたときにのみ細胞質に放出することで安全・確実なアポトーシス誘導ができるのである．エネルギー産生工場としてだけではなく，これほどに真核生物に貢献しているミトコンドリアは真核生物に歓迎されているがゆえに共生できているのである．

　外的な刺激では，まず死のシグナル（Fas リガンド，TNF，抗原など）が細胞膜に存在する Fas，TNF 受容体（TNFR），T 細胞受容体（TCR）などと結合して開始される．Fas の細胞内にある**死の領域（デスドメイン）**と呼ばれるアミノ酸配列に，Fas 関連死ドメイン（FADD）を介して結合したカスパーゼ 8 前駆体（プロカスパーゼ 8）は，自己切断することで活性化されて細胞質へ遊離する．活性化カスパーゼ 8 はカスパーゼ 3 あるいは Bid を切断して活性化する．活性化カスパーゼ 3 はアシナスを切断することで活性化し，活性化されたアシナスはクロマチンの凝縮を引き起こす．活性化カスパーゼ 3 は上述の CAD に結合して阻害している ICAD を分解することで不活性化し，CAD を自由にしてヌクレオソーム単位の切断を引き起こしアポトーシスを誘導する．

　一方，活性化された Bid は元来がエネルギー産生工場であるがアポトーシス誘導の場でもあるミトコンドリアに作用し，外膜と内膜の間隙に存在するカスパーゼ活性化因子（シトクロム c など）の放出を引き起こす．これが Apaf-1 と協調してプロカスパーゼ 9 を活性化し，活性化されたカスパーゼ 9 はプロカスパーゼ 3 を切断することで活性化するというシグナル伝達系へ合流する．Bid と同様にアポトーシス促進因子である Bax は二量体化することでミトコンドリアに移行し，ミトコンドリア膜上のチャネルである**電位依存性陰イオンチャネル（VDAC）**の開孔を助けることで**シトクロム c** の放出を促進する．ミトコンドリアにはアポトーシスを抑制する Bcl-2 およびその類似タンパク質も存在し，シトクロム c の放出を阻害しながら Apaf-1 に結合してプロカスパーゼ 9 の活性化を抑制する．一方，Bad は Akt キナーゼによってリン酸化されることで 14-3-3 タンパク質に捕獲されて細胞質に存在するが，脱リン酸化されるとミトコンドリアに移行し，Bcl-XL あるいは Bcl-2 と結合して不活性化することでアポトーシスを促進する．

　内的な刺激によるアポトーシス誘導も同様な経路で伝達される（図 4-14）．ただし，カスパーゼ 8 とカスパーゼ 9 はいずれの経路でも重要な働きをするが，カスパーゼ 3 は経路によってカスパーゼ 6（ラミンプロテアーゼ）やカスパーゼ 7 に取って代わられる．これらはまとめて執行カスパーゼと呼ばれる．このほか，哺乳動物細胞には合計 14 種類ものカスパーゼが知られており，それらの機能解析が進んでいる．さらに CAD と同様の働きをする核酸切断酵素がほかにも数種類報告されている．

5 エンドサイトーシス

　細胞に必要な物質のうち疎水性の物質からなる細胞膜を通り抜けることができない極性を持つ大きな分子は，主として以下の3つの仕組みで起こるエンドサイトーシスにより細胞内に取り込まれる（図4-15）．

a）クラスリンを介したエンドサイトーシス

　細胞外物質（図ではトランスフェリン）が細胞膜上の受容体に結合すると膜が窪み，そこに三脚巴構造からなるクラスリンとアダプター複合体2が集積して窪みが深くなる（図4-15a）．やがて首の部分がダイナミンにより切断されて籠状の被覆小胞を形成する（図4-15b）．細胞膜から離れて細胞内に入った被覆小胞はGAK（脳ではオーキシリン）を介して速やかにクラスリンを脱離させて初期エンドソームに融合する．場合によっては後期エンドソームに成熟した後にリソソームと結合して運搬物質が消化される．被覆小胞膜の内側に結合した受容体タンパク質は再利用経路に乗って細胞膜へ戻る．

b）カベオリン（CAV）を介したエンドサイトーシス

　細胞膜には安定した構造のカベオラとダイナミックに生成・崩壊を繰り返している脂質ラフトが観察される．両者はコレステロール，スフィンゴ脂質，糖脂質に富むという点で共通している．これらの膜領域には受容体などが集積しており，シグナル伝達や脂質輸送の窓口あるいは中継点として機能している．たとえばsrcやGタンパク質はアシル化後に脂質ラフトを突き刺すように局在してシグナル伝達を中継している．膜が窪むとカベオリン1（CAV1）やCAVIN1が集積して窪みが深くなり，やがて首の部分をダイナミンが切断して籠状の被覆小胞を形成する（図4-15c）．CAV1は分子の中央にある膜内領域が一部分細胞膜に埋まり，N末端が細胞質側に出ており（図4-15d），この部分にあるカベオリン骨格ドメイン（CSD）を介してCBM配列を持つシグナル伝達タンパク質が結合して活性が抑制されている（図4-15e）．Ras，EGFR，Srcなどのシグナル伝達タンパク質はこの配列を持っており，CSD部分のペプチドにより活性が抑制される．多くのがん細胞ではCAV1の発現が減少しており，正常細胞でもCAV1の発現を抑制するとRas/MEK/ERK系シグナル伝達経路（☞262頁）が活性化され細胞増殖を引き起こす．

　上の2つの仕組みに依存しないエンドサイトーシスもあるが，未知の部分が多く残されている（図4-15f）．

6 エクソソーム

　細胞内で生合成された物質が分泌顆粒内に貯留されたのち開口分泌によって分泌される仕組みをエキソサイトーシスと呼ぶ（☞132頁）．分泌顆粒が細胞膜へ接近すると分泌顆粒膜の外層（内層）が細胞膜の内層（外層）と融合することで顆粒内容物が細胞外へと放出される．初期エンドソーム（EE）が融合してできた多胞体（MLV）の内腔には多胞体の膜から出芽するように産生された多数の小胞（ILV）が含まれる．初期エンドソームでのILVの形成にはクラスリンやESCRT複合体が関わっている．分泌顆粒膜と同様に，多胞体膜

6 エクソソーム 93

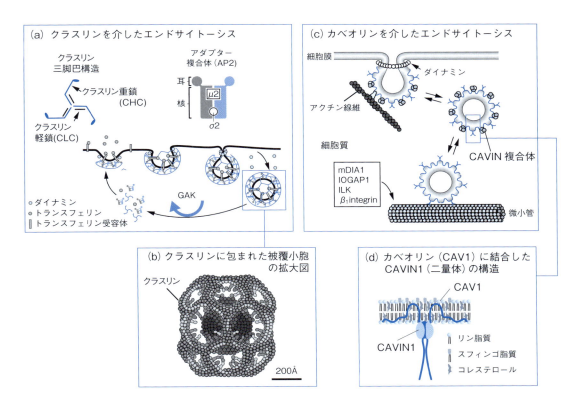

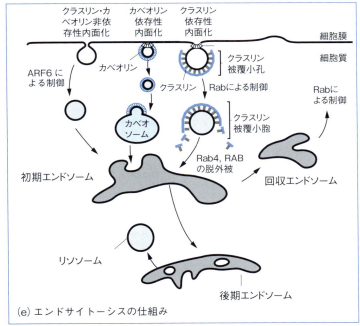

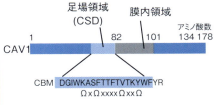

図4-15 エンドサイトーシスの仕組み
(a) クラスリンを介したエンドサイトーシスの仕組み．(b) クラスリンに包まれた被覆小胞．(c) カベオリンを介したエンドサイトーシスの仕組み．(d) カベオリン（CAV1）に結合したCAVIN1の構造．(e) エンドサイトーシスによる物質の取り込みと膜交通の仕組み．(f) CAV1の中央に存在するCSDと膜内領域．CBMはCSDに結合する相手の共通アミノ酸配列．Ωは芳香族アミノ酸（F, W, Y）でXはすべてのアミノ酸．

が細胞膜と融合すると中の小胞が細胞外に放出される．このときに放出される脂質二重膜で囲まれた30〜100 nmの大きさの微小胞をエクソソームと呼ぶ（図4-16）．紛らわしいが，英語名が同じエキソソーム複合体（☞ 35頁）とは別の実体である．エクソソームの中には何千種類ものタンパク質・mRNA・miRNA・脂質などが含まれる．

エクソソームは培養細胞では培養液中に放出されるが，個体レベルでは血液や尿・羊水・悪性腹水などの体液においても観察される．放出されたエクソソームは隣接細胞あるいは遠く離れた標的細胞に到達して取り込まれ，内包物を標的細胞内に移送する．そのため細胞間の，ひいては個体間の新規なメッセンジャーとして注目されている．実際，アルツハイマー病やパーキンソン病，プリオン病（☞ 114頁）を引き起こすタンパク質がエクソソームによって細胞外へ放出される．エクソソームには生体内抗原や抗原ペプチド/MHC複合体も含まれていて免疫細胞間での抗原情報の交換や免疫応答（免疫細胞の活性化など）を制御する．さらにレトロウイルスやヘルペスウイルスなどは多胞体の中で出芽し，エクソソームの放出経路を経由して宿主細胞から放出される．

がん細胞は大量のエクソソームを放出することで，免疫細胞のアポトーシスを促すとともに免疫応答を抑制して免疫系によるがん細胞の除去活動を阻害している．実際，血清

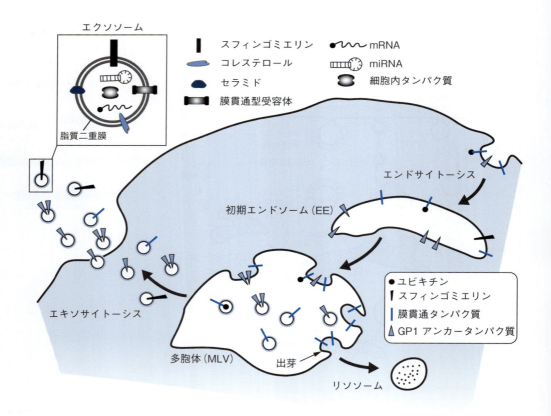

図4-16　エクソソームの形成と放出の仕組み

1 mL あたりのエクソソームの量が 50 μg 以上含まれる患者はそれ以下の患者より予後不良であるという．同数で同種のがん細胞を移植したマウスに対して，がん細胞由来エクソソームを注射した場合と人工的に作り出したエクソソームを注射した場合を比べると前者の方が激しくリンパ節転移を起こした．その際，がん細胞由来のエクソソームが送り込まれることで転移先ががん細胞の生育に適した環境へと整備されていることもわかってきた．高転移性を示すがん細胞株由来のエクソソームをマウスに注射すると，骨髄に蓄積してがん細胞の転移に協力的になるよう骨髄を「教育」するらしい．この教育はがん由来のエクソソームに含まれる受容体型チロシンキナーゼである MET を介して行われるという．

一方，正常細胞由来のエクソソームに含まれる miRNA ががん細胞の増殖を抑制することから，治療性のエクソソームを点滴により患者に投与するという研究もある．またがん患者の末梢血液から採集したエクソソームが搭載しているがん抗原を同定して，その抗原に対する免疫応答を誘発させる試みもある．こうした知見に基づいてがん患者の末梢血液からエクソソームを単離し，構成成分である RNA やタンパク質の解析をすることで診断や治療に役立てようという研究が進んでいる．さらに，エクソソームを標的細胞に薬を届ける道具として役立てようという努力もなされている．

7 小胞体ストレス応答

真核細胞の細胞質内に存在する小胞体（ER）は脂質二重層からなる膜に包まれた細胞内膜系で，リボソームが付着している粗面小胞体と，付着のみられない滑面小胞体とに分けられる．粗面小胞体上のリボソームで新たに生合成されたタンパク質は直ちに小胞体内腔に取り込まれ（その際にシグナル配列が切断される），小胞体内でジスルフィド結合の形成や糖鎖の付加などのさまざまな加工を受けた後，折りたたみや会合などにより高次構造を形成する（図 4-17）．その後，膜小胞に包まれて小胞体より出芽してゴルジ体へ輸送される．ゴルジ体は送り込まれてきたタンパク質を選別し，新たな修飾を加え，リソソーム，分泌小胞，シナプス小胞などへ送り出す．一方，筋細胞などでは小胞体膜を介して細胞内 Ca^{2+} 濃度が調節され，それが筋収縮に重要な役割を果たす．

大腸菌では約 85％ のタンパク質は自力あるいは Dnaj/DnaK 分子シャペロンの補助により，残りの約 15％ は七量体リング状の GroEL/GroES 分子シャペロンにより立体構造を構築する．ヒトでは小胞体において小胞体シャペロンである BiP/GRP78 を中心とした HSP70 ファミリーによる分子シャペロンとカルネキシンを中心としたレクチン様分子シャペロン（糖タンパク質の管理）が，小胞体にあるリボソームで新たに産生されたタンパク質の正常な折りたたみを助けている．これらのシャペロンによる管理をすり抜けて変性したタンパク質が小胞体に蓄積すると細胞は以下の 4 種類の制御機構（小胞体ストレス応答）によって品質管理を行う（図 4-17）．

a) 不良品の生産停止

第 1 の膜貫通ストレスセンサーである PERK に結合することで活性阻害していた BiP が変性タンパク質へ動員され，阻害を免れた PERK が活性化されて翻訳開始因子である eIF2α の Ser51 をリン酸化することで不活性化し翻訳を全面的に停止させる．

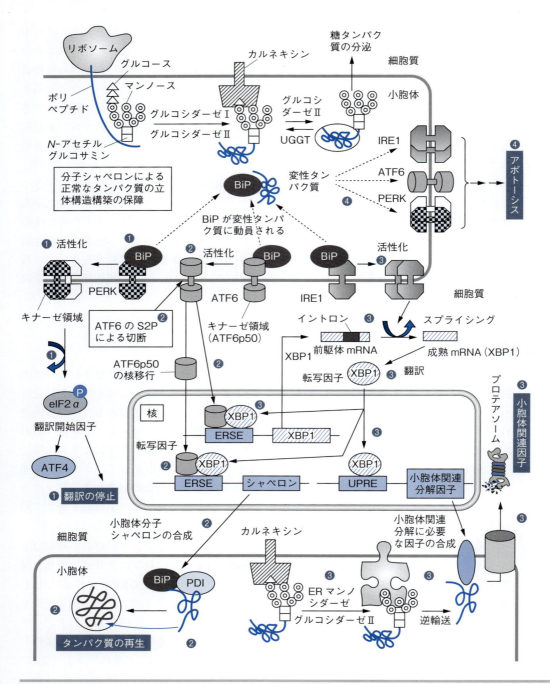

図4-17 小胞体ストレス応答の仕組み

b) シャペロンによる不良品の再生

第2の膜貫通ストレスセンサーである ATF6 の前駆体も結合阻害していた BiP が変性タンパク質へ動員されて開放されると S2P により切断されて細胞質側部分が核内へ移行し，多くの分子シャペロン遺伝子のプロモーター上にある ERSE と呼ばれる塩基配列に結合して転写誘導を起こす．発現された BiP などの分子シャペロンは小胞体に輸送され，タンパク質ジスルフィド異性化酵素（S–S 結合形成に関与）である PDI と協調してタンパク質の凝集を防ぐとともに適正な高次構造形成を促して変異タンパク質を再生させる．

c) 不良品の廃棄処分

第3の膜貫通ストレスセンサーである IRE1（ER シャペロンの発現量を増加する経路で働く転写因子）は BiP の動員による解離で自由となって二量体となり自己リン酸化により活性化される．次いで XBP1（膜貫通型のタンパク質キナーゼ・リボヌクレアーゼ）の mRNA をスプライシングして翻訳可能な状態にし，XBP1 を発現する．XBP1 は ERSE に結合し ATF6 と協調して XBP1 自身や分子シャペロン遺伝子の転写誘導をするとともに，UPRE という塩基配列に結合して小胞体関連分解因子の遺伝子を転写誘導する．一方で，不良品の廃棄処分が ERAD と呼ばれる仕組みで開始される．分解を起こす信号は糖鎖の刈込みの程度によって発せられる．すなわち ER マンノシダーゼによって 3 本に分枝したマンノース鎖の中央の枝（B 鎖）から 1 個マンノースが削られた Glu1-Man8 型に変換され，グルコシダーゼ I も作用してグルコースを失うとカルネキシンが解離する．これを EDEM が認識して結合し，小胞体の膜透過チャネルであるトランスロコンを通じて細胞質へ放出しプロテアソームによる分解を促す．

d) アポトーシス

それでも不良品が処理できない場合には細胞をアポトーシスで死滅させて排除する仕組みが働く．その経路には PERK1，ATF6，IRE1 を介する 3 つの経路がある．

5 病気の分子生物学

　分子生物学の応用研究として最も大きく発展したのが病気の原因解明と診断・治療法の進展である．とくに遺伝子レベルで難治疾患の病因が解明され，そこから革新的な診断・治療法が生まれたことで，多くの臨床家が分子生物学に信頼を寄せることとなった．本章では，その進展の歴史を概説する．

1　遺伝子の変異を原因とする遺伝性疾患

　遺伝子組換え技術の進展により特定の遺伝子の塩基配列までもが決定されるようになってくると，この技術が**遺伝性疾患**の治療にも使えるのではないかという期待がふくらんでいった．そのために，まず病気の原因となる遺伝子上の変異点を突き止めようとする多大な努力が積み重ねられた．

　分子レベルにまで解析が進んだ最初の遺伝性疾患は，酸素を体中に運ぶ赤血球の主要タンパク質であるヘモグロビン（Hb）の変異が原因で遺伝性の貧血病を発症する異常ヘモグロビン症である（☞214頁）．赤血球の質的異常（鎌状赤血球症）や量的異常（サラセミア）が治療の対象となる．とくにサラセミアは血液の赤血球に含まれるヘモグロビンが先天的に異常なため酸素運搬がうまくいかず，慢性の貧血を起こしてしまう．この疾患の研究の歴史は古く，1949年には劣性遺伝することが明らかにされ，1950年代の中頃にはヘモグロビンを構成するグロビンタンパク質にアミノ酸置換が検出されていた．1970年代後半にはグロビン遺伝子がクローニングされ，1980年代初めには，サラセミア患者からもグロビン遺伝子がクローニングされ塩基配列が決定されて変異点の解明がなされた．世界中の多くの患者のグロビン遺伝子を調べた結果，患者によって点突然変異のみでなく，欠失，逆位，転移などさまざまなタイプの遺伝子変異が起きていることが明らかにされた（図5-1）．

　続いて小児に発症する代謝に関わる酵素活性の異常が詳しく知られている疾患につい

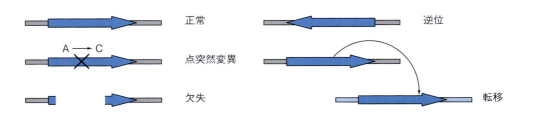

図5-1　さまざまなタイプの遺伝子変異

て，異常な酵素をコードする遺伝子が患者と健常人からそれぞれクローニングされ，問題酵素遺伝子の塩基配列上の違いが追究された．**フェニルケトン尿症**はフェニルアラニン水酸化酵素の異常により体内に大量のフェニルアラニンが蓄積して知能障害や痙攣などを引き起こす重篤な小児疾患である．遺伝子のクローニングによる解析からほとんどの患者が点突然変異に由来していたことがわかった．フェニルアラニンを欠いた食事を生まれてから与え続ければ発症が未然に防げるため，**遺伝子診断**が有意義な病気の1つである．その他これまでに数多くの遺伝性疾患について異常タンパク質（酵素）がクローニングされ患者の病因解明と遺伝子診断が行われてきている．

② 多因子性遺伝性疾患と糖尿病

1つの遺伝子の変異によって引き起こされるタイプの遺伝性疾患は**ポジショナルクローニング法**の進展によって労力さえかければ原因は解明できるまでになってきた．しかし，体質としての遺伝性素因が存在することの予想はつくものの，1つの遺伝子変異では説明がつかない遺伝パターンを示し，いくつかの遺伝子の変異が原因となっているばかりでなく環境因子の影響も大きい遺伝性疾患については研究もいまだ手探りの状態である．高血圧症や糖尿病などいわゆる生活習慣病の中にはそのような多因子性の遺伝性疾患であるものが多い．

昔は食に満ち足りた金持ちの病であった**糖尿病**も，飽食の時代を迎えた現在，数百万人（成人の20人に1人）もの患者がいるほどのありふれた国民病となってしまった．糖尿病は血中のグルコース（ブドウ糖）の濃度（血糖値）が空腹時でも126 mg/dL以上の高い値を示す疾患である．自覚症状が少ないため，この状態を放置しておくと病状はゆっくりと進行して，やがては腎臓病，下肢の壊死，網膜症による視力の喪失など重篤な合併症が現れてくる．健康な人では膵臓から分泌される**インスリン**と呼ばれるペプチドホルモンの作用によって血糖値が低下することから，糖尿病では何らかの原因でインスリンの働きが阻害されている状態であるといえる．糖尿病には**1型糖尿病**と**2型糖尿病**の2つが知られている．

1型糖尿病は12歳頃という若い時期に発症のピークがある**自己免疫疾患**で，インスリンを産生・分泌する膵臓の**ランゲルハンス島β細胞**に対する抗体を自身が作って攻撃し，インスリン分泌を阻害するために起こる糖尿病（**インスリン欠損症**）である．複数の遺伝子変異が発症に関わっているとされるが詳細は不明である．インスリンを外部から補充しないと直ちに生命に危険を及ぼすため，小児の頃から常にインスリン注射をする必要がある．

2型糖尿病は大多数の成人糖尿病患者が分類されるタイプの糖尿病で，なぜ血糖値が上昇するのか原因がわかっていない．患者ではインスリンの分泌が徐々に悪くなるか，あるいはインスリンは分泌されているが標的臓器においてインスリンに対する感受性が次第に低下していくことなどで症状が現れてくる．インスリンにだけ結合してシグナルを伝達する細胞膜表面に存在するインスリン受容体に欠陥がある場合，グルコースの輸送担体（トランスポーター），インスリンと拮抗して働くペプチドホルモンであるグルカゴン受容体などの多様な因子の異常が原因と考えられているが詳細は不明である．インスリンを投与

しなくてもすぐには生命を脅かすことはないが，血糖値を適度に下げるためにインスリン適用とする場合も多い．

③ 脂質異常症

脂質異常症は血液中の**脂質**（中性脂肪とコレステロール）の濃度が高くなる病気で，日本人の病気による死因の上位を占める**心疾患**と**脳血管疾患**につながる怖い病気であるが，自覚症状がないので見過ごされやすい．**コレステロール**は細胞膜構成成分としてのみでなく性ホルモンの原料となる細胞にとって必須の物質であるが，疎水性部分が環状の炭化水素からできているため柔軟性に乏しく，その存在により膜の流動性が乏しくなる．コレステロールの量は細胞内で厳密に調節されており，原料となるアセチル CoA から 20 段階以上の酵素反応を経て作られる．この生合成経路で重要な反応は 3-ヒドロキシ-3-メチルグルタリル-CoA（HMG-CoA）からメバロン酸のできる段階で，この反応を阻害するプラバスタチンナトリウム（商品名メバロチン）などのスタチン系化合物はコレステロール生合成を減少させるために脂質異常症の薬として有用である．

生合成されたコレステロールは細胞外へ分泌されてから主として**低密度リポタンパク質（LDL）**という複合体を作って血液中を運ばれ，必要とする細胞に取り込まれる（図 5-2a）．LDL（3,000 kDa）はアポリポタンパク質 B-100（ApoB-100），トリグリセリド（中性脂肪の一種），コレステロールエステル（CE），リン脂質からできており，細胞膜表面の LDL 受容体（図 5-2b）に結合したのち**被覆ピット**という内側に陥入した細胞膜部分を介して取り込まれる（図 5-2）．その後，クラスリンという籠状の構造体（H 鎖，L 鎖の 2 つのタンパク質が 3 つずつ組み合わさってできる，図 5-2c）に取り囲まれる．アムフィフィシンとダイナミンは図のように膜の根元で絞りとるようにクラスリン小胞を生み出す．この膜内小胞を使ってタンパク質を取り込む過程をエンドサイトーシスと呼ぶ．クラスリンは小胞を構成すると脱被覆 ATPase という酵素の働きで速やかに小胞膜から離れ細胞内を移動する．

肝臓ではコレステロールと中性脂肪を運ぶために**超低密度リポタンパク質（VLDL）**を生合成し血液中に送り出す．VLDL は毛細血管中の酵素（リポタンパク質リパーゼ）によって中性脂肪部分が分解され，生じた脂肪酸が脂肪組織や筋肉に取り込まれる．こうして脂肪分が減った VLDL は**中間密度リポタンパク質（IDL）**と呼ばれる．

家族性高コレステロール血症（FH）は LDL 受容体の機能欠損による LDL の代謝異常症で，①タンパク質生合成異常，②運搬障害，③LDL との結合障害，④LDL の細胞内取り込み異常という 4 つの型がある．幼少期より黄色腫（脂肪のふくらみ）が，肘，膝，臀部などにでき，若年性の高コレステロール血症や早発性の冠状動脈硬化症を起こし，10 歳以前に虚血性心臓疾患を発症し 20 歳前後には心筋梗塞を起こして多くは死に至る．保因者（父母から引き継いだ片方の遺伝子のみに異常があるだけなので発症しない．ただし血漿中のコレステロール濃度は正常の 3 倍くらいなので心筋梗塞のリスクはある）は約 500 人に 1 人であるという．早期に遺伝子診断できればコレステロールを薬剤で低下させることで発症を防げる．

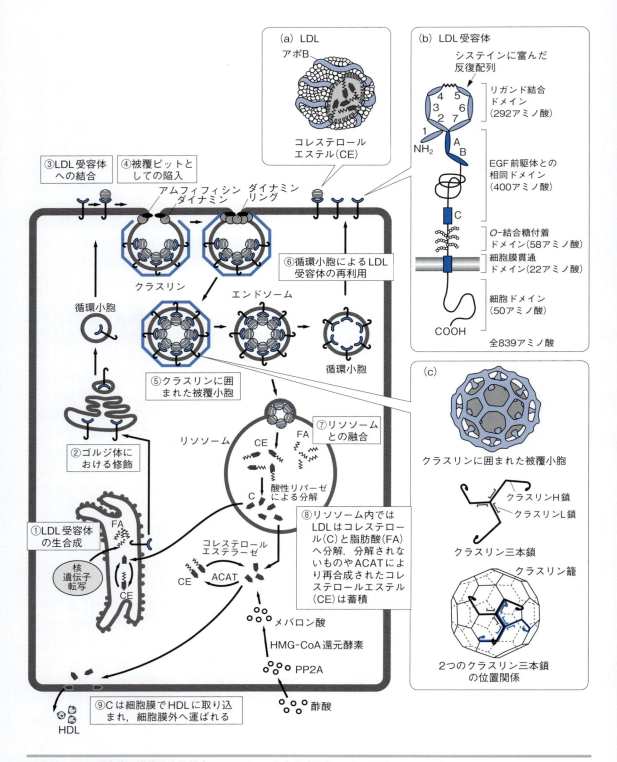

図5-2 LDL受容体の構造と家族性高コレステロール血症（FH）の4つの型

④ 肥満体質の遺伝

美容の大敵である肥満は糖尿病・心筋梗塞などの生活習慣病における危険因子の1つでもある．栄養価の低い食品を常食している日本に比べ，乳製品や肉類など高カロリーの食事に慣れた欧米では，たとえば体重450 kg にまで太ったオビースと呼ばれる病的な肥満状態がしばしば見受けられる．このような食事の節制も運動も自力で調整できなくなっていく状態は，欧米では栄養疾患の1つとして考えられて熱心な医学的研究が続けられてきた．

a) レプチンの発見

オビース（*obese*）と名づけられた突然変異マウスは，遺伝的に普通のマウスの2倍以上にまで肥満するのみでなく，2型糖尿病を発症するなどヒトの病的肥満によく似た症状を示す．詳しい遺伝学的研究の結果，この突然変異は1つの遺伝子が先天的に欠損しているために生じていることがわかった．早速，変異遺伝子の存在場所を狭めていくポジショナルクローニングという技術により *obese* 遺伝子が単離され，*obese* 遺伝子がコードする全長167アミノ酸のタンパク質（ペプチドホルモン前駆体）はギリシャ語の「痩せている」を意味する $\lambda\varepsilon\pi\tau o\sigma$（leptos）という言葉を語源として**レプチン**と名づけられた．*obese* マウスでは Arg105 が終止コドンに変異して未熟な生理活性のないレプチンが発現していた．一方，遺伝性の *diabetic* と呼ばれる肥満マウスの変異遺伝子はレプチン受容体をコードしていることもわかった．

obese 突然変異マウスに正常なレプチンを皮下注射すると体重減少・過食症状の改善・脂肪量の低下が観察されたことから，当初，レプチンは服用するだけで肥満を解消する夢の「痩せ薬」として期待された．ところが多くの肥満動物やヒトの肥満者ではレプチンの血中濃度は体重に比例して増加していて，肥満度測定のよい指標となるという予想外の結果が出た．レプチンあるいはレプチン受容体が遺伝的に欠損している家系は世界中でも数例しかみつかっておらず，これらの患者にはレプチンは抗肥満薬として有効だが一般の肥満には効果がないこともレプチン投与臨床試験により確かめられた．今では多くの肥満の原因はレプチンに対する反応性の低下（レプチン抵抗性）だと考えられている．

レプチンの視床下部でのシグナルはプロオピオメラノコルチン（POMC），αメラニン細胞刺激ホルモン（αMSH），4型メラノコルチン受容体（MC4R）という順番で伝達され，アグーチ関連タンパク質（AGRP）がαMSHと拮抗的に作用して調節していることが明らかにされた（図5-3）．実際，AGRP が異常な珍しい黄色の体毛を持つ**アグーチマウス**も，MC4R を欠損したノックアウトマウスも肥満して糖尿病を発症する．

b) 空腹ホルモン・満腹ホルモン

食欲と体重は多くのホルモンによって調節されている．肥満の原因は満腹感セットポイントの上昇，満腹ホルモン分泌の異常，ストレスによる大食症，生活習慣（夜食症候群）などがあげられる．マウスではドカ食いの方がチビチビ食いより太るし，ヒトでも食事の回数が少ない方が太るという．

食欲亢進ホルモン（空腹ホルモン）としては脳内の視床下部で働く**ニューロペプチドY**

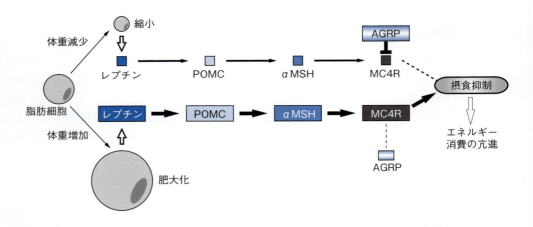

図 5-3　視床下部にあるメラノコルチン系を介したレプチンによるエネルギー代謝調節の仕組み

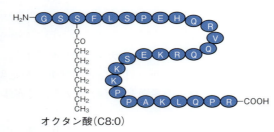

図 5-4　グレリンの構造（ヒト）

ヒトのグレリンはアミノ酸 28 残基のペプチドで，脂肪酸のオクタン酸によって修飾されている．この模式図ではオクタン酸は大きな分子のように思われるが，実際にはほぼアミノ酸 1 個くらいの大きさである．

（NPY）と呼ばれるペプチドホルモン（36 アミノ酸）がある．NPY 受容体は G タンパク質共役型 7 回膜貫通型タンパク質で Ca^{2+} 輸送やアデニル酸シクラーゼを抑制する．このほか，視床下部に局在する**オレキシン A**（33 アミノ酸）とオレキシン B（28 アミノ酸）は単一遺伝子にコードされ，食欲亢進作用のほかに探索行動なども誘起する（☞ 318 頁）．胃から発見された**グレリン**は食欲亢進や成長ホルモン分泌促進作用を持つ（図 5-4）．

摂食を抑制するホルモン（満腹ホルモン）にはレプチン以外に**ニューロメディン U（NMU）**，**プロオピオメラノコルチン**，**コレシストキニン（CCK）**などが知られている．レプチンはインスリンとともに長期的に作用し，体脂肪量が増すとエネルギー消費を促しながら食物摂取を阻害する（図 5-3）．これら「満腹」ホルモンが順調に分泌されないと食べ過ぎてしまう．

c）肥満と生活習慣病

高脂肪食や運動不足が習慣になると視床下部におけるレプチン感受性低下と脂肪細胞における**アディポネクチン**分泌低下が起こる．するとエネルギー燃焼システム機能が低下し諸臓器に脂肪が沈着し，肝機能低下，骨格筋でのインスリン抵抗性，膵臓でのインスリン分泌障害が起こる．その結果，糖尿病，脂質代謝異常，高血圧，心血管病が発症する．

糖尿病は膵臓でのインスリン分泌不全と標的細胞におけるインスリン作用不足（インスリン抵抗性）により発症する．脂肪細胞が適度な大きさだとレプチンやアディポネクチン

などのインスリン作用促進（インスリン感受性）ホルモンが分泌されるが，肥大した脂肪組織からは遊離脂肪酸，腫瘍壊死因子α（TNFα）やレジスチンなどのインスリンの働きを抑える物質が多く分泌され，インスリンがホルモンとして働けなくなるのである（作用不足）．レプチンは組織での糖代謝回転や糖取り込みを促進するため，インスリンに対する感受性を高めることができる．ところが，肥満者では一般に血中レプチン濃度がすでに高い状態にあってインスリン抑制物質とのバランスがとられているため，インスリン抵抗性をこれ以上は下げることができず糖尿病となってしまうのである．

5 繰り返しの数が原因となるトリプレット・リピート病

トリプレット・リピート病と総称される奇妙なタイプの遺伝性疾患がある．トリプレット・リピートとはCAG，CGGなどの3塩基を単位としたヒトのゲノムに散在する反復配列であるが，これが重要な遺伝子の内部に存在するときに問題が生じる．すなわち，その反復回数が極端に増加したために当該遺伝子の作用発現に異常をきたし，重篤な脳・神経筋系の病状を呈する病気である．表5-1にはこれまでにみつかったトリプレット・リピート病の特徴をまとめて示した．これらの疾患におけるトリプレット・リピートのゲノム上での存在位置は以下に示すように3つに分類される（図5-5）．

① mRNAのうちタンパク質をコードする領域内に存在するもの．翻訳のフレームが保存されているため，患者の異常タンパク質にはCAGコドンに対応するポリグルタミン（ポリQ）の長い挿入が含まれる．その影響により疾患に特異的な神経細胞が脱落する．

② mRNAのうちタンパク質をコードしない非翻訳領域に存在するもの．患者のタンパク質の構造は正常であるため発症の理由は未知である．翻訳制御に異常が生じているのかもしれない．

表5-1 さまざまなトリプレット・リピート病の特徴

疾患の名称	染色体座位	遺伝形式	繰り返し塩基（CAG）と回数		コードするタンパク質
			健常人	患者	
フリードライヒ失調症	9q13	劣性	7～22（CAG）	>200～900	フラタキシン
脆弱X症候群	Xq27.3	劣性	6～52（CAG）	>230～1,000	RNA結合タンパク質
筋緊張性ジストロフィー（MD）	19q13.3	優性	5～37（CAG）	>20～1,000	ミオトニンキナーゼ
ハンチントン病（HD）	4p16.3	優性	11～36（CAG）	42～100	ハンチンチン
脊髄小脳変性症：SCA1	6p22-23	優性	19～36（CAG）	>39, 43～81	アタキシン1（ATXN1）
脊髄小脳変性症：SCA2	12q23-24	優性	～22（CAG）	>32	アタキシン2
脊髄小脳変性症*：SCA3*	14q32.1	優性	14～37（CAG）	>53, 67～84	アタキシン3（MJD1）
脊髄小脳変性症：SCA6	19p13	優性	4～19（CAG）	>20, 19～33	電位依存性CaチャネルαA1サブユニット（CACNA1A）
歯状核赤核淡蒼球ルイ体萎縮症（DRPLA）	12p12-ter	優性	8～35（CAG）	49～79	アトロフィン-1
球脊髄性筋萎縮症（SBMA）	Xq11-12	劣性	12～34（CAG）	40～62	アンドロゲン受容体

*マシャド・ジョセフ病

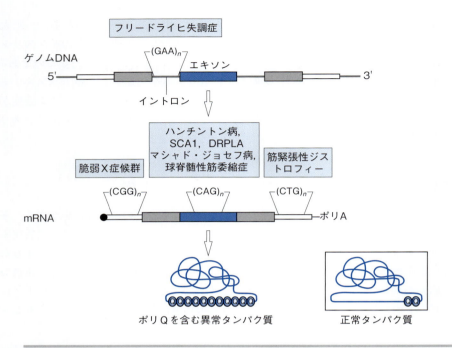

図 5-5　トリプレット・リピート病における 3 塩基反復配列の存在部位

　③イントロン内に存在するもの．患者の mRNA もタンパク質も構造上は正常であるが転写制御や染色体の構造安定性に異常が生じていると考えられる．

　たとえば①の型に属する**ハンチントン病（HD）**と呼ばれる遺伝性の神経筋疾患では 3 塩基（CAG）の繰り返しが，健常人では 11〜34 コピーだが患者では 37〜876 コピーにまで増加している．HD 患者は若年では健康だが，加齢とともに徐々に繰り返し数が増加するため中高年（30〜50 歳）になって発病し，手足や顔の痙攣・舞踏しているようにみえる不随意運動・徐々に進行する認知症という重篤な病態を呈する．この病気は優性遺伝するために両親のいずれかから変異遺伝子を受け継いだだけで必ず発症する．しかも親・子・孫と世代が下がるごとに発症年齢が若くなり症状も重くなる．この表現促進現象と呼ばれる現象は遺伝するごとに反復回数が増えていくためと説明されている．とくに父親から遺伝するとこの繰り返し回数が増加するため，親と比べて子供は 10〜20 年も発病が早まるという．その理由は精子形成のための減数分裂の過程で反復回数の伸長が起こるためらしい．

　この病気の原因遺伝子が単離され**ハンチンチン（Htt）**と名づけられた．Htt はさまざまな組織で発現して細胞質に存在する．次いで Htt の Q リピート部分に特異的に結合するタンパク質として Hip-1（1,030 アミノ酸）が，Hip-1 に結合するタンパク質として **Hippi（ヒッピー：429 アミノ酸）**が発見された．Hip-1 はアポトーシス経路を担うにふさわしい「死を促す領域（DED）」と呼ばれる特徴あるアミノ酸配列が 2 つもみつかっているし，Hip-1 と弱いアミノ酸配列相同性を持つ Hippi も Hip-1 同様に DED を有する．興味深いことに Htt/Hip-1 と Hip-1/Hippi の複合体形成は，互いに排他的・競合的で 3 つが同時に

複合体を形成することがない．また Hip-1 は正常型 Htt と強固に結合するが，変異型 Htt とは弱くしか結合できない．そのために，患者の神経細胞では Htt/Hip-1 は不安定で，Hip-1/Hippi の形成が優勢となる．実際，Hip-1/Hippi 複合体がプロカスパーゼ 8 に結合することでアポトーシス経路を活性化するという (図 5-6)．活性化されたカスパーゼ 8 は信号をミトコンドリアに伝え，そこからシトクロムの遊離とカスパーゼ 3 の活性化によりアポトーシスのスイッチが入る．カスパーゼ 3 は Htt タンパク質も標的として切断し，切断された Htt は自己凝集してしまうのである．顕微鏡用プレパラートを作る際，細胞質や赤血球を染色するのに用いられるコンゴーレッドが Htt の凝集を遅らせることが発見されているが，毒性が高いだけでなく化学組成が大きくて血液脳関門を通過できないため，治療薬として使用できるよう毒性の低い小さな分子への改良が進められている．

このほか，GCN という 3 塩基の反復によるポリアラニン産生によるトリプレット・リピート病も報告されている．こちらの反復数は健常人と患者での差が少なく，たとえば眼咽頭型ジストロフィーではもともと健常人でも 10 個のポリアラニンが含まれているポリ A 結合タンパク質 2 の遺伝子の反復数が 2 個増えて 12 個のポリアラニンを含むようになっただけで病気になってしまうという．

6 筋ジストロフィー

筋ジストロフィーは骨格筋がジストロフィー変化（筋線維束の構造欠損）を示すために筋力低下と筋萎縮を発症する遺伝性筋疾患で，異常遺伝子の種類などによってさまざまな病型に分類される．なかでも X 染色体の短腕に座位するジストロフィン遺伝子の異常に起因するデュシェンヌ型筋ジストロフィー（DMD）は最も頻度が高く，4〜5 歳頃から筋力低下による歩行異常が発症し，12 歳頃までには歩行不能となり，多くは 20〜30 歳代で心不全または呼吸不全により死に至る（基本的に男性にのみ発病する）．ジストロフィン

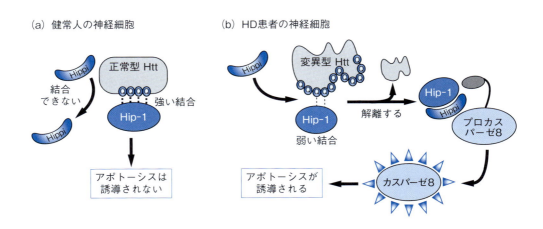

図 5-6　Hip-1/Hippi 複合体によるアポトーシス誘導
Hippi はハンチントン病 (HD) の変異型 Htt のかわりに Hip-1 へ優勢に結合し，カスパーゼ 8 を介してアポトーシスを誘導する．

遺伝子は79個のエキソンから構成された巨大な遺伝子であるため変異が起こりやすく，多くの遺伝子異常がエキソンの欠失や重複によって引き起こされることでジストロフィンタンパク質はほとんど発現していない．いまだ根本的な治療法が確立していない難病であるが，最近では「非侵襲的人工呼吸法」などの医療技術の進歩により生命予後が延びている．ベッカー型（BMD）では異常とはいえジストロフィンタンパク質がわずかに発現されているため，発症時期が遅く，症状の進行も緩徐で予後はよい．

　出生時より筋力が低下するものを先天性筋ジストロフィーと呼ぶ．なかでも日本特有の疾患である福山型先天性筋ジストロフィー（FCMD）はフクチン（*fukutin*）遺伝子の変異（異常なRNAスプライシング）によって起こる常染色体劣性遺伝の疾患で，歩行能力を獲得できないまま呼吸器感染や心不全などによって多くは20歳代で死亡する．筋力低下などに対する対症療法しかなかったが，最近（2011年）患者の細胞やモデルマウスにアンチセンスオリゴヌクレオチドを投与すると異常なRNAスプライシングが抑制されて正常なフクチンが産生されることが発見され，根本治療を目指した研究が進んでいる．

　筋緊張性ジストロフィー（MD）は常染色体優性遺伝（多くは20〜30歳代で発症）を示すトリプレット・リピート病の一種で（☞ 表5-1），進行性罹患筋萎縮とミオトニア（筋強直：筋収縮の弛緩異常で，手を強く握るとすぐには開けなくなる）を発症する．第19染色体長腕（19q13）に配座するミオトニンキナーゼ遺伝子において健常人では5〜30回という繰り返し配列が，患者では50〜2,000回と増加している．現在のところ根本的治療法はない．

　ヒトiPS細胞から筋肉細胞を作製し筋肉分化制御因子（MyoD1）を導入して中胚葉になる前に働かせたところ，9日後には9割近い細胞が骨格筋細胞に分化し，さらに6日後には電気刺激により収縮する機能を持つ骨格筋細胞ができた．そこで，10〜30歳頃に発病して手や足などの体幹より遠いところから筋肉が萎縮していく三好型筋ジストロフィー（MMD）の患者の皮膚細胞からiPS細胞株を作り，ジストロフィーに似た病態を体外で作り出すことに成功した（2013年）．この成果は筋疾患の治療法や新薬の開発に役立つと期待される．

⑦　筋萎縮性側索硬化症と脊髄小脳変性症

　筋肉萎縮と筋力低下を起こす神経変性疾患である筋萎縮性側索硬化症（ALS）は，発症すると進行が極めて速く，半数ほどが発症後5年以内に呼吸筋の麻痺により自力で呼吸ができなくなって死亡する．呼吸筋麻痺が起こると対症療法として人工呼吸器を装着する．約9割は原因不明の孤発性（好発年齢は40〜60歳代）であるが，残り1割の遺伝性ALSの一部では原因遺伝子が同定されている．常染色体優性遺伝のALS1では第21染色体上のSOD1（スーパーオキシドジスムターゼ1遺伝子）に突然変異がみつかっている．ヒト変異SOD1を発現させたマウスは筋力低下と筋萎縮を示して死亡するのでALSのモデル動物として使われる．一方，グルタミン酸が興奮性の神経伝達物質として働き，運動ニューロンを過剰刺激して細胞死を起こすことが病気の原因であるという「グルタミン酸仮説」に基づいて開発されたリルゾール（グルタミン酸遊離阻害作用を持つ）がALS治療薬として認可されている．リルゾールはほかに興奮性アミノ酸受容体との非競合的阻害作

用や電位依存性ナトリウムチャネル阻害作用を有するので，これらが単独または複合して神経細胞を保護し，ALS の進行を遅らせるらしい．ほかにメチルコバラミン（ビタミン B12 誘導体）の超大量療法もある．

　家族性および孤発性 ALS 患者の研究から TDP-43 という DNA/RNA 結合タンパク質のさまざまな部位の変異が発症に関わっていることがわかってきた．一般に細胞は外的ストレスに応答して**ピー小体**（☞ 35 頁）やストレス顆粒（SG）と呼ばれる塊を細胞質で形成して無駄な mRNA からのタンパク質生合成を停止させる．TDP-43 は健常人の神経細胞では核に局在して mRNA の安定化や選択的スプライシングを制御しており，細胞質では SG の形成を促している（図 5-7）．ところが ALS 患者の変性した神経細胞では変異 TDP-43 が過剰に修飾（リン酸化，ユビキチン化）されていて核から排除され，細胞質で大きな塊を形成することで SG 形成が阻害されて SG の数が減少する．FUS という RNA 結合タンパク質も家族性および孤発性 ALS 患者で変異がみつかっている．FUS も TDP-43 と同様な機能を有するが TDP-43 とは共局在せずに独立して SG 形成を制御する（図 5-7）．FUS も通常は核に局在するが ALS 患者では核から排除されて細胞質で大きな塊を形成し，SG の形成を阻害する．ただし興味深いことに，TDP-43 も FUS もプリオンに特徴的な Asn, Gln, Tyr, Gly に富んだアミノ酸配列（プリオンドメイン）を持ち，それが細胞質塊の形成に重要な役割を持つ．ALS 患者にはこの領域にも変異が生じており，病因となる神経細胞の細胞質における塊の形成を促進しているらしい．さらに，ピー小体や SG の構成因子である多くの RNA 結合タンパク質にもプリオンドメインがみつかっている．その理由はストレスに応答して急速に SG を形成する際に塊を作りやすいプリオンドメインが重要

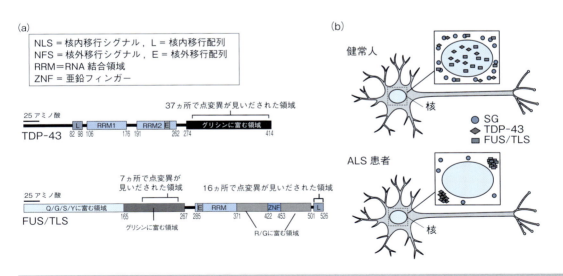

図 5-7　ALS 発症のモデル
(a) TDP-43 と FUS の構造比較
(b) 健常人と ALS 患者のニューロンにおける TDP-43 と FUS の挙動の違い．TDP-43 と FUS は健常人のニューロンでは核に局在して mRNA の安定化や選択的スプライシングを制御しており，細胞質では SG の形成を促している．ALS 患者の変性した神経細胞では変異型の TDP-43 や FUS が核から排除され，細胞質で大きな塊を形成することで SG 形成が阻害される．

な役割を担っているからだと考えられている．これらの RNA 結合タンパク質の変異も ALS や未知の神経疾患の原因になっているかもしれない．実際，TDP-43 のみでなく TAF15 や EWSR1 という RNA 結合タンパク質の変異が ALS あるいは前頭側頭型認知症 (FTLD) という神経疾患の発症に関わっていることがわかってきた (2012 年).

TDP-43 遺伝子に変異を持つ家族性の ALS 患者から採取した皮膚細胞から iPS 細胞 (☞ 244 頁) を作り運動ニューロンを分化誘導して調べたところ，変性した TDP-43 が蓄積して神経突起の成長を抑制しており，ストレスに対して脆弱になっていた (2012 年).正常な TDP-43 は RNA に結合して RNA の合成・運搬などの RNA 代謝を制御するとともに，TDP-43 自身の発現量を自己調節している．ALS では TDP-43 の自己調節機能が異常となり，運動ニューロン内で TDP-43 の発現量が増大することで RNA 代謝に関わる遺伝子群の発現に異常が生じているらしい．そこで RNA 代謝を調節できるアナカルジン酸 (ウルシ科植物などに由来するサリチル酸誘導体) を作用させたところ，変性 TDP-43 が減少して運動ニューロンのストレスに対する脆弱性が改善され，神経突起の長さも回復した．このアプローチは有望な ALS 治療薬の開発につながると期待されている．

脊髄小脳変性症 (SCA) は小脳および脳幹から脊髄にかけての神経細胞が徐々に破壊されて消失し，運動失調を発症する．上述のハンチンチンと同様に Q リピート (ポリグルタミン) の長さが異常となって発病する「ポリ Q 病」の一種で，1 型，2 型，3 型 (SCA1, SCA2, SCA3) を含めて 36 型まで報告されている (☞ 表 5-1).日本での約 2 万人の患者のうち約 70％は非遺伝性で，主に中年 (30〜40 歳代) 以降に発症する．SCA1 では ATXN1 遺伝子に異常があり小脳のプルキンエ細胞という神経細胞が障害される．RNA 結合タンパク質であるアタキシン 2 (ataxin-2) は TDP-43 と結合して SG の集合を制御し，ALS 患者の神経細胞での蓄積も報告されている．健常人では 22〜23 個の繰り返しが，SCA 患者では 34 個以上となっている．中等度の繰り返し数 (27〜33 個) では ALS にかかる危険度が高いといわれている．MJD1 遺伝子が産生するアタキシン 3 (ataxin-3) は SCA3 型 (マシャド・ジョセフ病) の原因タンパク質で，患者の細胞ではポリグルタミン鎖が異常伸長したアタキシン 3 が凝集塊となって蓄積して発症する．SCA6 は電位依存性 Ca チャネル α1A サブユニット遺伝子 (CACNA1A) の CAG リピート伸長 (20 以上) により，神経細胞に当該タンパク質の凝集体を生じて発症する．現時点では SCA に対する有効な治療法はないが，患者の皮膚細胞から iPS 細胞を樹立する研究が進めば，有効な薬剤の開発にも弾みがつくであろう．

8 アルツハイマー病

老年性認知症の患者の数は高齢社会の到来とともに着実に増加しているが，そのうちの何割かは 1907 年にアルツハイマー (A. Alzheimer) によって初めて報告された**アルツハイマー病 (AD)** に罹患している．症状は徐々に進行する認知障害で，ある時点を境に明確に症状が悪化する．重症度が増すと暴言・暴力・徘徊・不潔行為などにより介護が困難となり，最終的には摂食や意思疎通などもできなくなり寝たきりになって死亡する．約 5％の AD は常染色体優性遺伝性 (片方の親が FAD であれば子供は性別に関係なく 2 分の 1 の確率で FAD に罹患する) の家族性アルツハイマー病 (FAD) で，変異を起こすと FAD を発症

する原因遺伝子として4種類が知られている．①アミロイド前駆体タンパク質（APP）遺伝子（第21染色体），②プレセニリン1（PS1）遺伝子（第14染色体），③プレセニリン2（PS2）遺伝子（第1染色体），④アポリポタンパク質E（ApoE）遺伝子（第19染色体）．孤発性のADでも，これらの遺伝的要因が影響すると考えられている．

　ADの特徴は脳の中に**老人斑**と呼ばれるタンパク質からなる沈着物がみつかる点で，その本体は40～43個のアミノ酸からなる不溶性の**アミロイドベータタンパク質（Aβ）**である．APP（696アミノ酸）は健常人の脳ではα-セクレターゼによって真ん中で切断されてsAPPαとC83というC末端断片を生じる（図5-8）．sAPPαはシナプスの可塑性，学習と記憶，情動的な行動などを含む神経の適正な活動を保全する．AD患者ではAPPがβ-セクレターゼによって切断されてAβ40（主として細胞外へ分泌）が，次いでγ-セクレターゼによって切断されてAβ42（細胞内・外へ遊離）が産生される．小胞体やゴルジ体に局在している構造が類似したPS1とPS2は8回貫通型の膜タンパク質で，γ-セクレターゼの活性本体と考えられている．これら3つのセクレターゼは健常人ではバランスよく働いているが，何らかの原因でバランスが崩れ，γ-セクレターゼが過剰に働いてAβを沈着するほど大量に生成させるようになったのがAD発症の原因の1つと考えられている．Aβ40/42オリゴマーは不溶性のために脳神経細胞中で沈着してプラーク（斑）を形成し，それが神経細胞のイオンチャネルを遮断し，カルシウム恒常性を破綻させ，ミトコンドリアの酸化ストレスを介した神経細胞死を起こす．Aβ42の方が凝集しやすく，Aβ42を核としてAβ40が凝集して線維が形成されるらしい（シーディング仮説）．

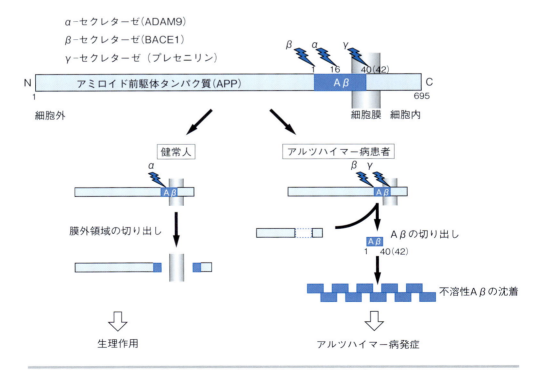

図5-8　アルツハイマー病発症の分子機構のモデル

β-セクレターゼの本体は膜結合型アスパラギン酸プロテアーゼ1（BACE1），別名メマプシン（memapsin）で，脳のみでなく膵臓，卵巣，脾臓，脊髄，前立腺でも発現し，小胞体とゴルジ体に局在している．β-セクレターゼは膜表面で自由に動きまわって不必要なタンパク質を切断しないよう，適切な場所だけに自身をつなぎとめる長い尾部を持っている．それでも変異すると APP を不適切に切断して Aβ42 を産生してしまう．**ダウン症**で重複している第 11 染色体領域の近くに類似の *BACE2* 遺伝子がみつかった．このほか，サイメットオリゴペプチダーゼ（TOP）と呼ばれる活性に金属を必要とするプロテアーゼも β-セクレターゼ活性を有する．

α-セクレターゼ本体の候補としてはアダム（**ADAM**）ファミリーと呼ばれる金属を要求するプロテアーゼ群がある．ヒトゲノムには 51 種類も類似の構造を持つタンパク質をコードする遺伝子が存在するが，そのすべてがプロテアーゼなのではない．このうちとくに ADAM9 が *in vitro* の実験において APP を α-セクレターゼと同じ位置で切断する活性を持つことから注目されている．

Aβ を特異的に分解する細胞膜結合型タンパク質分解酵素であるネプリライシンをコードする遺伝子を欠損させたマウスでは Aβ の蓄積含量が脳内の海馬で高い．実際の AD 患者でもネプリライシンの脳内での発現量が低下していた．循環している血管内に投与し脳内の神経細胞だけに遺伝子発現させる「血管内投与型の脳内遺伝子発現ベクター」にネプリライシン遺伝子を組み込んで AD モデルマウス（脳内で APP を過剰に発現させることで Aβ を蓄積する遺伝子改変マウス）に投与したところ，Aβ オリゴマーの量が減少して障害を受けていた学習・記憶能力が回復した．そこでネプリライシンの活性を高めて，Aβ の脳への蓄積を予防したり，遺伝子治療や転写制御によってネプリライシン遺伝子の脳内発現を選択的に上昇させたりする治療法が考えられている．

微小管結合タンパク質であるタウタンパク質が過剰にリン酸化されて神経細胞内に蓄積した神経原線維変化（直径 10 nm の線維が約 80 nm の周期でよじれあうらせん構造）も AD の病因として重要である．これは過度のリン酸化によりタウが微小管から解離して微小管を不安定化させるのみでなく，タウ自身も凝集して脳の神経細胞内で沈着し，その結果として神経細胞のアポトーシスが誘導される．タウのリン酸化にはタンパク質キナーゼ（GSK-3β，CDK5，PKC，PKA，ERK2 など）が関わっているらしい．

このほか，AD の危険因子として血液中に見いだされるアポリポタンパク質 E（アポ E，299 アミノ酸）がある．アポ E は体によいタイプのコレステロールとして知られる**高密度リポタンパク質（HDL）**の一成分であり，血液中の脂肪輸送タンパク質の一種である．アポ E は 112 番目と 158 番目のアミノ酸がシステイン（C）かアルギニン（R）かによって ε2（CC），ε3（CR），ε4（RR）と呼ばれる 3 種類の多型がある．このうち両親からともに ε4 を受け継いで ε4/ε4 の組み合わせを持った人は，そうでない人に比べて 3〜10 倍 AD にかかりやすいという．ただし ε4 を 2 つ持っていても AD を発症しない人もいるため，ε4 は AD 発症の危険因子ではあるが確定診断の証拠となるほどではない．ちなみに ε2 は珍しく，ε4 を持っている人でも他方が ε2 であれば危険率は下がるらしい．

⑨　ヒトにもある狂牛病

　　狂牛病はウシがよだれを垂らして狂おしくふらふらし，次第に歩けなくなって死んでいくという気味の悪い伝染病である．感染して死亡したウシの脳にはスポンジ状の孔が多数生じているところから，正式には**ウシ海綿状脳症（BSE）**と呼ばれる．近年までは非常にまれであった狂牛病も1988年に英国で突然に多数のウシが発病し始め，1992年をピークとしてこれまでに16万頭以上の発病が報告されるに至って畜産業界に打撃を与える大きな社会問題となった．もっと深刻なのは狂牛病に感染したウシの肉を食べたヒトにも感染する疑いが濃くなったことである．英国で20歳代の青年が狂牛病と同じ症状で死ぬという事件が10例も続いたことは不気味な前兆と恐れられた．

　　狂牛病とよく似た病気は，ヒツジが狂ったように毛をかきむしる**スクレイピー**として50年以上も前にすでに報告されていた．ヒツジのみでなく多くの草食性の家畜において類似の病気がまれにではあるが発見されており，病気にかかった動物の脳には間違いなくスポンジ状の孔が多数生じていたことから，これらは**伝播性海綿状脳症**と総称されていた．実はウシの間で最近こんなにも狂牛病が蔓延した原因はスクレイピーで死んだヒツジの肉や臓物を乾燥飼料にしてウシの餌に混入させ，その餌を食べたウシがほとんど感染してしまったからである．1989年までには英国政府がヒツジの肉の混入された動物飼料を禁止し，感染牛を大量に焼却するという措置を行ったおかげで狂牛病騒ぎは沈静化した．

　　狂牛病様の病気はヒトにおいてもすでにいくつか報告されていた．パプアニューギニア高地原住民に発症する小脳性運動失調症の**クールー病**は，やはり脳にスポンジ状の孔が多数生じて運動失調を起こし，手足は震えながら死んでいく．部族に特有の死者の脳を食するという祭礼習俗に伝播の原因があり，それを廃止させたところ発病は治まった．ガジュセック（D. C. Gajdusek）らはクールー病患者の脳組織をチンパンジーの脳に接種することにより特徴的な海綿状脳を伝播させることでこの病気が伝染性であることを初めて証明した．

　　ヒトの**クロイツフェルト・ヤコブ病（CJD）**も100万人に1人というまれな進行性認知症として報告されていた．CJDの患者は60歳を越えて認知症の症状を発症し，遺伝よりも出生後の遺伝子変異，あるいは感染が疑われているが，地域や家族内に集積するという報告もある．また硬膜移植，角膜移植，脳外科手術などにより感染したケースも世界中で数十例ほど報告されている．一方，同様な症状を呈する**ゲルストマン・ストロイスラー・シャインカー症候群（GSS）**は稀少な特定家系に優性遺伝する小脳性運動失調症である．いずれも発症までに長い潜伏期間（5〜10年）を示す遅発性感染症であるため従来は遅発性ウイルスの感染が疑われていた．また**アルパース病**も遺伝的に小児に特発する極めてまれな脳変性疾患である．発病後はいずれも亜急性進行性となって患者脳組織は海綿のように変性して死亡する．

⑩　狂牛病の病原体としてのプリオン

　　1982年，プルシナー（S. B. Prusiner）らはスクレイピーを発症したヒツジの脳の抽出液をマウスの脳に注射するだけでスクレイピーとよく似た症状が出ることを発見した．この

抽出液を調べてみると多量の奇妙なタンパク質が含まれていたので，彼らはこれを**プリオン**と名づけた．驚いたことにプリオンをマウスの脳に注射したり食べさせたりするだけでもスクレイピーを発症させることができたのである．この感染性を持つタンパク質という考え方はあまりにも奇抜すぎて素直には受け入れられず，未知の細菌やウイルスの介在が疑われた．これまでの常識では感染（形質転換）能を持つ物質は核酸に限られていたからである．しかしどの実験においてもスクレイピーの病原体は細菌やウイルスはおろか核酸でさえなく，プリオンタンパク質であるという考え方を支持する結果が出た．

その後の多くの研究により，すべての哺乳動物は唯一のプリオン遺伝子（*Prn-p*）を持っており，発現するプリオンタンパク質（PrP：ヒトでは253アミノ酸）は脳神経系で何らかの重要な働きをしていることがわかってきた．実際，プリオン遺伝子を破壊したノックアウトマウスでは若いうちは普通のマウスと変わりない挙動を示したが，高齢（70週齢）になると運動を制御する小脳の神経細胞が著しく消失し，まっすぐ歩けないなどの運動障害を起こした．

プリオンはアミノ酸配列は同一だが立体構造の異なる，水溶性の正常型プリオン（PrP^C）と不溶性のスクレイピー型プリオン（PrP^{Sc}）という安定エネルギー値が近い2つの形態をとることができる．PrP^{Sc}はPrP^{C}と比べてαヘリックスと呼ばれる円筒状の構造がβシートと呼ばれる平板状の構造に変化し，βシートが10倍以上（3%→43%）も増えている（図5-9）．問題はPrP^{Sc}がPrP^{C}を不溶性のPrP^{Sc}へ変換する能力を持つことにある．不思議なことにこの逆の変換は起こらない．そのためPrP^{Sc}は感染性を示すのである．プリオン感染の仕組みには以下のモデルが考えられている（図5-10）．まず，未知の原因でPrP^{Sc}型の立体構造をとってしまったプリオンは脳神経細胞に侵入後，正常なPrP^{C}に接触してその立体構造をPrP^{Sc}型に変換する．次いでPrP^{Sc}へ変換されたPrP^{Sc}も感染性となり，近くのPrP^{C}に接触して次々とPrP^{Sc}に変換していく．こうしてネズミ算式にPrP^{Sc}が増えていく結果，脳内の神経細胞はPrP^{Sc}でいっぱいになってしまい，凝集した不溶性線維となって神経細胞を死滅させる．

スクレイピーでは細胞内にあるほとんどのPrP^{C}がPrP^{Sc}に変化しており，正常に機能しないまま**スクレイピー関連線維（SAF）**と呼ばれる不溶性の線維となって脳に蓄積し，神

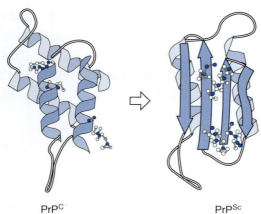

図5-9　正常のプリオンタンパク質（PrP^C）とスクレイピー型プリオンタンパク質（PrP^{Sc}）の立体構造の比較
PrP^{C}のαヘリックス部分がPrP^{Sc}ではβシートに変化している．

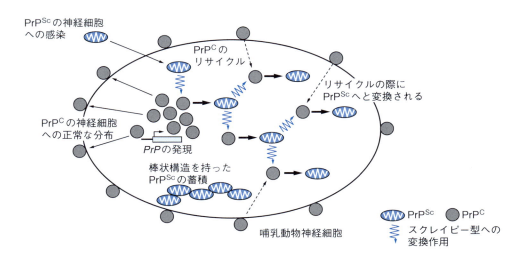

図 5-10　スクレイピープリオン (PrP^{Sc}) の発症機序のモデル
神経細胞への感染ののち正常なプリオン (PrP^C) を次々とスクレイピー型 (PrP^{Sc}) へ変換していき，ついには特異な棒状構造を持った PrP^{Sc} を蓄積させ発症に至らせる．

経機能を低下させる．正常な PrP^C は生合成されたら 30 分で半減するくらい代謝回転が速いタンパク質であるが，PrP^{Sc} に変化すると半減するのに 15 時間もかかるため生合成が勝って細胞内に蓄積してしまうのである．PrP^{Sc} は PrP^C と違ってタンパク質分解酵素であるプロテアーゼ K により消化分解されないので，食べてからも胃液の中に含まれるタンパク質分解酵素で消化されることもなく，血液中を無傷のまま運搬されて脳組織まで到達する．

ヒトの海綿状脳症のうち遺伝性が疑われている症例においては患者に特異的なプリオン遺伝子の点突然変異がいくつかみつかっている．これらのアミノ酸置換はいずれも PrP^C の正常な立体構造を壊すことでスクレイピー型へ変換していると考えられる．とくに GSS における Pro102 → Leu 変異は北米，日本，ドイツ，英国などの罹患家系発症者において人種を越えて報告されている．実際，プルシナーらがこの変異を持つトランスジェニックマウスを作製し，4 世代にわたる子孫 176 匹を調べたところ，Pro102 → Leu 変異を引き継いだ 87 匹のうちの 35 匹に海綿状脳症の自然発生が認められた．この結果は Pro102 → Leu 変異のみで PrP^C を自発的に PrP^{Sc} へ変換できることを示唆する．

11　パーキンソン病

神経変性疾患の 1 つであるパーキンソン病 (PD) は脳内の神経伝達物質ドーパミン不足とアセチルコリンの相対的増加とを病態とする進行性の疾患で，高齢になるほど発症率および有病率は増加する (40 歳以下の発症は若年性 PD と呼ぶ)．英国の医師 [パーキンソン (J. Parkinson)] がこの病気の特徴を『振戦麻痺』というタイトルの本で紹介したのが名前の由来である (1817 年)．日本全体で 10 万人以上という膨大な患者数は，高齢社会を迎え

ていっそうの増加が心配されている．発病すると安静時に手足が震え（振戦），手足がこわばり（固縮），動作が緩慢（寡動，無動）となり，転びやすくなる（姿勢反射障害）という症状が片側から始まりほかの部分へ進行する．ほかにも自律神経症状（便秘や立ちくらみ）や精神症状（睡眠障害，気持ちの落ち込み）を合併することが多い．

脳基底核に接続している中脳の黒質といわれる部分で細胞数が減少し，十分な量のドーパミンが作られなくなって神経同士の連絡が異常となるだけでなく，別の神経伝達物質とのバランスが崩れることが病因だと考えられている．残存神経細胞やその突起の一部にはレビー小体と呼ばれる封入体が観察され，そこにはセリン 129 がリン酸化された α-シヌクレインの異常な蓄積が認められる（図 5-11a）．α-シヌクレインは，その断片が，アルツハイマー病（先述）に蓄積するアミロイド中の（主な構成成分であるアミロイドベータとは別の）成分として発見されたが，のちに由来するタンパク質がシビレエイ属のシヌクレインタンパク質と相同であることから，ヒト α-シヌクレインと呼ばれるようになった．

家族性 PD の研究から数多くの原因遺伝子（*PARK1*～*PARK18*）が同定されてきた．*PARK1*（=*SNCA*）は異常な α-シヌクレインをコードしており，認知機能障害を合併した若年発症（40 歳前後）である以外は高齢で発症する非遺伝性 PD と似た臨床症状を示す．*PARK4* は *SNCA* 遺伝子のコピー数多型（CNV，☞ 289 頁）によって起こる．α-シヌクレインは伸張した単量体の状態から線維化構造に変化する過程でオリゴマーからなるプロトフィブリルと呼ばれる膜傷害性と神経毒性を示す状態に変化する．*PARK2* はユビキチン

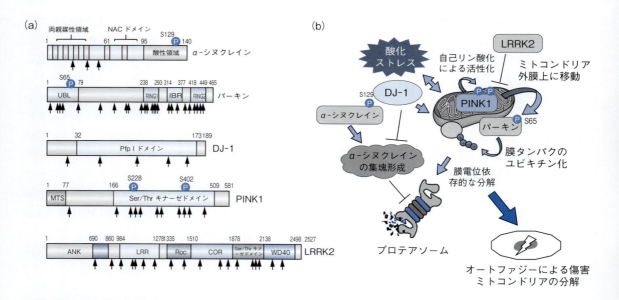

図 5-11　PD 関連タンパク質を介した PD 発症のモデル
(a) PD 発症に関わるタンパク質の構造比較と PD 患者でみつかったアミノ酸変異の位置（矢印）
(b) PD 発症の分子モデル．ミトコンドリアが傷害されて内膜の膜電位が低下すると PIKN1 がミトコンドリアに蓄積してパーキンをミトコンドリア外膜上に移動させる．パーキンは膜タンパクをユビキチン化しプロテアソームで分解させるとともに，オートファジー機構を介して傷害ミトコンドリアを選択的に除去する．PD ではこの分解経路のどこかが破綻している．ほかの因子については本文を参照．

リガーゼ（細胞内で不要なタンパク質を分解するシグナルであるユビキチンを標的に結合する）（☞ 82頁）の1つであるパーキン（Parkin）をコードする．変異したパーキンは不要なタンパク質を適切に分解できない．*PARK5* は脱ユビキチン化酵素である UCHL1 をコードする．変異型 UCHL1 はユビキチンの制御が不全で α-シヌクレインの蓄積を促すと考えられている．*PARK6* は PINK1 をコードする．PINK1 はパーキンと同じ経路で働いているミトコンドリア局在性のキナーゼ（標的をリン酸化する酵素）で，ミトコンドリア膜上で自己リン酸化して活性化され，パーキンを外膜に蓄積させる（図5-11b）．パーキンは膜上のタンパク質をユビキチン化することでプロテアソームによる分解に導くとともに，ミトコンドリアのオートファジー（別名マイトファジー）を促して損傷したミトコンドリアの分解を促進する．PINK1（またはパーキン）が変異すると適切なミトコンドリアの品質管理ができなくなって異常なミトコンドリアを蓄積させる．その結果，膜電位差（プロトン勾配）の制御が異常となり神経細胞が変性するという．*PARK7* は，ミトコンドリアに局在して活性酸素を除去することで酸化ストレスからミトコンドリアを保護する DJ-1 をコードする．DJ-1 では 106 番目のシステインの軽度な酸化が活性に必須だが，変異 DJ-1 では過度に酸化されてしまって不活性性化し発症につながると考えられている．*PARK8* は LRRK2，別名ダーダリン（語源はバスク語の手足の震え）をコードする．変異した LRRK2 はポストシナプスのカルシウムバランスを崩し，その結果，樹状突起からミトコンドリアを過剰に除去（マイトファジーの誘導）させるとともにパーキンとの相互作用を介したタンパク凝集と細胞死を引き起こして発病するらしい．*PARK9* はリソソームに局在するタイプ 5-P 型 ATP アーゼ（ATP13A2）をコードする．変異 ATP13A2 は本来のリソソームを離れて小胞体に集積しており，その結果，リソソームが機能不全となって，シャペロン介在性オートファジー（シャペロンによりリソソームに運ばれて分解される）による不要なタンパク質の分解を停滞させ，α-シヌクレインも蓄積させて神経変性を引き起こす．この症状は Kufor-Rakeb 症候群（KRS）としても有名である．*PARK13* はミトコンドリア内に発現する HtrA2（セリンペプチダーゼ 2）をコードし，その変異により標的タンパク質の分解が適切に進められなくなる．

　以上のようにミトコンドリアの機能障害は PD の病因として重要である（図5-11b）．ミトコンドリア複合体Ⅰを阻害することでミトコンドリアに機能障害を起こす薬物（MPTP，ロテノン，アンノナシンなど）は実験動物において PD と似た病態を起こし，遺伝性のみでなく孤発性の PD においてもミトコンドリアの呼吸鎖の機能障害が観察される．MPTP は米国の若者が不純物の多い自家製の覚醒剤を注射して PD と似た症状を発症した事件から発見された．その経緯は，若者のうちの1人が交通事故で亡くなって解剖されたところ，黒質のドーパミン神経の数が大幅に減少していたことから，覚醒剤中の不純物に関する研究が進められ，ドーパミン神経を破壊する原因物質として MPTP が同定された．MPTP が体内に入ると脳内のアストロサイトとセロトニン作動神経に存在するモノアミン酸化酵素（MAO）に代謝されて毒性を持つ MPP^+ となって神経を傷害する．ロテノンはミトコンドリア中の電子伝達系を阻害する天然化合物（ある種の植物の根や茎に含まれる）で東南アジアや南米の原住民の間で古くから農薬（殺虫剤）あるいは漁獲剤として使用されてきたが，ラットに投与すると PD 類似な症状を発症したので問題となった（2000年）．米国では非合成物と認められており有機農法に使える．農薬として環境中にばらま

オートファジー

　オートファジーは酵母からヒトに至るまでの広範な生物にみられる，「一度に多くの細胞内のタンパク質を分解する」ための仕組みで，①マクロオートファジー，②ミクロオートファジー，③シャペロン介在性オートファジーの3つに分類される．一方，分解する標的によって以下の3つの異なる名称を持つ．①ペキソファジー（細胞小器官のペルオキシソームを選択的に分解する），②マイトファジー（細胞小器官のミトコンドリアを選択的に分解する），③ゼノファジー（細胞内に侵入した細菌を分解する）．また個体発生の過程で重要な以下の3種類のプログラム細胞死の1つでもある．①アポトーシス，②オートファジーを伴う細胞死，③ネクローシス．実際，オートファジー関連遺伝子を阻害すると個体発生が異常となる．

　マクロオートファジーでは細胞の生存を脅かすストレス（異常タンパク質の蓄積，栄養状態の悪化，病原微生物の侵入など）が生じると，細胞質内の異物の周りにリン脂質が集まって脂質二重膜を形成し，それが大きくなってオートファゴソームと呼ばれる小胞となる．動物細胞においてはオートファゴソームとリソソームが膜融合を起こしてオートリソソームを形成し，その内部に取り込まれたタンパク質や脂質などを分解酵素によって分解する．個体が飢餓状態におかれてアミノ酸の供給が断たれると，細胞は不急なタンパク質をオートファジーによって分解し，生存に必須なタンパク質生合成のためのアミノ酸供給源とする．実際，マウスを一晩絶食させると肝細胞でオートファジーが起きる．ミクロオートファジーでは異常タンパク質は液胞（植物の場合）やリソソームに直接取り込まれ，その内部で分解される．シャペロン介在性オートファジーではシャペロンと呼ばれる特殊なタンパク質が異常タンパク質に結合することで液胞やリソソームへの取り込みが促進され，その内部で分解される．

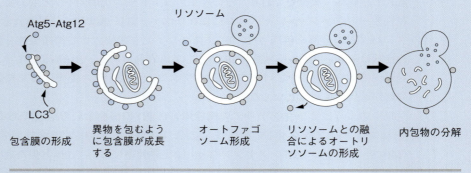

オートファジーの仕組み
細胞質内の異物を認識すると，LC3やAtg5-Atg12などオートファジー制御タンパク質の働きで包含膜（inclusion membrane）が形成され，それが異物を包むように大きくなってオートファゴソームが形成される．そこにリソソームが融合してオートリソソームとなり，やがて内包物は分解酵素群によって壊されていく．

かれるロテノンへの被曝がPD患者の増加にどの程度関わっているかは確定していない．アンノナシンはカリブ海諸島で自生する果物であるトゲバンレイシ（サワーソップ）に含まれ，食べ過ぎるとPD様症状を発症する．トリアマゾンという商品名で売られている未認可ハーブ薬（サプリメント）の有効成分でもある．

症状を緩和するための効果的な対症療法が発達してきたおかげで予後が延長しつつある．治療の中心は薬物治療である．たとえば主に運動症状に対して極めて有効なドーパミン補充療法ではドーパミンの前駆物質であるレボドパ（L-ドパ）を適用する（ドーパミンが血液-脳関門を通過できないため）．この際，ドーパミン脱炭酸酵素阻害薬であるカルビドパやベンセラジドとの合剤を用いることが多い．ドーパミンの代わりにドーパミン受容体に直接作用するドーパミンアゴニスト（作用薬）も有効である（☞ 131 頁）．薬剤の化学構造の違いにより，麦角系（カベルゴリン，ペルゴリド，ブロモクリプチンなど）と非麦角系（プラミペキソール，ロピニロール，タリペキソールなど）に分類される．レボドパと比べると効果は劣るが，作用時間が長く，ウェアリングオフ（次の薬を飲む前にパーキンソン症状が現れる）やジスキネジア（体が勝手に動いてしまう症状）という運動合併症を起こしにくいという利点がある．長期にわたる薬物治療の限界である運動合併症が出現した場合には脳深部刺激療法（なかでも視床下核刺激術）や定位的破壊術という外科手術を受けるという選択肢もある．

いったん傷つくと再生しないドーパミン産生細胞を移植して補おうという再生医療の研究が進んでいる．iPS 細胞から作り出した神経細胞を使って PD を人工的に発症させたラットを治癒することには成功した（2008 年）．しかし患者のゲノムに異常がある場合には患者の細胞を用いた移植治療は有効でないため健常人の iPS 細胞を使わなくてはならない．iPS 細胞の利点である拒絶反応なしの移植治療ができるかどうか，移植時にドーパミン以外の神経伝達物質を作る細胞の混入をどう防ぐか，乗り越えなければならない高い壁が立ちはだかっている．

⑫　がん遺伝子

がん細胞は特定の遺伝子の変異により細胞増殖の制御がはずれて無秩序に増殖するようになった異常細胞である．**がん遺伝子**（オンコジーン）とは正常の細胞では適度に発現して正しく機能しているが，何らかの変異原によってその遺伝子が変異すると細胞ががん化してしまうような遺伝子である．発がん性を示すがん遺伝子という概念は 1970 年代，RNA を遺伝情報として持つ**レトロウイルス**のうち発がん性を持つ **RNA 腫瘍ウイルス**の研究の中から初めて提唱された．RNA 腫瘍ウイルスの基本型として潜伏期の長いリンパ性白血病ウイルス（LLV）があり，ゲノム上にウイルスの複製に必須な *gag*, *pol*, *env* と呼ばれる 3 つの遺伝子を持っている．一方，類似だが感染後は数週間のうちに宿主にがんを作るウイルスとしてラウス肉腫ウイルス（RSV）が知られていた．RSV と LLV のゲノムを比較したところ RSV は *gag*, *pol*, *env* 以外にもう 1 つ，*src* と名づけられた遺伝子を持っていることが明らかにされ，*src* が RSV に強い発がん性を与えていることが明らかにされた（図 5-12）．この発見をきっかけにして，強い発がん性を持つほかの RNA 腫瘍ウイルスのゲノム構造が次々に決定され，そこから新たな発がん性を示す遺伝子（がん遺伝子と総称された）が続々と同定されていった．1980 年代に入ると Src がチロシンキナーゼ活性を持つことが示されたのを皮切りにほかのがん遺伝子産物（タンパク質）の機能も次々に明らかにされてきた（表 5-2）．

一方，解析が進むにつれてがん遺伝子と相同な遺伝子が魚類からヒトに至るまでの種を

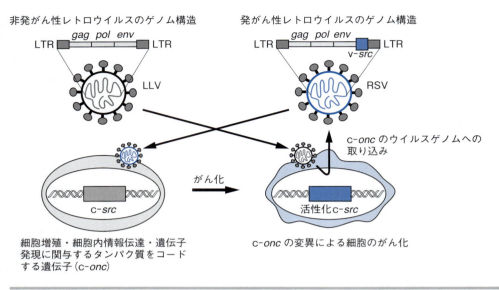

図 5-12　発がん性レトロウイルスゲノムの中に初めてみつかったがん遺伝子（src）
細胞内にもともと存在する，細胞増殖・細胞内情報伝達・遺伝子発現に関与するタンパク質をコードする遺伝子（c-onc）が変異して過剰活性化することで細胞はがん化する．非発がん性レトロウイルスであるLLVはあるときがん化細胞に感染したのち増殖の過程で，この活性化したc-onc（図ではc-src）を自身のゲノムに取り込んでしまう．これをv-oncと呼ぶ（図ではv-src）．このタイプのレトロウイルスは発がん性を持つため，感染した細胞はがん化してしまう．

表 5-2　代表的な RNA 腫瘍ウイルスがん遺伝子の種類とその特徴

遺伝子名	関連する腫瘍	由来するウイルス名	細胞内局在	遺伝子産物の特徴	ヒト染色体座位
src	肉腫	ラウス肉腫ウイルス	細胞膜	チロシンキナーゼ	20q12
yes	肉腫	Y73 肉腫ウイルス	細胞膜	チロシンキナーゼ	18q2.13
fgr	肉腫	ガードナー・ラシードネコ肉腫ウイルス	細胞膜	チロシンキナーゼ	1q36-36.2
fms	肉腫	マクドノウ肉腫ウイルス	細胞膜	CSF-1 受容体，チロシンキナーゼ	5q34
erbB	赤芽球症，肉腫	トリ赤芽球症ウイルス，H 株，ES4（R）株	細胞膜	EGF 受容体，チロシンキナーゼ	7q12-13
abl	白血病	エイベルソンマウス白血病ウイルス	細胞質/核	チロシンキナーゼ	9q34
kit	肉腫	ハーディー・ザッカーマン4ネコ肉腫ウイルス	細胞膜	チロシンキナーゼ，増殖因子受容体	4q11-12
crk	肉腫	CT2 トリ肉腫ウイルス	細胞膜	チロシンキナーゼアダプタータンパク質	17p13
mos	肉腫	モロニーマウス肉腫ウイルス	細胞膜	セリン/トレオニンキナーゼ	8q11
raf	肉腫	3611 マウス肉腫ウイルス	細胞膜	セリン/トレオニンキナーゼ	3p25
sis	肉腫	サル肉腫ウイルス	分泌	血小板由来増殖因子	22q12-13
H-ras	白血病，肉腫	ハーベイマウス肉腫ウイルス	細胞膜	GTP/GDP 結合タンパク質	11p15
K-ras	白血病，肉腫	カーステンマウス肉腫ウイルス	細胞膜	GTP/GDP 結合タンパク質	12p12
myc	扁平上皮がん，白血病，肉腫	MC29 骨髄球症ウイルス	核	転写調節因子	8q24
fos	骨肉腫	FBJ 骨肉腫ウイルス	核	転写調節因子	14q21-31
jun	肉腫	トリ肉腫ウイルス	核	転写調節因子	1p31-32

越えた正常な細胞のゲノムにも存在することがわかってきた．さらに正常な細胞でもこれらのがん遺伝子は発現され，何らかの機能を果たしていることも明らかにされてきた．そこでこれら RNA 腫瘍ウイルスのがん遺伝子と細胞染色体上の相同な**がん原遺伝子**（プロトオンコジーン）を区別するため，前者を v（viral）-*onc*（v-*src* など），後者を c（cellular）-*onc*（c-*src* など）と呼ぶようになった．両者の塩基配列を比べてみると，RNA 腫瘍ウイルスのがん遺伝子はがん原遺伝子の一部が変異して制御が効かない状態になったタンパク質を産生していることがわかった．がん原遺伝子の産物は増殖因子のシグナルを受けて必要なときに細胞を増殖させるという役割を持つものが多い．この遺伝子が常に活性化されるタイプのアミノ酸置換を起こすように変異すると，外界からは増殖せよとのシグナルがきていないにもかかわらず，ひっきりなしにスイッチが入った状態で増殖し続ける，いわゆるがん細胞の特徴を有するようになるのである．また，がん遺伝子自体が変異しなくても，そのすぐ上流にウイルス遺伝子のプロモーターが入り込み，正常では少量しか発現していない遺伝子を大量に発現することで増殖の制御を狂わせて細胞をがん化させる場合もある．HIV などの RNA 型がんウイルスががん化能を示す原因の 1 つとなっている仕組みである．さらに DNA 型がんウイルスの中には，正常細胞に存在する増殖制御タンパク質の機能を真似ながら嘘の増殖シグナルを送り制御不能にして細胞をがん化させるものもある．

　もともとがん遺伝子を持たない LLV が感染すると宿主の染色体と組換えを起こして潜り込んでしまう．レトロウイルスはトランスポゾンの一種（☞ 56 頁）でもあるのでゲノムを動き回ることもできるが，組換えサイトは厳密性を欠くため，その際に細胞遺伝子をウイルスゲノムの一部として取り込んでしまうこともある．RNA 腫瘍ウイルスの複製は塩基配列のコピーミスが多いという特徴を有するため，頻繁に変異を起こし，そのうちのどれかが次に感染する細胞の増殖制御を狂わせてしまう強発がん性のウイルスに変身していくというモデルが現在考えられている．

　これまでに 100 種類近くのがん遺伝子がヒトの DNA の中に発見されてきたが，それらの多くは過剰発現するか変異を起こすことで，細胞外からの「増殖せよ」との信号がきていないときでさえ，細胞内へ増殖せよとの信号を出し続けることで細胞をがん化させる．それら因子の機能解析によって細胞増殖の基礎研究が大きく進展していった．その作用機序は以下の 5 つの増殖信号経路に分類できる（図 5-13）．①G タンパク質共役型受容体（GPCR）-低分子量 G タンパク質（Ras など）を介した経路，②受容体型チロシンキナーゼ（EGFR など）を介した経路，③非受容体型チロシンキナーゼ（Src など）を介した経路，④細胞内受容体（ステロイドホルモンなど）を介した経路（ErbA など），⑤細胞増殖を誘導する転写制御因子（Jun，Myc，Fos など）を介した経路．

13　がん抑制遺伝子

a）がん抑制遺伝子とは

　細胞の増殖を抑制するタンパク質をコードする遺伝子が異常を起こすことでがん化させるタイプのがん遺伝子が発見され，それらは**がん抑制遺伝子**と総称されるようになってきた．正常細胞において，遺伝的にあるいは環境の作用によってがん抑制遺伝子が欠損する

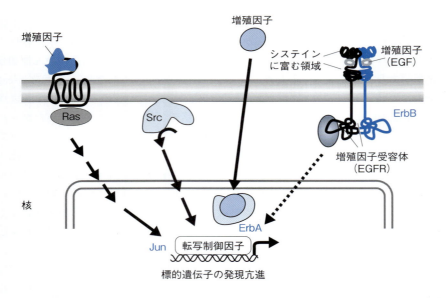

図 5-13　代表的ながん原遺伝子の作用機序
がん原遺伝子は，それが生み出すタンパク質の機能によって分類できる．いずれも細胞外からの増殖せよとの信号がきていないときでさえ，誤って細胞内へ増殖せよとの信号を出し続けているような変異を起こすことで細胞をがん化させる．

と，増殖抑制が効かなくなり無秩序な細胞増殖が始まる．このとき，両親から受け継いだ1対の相同染色体の両方のがん抑制遺伝子が欠損しない限り抑制作用は残る．つまりがん抑制遺伝子は劣性がん遺伝子と呼ぶこともできる．がん抑制遺伝子の概念自体は，ある種のがん細胞と正常細胞を融合させると正常細胞に戻るという細胞融合実験によって1970年代にはすでに提出されていた．がん細胞では特定の遺伝子が欠失しており，その結果失われた機能が正常細胞の相同な遺伝子によって相補されたと解釈されたのである．

b) がん抑制遺伝子 *Rb*

　がん抑制遺伝子の最初の実例は1980年代に入って，小児の眼に腫瘍が生じる**網膜芽細胞腫 (Rb)** というまれな遺伝性のがんの原因遺伝子 (*Rb*) として発見された．発がん家系の遺伝子連鎖解析と染色体欠失の解析から網膜芽細胞腫の発生には *Rb* が配座する染色体領域 (13q14) の欠失が密接に関わっていることが示されたのである．患者は先天的に13q14の欠失を片方の親から受け継いでいるが，もう一方の親の正常 *Rb* のおかげで腫瘍は発生しない．ところが後天的にもう一方の正常 *Rb* に変異が起こると確実に網膜芽細胞腫が生じてしまうのである（これをツーヒットモデルと呼ぶ）．この領域は変異が起こりやすく，平均14ヵ月という若い発症平均年齢をもって患者は両眼に腫瘍を起こしてしまう．網膜芽細胞腫には非遺伝性のものもあり，その場合は両染色体の *Rb* 座位に変異が重ならなければならないせいか，発症年齢は遅くなり腫瘍も片眼に起こることが多い．*Rb* の塩基配列が決定され，*Rb* の機能が調べられた結果，*Rb* は核内に存在し細胞周期制御に

深く関わっていることがわかっている．これ以降，がん抑制遺伝子の実例は着実に増加してきた（表5-3）．

c）がん抑制遺伝子 *p53*

約半数のヒトのがんで分子量53 kDaの転写制御因子をコードする***p53***と呼ばれるがん抑制遺伝子の異常がみつかっている．それらのがん細胞では*p53*の発現がまったく見いだされないか，*p53*を発現しているがん細胞においても何らかの変異が見いだされる．異常なp53が正常なp53の作用を邪魔するのである．この現象は**優性阻害**（ドミナントネガティブ）と呼ばれる．なぜなら，異常なp53が正常な機能（ほかのタンパク質との相互作用など）を一部残しているときには，本来の正常な機能が欠失している（ネガティブ）かのような特異的阻害の表現型を示すのに，遺伝様式は優性（ヘテロ接合体でも形質が現れる）となるからである．

p53は**ゲノムの管理人**とも呼ばれ，ゲノムの保全状態を常に監視している（図5-14）．普段は発現されていないが，DNA損傷が起こると大量に発現誘導され，誤ったDNA生合成を防ぐため細胞周期をG_1期あるいはG_2期で停止させて傷害が修復されるまでの時間をかせぐ（**細胞周期チェックポイント制御**，☞ 84頁）．もしDNAの傷が深くて修復不能と判断したときには細胞をアポトーシスへと誘導して殺してしまう．一方でp53は除去修復を担っている諸因子と複合体を形成し，直接にDNA損傷修復に参加している可能性も指

表5-3 代表的ながん抑制遺伝子

遺伝子名	機能	変異が原因となる遺伝性がん	変異が観察されたほかのがん種
p53	転写制御因子	リー・フラウメニー症候群	半数以上の各種がんで変異
Rb	転写抑制因子	網膜芽細胞腫・骨肉腫	多数の各種がんで変異
INK4a（*p16*）	CDK阻害因子（Rb活性化）	メラノーマ	多数の各種がんで変異
ARF	MDM2拮抗因子（p53活性化）	メラノーマ	多数の各種がんで変異
APC	Wnt/Wingless信号伝達	家族性大腸腺腫症	大腸がん
DCC	N-CAM様膜タンパク質	家族性大腸腺腫症	大腸がん
PTCH	Hedgehog信号伝達（受容体）	ゴーリン症候群	髄芽細胞腫・横紋筋肉腫
SMAD4	TGFβ信号伝達（転写因子）	若年性ポリープ症	膵臓がん，大腸がん
PTEN	脂質脱リン酸化酵素	コウデン症候群	神経膠芽腫・子宮内膜症・前立腺がん
TSC 1, 2	GTPase活性化複合体 （mTOR阻害）	結節性硬化症（過誤腫）	血管線維腫・腎臓がん
NF1	GTPase活性化（Ras）	神経線維腫症	肉腫・神経膠腫
NF2	細胞膜裏打ちタンパク質	神経鞘腫	
WT1	転写制御因子	ウィルムス腫瘍	
MSH2, MLH1	DNAミスマッチ修復	リンチ症候群	子宮内膜症，消化器・卵巣・膀胱がん
ATM	DNA損傷（タンパク質キナーゼ）	毛細血管拡張性運動失調	リンパ節網内細胞腫，白血病
NBS1	DNA修復	ナイメーヘン症候群	リンパ節網内細胞腫，白血病
CHK2	DNA損傷（タンパク質キナーゼ）	リー・フラウメニー症候群	
BRCA1, BRCA2	DNA修復	家族性乳がん，卵巣がん	
*FA*遺伝子群	DNA修復	ファンコニ貧血症	急性骨髄性白血病
VHL	E3リガーゼ認識因子（HIFα）	フォンヒッペル・リンドウ症候群	腎臓がん，小脳性血管肉腫

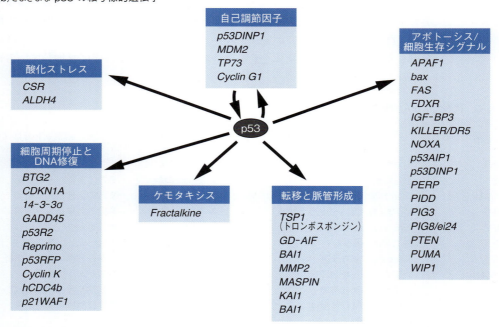

図 5-14　p53 のドメイン構造 (a) と転写標的遺伝子 (b)

摘されている．このような多彩な機能を持っているため，ひとたび p53 に欠損が生じると染色体 DNA の不安定性が増大しがん化への速度を増加させる．

　p53（393 アミノ酸）は細胞周期停止やアポトーシス誘導に関わる一群の遺伝子の 5' 上流やイントロンに存在する RRRC (A/T)(A/T) GYYY という塩基配列に 2 分子として特異的に結合して転写を増大させる．注目すべき標的遺伝子は **Cyclin G1**，CDK 阻害因子の

p21，がん遺伝子の **MDM2**，アポトーシス制御因子の **bax**，細胞核内外運搬因子の *14-3-3σ* などである（図 5-14b）．*p53* のノックアウトマウスは線維芽細胞の**中心体**（セントロソーム）数が異常なことや生後 6 ヵ月以内に高頻度で悪性リンパ腫を発症すること以外は正常である．2 つの *p53* 類似の遺伝子（*p63*，*p73*）が *p53* の欠損を補償すると考えられている．

　ユビキチンリガーゼ（E3）でもある MDM2 は p53 と特異的に結合して細胞質へ運び出し，分解シグナルとなるユビキチン（☞ 82 頁）を結合し，p53 をタンパク質分解複合体であるプロテアソームに運び分解してしまう．あるいは核内で p53 と結合して p53 の転写制御因子としての機能を失わせる機能も併せ持ち，いずれにしても p53 の阻害因子として細胞をがん化する．一方，MDM2 および p53 と複合体を形成する因子として，核小体に局在する **ARF** が知られている．ARF は MDM2 を p53 から引き離して核小体に引き込むことで MDM2 を邪魔して，p53 をプロテアソームによる分解から守って安定化するらしい（図 5-15）．サイクリン G1 はこの複合体に結合し，この核小体移動に必須な役割を果たしているため，*Cyclin G1* ノックアウトマウスでは p53 が大幅に不安定になっている．

　この遺伝子領域（9p21）からは，翻訳枠をずらして異なるアミノ酸配列を持つ $p16^{Ink4a}$ と呼ばれる CDK 阻害因子（☞ 79 頁）が産生される．別の読み枠を無理して使用しているため，ヒトとマウスでは $p16^{Ink4a}$ のアミノ酸配列が似ている（73％一致）のに，ARF は別のタンパク質ではないかと見間違うほどにアミノ酸配列が異なる．それでも機能に重要な細胞内局在に必要な塩基性アミノ酸（とくにアルギニン）に富むという特徴は保持されている．これは進化的には *ARF* mRNA の方が後で生まれたことを示唆する．$p16^{Ink4a}$ はサイクリン D と競合する形で CDK4（あるいは CDK6）と結合して CDK4（6）のキナーゼ活性を失活させる．そのためリン酸化標的である pRB をリン酸化することができず，pRB がいつまでも E2F 転写制御因子に阻害的に結合したままになる．その結果，E2F の標的遺伝子である S 期開始制御遺伝子群が転写誘導されず，細胞周期は G_1/S 期に停止したままになって増殖抑制が起こる．ちなみに *ARF* も E2F の標的遺伝子である．かくして，$p16^{Ink4a}$ は **Rb 経路**を，ARF は **p53 経路**をというふうに 9p21 領域は 2 つの重要な増殖制御系に関わっているため，とくにエキソン 2 の中で起こる変異は細胞増殖制御に重大な影響を与える．実際，多くのがん患者のがん細胞でこの遺伝子領域の欠損が生じている．

⑭　がんの多段階発症説

　ヒトのがんは発がん物質が体内に取り込まれたといってもすぐに発症するわけではなく，長い時間をかけて徐々に発症して悪化していく．マウスやラットなどの動物を使った実験的な化学発がんにおいても，起始，促進，進行という 3 つの過程を経て徐々にがん化が進んでいくことが知られている．ボーゲルシュタイン（B. Vogelstein）はヒトの大腸がんの発症過程を詳しく調べて 1988 年に**多段階発がん説**（図 5-16）を提唱した．

　まず正常な大腸の上皮細胞はさまざまな化学物質や物理的刺激によって肥大上皮となる．この時点では細胞ゲノムの遺伝子の変異は顕著でない．病理的にみて肥大上皮細胞から初期腺腫（クラス I）に移行する過程で一部の遺伝子のシトシンのメチル基が除かれた状態になる．続いて，がん遺伝子の一種である K-*ras* の 12，13，61 番目のアミノ酸の点

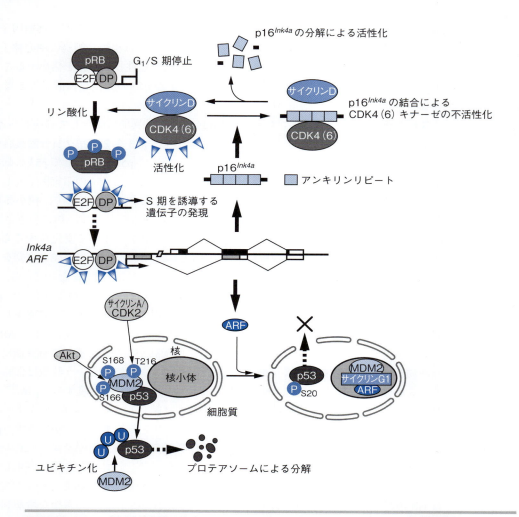

図 5-15 *Ink4a/ARF* 遺伝子の産生する 2 つの異なるアミノ酸配列を持つタンパク質の作用

突然変異が起きて K-ras の活性化が観察される中期腺腫（クラス II）の状態となる．この変化は変異細胞の細胞増殖を促進するため，次の変異が起こるための母集団が増えることとなる．次に起こるのは *DCC* と呼ばれるがん抑制遺伝子（☞表 5-3）の欠失であり，その結果はっきりとした前がん病変である後期腺腫（クラス III）の状態となる．次に *p53* がん抑制遺伝子の欠失が起こるとまったく制御の効かないがん腫の状態となり，がん細胞は**浸潤**を伴った無秩序な増殖を始める．この過程の間には *MCC* や *APC* などのがん抑制遺伝子の変異や欠失も観察されることがある．p53 の欠失の後は染色体の不安定性が増し，欠失・増幅・転移がいっそう激しく起こるようになってほかのがん遺伝子の活性化やがん抑制遺伝子の欠失が起こり，転移がんとして異所的ながんの発生を起こすようになる．

　この多段階発がんのシナリオは，変異する遺伝子の種類や順番に多少の変更があるにせよ，大腸がん以外にも皮膚がん，乳がん，子宮頸がん，胃がん，肝がんなどでも成り立つ

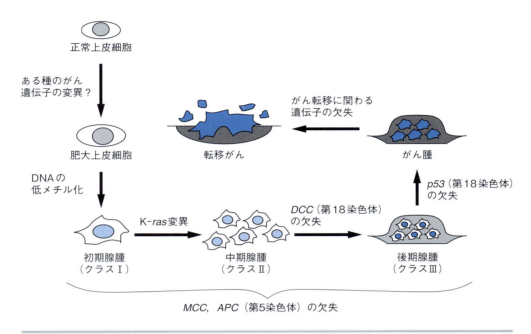

図 5-16 大腸がんの多段階発がん説
ほかのがんでも類似の過程で進んでいくと考えられる．

と信じられている．実際，多くの臨床例でこのシナリオに沿ったがん抑制遺伝子の欠失によるヘテロ接合性の消失が検出されてきている．注目すべき点は臨床的に数多く接するレベルでのヒトのがんにおいては，100種類近くも同定されているがん遺伝子の変異は，このモデルに出てくるK-ras以外のがん遺伝子ではあまり検出されていない点である．代わりに数少ないがん抑制遺伝子が多くのがん患者のがん細胞で高頻度に欠失している．この事実は，がん遺伝子の機能解明以上にがん抑制遺伝子の機能解明が，がんの治療と予防において大切であろうことを示唆している．さらにがんにおける染色体の不安定性の原因を究明することが，今後のがん研究における重要なポイントであることを示している．

15 腸内フローラと病気

　長さが約10 mもあるヒトの腸内には約3万種類，1,000兆個，総重量で約1.5 kgの**常在細菌**と総称される細菌類が腸内細菌叢（細菌の群れ）を構成して生息しているという．この様子がまるでお花畑（フローラ）のようにみえることから「腸内フローラ」と呼ばれる．腸内環境は酸素が少ないので腸内細菌の99％以上が実験室で培養できない**嫌気性**細菌である．腸内細菌の代表のように考えられている**培養**可能な**好気性**細菌の**大腸菌**は，全体の0.1％にも満たない．培養ができないことで研究が遅れていたが，最近では糞便から採取した腸内細菌のDNAの塩基配列を極小量のまま直接決定できるようになってきたので解析が急激に進んできた．

　腸内細菌は大きく3種類に分類できる．1つは有害物質（硫化水素やインドール，スカ

トール，アンモニアなど）を作り出すことで体に悪い働きをする悪玉菌（病原性大腸菌，黄色ブドウ球菌など）で，これらが増えると便秘や下痢などお腹の調子が悪くなる．2つ目は身体によい働きをする善玉菌（乳酸菌やビフィズス菌など）で，健全な腸の運動を促したり悪玉菌の侵入や増殖を防いだりすることでお腹の調子を整える．3つ目はどちらにも属さない日和見菌（ひよりみきん）で，腸内の善玉菌・悪玉菌のうち優勢な方に味方して作用する．理想的な腸内フローラの状態は，善玉菌（20%），悪玉菌（10%），日和見菌（70%）といわれている．これらの腸内細菌の組成には個人差とともに，食餌内容や加齢などによって変化するため，腸内フローラの適正な制御がヒトの健康改善につながるという考えが提唱されている．実際，腸内フローラが産生する物質は腸から吸収されて全身を巡ることもあり，最近では腸内フローラが肥満・免疫疾患・がん・生活習慣病・老化などにも関係することもわかってきた．たとえば善玉菌を好む日和見菌であるバクテロイデス門に属する細菌が食べ物を分解すると短鎖脂肪酸を排出し，それが腸から吸収されて全身に届き，脂肪細胞に働きかけて脂肪の取り込みを止めて肥満を防ぐ．ところが，肥満の人ではバクテロイデス門に属する細菌が少ないことが明らかにされている．とくにクロストリジウム・アリアケ（アリアケ菌）の増加は細胞を老化させる二次胆汁酸の1つであるデオキシコール酸（DCA）という物質産生を亢進させ，その結果，老化した細胞が発がん性物質を出すことで，それが血流に流れてとくに肝臓の肝星細胞をがん化するという．この際，乳酸菌やビフィズス菌などの善玉菌が優勢だと免疫細胞を活性化させてくれるので，生じたがん細胞を殺してくれるかもしれない．さらに，ある種の乳酸菌の摂取はアトピー性皮膚炎や通年性アレルギー性鼻炎や花粉症も改善するという．

⓰　遺伝子の水平伝播

　生物は生殖細胞に起こったゲノム内の変化（一塩基の変異，遺伝子の重複，ゲノム内での転移，逆転など）を世代から世代へと垂直に伝える．これを「遺伝子（DNA）の垂直伝播」と呼ぶ．一方，異なる種のDNAが侵入してゲノムに付加されたり，その一部が置き換わったりすることを「DNAの水平伝播」と呼ぶ．病気の発症には遺伝子の水平伝播が重要な役割を果たしていることがわかってきた．水平伝播を起こす因子には**レトロウイルス**，**RNAウイルス**，**トランスポゾン**などが知られている．**ミトコンドリア**や**葉緑体**のような**細胞小器官**の遺伝子は，多くが核ゲノムへ移行している．大腸菌などの細菌ではDNAの水平伝播が日常的に起こっていることは古くから知られていたが，数多くの生物種の全ゲノム塩基配列が決定されるにつれて，真核生物ゲノムの中へのDNAの水平伝播が予想以上に頻繁に起こり，生物の進化にも影響を与えていることがわかってきた．

　実際，迅速な大規模塩基配列決定技術が進展してきたおかげで（☞166頁），興味深い水平伝播の事実が次々と明らかにされている．ナイジェリア北部に生息するネムリユスリカの幼虫は，体が完全に乾燥しても死に至ることなく復活できるクリプトビオシスという性質を持つため，雨の降らない乾季にはいったん乾燥状態になって代謝を停止させて半年以上を生き延び，次の降雨で約1時間のうちに吸水して蘇生し，発育を再開する．近縁種だが乾燥に耐えられないヤモンユスリカの全ゲノム塩基配列を決定して比較したところ，ネムリユスリカのゲノムにしか存在しない，元来は細菌の遺伝子であり細胞膜やタンパク

質を乾燥から保護する機能を持つ LEA タンパク質の遺伝子が発見され，LEA タンパク質が乾燥に伴って発現亢進することもみつかった．おそらくレトロウイルスを介して種の壁を越えてネムリユスリカのゲノムの中に水平伝播したことで乾燥に強い特性を獲得したと考えられている．

　アフリカに生息するマダニは，動物の血を吸いやすくするため血管を拡張するホルモンを宿主動物の体内に注入しながら血を吸う．マダニゲノムの遺伝子の塩基配列を決定して解析したところ，脊椎動物にしか存在しないはずの血圧降下作用を持つペプチドホルモンであるアドレノメデュリンの遺伝子構造と一致した塩基配列がみつかった．進化系統の解析から 2 億 3,400 万年前（三畳紀）から 9,400 万年前（白亜紀）の間に生息した爬虫（はちゅう）類もしくは恐竜から，おそらくレトロウイルスを介した**水平伝播**によって獲得したと推定されている．

　自身の持つ葉緑体で光合成をする植物プランクトンのウズベンモウソウ（渦鞭毛草）は光合成の効率を上げるための光を感知する眼を持つ．この眼とクラゲの眼が似ていることに注目し，両者のゲノム全塩基配列を比較したところ，両方にロドプシン遺伝子がみつかった．米東海岸に生息するウミウシの一種は動物でありながら光合成ができるため餌を食べなくても光を浴びるだけで生きることができる．ウミウシのゲノム DNA を解析したところ，海草の遺伝子がみつかったことから，ウミウシは海草から葉緑体を機能させる遺伝子を水平伝播によって大昔に取り入れて代々受け継いでいるため光合成ができるようになったと考えられている．これは植物から動物への水平伝播が起こったことの証拠になる．その後の研究の進展によって，現在では約 5 億年前に植物プランクトンが原始的な動物の生殖細胞の中に入り込み，ロドプシン遺伝子が取り込まれることで動物が眼を入手したと考えられている．

　普通の大腸菌は健康なヒトの腸や動物の腸管の中にいて下痢などの病気を起こすことはない．しかし O26，O111，O128，O157 と呼ばれる亜種は，腸管内で赤痢菌の作る志賀毒素と類似のベロ毒素という出血性下痢の原因となる毒素を作るため，腸管出血性大腸菌と呼ばれる．とくに 1996 年 7 月に大阪府堺市で発生した O157 を原因とする食中毒では患者数 9,000 人を超え，児童 3 人が死亡するという大事件となった．O157 のゲノム全塩基配列の決定により，赤痢菌類似の細菌のベロ毒素産生遺伝子が水平伝播によって大昔に移行したことで腸管出血性大腸菌が生まれたことがわかった．コレラ菌では小さな槍の形をしたスピアを使って，周囲の菌を突き刺して殺し，その DNA を水平伝播により取り込んで自らを強化しているという事実も突き止められている．

⑥ 薬の分子生物学

　漢方薬に代表されるように人類は古くからさまざまな物質を薬として使ってきた．しかし，薬効はあるものの，なぜ薬が効くかという詳細な仕組みについての多くはいまだ不明である．それでも分子生物学のめざましい進展により，いくつかの薬についてはその薬効の仕組みが分子レベルで記述できるようになってきた．その結果，標的となる分子を決めて，それに作用する化学物質を選んで薬効作用が研究され，多くの分子標的医薬品が生まれてきた．本章では，いくつかの代表的な薬剤の分子レベルでの作用機序について概説する．

１　薬理作用の基礎

　薬の作用を研究する**薬理学**（ファーマコロジー）は生物系と化学物質の特異的な相互作用を研究対象とする．相互作用の研究には化学物質がいかに生物系に働きかけるかを問う薬理作用の研究と，生物系が摂取した化学物質をいかに吸収・分布・代謝・排泄するかを問う**薬物動態**（ファーマコキネティクス）の研究がある．薬理作用には生物に本来備わっている機能を**促進**するものと**抑制**するものがある．さらに薬物が直接に標的器官に結合してその器官の機能に影響を与える直接作用を起こす場合と，結果としてほかの器官の機能を変化させる間接作用を起こす場合がある．治療に有用な作用は**主作用**と呼び，有害な作用は**副作用**と呼ぶ．

　生物の機能の多くは内因性の伝達物質により調節される．これらが**受容体**（レセプター）に結合することで情報の変換・増幅および二次メッセンジャーの生成へと進み，最終的な標的タンパク質へ情報が伝達されて機能が発揮される（☞ 74 頁）．一般に受容体に作用する物質を**リガンド**と総称する．薬物はこの伝達過程の各所に作用して生物の機能に影響を与える．内因性の伝達物質と同じ受容体に結合して類似の作用を起こす薬は**作用薬**（アゴニスト）と呼ばれる．一方，同じ受容体に結合するが生理作用は示さずに内因性物質と拮抗して受容体を占拠し，作用を阻害する薬は**拮抗薬**（アンタゴニスト）と呼ぶ（図 6-1）．

２　ホルモン

　生体の**恒常性**（ホメオスタシス）を維持するために内分泌系の器官が分泌する**ホルモン**が重要な役割を果たしている．ホルモンの多くはアミノ酸が 3 個から数十個連なったペプチドホルモンであるが，ステロイド化合物，ヨード化合物（チロキシンなど），アミン類（アドレナリンなど）もある．主として内分泌系の器官において産生され直接毛細血管中に放出されて血行により標的器官にたどり着き作用を及ぼす．ステロイド化合物は必要なときに生合成されるが，その他の多くのホルモンは組織の中に貯蔵されて，必要に応じて

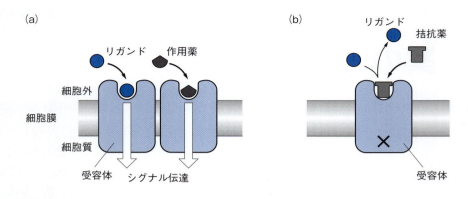

図 6-1　作用薬（a）と拮抗薬（b）の作用の違い

分泌される．

　分泌は作用様式に従って以下の 5 つに分類される（図 6-2a）．①ホルモン産生細胞と標的細胞が離れており，血液を介して運搬されて標的細胞に到達して作用する**内分泌**（endocrine），②自己細胞の受容体を介して分泌した細胞自身に作用する**自己分泌**（autocrine），③管路を通して体内の腔所あるいは体外に分泌する**外分泌**（exocrine），④血液中に入らず直接に隣接あるいは近傍の細胞に作用する**傍分泌**（paracrine），⑤細胞膜表面に膜結合型分子として分泌因子が提示され，隣接する細胞に作用する**接触分泌**（juxtacrine）．多くのホルモンは内分泌されるが，神経伝達物質やサイトカイン（☞ 137 頁）などは自己分泌されるものもある．乳腺から脂質やタンパク質が乳の成分として分泌されるのは外分泌の一例で，膵臓内のランゲルハンス島にある D 細胞から分泌されるソマトスタチンが近傍の A 細胞や B 細胞に抑制的に作用するのは傍分泌の一例である．最近では分泌された液性因子がまずは細胞外マトリックス（extracellular matrix：ECM）に捕獲され，その後に ECM の分解により遊離して標的細胞に働くマトリクリン（マトリクライン，matricrine）と呼ぶ場合も出てきた．

　一方，分泌物の細胞からの放出様式によって以下の 3 型 4 種に分類される（図 6-2b）．①皮脂腺のように腺細胞自体が崩壊することで細胞全体が分泌物として放出される**全分泌**（ホロクリン，holocrine），②汗腺や乳腺のように細胞の一部が出芽してちぎれることで分泌物が放出される**離出分泌**（アポクリン，apocrine），③細胞が崩壊することなく，細胞膜の一部分を介して物質を外部に放出する漏出分泌（メロクリン，merocrine）．このうちエクリン汗腺からの漏出分泌をとくにエクリン（eccrine）と呼ぶ．漏出分泌は分泌機構によって，さらに以下の 2 つに大別される．（3a）細胞内で作られたタンパク質やホルモンが細胞内で小胞膜に包まれたのち細胞膜と融合して細胞外へ分離・放出される**開口分泌**（エキソサイトーシス，exocytosis），（3b）ステロイドホルモンや胃酸のように脂溶性の分泌物が細胞膜透過やポンプによって放出される**透出分泌**（ダイアクリン，diacrine）．

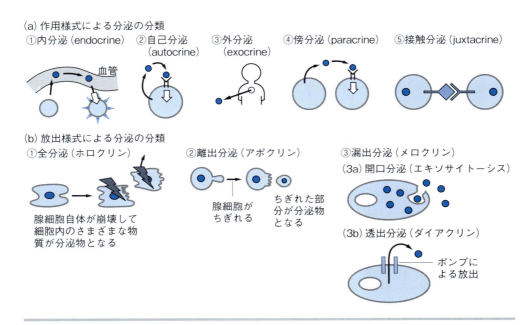

図 6-2　さまざまな分泌様式の名称

3　細胞膜受容体

　細胞は情報の多くを細胞膜受容体で感知し，それを細胞内シグナル伝達経路により細胞内の機能発揮部位に伝達する．細胞膜受容体には主として以下の3種類があり，これに結合する薬物もたくさんある．

a) Gタンパク質共役型受容体

　細胞膜内領域でGタンパク質と共役している受容体（☞73頁）は多彩であるが，どれも細胞膜を7回貫通する共通構造を持ち，N末端は細胞外にある．細胞膜貫通領域では20～25個の連続する疎水性アミノ酸がαヘリックス構造をとっている．

　神経伝達物質である**アドレナリン**はアミノ酸のチロシンから生合成される（図6-3）．これらアミンを含む側鎖がカテコール核についた一連の化合物はいずれも重要な生理機能を持つことから**カテコールアミン**と総称される．交感神経の効果器と交感神経節後線維終末に存在するアドレナリン作動性の受容体はヒトでは$\alpha_{1(A\sim D)}$, $\alpha_{2(A\sim C)}$, β_1, β_2, β_3, β_4の合計11種類がみつかっている．α_1受容体はホスホリパーゼCを活性化してイノシトール三リン酸とジアシルグリセロールを産生する（☞75頁）．α_2受容体はcAMPの濃度低下や膜電位依存性Ca^{2+}チャネル活性の抑制を引き起こす．$\beta_{1\sim4}$受容体はアデニル酸シクラーゼを活性化してcAMPの濃度を上昇させる．

　神経伝達物質である**アセチルコリン（ACh）**の受容体には**ムスカリン**が選択的作用薬となるムスカリン性アセチルコリン受容体（mAChR）と，**ニコチン**が選択的作用薬となるニコチン性アセチルコリン受容体（nAChR）の2つが存在する．このうち副交感神経の効果

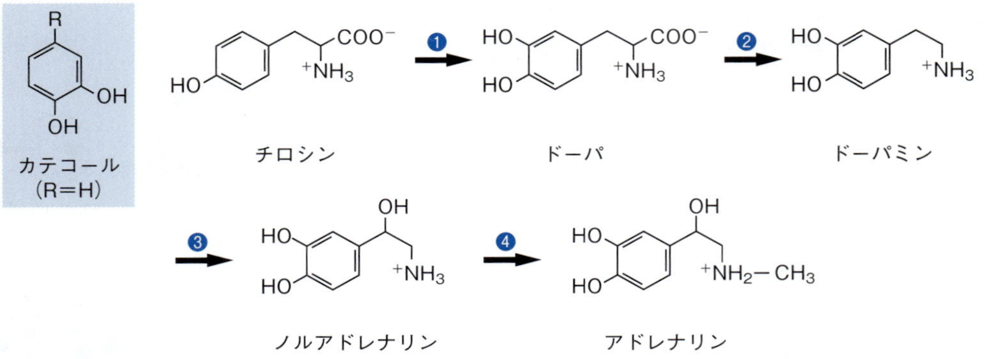

134 第6章 薬の分子生物学

図6-3　アドレナリンの生合成
❶チロシンヒドロキシラーゼ，❷芳香族 L-アミノ酸デカルボキシラーゼ，❸ドーパミンβヒドロキシラーゼ，❹フェニルエタノールアミン N-メチルトランスフェラーゼ

器などに分布する **mAChR** が G タンパク質共役型の受容体である．ムスカリンは毒キノコ（ベニテングダケなど）に含まれるアルカロイドで副交感神経興奮症状を引き起こす．ACh に類似した構造を持つコリンエステル類が多種類合成されており，これらはコリンエステラーゼという酵素で加水分解されにくいので ACh より作用時間が持続する．

　アミノ酸のトリプトファンから生合成される神経伝達物質**セロトニン**，別名**5-ヒドロキシトリプトアミン（5-HT）**の大部分は血小板や腸管のクロム親和性細胞などに含まれるが，中枢神経細胞では主として脳幹の縫線核に存在する．縫線核とは中脳と菱脳の正中面内，あるいはこれに沿って配置する神経細胞群の総称で，ここにあるセロトニンを含む軸索は視床下部や海馬に伸び，小脳や脊髄にも連絡する．セロトニン受容体は7種類（5-HT₁～5-HT₇）が知られており，細胞膜4回貫通イオンチャネル型受容体である 5-HT₃ 以外は，いずれも G タンパク質と共役した7回膜貫通型受容体である．幻覚剤として知られている LSD はセロトニンの代謝回転を低下させたり，セロトニン作動性ニューロンの活動を抑えたりすることで幻覚を生じさせると考えられている．

　セロトニンやカテコールアミンは神経終末でシナプス小胞に蓄積され，刺激によりシナプス間隙に放出されると不活性化されてから**トランスポーター**によって速やかに取り込まれる．不活性化には**モノアミンオキシダーゼ（MAO）**と**カテコール-O-メチルトランスフェラーゼ（COMT）**が働く．神経細胞内のミトコンドリア外膜に局在する MAO には2つの型（MAOₐ，MAO_B）が存在し，ノルアドレナリンやセロトニンは MAOₐ で酸化的脱アミノ化される．COMT は肝臓や腎臓に多く局在しカテコールアミンをメチル化する．これらは抗うつ薬などのよい分子標的となっている．細胞膜を12回貫通する構造を持つことが明らかにされたセロトニントランスポーターは，Na^+ と Cl^- の細胞内外の濃度勾配を駆動力としてセロトニンを回収する．三環系抗うつ薬はトランスポーターを阻害してノルアドレナリンやセロトニンの取り込みをブロックする．中枢神経興奮作用を持つアルカロイドの一種であるコカインはモノアミントランスポーターを阻害する．

b) イオンチャネル内蔵型受容体

　疎水性アミノ酸が連続する領域に4～5回ほど細胞膜を貫通する共通構造を持つサブユニットが4～5個集まってイオンチャネルを構成する受容体がいくつか知られている．リガンドが結合するとイオンチャネルが開閉する．

　神経筋接合部や中枢神経系に分布するニコチン性アセチルコリン受容体は陽イオンチャネル内蔵型受容体で（図6-4），ニコチンによって活性化され，クラーレによって阻害される．nAChRは$α$，$β$，$γ$，$δ$という4種類のサブユニットが円状に配置して五量体（$α_2βγδ$）を形成し，中央のチャネルはNa^+の細胞内流入とK^+の細胞外放出を起こす．

　中枢神経系での抑制性神経伝達物質である**γアミノ酪酸（GABA）**は塩素イオン（Cl^-）チャネルを構成する2種類の受容体（$GABA_A$，$GABA_B$）に結合して活性化させる．その結果，細胞外からのCl^-の流入が促進されて神経細胞の活動を抑制し，神経細胞間の情報伝達速度を抑えることにより沈静作用，催眠作用，抗不安作用などを引き起こす．催眠薬や抗不安薬の標的として臨床的に重要な$GABA_A$は$α_2β_2γ$という5つのサブユニットから構成され，各サブユニットには特異的な薬剤が結合する（図6-5）．まずGABAは$β$サブユニットに結合し，Cl^-の流入を増加させ，過分極を引き起こす．$GABA_A$の拮抗薬であるビキュキュリンはGABA結合部位に拮抗的に結合し，GABAの作用を阻害する．痙攣（けいれん）薬の1つである**ピクロトキシン**は$β$サブユニットの孔側に結合して遮断することにより興奮性神経を抑制支配から解き放ち，興奮性神経からの指令を異常に増強して痙攣を引き起こす．鎮静薬，静脈麻酔薬，抗癲癇（てんかん）薬などとして中枢神経系抑制作用を持つ**バルビツール酸誘導体**は$β$サブユニットのピクロトキシン結合部位に結合して

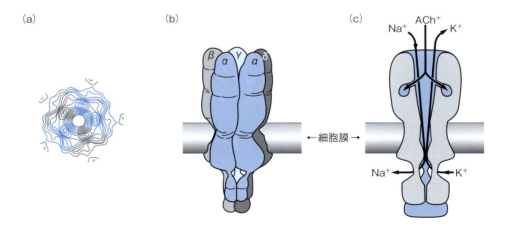

図6-4　ニコチン性アセチルコリン（ACh）受容体
(a) 細胞膜の上側からみたACh受容体の等高線図
(b) 細胞膜の横からみたACh受容体サブユニット構造（$α_2βγδ$）
(c) ACh受容体におけるイオンの流れの模式図
（Miyazawa A et al：J Mol Biol **288**：765, 1999 および Polland TD, Earnshaw WC：Cell Biology, Saunders, 2002 を参考に著者作成）

(a) GABA受容体の俯瞰図と結合する薬剤の位置関係

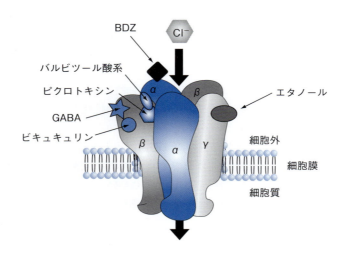

(b) GABA_A受容体チャネルの中央垂直断面

(c) GABA_A受容体チャネルの膜貫通領域の水平断面

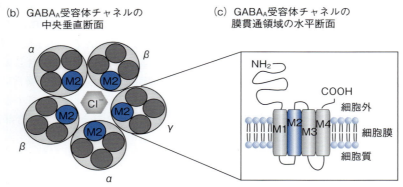

図6-5　GABA受容体の構造

　Cl^-チャネルを開口してGABAの作用を増強する．一方，酩酊により人生を楽しませてくれる酒類中の**エタノール**は血液中に入った後，脳細胞に到達し，神経細胞シナプス後膜に埋め込まれているGABA_Aのエタノール結合部位に結合して神経細胞の活動を抑制する．抗不安薬や催眠・鎮静薬，抗痙攣薬として使われる**ベンゾジアゼピン（BDZ）**系薬物はGABA_Aのαサブユニットに結合してGABAの作用を増強し，Cl^-チャネルの開口頻度を増加させる．ただしその効果発現にはγサブユニットが必須である．ベンゾジアゼピン類は用量を増やしていくと，全身麻酔状態や延髄麻痺を引き起こし，長期投与により耐性と身体依存が生じる．

　アミノ酸の**グリシン**は中枢神経系での主要な抑制性伝達物質でもある．グリシン受容体もイオンチャネルを構成し，Cl^-以外にBr^-，I^-，F^-を細胞内へ流入させる．インド産ホミカの種子に含まれる実験用に使われるアルカロイドであるストリキニーネはグリシン受容体に結合して拮抗薬として作用し，痙攣を引き起こす．

アミノ酸の**グルタミン酸**は興奮性神経伝達物質としても作用しており，その受容体（GluR）として N-メチル-D-アスパラギン酸（NMDA）型，a-アミノ-3-ヒドロキシ-5-メソオキサゾール-4-プロピオン酸（AMPA）型，カイニン酸型の3つのイオンチャネル型受容体が詳しく研究されている（図 6-6a）．NMDA 型 GluR は陽イオン特異的チャネルを構成し，Na^+，K^+，Ca^{2+} を通過させる．グリシンも受容体を活性化できる．細胞内 Ca^{2+} 濃度の増加はカルモジュリン（☞77頁）の立体構造を変えて脱リン酸化酵素のカルシニューリンに結合して活性化させ，標的である NFATc を脱リン酸化する（図 6-6b）．脱リン酸化した NFATc は核内へ移行して標的遺伝子の転写を誘導する．他方，カルモジュリンは CaMK（☞77頁）も活性化して核移行させ，これが CREB や CBP などの転写制御因子をリン酸化して活性化し，CRE モチーフという特殊な塩基配列を 5' 転写制御領域に持つ標的遺伝子の転写も誘導する．

c) サイトカイン受容体

サイトカインは生体防御反応（免疫・炎症・造血など）を制御する生理活性ペプチドの

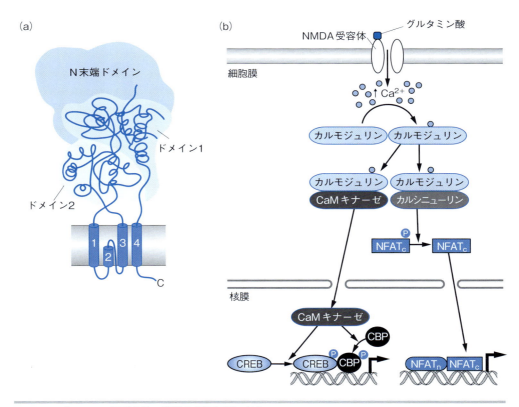

図 6-6 グルタミン酸受容体の構造と信号伝達の流れ
（a）イオンチャネル型グルタミン酸受容体の構造模式図
（Armstrong N et al：Nature **395**：913, 1998 より改変）
（b）NMDA 型グルタミン酸受容体にグルタミン酸が結合すると Ca^{2+} 透過性が上昇する．その後信号は核内の転写因子（CREB）に伝えられて標的遺伝子の転写を誘導する．

総称で，広義には増殖因子も含まれる．**インターロイキン (IL)，インターフェロン (IFN)，腫瘍壊死因子 (TNF)，ケモカイン**など，白血球や種々の組織細胞で産生されて多彩な機能を発揮するサイトカインが，これまでに 200 種類近くも発見され，そのうちいくつかは相乗的あるいは阻害的に作用しながらサイトカインネットワークを形成している．

おのおののサイトカインには特異的な細胞膜 1 回貫通型受容体があり，その細胞質側には特異的なシグナル伝達因子が結合しており，感知した情報を核内の転写制御因子にまで伝達する (図 6-7)．たとえば IFNγ が結合することで二量体化した IFNγ 受容体を細胞質内で感知した**ヤヌスキナーゼ (JAK1/JAK2)** は，転写制御因子 STAT1 のチロシンをリン酸化する．STAT1 は二量体を形成して核内へ移行し，標的遺伝子の 5′ 転写制御領域に存在する GAS モチーフと呼ばれる特別な塩基配列に結合して転写を誘導する．IFNα ではチロシンキナーゼ 2 (TYK2) によってリン酸化された STAT2 が JAK1 によってリン酸化された STAT1 と二量体を形成したうえに，第 3 の因子 (p48) を従えて核内へ移行し ISRE モチーフを持つ遺伝子群の転写を誘導する．IL-1 は IL-1R1/IL-1RacP に結合した場合には，図 6-7 に示すシグナル伝達経路を介して活性化された IKK (IκB キナーゼ) が阻害タンパク質 (IκB) をリン酸化することで分解させ，その結果，自由になった転写制御因子〔(RelA/

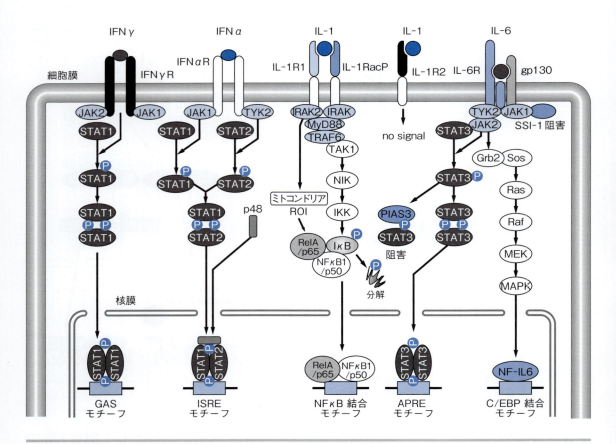

図 6-7　IL-1, IL-6, IFN の受容体とそれらのシグナル伝達機構

p65）／（NFκB1/p50）〕は核内へ移行して NFκB 結合モチーフを持つ標的遺伝子の転写を誘起する．IL-1 が IL-1R2 単量体に結合した場合にはそれ以降のシグナルは伝達されない．IL-6 の場合にはヤヌスキナーゼによりリン酸化された STAT3 が二量体を形成して核内へ移行し，標的遺伝子の APRE モチーフに結合して転写を誘導する．このほか MAP キナーゼ（☞77 頁）を介した経路を使って NF-IL6 を核移行させ，これが標的遺伝子の C/EBP モチーフに結合して転写を誘導する．

IFNα，IFNβ，G-CSF，M-CSF，エリスロポエチン，IL-2 などのサイトカインは抗感染症薬，抗ウイルス薬，抗腫瘍薬，造血賦活薬として臨床応用されている．また構造や機能が明らかになっているサイトカインは創薬のためのよい分子標的でもあるため，作用薬や拮抗薬も数多く開発されている．

④ チロシンキナーゼ

ヒトは標的タンパク質の Tyr をリン酸化するチロシンキナーゼを百種類以上持つ．それらは増殖因子の結合により活性化する受容体型と，増殖因子が結合しない非受容体型に大別され，いずれも細胞の増殖，分化，形態形成，接着，免疫応答などにおいて重要な役割を果たす．

a) 膜受容体型チロシンキナーゼ

哺乳動物で 50 種類以上が知られている増殖因子の結合部位は細胞外に存在する．そのうちチロシンキナーゼ活性部位（ドメイン）を細胞質領域に持つチロシンキナーゼ受容体は細胞膜を貫通する構造を持ち，増殖因子の刺激を細胞内へ伝達するシグナルに変換する（図 6-8）．とくに上皮増殖因子（EGF）受容体は抗がん薬の分子標的として重要である．インスリン受容体やインスリン様増殖因子では細胞外領域が分離独立していて，ジスルフィド（S-S）結合を介して受容体本体に結合している（図 6-8，右端）．

受容体は，細胞外領域に増殖因子が結合すると細胞膜上を移動し，ほかの受容体をみつけて二量体を形成する．二量体の一方がもう一方をリン酸化すること（トランス自己リン酸化）により，細胞質領域の立体構造が変化し，そこに SH2 や PI3K などが結合してシグナル伝達が開始する．その後はリン酸化カスケードにより次々と細胞内のさまざまな標的タンパク質がリン酸化（活性化）されることでシグナルが伝達されていく（☞図 4-4）．

b) 非受容体型チロシンキナーゼ

細胞外領域がなく，細胞内でのみ細胞膜に結合し，細胞内末端側にチロシンキナーゼ部位を持つ構造をとる．がん遺伝子産物である c-Src や上述の JAK（図 6-7）が非受容体型チロシンキナーゼに分類される．JAK は受容体のみでなく受容体に結合した分子もリン酸化することから，二面神ヤヌスにちなんでヤヌスキナーゼと名づけられた．JAK が STAT をリン酸化すると，STAT が活性化され二量体を形成して核内へ移行し，その後標的遺伝子の転写を誘導する．このシグナル伝達系は JAK-STAT 系と呼ばれ，とくに免疫細胞や血球系細胞において重要な役割を果たしている（図 6-7）．

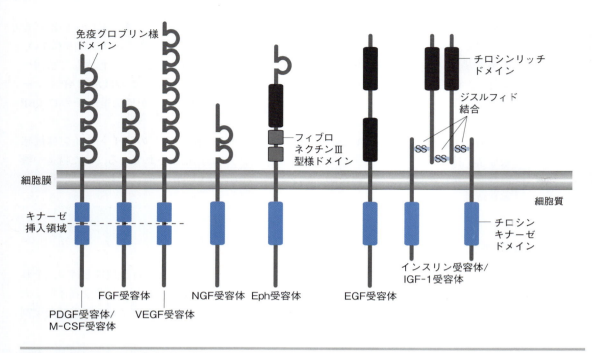

図 6-8　チロシンキナーゼ受容体の構造

5　核内受容体

　　ステロイドホルモン，レチノイド，ビタミン D などの疎水性のシグナル伝達物質は細胞膜を容易に通過できるため，細胞質に存在する受容体に直接に結合する．また血液中でも安定で分解除去されるまでに数時間から数日かかるので作用が持続しやすい．受容体の構造は類似していて，いずれも中央領域に 66（または 68）アミノ酸からなる DNA 結合領域を持つ．普段はこの領域に阻害タンパク質である**熱ショックタンパク質（HSP）**などが結合しているが，ホルモンが受容体の C 末端側にある結合部位に結合すると立体構造を変化させて阻害タンパク質（HSP90 など）を離脱させ，二量体を形成する．この二量体は細胞質から核へと移行し，標的遺伝子の転写制御領域に存在する特殊な塩基配列（HRE）に結合し，標的遺伝子産物の発現を誘導することで多彩な生理的変化を誘起する（図 6-9）．

　　ステロイドホルモンは 4 つの環状構造からなるステロイド骨格を共通して持つ（図 6-9）．副腎皮質の最外層にある顆粒層からは電解質代謝に関与する**鉱質コルチコイド**が，束状層からは糖質代謝に関与する**糖質コルチコイド**が分泌される．また，男性ホルモンは精巣から，女性ホルモンとして黄体ホルモンと卵胞ホルモンが卵巣から分泌される．天然のステロイドホルモンは肝臓で速やかに代謝されるため，分解されにくくなるよう修飾したステロイド薬が多種類合成されている．これらは抗炎症作用や免疫抑制作用など多彩で強力な薬効を示すが，炎症を根本的に治療するわけではないので，薬が切れると再び炎症が起きる．さらに転写制御という影響力の強い作用を本来持っているため，予想を超

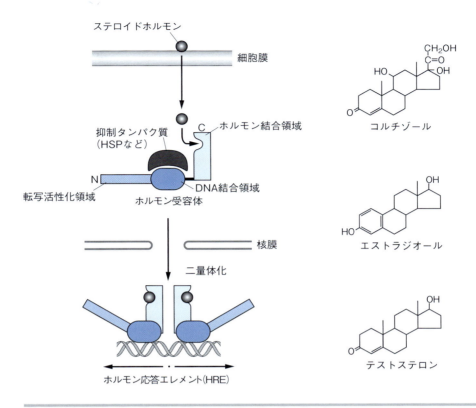

図6-9 ステロイドホルモンの受容体の二量体化と核内移行

える副作用も現れやすいのである.

6 カルシウムイオン制御

　生物が進化の過程で陸上に上がることを可能にした理由の1つにカルシウムの体内蓄積がある.脊椎動物の場合には骨などに貯蔵したカルシウムのおかげで,海水から摂取しないで済むようになった.カルシウムイオン(Ca^{2+})濃度はさまざまなCa^{2+}動員経路によって細胞外で約3 mMに,細胞内で0.01〜0.1 μMに維持されており,細胞内では小胞体やミトコンドリアにCa^{2+}が蓄積されている(図6-10).

　細胞膜を介した細胞内へのCa^{2+}流入経路には受容体型**Ca^{2+}チャネル**(NMDA受容体など),電位依存性Ca^{2+}チャネル,Na^+-Ca^{2+}交換輸送系(受動的な輸送)がある.IP_3やCa^{2+}刺激をIP_3受容体や**リアノジン受容体**が感知することで小胞体からCa^{2+}が遊離し,細胞内濃度は一挙に1〜10 μMまで上昇する.上昇したCa^{2+}は細胞膜や小胞体膜に存在する**Ca^{2+}ポンプ**(Ca^{2+}-ATPaseおよびNa^+-Ca^{2+}交換輸送系)の働きで速やかに細胞質から排出される.ミトコンドリア外膜はCa^{2+}を自由に通過させるが内膜ではユニポーターを介しての流入とCa^{2+}ポンプ(Ca^{2+}-H^+あるいはNa^+-Ca^{2+}交換輸送系)による排出がなされている.

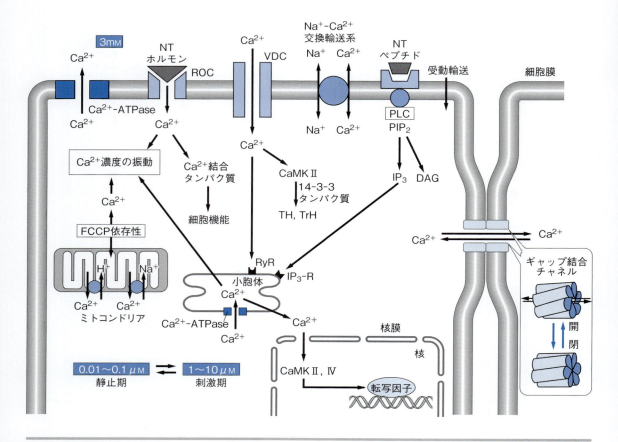

図6-10 細胞内 Ca^{2+} ホメオスタシスと細胞機能

a) 電位依存性カルシウムイオンチャネル

　　　電位依存性カルシウムイオンチャネルは細胞内外の Ca^{2+} 濃度によって生じる電位差を感知して自動的にチャネルを開き Ca^{2+} を流入させる膜タンパク質である．$α_1$, $α_2$, $β$, $γ$, $δ$ という5つのサブユニットからなり，そのうち $α_1$ がチャネルを構成する（図6-11）．$α_1$ の相違によって L（long-lasting），T（transient），N（neuronal），P/Q，R の5型6種が知られている．このうち T 型のみが急速に不活性化する低電位活性化（LVA）チャネルで，残りの5種類は高電位活性化（HVA）チャネルと呼ばれる．L 型は骨格筋，心筋，血管，内分泌系組織，脳などに幅広く分布し，T 型はペースメーカー活動の維持に重要で，心筋，血管，脳に分布する．N 型は脳に特異的に分布し，神経細胞のシナプス前膜部に局在する．P 型はヤリイカの巨大神経軸索や小脳のプルキンエ細胞と顆粒細胞で，Q 型と R 型は小脳の顆粒細胞や脳の各部に見いだされる．これらチャネルの阻害薬はカルシウム拮抗薬と総称され，フェニルアルキルアミン（PAA）系（ベラパミルなど），1,4-ジヒドロピリジン（DHP）系（ニフェジピンなど），ベンゾジアゼピン（BTZ）系（ジルチアゼムなど），ピペラジン（PZ）系（フルナリジンなど）の4種類に分類されており，各チャネルを特異的にブロックする．Ca^{2+} 拮抗薬は血圧を下げる作用を持つため高血圧治療におけ

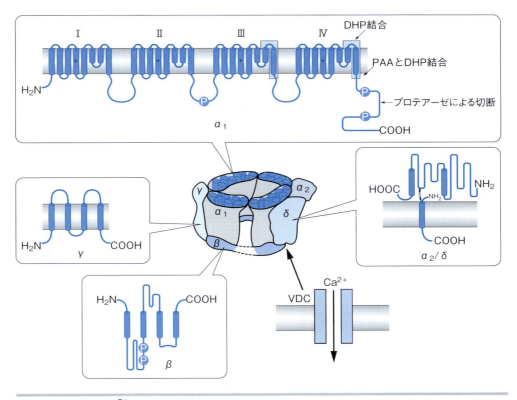

図6-11 骨格筋 Ca^{2+} チャネルの構造

る第一選択薬の1つとして使用されている．

b) IP$_3$ 受容体

　　IP$_3$ 受容体は主として**滑面小胞体**に存在し，IP$_3$（☞75頁）の結合によりチャネルを開いて小胞体の Ca^{2+} を放出する．2,700アミノ酸からなる巨大なタンパク質が四量体を形成し，C末端側の6個の膜貫通領域（M1〜M6）がチャネルを構成する（図6-12）．とくに M5 と M6 の間を Ca^{2+} が通過すると考えられている．アミノ酸配列が70％程度類似な3種類の IP$_3$ 受容体（1型，2型，3型）が見いだされている．1型 IP$_3$ 受容体は3つの機能領域（ドメイン）と5つの構造領域に分けられる．1型 IP$_3$ 受容体遺伝子を欠損するノックアウトマウスは，生まれるが生後9日目から小脳性運動失調症を呈し，15日では体幹が捻転し，20〜23日になると癲癇重積様症状を呈してすべて死ぬことから小脳での重要な機能が推測されている．

c) リアノジン受容体

　　骨格筋の細胞膜は細胞質内に陥入してT管と呼ばれる特殊な構造体を形成し，ジヒドロピリジン受容体とリアノジン受容体の結合を介してT管筋小胞体と連結している（図6-13）．骨格筋には Ca^{2+} シグナルをいっそう増強する仕組みとして Ca^{2+} 誘導 Ca^{2+} 遊離

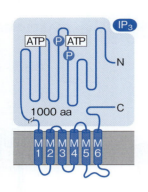
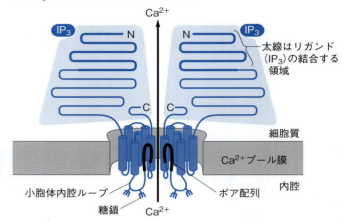
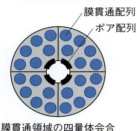
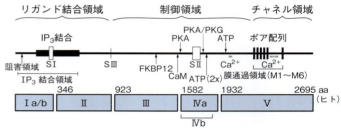

図 6-12 IP₃ 受容体チャネルの構造

(CICR) と呼ばれる仕組みが存在することが知られているが，それを担う分子として植物アルカロイドのリアノジンが結合する受容体が同定された．**リアノジン受容体**は約 5,000 アミノ酸からなる巨大なタンパク質で，四量体として筋小胞体膜で Ca^{2+} チャネルを構成している．N 末端側約 500 アミノ酸がチャネルを構成しており，そのうち膜貫通領域（約 200 アミノ酸）は IP₃ 受容体と極めて類似している．アミノ酸配列が 65% 程度類似な骨格筋型，心筋型，脳型という 3 種類のリアノジン受容体が見いだされている．脳型遺伝子ノックアウトマウスは正常だが，ほかの 2 つの型の遺伝子ノックアウトマウスはいずれも致死である．

d) カルシウムイオンポンプ

Ca^{2+} 濃度が高くなった後には速やかに細胞膜と小胞体膜に存在する **Ca^{2+} ポンプ**（Ca^{2+}-ATPase）によって Ca^{2+} が排出され，もとの濃度に下げられる．細胞膜の Ca^{2+}-ATPase には 4 種類の異なる遺伝子が存在し，さらに選択的スプライシングによって 20 種類以上のアイソフォームが知られている．細胞膜の Ca^{2+}-ATPase はカルモジュリンの結合によって自己抑制領域が開放されて活性化される．

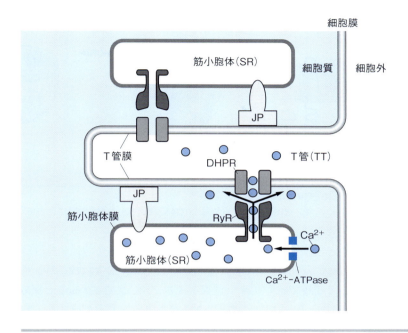

図6-13 骨格筋におけるT管，リアノジン受容体，ジャンクトフィリン，Ca^{2+}-ATPaseの存在様式

　3種類の異なる遺伝子が存在する小胞体Ca^{2+}-ATPaseは，全体では細胞膜Ca^{2+}-ATPaseとのアミノ酸類似性が低い．ただし，Ca^{2+}輸送領域だけをみると相同性が高く，いずれも10回膜貫通領域を持っている．AキナーゼやCaMキナーゼが**ホスホランバン**と呼ばれるタンパク質をリン酸化すると活性化され，これが小胞体Ca^{2+}-ATPaseに働きかけてCa^{2+}排出活性が上昇する．

7 その他のイオンチャネル

a) カリウムイオンチャネル

　カリウムイオン（K^+）チャネルは細胞容量，膜電位，神経興奮，塩の分泌，ホルモン・神経伝達物質などの調節をしている．**電位依存性K^+チャネル（K_V）**（図6-14）と**Ca^{2+}依存性K^+チャネル（K_{Ca}）**および**内向き整流性K^+チャネル（K_{ir}）**という3種類が知られている．K_VにはK_V1〜K_V4の4種類があり，外向き整流器として電流を細胞外へ流出させる．欠損すると癲癇や一過性の心臓不整脈，一過性の運動失調を引き起こす．K_{Ca}には小・中コンダクタンス型（SK・IK）とa高コンダクタンス型（BK）が知られている．K_{ir}には多種類があり，K^+の流動を阻害して外向きの電流を阻止する．欠損すると腎細管症などを発症する．

　細菌のK^+チャネル（KcsA）についての詳しい構造解析によって，イオン透過の仕組みがわかってきた．KcsAは4つのサブユニットが集まって逆円錐形のK^+チャネルを構成

(a) 細胞膜の横からみた図 (b) 上からみた図 (c) 鳥瞰図

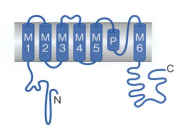
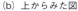
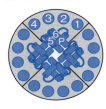

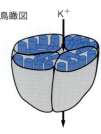

図6-14　電位依存性K$^+$チャネルの構造
Pループ（P）という孔のイオン透過性に関わる特殊な立体構造がM5とM6の間に存在する．

する．1つのサブユニットは2つの膜貫通部分（M1，M2）とTVGYG（P）という5つのアミノ酸配列が中心となって狭いイオン選択フィルター（長さ1.2 nm）を構成するH5領域からなり，M1がイオン孔（ポア）の外壁，M2がポアの内壁を形成する（図6-15a）．逆円錐の天井部分にあるイオン選択フィルターのすぐ下はポア内腔と呼ばれる広いドーム状の空間があり，ポア内腔からイオン選択フィルターに近づくほどに陰イオンが弾かれて陽イオンが透過しやすいアミノ酸配置になっている（図6-15b）．上からみるとK$^+$（$r=0.133$ nm）はイオン選択フィルターを通過するのにちょうどよい大きさとなっている（図6-15c）．一方，より小さいNa$^+$（$r=0.095$ nm）は4つの酸素分子に囲まれて通過する際にぴったりはまらないため，K$^+$より10,000倍も透過効率が悪い．実際K$^+$は(1,3)，(2,4)という2つの8水和状態をとり，これがポアの中で次々と入れ替わって水分子の間に挟まれたK$^+$がバケツリレーのように運ばれてポアを透過する（図6-15b）．

b）ナトリウムイオンチャネル

興奮性の細胞に偏在する**ナトリウムイオン（Na$^+$）チャネル**は電位依存性で，活動電位の発生と伝達を担っている．哺乳動物では脳のNa$^+$チャネルはα（260 kDa），β_1（36 kDa），β_2（33 kDa）という3つのサブユニットからなるが，骨格筋ではαとβ_1様，心臓ではαのみからなる．αサブユニットはおのおの6回の膜貫通領域からなる4つのドメインから構成される（図6-16）．βサブユニットは1つの膜貫通領域を持つ．その細胞外領域は免疫グロブリンに類似な構造をしていて高頻度に糖鎖が付加されており，αサブユニットとはジスルフィド結合（S-S結合）で結ばれている．αサブユニットはナトリウム電位の発生に，βサブユニットは電位依存性ゲートの開閉に重要である．

細胞膜が脱分極するとイオン孔が開き，次いでNa$^+$が細胞内に流入する．活動電位が平衡値に近づくと興奮に反応しなくなり（不応期），やがて速やかに（ミリ秒以内）不活性化が起こる．そこでαサブユニットのドメインⅢ，Ⅳと結合している細胞内ループが孔を閉めNa$^+$の透過が阻害される．Na$^+$チャネルの阻害薬や毒物の研究が進んでおり，研究用として使われている．たとえばフグ毒のテトロドトキシン（TTX）は脳のNa$^+$チャネルゲートの開閉を高感度（nMレベル）で阻害するが，心臓のNa$^+$チャネルは低感度（μM レ

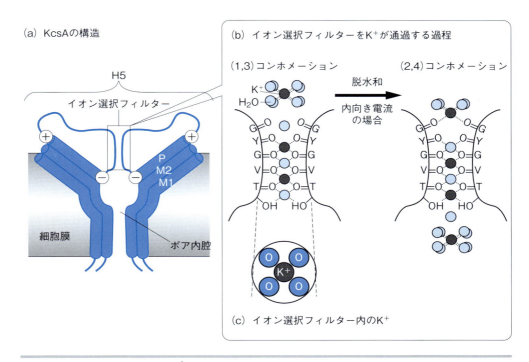

図 6-15　KcsA の構造 (a) と K$^+$ の選択的透過機構 (b, c)
KcsA は 4 つのサブユニットが集まって 1 つの機能的な K$^+$ チャネルを形成しているが，ここではわかりやすくするために 4 つのうちの 2 つだけを示してある．
（倉智嘉久：現代化学 **394**：25, 2004 を参考に著者作成）

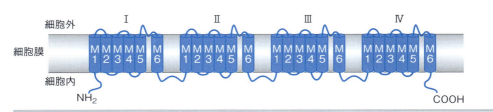

図 6-16　ナトリウムイオンチャネル α サブユニットの構造

ベル）でしか阻害しない．サソリ毒は Na$^+$ チャネルの不活性化を阻害したり活性化の電位依存性を変化させたりする．

このほか，チャネルとは異なるが Na$^+$ ポンプとして ATP を介して働く Na$^+$，K$^+$-ATPase も細胞内の Na$^+$ 濃度の調節に重要な役割を果たす．

c) 塩素イオンチャネル

塩素イオン（Cl$^-$）チャネルは細胞内の Cl$^-$ 濃度の維持と調節を行っており，細胞容量の調節，筋収縮，分泌，膜電位の安定化，神経シグナル伝達の調節などさまざまな細胞機能を制御している．構造的特徴により以下の 4 つに分類される．

ジギタリス

ジギタリス（digitalis）は古代（エジプト時代）から知られていたゴマノハグサ科の薬用植物（*Digitalis purpurea*）の名前あるいはそこから抽出された強心配糖体の総称である．心筋の収縮力を強めることによる強心作用を持ち心不全に薬効がある．生化学的には Na^+ ポンプの本体である Na^+, K^+-ATPase に結合してその活性を阻害する．それが心筋細胞内の Na^+ 蓄積を引き起こし，次いで Na^+-Ca^{2+} 交換輸送系を活性化し，結果として心筋細胞内の Ca^{2+} 濃度が高まって心筋の収縮タンパク質が活性化される．実験では同様な生理活性を持つキョウチクトウ科（Apocynaceae）の植物の一種，ストロファンツス（*Strophanthus*）の種子から得られるウアバインが用いられる．

①リガンド依存性受容体チャネル（グリシン受容体や $GABA_A$ 受容体，☞ 135 頁）
②cAMP 調節チャネル CFTR（囊胞性線維症で欠損している膜貫通型調節タンパク質）
③電位依存性 Cl^- チャネル（ClC-1〜ClC-7，ClC-Ka，ClC-Kb の 9 種類あり，いずれも 11 個の膜貫通領域を挟んで 1 つの細胞外領域と 1 つの細胞内領域からなる）
④カルシウム活性化 Cl^- チャネル

ClC-1 は骨格筋に発現しており，その機能不全は先天性筋緊張症を起こす．ClC-2 は脳特異的に分布し細胞内の Cl^- 濃度を調節している．ClC-3 は心臓に，ClC-5 は主として腎臓に ClC-4，ClC-6，ClC-7 は普遍的に発現している．

d）水チャネル

ヒトは平均して 1 日に約 2 L の水を飲みながら，腎臓で作られる約 180 L の原尿をほとんど再吸収し，約 1.5 L だけの尿を排泄して生きている．腎臓の尿細管を通じて大量の水が再吸収されることによって可能となるこの仕組みは 1992 年に発見された水チャネルとして働く**アクアポリン（AQP）**によって説明できる．哺乳動物では AQP0〜AQP12 と呼ばれる 13 種類のアクアポリンがみつかっており，なかでも AQP3 と AQP7 は水のみでなくグリセロールも通過させるので**グリセロポリン（GlpF）**とも呼ばれている．大腸菌でもみつかっており AQP-Z と名づけられている．最初にみつかった AQP1 は尿細管のみでなく体中に広く発現しており，とくに赤血球に多い．AQP2 は腎臓の集合管に発現しており，バソプレッシンに反応して水透過性を上昇させる機能を持つため，その変異は遺伝性の尿崩症を起こす．AQP0 は眼のレンズの線維芽細胞で発現しており，その変異を持つマウスは白内障を引き起こす．

H^+ は水溶液中では水分子と結合して H_3O^+ として存在する．極性がある水分子同士は電気的に連なっているため，水分子が動くと H^+ も一緒に動き，細胞内への流入によって酸性へ傾くはずである．しかし，アクアポリンは以下の仕組みによって H^+ の流入を防いでいる（図 6-17）．AQP1 は 4 つの同じサブユニットから構成されており，おのおののサブユニットには水が通る疎水性アミノ酸で形成される孔（ポア）が 1 つずつ存在する．ポアの壁の片側は 2 つの逆平行 α ヘリックスで形成され，中心部がプラス，外側がマイナス電荷を持つ．中心部にある水選択フィルター部には主要な働きをする NPA ボックスと呼ば

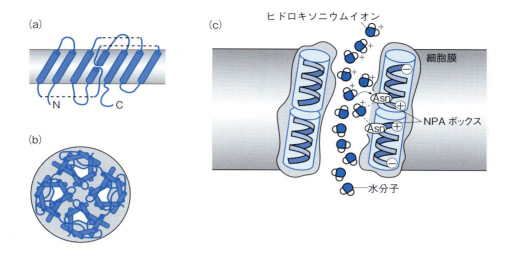

図 6-17　水チャネル（アクアポリン）の構造（a, b）と水分子の透過機構（c）
（倉智嘉久：現代化学 **394**：26, 2004 を参考に著者作成）

れる Asn（N）-Pro（P）-Ala（A）という特徴的なアミノ酸配列がみつかる．H_3O^+ は流入の途中で中心部にさしかかると両方の壁に存在する NPA ボックスの Asn と水素結合を形成する．その後で，2 つの α ヘリックスの形成する電荷の力によって酸素原子を支点にして水素原子がぐるっと向きを変えるため，H^+ は NPA ボックスへ渡される．その結果，これまで形成されていた H^+ と H_2O との結合が切られてしまい，水分子（H_2O）のみが下流へ移動する．こうして，細胞内が酸性に傾くことなく大量の水分子が流入できるのである．

8　生理活性ペプチド

　生体ではおびただしい種類のペプチドが働いている．分子生物学の進展によりこれらの構造と機能が次々と明らかにされており，薬剤設計のよい標的となる．ここではそのうち代表的なものをいくつか紹介する．

a) エンケファリン

　未熟な芥子（ケシ）の鞘の樹液から得られる**阿片**からは麻薬として有名な**モルヒネ**が分離できる．モルヒネは疼痛に薬効のある優れた鎮痛薬でもある．モルヒネに薬効があるならばモルヒネが特異的に結合する受容体があるのではないかと調べられ，実際みつかって**オピオイド受容体**と名づけられた．この受容体が植物由来のモルヒネを本来のリガンドとするとは考えにくいことから，内因性モルヒネ様物質が探索され，ついにエンケファリンと命名されたペプチドがみつかった（1975 年）．その立体構造はモルヒネに似ている（図 6-18）．その後，エンケファリンと同様にオピオイド受容体に結合するペプチドが多数みつかってきたが，驚いたことにこれらは 3 つの前駆体のいずれかから体内で特異的な酵素によって切り出されて生成されることがわかった（図 6-19）．オピオイド受容体は細

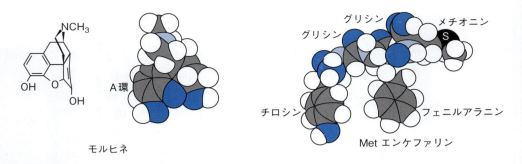

図 6-18 モルヒネと Met エンケファリンの構造の類似性
モルヒネの A 環とピペリジン環，Met エンケファリンのチロシンとフェニルアラニンはそれぞれ直交している．

(a) プロオピオメラノコルチン

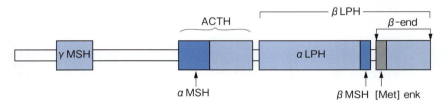

(b) プロエンケファリン

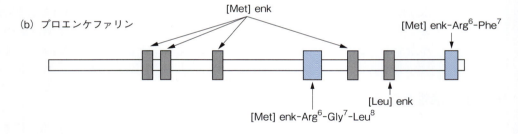

(c) プロダイノルフィン

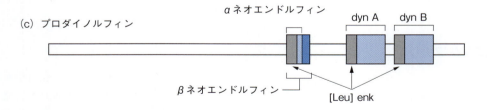

図 6-19 オピオイドペプチド類の 3 種類の前駆体

胞膜 7 回貫通型の G タンパク質共役型受容体で，3 種類（μ, κ, δ）が知られている．μ は脊髄より上位中枢の鎮痛に，κ は脊髄レベルの鎮痛と縮瞳・鎮静に，δ は快感などの感情に関与する．

>
> **モルヒネの語源は夢の神**
>
> 　ケシの花が咲き，種子ができる過程でとれる乳液状の液体から採取される阿片は麻薬として有名である．その有効成分である「モルヒネ」はギリシャ神話の夢の神モルフェウス（Morpheus）を語源とする．ドイツのゼルチュルナー（F. Sertürner）は阿片よりアンモニアで沈殿する新規物質を抽出したが，これをイヌに投与したところ催眠作用を現したのでモルフィウムと命名した（1817年）．夜の神ニックス（Nyx：nightの語源）には死の神タナトス（Thanatos），眠りの神ヒプノス（Hypnos）という2人の息子がいたが，モルフェウスはヒプノスの子供である．ヒプノスやモルフェウスの住む洞窟の入り口にはケシの花が咲き乱れ，神々は夕刻となるとその花を摘んで人々の頭上に振りかけて眠りを誘うという．阿片が採取できるケシは特定の品種に限り，園芸種のポピーやヒナゲシからは阿片が採取できない．パンの表面にまぶしてある細かい粒（ケシの実）は阿片がとれる品種のケシの実だが，種子には麻薬物質はまったく含まれていないため無害である．ただし，日本では許可なく栽培できないのでケシの実は輸入食材で，発芽しないように加熱処理されている．

b）ナトリウム利尿ペプチド

　17アミノ酸から構成され，S-S結合により環状構造をとる**ナトリウム利尿ペプチド**には**心房性ナトリウム利尿ペプチド（ANP）**，**脳性ナトリウム利尿ペプチド（BNP）**，**C型ナトリウム利尿ペプチド（CNP）**の3種類がみつかっている（図6-20a）．ANPは心臓（心房）から初めて精製された．BNPは脳から精製されたが心臓にも多く発現しており，CNPも脳から精製されたが血管内皮細胞にもみつかる．これらはいずれもナトリウム利尿作用（尿の排泄を促進），血管拡張作用（とくに腎の糸球体や腎動脈）を持ち，これにより血圧や水電解質代謝量を調節する．また副腎皮質球状層細胞に作用して電解質代謝に関与するアルドステロン分泌（標的は腎臓の遠位尿細管でNa^+，Cl^-の貯留とK^+，H^+の排泄を促進する）を抑制する．

　ANP，BNP，CNPに対してはA型（リガンド：ANP＞BNP），B型（CNP），C型（ANP，BNP，CNP）という3種類の受容体が知られている（図6-20b）．これらはいずれも1回膜貫通型構造を持っており，A型とB型には細胞膜領域にタンパク質リン酸化活性ドメイン（キナーゼドメイン）とグアニル酸シクラーゼドメインを持つ．細胞外ドメインにANP，BNPが結合すると，シグナル伝達経路が動き細胞内のcGMPの産生が増加する．C型受容体は主として不用となったANP，BNP，CNPの排泄分解を促進する役割を持つ．

　ANPは心不全の治療薬，診断薬として，BNPは心不全の診断薬として臨床応用され，CNPは，経皮的冠状動脈形成術（PTCA）後の再狭窄の予防に有効であることが示されており，PTCA後のCNP投与や遺伝子治療への応用が試みられている．

c）エンドセリン

　エンドセリン（ET）は大動脈内皮細胞培養液より精製された21アミノ酸から構成される強力な血管収縮性ペプチドで3種類（ET-1，ET-2，ET-3）が知られている（図6-21）．これらはいずれも分子内に2個のS-S結合を持つ．ET-1は内皮細胞のほか，血管平滑筋，

(a) 構造

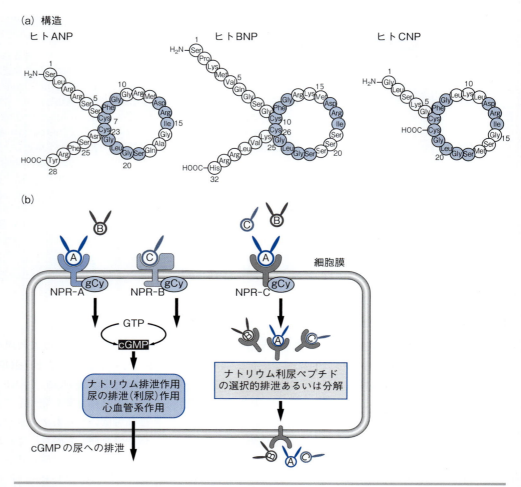

図 6-20　ナトリウム利尿ペプチドファミリーの構造と作用
（a）構造．青色は 3 つの分子種の間で保存されているアミノ酸配列
（b）作用．ナトリウム利尿ペプチド受容体（NPR）には A，B，C の 3 種類がある．A と B はグアニルシクラーゼ（gCy）を介して GTP からサイクリック GMP（cGMP）を生成して作用を現す．cGMP はその後は尿中へ排泄される．一方，C 受容体は不要になったナトリウム利尿ペプチドの選択的な排泄あるいは分解を行う役割を持つ．

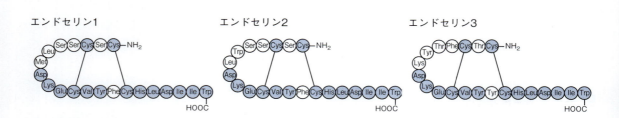

図 6-21　エンドセリンファミリーの分子構造
青色は 3 つの分子種の間で保存されているアミノ酸配列．Cys-Cys: S-S 結合

心筋，神経細胞に，ET-2，ET-3 は血管内皮細胞以外の腸管，腎臓，神経細胞などに分布する．受容体には ET-1，ET-2 高親和性の ET_A と非選択性の ET_B が知られており，いずれも 7 回膜貫通型構造を持つ G タンパク質共役型受容体である．ET_A は平滑筋細胞に，ET_B は内皮細胞に多く発現している．

エンドセリンは全身レベルでは持続性の昇圧作用と一過性の降圧作用を示し，血管壁では ET_A を介した血管平滑筋収縮作用と ET_B を介した内皮依存性の血管拡張作用を示す．血管収縮性以外にも細胞増殖や胎生期の形態形成などへの関与も示唆されている．

9 プロスタグランジン系

プロスタグランジン（PG）系は種々の細胞において不飽和脂肪酸を前駆体として生成される一群のアラキドン酸代謝物で，エイコサノイドまたはプロスタノイドと呼ぶこともある．最初は前立腺由来と考えられてプロスタグランジンと名づけられた．PGA～PGJ とい

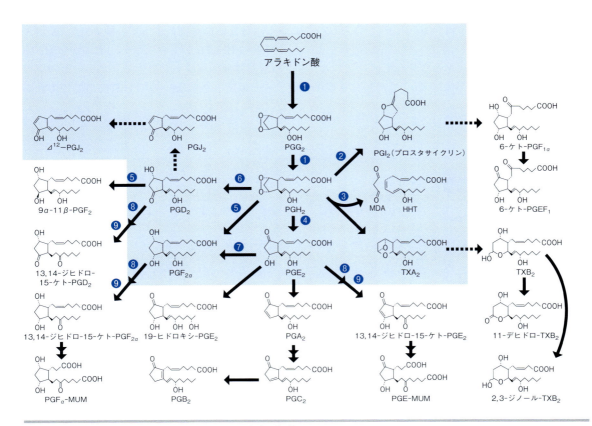

図 6-22　アラキドン酸のシクロオキシゲナーゼ系の代謝
実線は酵素反応，点線は非酵素反応，または不明なものを示す．青色地は活性化経路，それ以外は不活性化経路を示す．
❶ PG エンドペルオキシド合成酵素（シクロオキシゲナーゼ），❷ PGI 合成酵素，❸ TXA 合成酵素，❹ PGE，❺ PGF 合成酵素，❻ PGD 合成酵素，❼ PGE-9-ケトレグターゼ，❽ 15-ヒドロキシ-PC デヒドロゲナーゼ，❾ 15-ケト-PG Δ^{13}-レダクターゼ

うサブタイプがみつかっている（図6-22）．その後，さまざまな細胞にも類似な物質が存在することがわかり，血小板由来の**トロンボキサン（TX）**や白血球由来で3つの隣接する共役二重結合を持つ**ロイコトリエン（LT）**などが次々とみつかった．これらにもTXA，TXB，LTA，LTC，LTD，LTEというサブタイプがある．これらの生理作用は筋収縮，筋弛緩，血管拡張，体温上昇など多彩であり，役割を果たすと生体内で極めて速やか（数分以内）に分解される．

初期に構造が決定されたPGEとPGF$_a$はともに五員環から2本の側鎖が伸びたプロスタン酸を基本骨格とし，PGEは9位にケト基，11位に水酸基を持ち，PGFaは9位と11位ともに水酸基がa位についている．前駆体脂肪酸の二重結合の数により決まる側鎖の二重結合の数に従って順にPGE$_1$，PGE$_2$，PGE$_3$…，あるいはPGF$_{1a}$，PGF$_{2a}$，PGF$_{3a}$…と名前をつけていく．

アラキドン酸は細胞膜の構成成分であるリン脂質に存在しているが，細胞外からの刺激によりシグナル伝達経路が活性化されると細胞膜にあるホスホリパーゼA$_2$という酵素が働いてリン脂質からアラキドン酸が遊離する．ここから4つの生合成経路に分かれる．その1つでは脂肪酸シクロオキシゲナーゼ（COX）およびPGヒドロペルオキシダーゼによって中間体のPGG$_2$，PGH$_2$が作られ，ここからは特異的な酵素によって各種PGやTXが合成される．他方，リポキシゲナーゼにより一連のHPETEが生合成され，そこからHETEやLTが次々と作られていく．アスピリンの解熱鎮痛作用はシクロオキシゲナーゼの阻害作用で説明できる．ただし，リポキシゲナーゼは阻害されないのでHETE，LTは生合成される．

アスピリン

葉の裏が白いヤナギ（楊：*Salix alba*）の樹皮からとった煎剤はギリシャ時代から鎮痛の薬効が知られていた．楊枝はこのヤナギの小枝を歯痛止めに使った名残であるという．最初に抽出された有効成分はヤナギからではなくセイヨウナツユキソウ [*Filipendula ulmaria*（当時の学名は*Spiraea ulmaria*だった）] からであったのでドイツではスピール酸と呼ばれたが，英語名はヤナギ属の学名（*Salix*）にちなんでサリシン（salicin）と命名された．ドイツのバイエル社の研究者であったホフマン（F. Hoffmann）の父親はリウマチの鎮痛薬としてサリシンの酸化物サリチル酸を服用していたが，吐き気などの副作用がひどいので，息子にもっとよい薬の開発を依頼した．親孝行のホフマンの数年にわたる苦心の研究ののち，ついにアセチルサリチル酸の合成に成功し（1897年），その後ヒトでの臨床試験によって優れた鎮痛薬であることが証明されて発売に至った（1899年）．1971年にはプロスタグランジン合成阻害作用が報告されている．語源はacetylとSpir（ドイツ語でヤナギを意味する）の合成語である．

7 遺伝子工学の基礎と応用

遺伝子工学で用いられる遺伝子操作技術は生物が持っている仕組みを参考にして，それを人工的に自在に操作する技術である．本章では「遺伝子の機能を解析するために標的遺伝子を組換えて増やす」という技術を中心として，遺伝子工学の基礎となる代表的な技術を概説する．

1 遺伝子操作技術の誕生

遺伝子操作技術が誕生したのは1971年，米国スタンフォード大学医学部においてである．その後，瞬く間に世界中に普及した，この技術革命の発火点となったのは，大学院生であったロバン（P. Lobban）の提出した小さな学生レポートであった．そこには以下のような極めて独創的なアイデアが盛り込まれていた（図7-1）．

①大腸菌内で自律的に増殖できるプラスミドと呼ばれる環状DNA（☞ 図7-4）を制限酵素などで切断し直線化したのち，両端に**末端ヌクレオチドトランスフェラーゼ**を用いてチミン（T）を数十個付加する．

②別のDNA断片に同様にしてアデニン（A）を数十個付加する．

③両者を混ぜるとAとTが水素結合を形成して混成分子（**ハイブリッド**）が形成され，もとの2倍程度の長さの環状分子となるので，それを遠心機で分離する．

④**DNAポリメラーゼ**や**DNAリガーゼ**を用いて操作の間に生じるDNA中の隙間（ギャップやニック）を修復して完全な二本鎖環状DNAとする．

⑤これを大腸菌に導入し増幅する．

このレポートにヒントを得て，**遺伝子操作技術**という革新的な技術にまで育て上げたのはバーグ（P. Berg）であった．バーグはこのアイデアを利用して哺乳動物のDNAとプラスミドDNAを連結させて大腸菌の中で増幅させるという方法を思いつき，実行に移し，成功した（1972年）．このような哺乳動物のDNAを運ぶプラスミドのようなDNA分子は**ベクター**と呼ばれ，ベクターによって運ばれる異種生物のDNAを持つ細胞を**組換え体**（リコンビナント）と呼ぶようになった．

運ばれる側のDNAとしてはどの生物も同一なので，種間を越えて接続できるという発想は，気づいてみれば当たり前のことであった．「気づいてみれば当然だ」という事柄こそが大発見たる1つの条件なのかもしれない．なにしろ，このバーグらの成功によって，これまで大量に調製することが困難だった哺乳動物DNAの狙った部分を単離することが容易になり，詳細に解析できるようになったのだから．

バーグの成功に刺激されスタンフォード大学の生化学科の各研究室はこぞって遺伝子操作技術の研究に参加し，この誕生したばかりの技術を急速に進展させていった．プラスミドベクターの開発，コロニーハイブリダイゼーション，プラークハイブリダイゼーション

第 7 章 遺伝子工学の基礎と応用

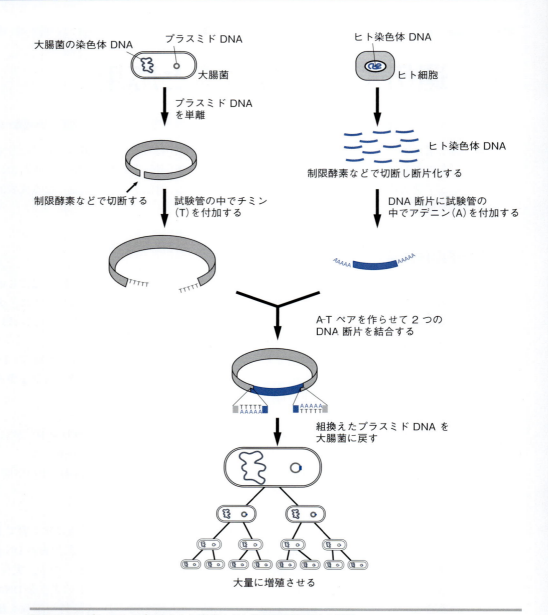

図 7-1　ロバンのアイデアをもとに考案された遺伝子組換え法の原理

遺伝子工学誕生の立役者

　遺伝子工学の誕生は DNA ポリメラーゼの発見者であるスタンフォード大学のコーンバーグ (A. Kornberg) の弟子たちが大きく貢献した．酵素の大家である彼の薫陶あってこそ，驚異的な速度で研究が進んだといえよう．彼らは DNA 複製を中心として DNA を操作する生化学的な仕組みを解明していく過程で幾多の DNA 修飾酵素群を発見・精製しており，それらを用いた DNA の操作に習熟していたのである．ロバンのレポートに触発されたバーグは，「ヒトの DNA でさえ大腸菌で大量に増殖できるのではないか」と考えついた．早速自分の実験していたサルに感染してがんを作る環状 DNA ウイルス (SV40) に応用したが，それを助けたのは環状 SV40 ウイルス DNA を 1 ヵ所で開裂できる制限酵素 Eco RI であった．次いで，デービス (R. Davis) らは Eco RI の切断面が鍵型で相補的な塩基配列 (G/AATTC) を持つことを発見した．Eco RI の切断面同士は再会合してハイブリドを形成し DNA リガーゼによって接合できるため，AT テール法よりはるかに簡便な組換え DNA 作製法が開発できたのである．プラスミドの研究をしていたコーエン (S. Cohen) と Eco RI の名づけ親であるボイヤー (H. Boyer) は 2 種類の薬剤耐性遺伝子［アンピシリン (Amp) とテトラサイクリン (Tet)］を組み込んだプラスミドベクター (pBR322) を作製した．これは現在使われているプラスミドベクターの基本骨格となっている．ボイヤーとコーエンは，遺伝子工学を利用してヒトのインスリンや成長ホルモンを大腸菌の中で量産し，ベンチャー企業を設立して医療に提供することで遺伝子工学を夢の技術として世界に知らしめた．その後，インターフェロンをはじめとして従来の技術では入手できなかったペプチド性の薬剤が次々と商品化され，医学・薬学に革命をもたらしてきた．カイザー (D. Kaiser) とホグネス (D. Hogness) はファージ DNA を利用して大腸菌内に DNA を導入する技術を確立した．スタンフォード大学出身で当時ハワイ大学にいたマンデル (M. Mandel) はカルシウムがある種のファージの感染性を上げることにヒントを得て，カルシウムで前処理した大腸菌であるコンピテントセルを用いた効率のよい大腸菌内への DNA 導入法を開発した．その他，多くの遺伝子工学の基本技術が数年のうちにスタンフォード大学で確立され，やがて世界中に広まっていった．

などの基本的技術がスタンフォード大学において数年の間に確立されている．

2　遺伝子操作技術を担う酵素群

　遺伝子操作は DNA を望む位置で切断したり，接続したりすることのできる**酵素**の発見により，ますます実用的な技術へと変身していった．これら酵素の単離により，もともと自然界ですでに行われていた酵素反応を，試験管内で自在に操作できるようになったのである．その後，DNA やペプチドさえも自在に合成できる技術も開発されるに至って遺伝子操作は実用化の道へと続くことになる．

　なかでも**制限酵素**は便利である．なぜなら左右対称の数個の塩基配列を認識して必ずその点で DNA を切断するため，精密なハサミの役割を果たすからである．たとえばバムエイチワン (*Bam*HI) という制限酵素は GGATCC という塩基配列の 2 番目のグアニンの位置で DNA を切断する (図 7-2)．左右対称なものとしては 6 塩基認識のみでなく，4 塩基 (**AGCT** など)，5 塩基 (GANTC など，ただし N は何でもよい)，7 塩基 (GGTNACC など)，

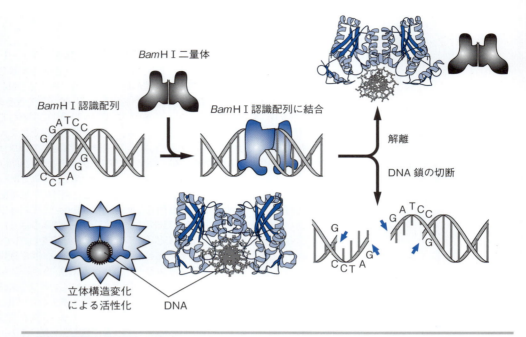

図7-2 制限酵素（*Bam*HⅠ）によるDNA鎖切断

8塩基（GCGGCCGCなど）認識のものなど，現在までに100種類以上の制限酵素がみつかっている（表7-1）．

一方，DNA同士を貼り付ける糊の役割を果たす酵素もみつかってきた．大腸菌やファージからみつかった**DNAリガーゼ**という酵素は，切断された2本のDNAをもとどおりに接続できる．**逆転写酵素**はmRNAを鋳型にして相補的な塩基配列を持つ**相補DNA（cDNA）**を生合成する．このほかにもDNAの3'末端に塩基を付加できる末端ヌクレオチドトランスフェラーゼ（TdT），DNAを端から削っていくエキソヌクレアーゼ，DNAを特別な塩基配列の位置で印（メチル化）をつけるDNAメチラーゼ（☞ 図8-15），DNAやRNAの5'末端にリン酸基を付加できるポリヌクレオチドキナーゼ，逆にリン酸基を除くホスファターゼなどDNAの微細構造をさまざまに操作できる能力を持つ酵素が続々と発見され遺伝子操作を進展させる原動力となった（図7-3）．

3 分子生物学の発展

a）大腸菌

分子生物学の基礎と応用研究に重要な役割を果たしてきた**大腸菌**は1世代（倍加に要する時間）が約20分間と短く，安価な培養液で大量培養できるなど，遺伝子操作技術を実行するための宿主として適切な生物の1つである．数ある大腸菌の細胞株のなかでも，とくにK-12株が古くから標準的な大腸菌株として実験に用いられている．遺伝子操作に

表 7-1　よく使われる 4 または 6 塩基切断型制限酵素の認識配列と切断部位

切断部位	AATT	ACGT	AGCT	ATAT	CATG	CCGG	CGCG	CTAG	GATC	GCGC	GGCC	GTAC	TATA	TCGA	TGCA	TTAA
▼□□□□	Tsp509 I				Fat I				Dpn II / Mbo I / Sau3A I							
□▼□□□		HpyCH4 IV			CviA II	Msp I / Hpa II		Bfa I		HinP1 I		Csp6 I		Taq I		Mse I
□□▼□□			Alu I / CviJ I				BstU I		Dpn I		Hae III / CviJ I	Rsa I			HpyCH4 V	
□□□▼□									BstKT I	Hha I						
□□□□▼		Tai I			Nla III				Cha I							
A▼□□□□T	Apo I		Hind III		Pci I / Afl III	Age I / BsrF I / BsaW I	Mlu I / Afl III	Spe I	Bgl II / BstY I			Tat I				
A□▼□□□T		Acl I												Cla I / BspD I	BfrB I	Ase I
A□□▼□□T				Ssp I						Afe I	Stu I	Sca I				
A□□□▼□T																
A□□□□▼T					Nsp I					Hae II					Nsi I	
C▼□□□□G	Mfe I				Nco I / Sty I / Btg I	Xma I / Ava I / BsoB I	Btg I	Avr II / Sty I			Eag I / Eae I	BsiW I	Sfc I	Tli I / Xho I / Ava I / BsoB I / Sml I	Sfc I	Afl II / Sml I
C□▼□□□G				Nde I		BmeT110 I								BmeT110 I		
C□□▼□□G		Pml I / BsaA I	Pvu II / MspA1 I			Sma I	MspA1 I									
C□□□▼□G							Sac II		Pvu I / BsiE I		BsiE I					
C□□□□▼G															Pst I	
G▼□□□□C	EcoR I / Apo I					NgoM IV / BsrF I	BssH II	Nhe I	BamH I / BstY I	Kas I / Ban I	PspOM I	Acc65 I / Ban I		Sal I	ApaL I	
G□▼□□□C		BsaH I								Nar I / BsaH I			Acc I	Acc I		
G□□▼□□C		Zra I	Ecl136 II	EcoR V	Cac8 I	Nae I	Cac8 I	Cac8 I	Nla IV	Sfo I	Nla IV	Nla IV	BstZ17 I	Hinc II	Hpy8 I	Hpa I / Hinc II
G□□□▼□C																
G□□□□▼C		Aat II	Sac I / Ban II / BsHKA I / Bsp1286 I		Sph I / Nsp I			Bmt I		Bbe I / Hae II	Apa I / Ban II / Bsp1286 I	Kpn I			Bsp1286 I / BsHKA I	
T▼□□□□A					BspH I	BspE I / BsaW I		Xba I	Bcl I		Eae I	BsrG I				
T□▼□□□A					Hpy188 III	Hpy188 III	Hpy188 III	Hpy188 III						BstB I		
T□□▼□□A		SnaB I / BsaA I					Nru I			Fsp I	Msc I		Psi I			Dra I
T□□□▼□A																
T□□□□▼A																

(a) T4 DNA リガーゼによる DNA の連結

① 制限酵素切断による
　2つの粘着末端の連結　　　②ニックの連結　　　③平滑末端の連結

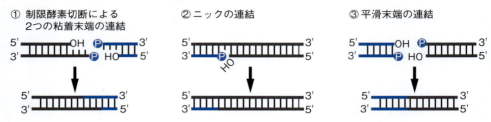

(b) DNA ポリメラーゼによる相補鎖の生合成

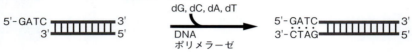

(c) T7 RNA ポリメラーゼによる RNA の生合成

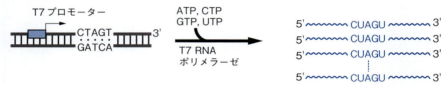

(d) 末端ヌクレオチドトランスフェラーゼ（TdT）による DNA の 3′ 末端へのポリ A の付加

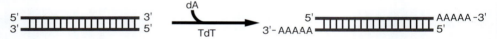

(e) 逆転写酵素による mRNA を鋳型とした相補鎖（cDNA）の合成

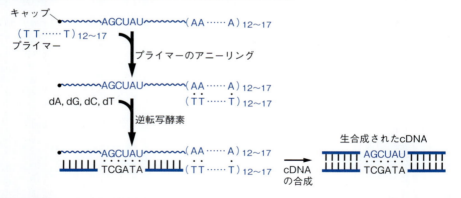

図 7-3　各種酵素による DNA の修飾反応の模式図

とって，大腸菌内の**ベクター**（☞ 162 頁）の挙動が安定していることが重要で，そのために宿主大腸菌が，①制限性の欠如，②組換え系の欠如，③タンパク質分解系の欠如という3 つの特質を持つように，特定の遺伝子を欠損させたり導入したりして多数の亜株が樹立されてきた．

ベクターが大腸菌内で外敵と認識されて制限酵素（☞ 157 頁）で切断されることのないようにするためには，*hsd*（EcoK），*mcr*，および *mrr* という 3 つの遺伝子群を欠損させて制限性を欠如させなくてはならない．ベクターが大腸菌内で勝手に組換えを起こさないようにするためには，組換え酵素をコードする 6 個の遺伝子群（*recA*，*recB*，*recC*，*recD*，*recF*，*recJ*）のうち，いくつかを欠損させる必要がある．ベクターに挿入した外来遺伝子から発現したタンパク質が分解されないようにするにはタンパク質分解酵素をコードする *lon* 遺伝子などを欠損させてやればよい．

大腸菌にも雄と雌があり，雄は接合架橋と呼ばれる管を雌につなげ，その中を通してDNA を直接伝達させる．雄の大腸菌は **F 因子**と呼ばれる**プラスミド**を必ず持つ．雄は F^+菌と表記され，F 因子を持たない雌は F^- 菌と表記される．F 因子は大腸菌の染色体 DNAの中に組み込まれて存在することもでき，そのような大腸菌株では f1 ファージ複製起点（下記）を持つプラスミドベクターの二本鎖 DNA プラスミドから一本鎖 DNA を調製できる．また，β ガラクトシダーゼ遺伝子の変異型（*F'lacZΔM15*）を大腸菌ゲノムに組み込んだ株では外来遺伝子を組み込んだベクターを取り込んだ大腸菌以外を青く染めることで，組換え体だけを選択する技術（α相補，☞ 164 頁）が使える．

b) プラスミド

プラスミドは主として細菌（大腸菌や枯草菌など）の細胞内に環状 DNA として存在している．プラスミドは普段は宿主細胞にとって何の役にも立たないが，抗生物質が存在する環境下では特殊なプラスミドを持つ細菌だけが耐性となって生き延びられる．

プラスミドベクターの原型として有名な pBR322（4.3 kbp：1 kbp＝1,000 bp）は高分子抗生物質であるコリシン E1 を産生する大腸菌株から単離された ColE1 系プラスミドを改変して作られた．その改善版の pUC ベクター（pUC118 や pBluescript II など）はこの通常の培養条件下で大腸菌内に数百コピーも含まれる．遺伝子操作実験を行うときに最も頻繁に使われるのはプラスミドベクターで，その多くが以下に列挙するような特殊なユニットを組み合わせた基本構造を持っている（図 7-4）．

①大腸菌細胞内でプラスミドとして自律増殖するための DNA 複製起点（*ori*）

②プラスミド保有菌（組換え体）を選択的に増殖させるための抗生物質抵抗性ユニット（*Amp*^r など）

③哺乳動物細胞など大腸菌以外の宿主細胞内で効率よく発現させるためのプロモーター

④外来 DNA 断片の挿入のための**マルチクローニングサイト**（**MCS**）．ベクターに 1 ヵ所しかない制限酵素認識部位が集中した DNA 断片を合成して挿入してある．

⑤α相補による青白選択を行うための *lacZ* レポーター遺伝子ユニット（図には未表示）

⑥融合タンパク質として発現させるためのタグ（FLAG，HA，GST，GFP など）を組み込んだユニット（☞ 175 頁）

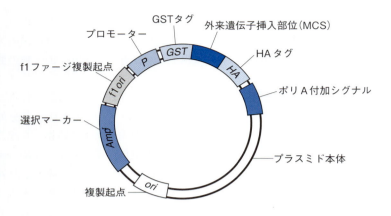

図 7-4　プラスミドベクターの基本構造

c）ファージ

　バクテリオファージは細菌に感染するウイルスであり，独自な遺伝情報を運ぶ DNA とそれを包み込む外殻タンパク質と感染・増殖に必要な制御タンパク質から構成される．遺伝子組換えにはベクターとして λ ファージと M13 ファージが，酵素の供給源としては T4 ファージや T7 ファージなどが利用されてきた．λ ファージや T4 ファージなどは単一の直線状（環状にもなりうる）二本鎖 DNA をゲノムとするが，M13 ファージや f1 ファージでは一本鎖 DNA を外殻タンパク質で包み込んでいる．外殻はプロトマーと呼ばれるポリペプチドサブユニットが決められた数だけ集合して規則正しい三次元の幾何学構造を構成している．T4（あるいは T2）ファージは頭部が正二十面体からなる，あたかも月面着陸船のような形状をしており，λ ファージはそこから脚を取り去ったような形をしている（図 7-5）．DNA はこの頭部に規則正しく収納されており，大腸菌に取りつくと細胞壁に穴を開け，中空の尾鞘を通して DNA が注射されるように大腸菌の中に入っていく．
　λ ファージは環境によって**溶原サイクル**または**溶菌サイクル**という 2 種類のライフサイクル（生活環）をとる．溶原サイクルにあるファージ DNA は大腸菌の染色体 DNA に組み込まれて静かに潜伏しており，増殖も宿主と同じコピー数だけ増えるにとどまっている．ところが，紫外線を照射されるなどして宿主が弱ってくると，ファージはこの細菌を見限って溶原サイクルから溶菌サイクルへ切り換わり，大腸菌の転写・翻訳機構を占拠して大量の娘ファージを生成する．次いでリゾチームを生合成して働かせ，宿主の細胞壁を壊して殺したうえで娘ファージを培地中に放出する．

4　ベクターの開発

　上述のように切り取られた DNA 断片を細胞の中へ運んで増やす能力を持つ DNA を**ベクター**と呼ぶ．既述のように，**プラスミド**と呼ばれる大腸菌内に存在している環状の DNA がベクターとして最初に開発され，現在でも頻繁に利用されている．ヒトなどの DNA 断片をプラスミドベクターにつないだ組換え体 DNA は，**トランスフェクション**とい

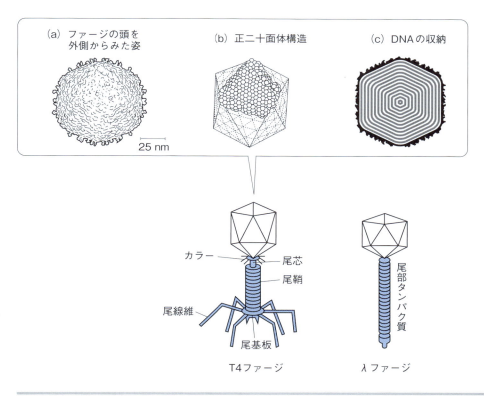

図7-5 T4ファージおよびλファージの構造
DNAは中心から糸巻きのように巻き上がってコンパクトに収納されている．λファージには尾線維は痕跡しかないことに注意．
(Yanagida M：J Mol Biol **109**：515, 1997 および Olson et al：Virology **297**：385, 2001 を参考に著者作成)

う技術によって大腸菌細胞内に導入する．その大腸菌を大量に増殖させてベクターごと挿入されたDNA断片を大量に増やすと，大量のヒトDNAを入手できる．約10 kbpまでの長さのDNA断片を挿入して大量に増幅できる．

　大腸菌に感染する**λファージ**（図7-5）を用いたベクターはより大型サイズのDNAを増幅できる（約20 kbpまで）．プラスミドベクターに比べて増幅できるDNA量が少なく扱いもやや複雑であるが，大腸菌を溶かしてDNAを菌体外に放出するというプラスミドベクターにない特徴を持つため，菌体外へ放出された組換え体タンパク質を抗体より直接スクリーニングできる有用なベクターである．大腸菌に感染する**M13ファージ**あるいは**f1ファージ**を用いたベクターは，一本鎖DNAを**ゲノム**（生物が持つDNAの総体）として持ち，大腸菌を殺すことなく菌体外に放出するという特徴を持つため，一本鎖の組換え体DNAを調製する目的には有用なベクターである．

　プラスミドにSV40ウイルスDNAのプロモーターを組み込んでおくと，組換え体DNAは哺乳動物細胞内において，挿入した遺伝子産物（タンパク質）を大量に発現する．このような，大腸菌と哺乳動物細胞の間をヒトの遺伝子を運んで行ったり来たりできるベクターは**シャトルベクター**と呼ばれる．ただしプラスミドベクターや，その後開発された

α相補

α相補は組換え体の青白選択として実験室で頻繁に使われている．実験にはβガラクトシダーゼ遺伝子（lacZ）の5' 末端を欠失しているため酵素活性を持たないN末端欠損型βガラクトシダーゼ（ω断片）のみを発現している大腸菌の変異株（F'lacZΔM15）を用いる．この大腸菌にβガラクトシダーゼのN末端側（α断片）のみをコードする遺伝子（lacZα）を外から導入して発現させると，2つの断片が足りない部分を補足するように会合してβガラクトシダーゼ活性を回復する．α断片をコードするlacZα（約220 bp）の真ん中に挿入サイト（MCS）が割り込む形で組み込んだベクターに外来DNAを挿入する．このプラスミドをlacZΔM15変異を持つ大腸菌に導入し，無色の基質（X-gal）とIPTGを一緒にして（lac抑制因子を不活性化させてlacZの発現抑制を解くため）大腸菌をアンピシリンを含む培養プレートにまく．lacZαを組み込んだベクターを持つ大腸菌はα相補によりβガラクトシダーゼ活性が回復してX-galを青色に変えるため，コロニーは青くなる．外来DNA断片が挿入された組換え体はlacZαが分断されてα断片が発現できないためX-galは無色のままでコロニーは白色にみえるため，判別が容易となる．

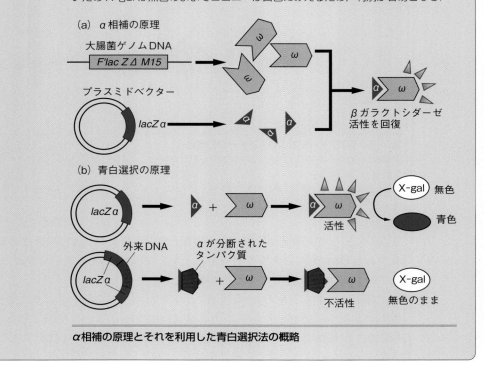

α相補の原理とそれを利用した青白選択法の概略

ファージベクターなどは，挿入できるDNA断片が20 kbp程度と上限があり，巨大DNAを扱う場合には挿入DNAを細切れにしなくてはならない．そこで，百万塩基対程度の巨大DNAを挿入できるように工夫されたヤック（YAC）と呼ばれる酵母由来のベクターが開発されている．

5　PCR の開く無限の可能性

　米国のマリス（K. B. Mullis）らは 1983 年，遺伝子操作の可能性をいっそう高めた**ポリメラーゼ連鎖反応（PCR）**という革命的技術を開発した．この方法に従えば欲しい DNA 断片を簡単な操作で数時間の間に欲しいだけ大量に手に入れることができる．遺伝子操作技術の開発によって哺乳動物遺伝子が大腸菌の中で大量に増やせるようになってはいたが，それは専門知識が必要な操作が幾重にも重なった何日もかかる複雑な技術であり，増幅量も制約があった．しかし，マリスの PCR 法を用いると，試験管の中に増やしたい極微量の DNA 断片と，反応に必要ないくつかの試薬を入れ，反応温度を上下するだけで，数時間後にはもとの DNA 断片を 100 万倍にまで増やせるのである．

　PCR の原理は以下のようにまとめられる（図 7-6）．

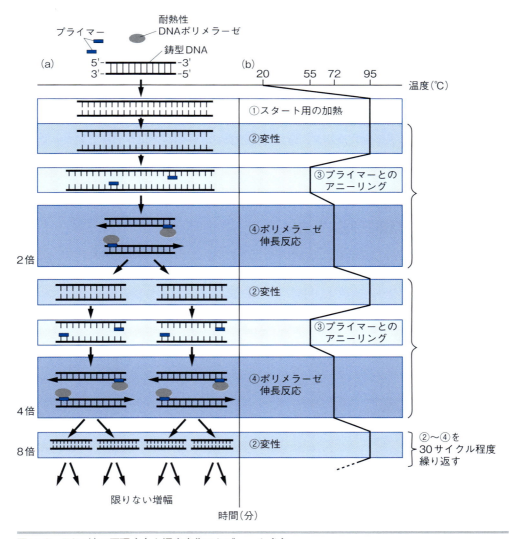

図 7-6　PCR 法の原理（a）と温度変化スケジュール（b）

①まず，増幅したい範囲の両端を挟むようにして，DNA のそれぞれの鎖の一部の塩基配列と相補的な配列を持つ，**プライマー**と呼ばれる 20 個程度の塩基からなる**オリゴヌクレオチド**を 2 種類合成する．次いで**テンプレート（鋳型）DNA**，プライマー，ヌクレオチド，**耐熱性 DNA ポリメラーゼ**を 0.05 mL くらいの反応溶液に加え，95℃で 30 秒間，スタート用に加熱して鋳型 DNA を熱変性により一本鎖 DNA に分離する．

②この反応液を 30 秒間 95℃で加熱する．

③次に温度を 50〜60℃くらいにまで下げて 30 秒間ほど保温すると 2 種類のプライマーが両方の DNA 鎖に 1 分子ずつ結合（アニーリング）する．

④ここに DNA ポリメラーゼを反応させて 72℃くらいで 1〜3 分間ほど保温すると，プライマーの部分から 3' 末端方向に新たな DNA 鎖が合成される．この結果，増幅したい部分のみが 2 倍になった構造となる．これが 1 サイクルの PCR 反応である．

⑤2 回目のサイクルも同様にして②〜④を繰り返すことで周期的に温度を上下させると今度は増幅したい DNA 断片だけが 4 倍となって生み出される．

⑥あとは必要な回数だけ反応サイクルを繰り返すと，順に 2 倍，4 倍，8 倍，16 倍…と望む量だけ目的の DNA 断片が得られる．たとえば 30 回（3 時間）ほど反応周期を繰り返しただけで 2 の 30 乗倍，すなわち約 100 万倍に DNA 量が増幅できる．現在では PCR 全体が自動化されているのでスイッチ 1 つ押せば数時間後には 100 万倍に増量した DNA が手に入る．

多くの生物の全ゲノム塩基配列が決定されている現在では，欲しい DNA 断片は適宜プライマーを設計してゲノム DNA あるいは mRNA を鋳型として用いれば迅速・簡便にクローニングできるようになっている．

6 高速 DNA 塩基配列決定法

1975 年に発表された DNA の塩基配列決定法（シークエンス反応）は，遺伝子操作技術の進展をいっそう早めた．この年に，マクサム（A. Maxam）とギルバート（W. Gilbert）による化学的切断法と，サンガー（F. Sanger）らによる**ジデオキシ法**という原理のまったく異なる 2 つの技術がほぼ同時に発表されたのである．これらはいずれも大型で薄いポリア

古代 DNA

PCR のおかげで縄文時代の人骨やエジプトのミイラからのみでなく，数万年以上も前のネアンデルタール人の化石（しかも 1856 年発見のオリジナル標本）やシベリア凍土において冷凍状態でみつかったマンモスの骨（約 4 万年前）からミトコンドリア DNA が抽出され塩基配列の決定に成功している．さらに約 1,700 万年前とされる米国アイダホ州北部の湖底の土から採取したモクレン科樹木の葉の化石や約 4,000 万年前のコハクに閉じこめられたハチやシロアリから DNA を抽出し，PCR で増やしてその DNA 塩基配列を決定している．このように古いサンプルから採取した DNA は古代 DNA と総称される．

クリルアミド-尿素ゲル電気泳動を用いて一度に数百塩基対を決定するという点では共通していた．発表されてからの数年間はマクサム-ギルバート法の方が優勢であったが，現在では技術革新が進んだジデオキシ法に取って代わられている．当初は1ヵ月に千塩基も決定できれば上出来だったが，その後の技術革新により驚くほど高速にDNA塩基配列が決定できるようになってきた．それらは技術的な原理が本質的に異なるため，以下に概説する3つの世代に分類される．

a）第1世代DNA塩基配列決定法（～2005年）

ジデオキシ法に基づく技術は第1世代DNA塩基配列決定法と呼ばれる．その原理と実験手順を以下に列挙する（図7-7）．
　①塩基配列を決めたいDNA断片をプラスミドベクターに挿入してクローニングする．
　②1つの反応液にこのプラスミドDNAおよびdNTPと蛍光標識したddCTPを加え，DNAポリメラーゼを働かせる．するとdCTPが取り込まれるべき位置において部分

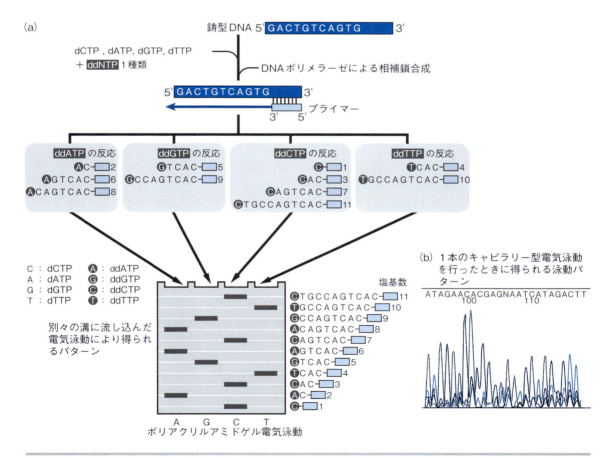

図7-7　ジデオキシ法の原理
（a）実験手順．反応は4つに分けて行う．
（b）蛍光標識プライマーを用いた場合の結果の一例

的に ddCTP が取り込まれる.

③ ddCTP は 3'-OH が 3'-H になっている（☞ 図 1-8）のでそれ以上の DNA 鎖の伸長は起きず合成はその位置で停止するため，さまざまな長さの反応産物が生じる．これが dC の位置を決定する反応である.

④同様に dA，dT，dG の位置決定の反応も蛍光標識した ddATP，ddGTP，ddTTP を加えて個別に行う.

⑤4 つの反応産物を別々の溝に流し込んで電気泳動を行う（図 7-7a）．最近ではまとめて細いチューブに詰めたポリアクリルアミドゲルに流すキャピラリー電気泳動を行うことが多い．その場合には④において ddATP（緑），ddGTP（黄），ddCTP（青），ddTTP（赤）というふうに別色の蛍光標識を行って区別する（図 7-7b）.

⑥電気泳動パターンはコンピュータによって自動的に読まれ，塩基配列が決定される.

開発当初は夢の技術としてもてはやされたが，読みにくい塩基配列の確認などを含めると 1 kb の解読に 1 ヵ月かかることもまれではなかった．これを大きく改善したのがキャピラリー電気泳動法という技術革新で，同時並行に進んだ反応結果が自動で解読できる機器が導入されるに至って，第 1 世代 DNA 塩基配列決定法に分類されるにふさわしい大量の DNA 塩基配列解読が可能となった.

b）第 2 世代 DNA 塩基配列決定法（2005〜2011 年）

PCR による増幅反応を取り入れて，少量の DNA サンプルに対して膨大な数の塩基配列を決定する技術は第 2 世代 DNA 塩基配列決定法と呼ばれ，特殊な機器を用いて自動的に同時並行で進めるシステムが複数の会社によって実用化されている．ここでは代表的な 2 つを紹介する.

（1）ロシュ社（Roche-454，GS FLX＋）

この機器に採用された**パイロシークエンシング**と呼ばれる技術では，ヌクレオチドが DNA に取り込まれるときに放出されるピロリン酸（PPi）を 4 種類の酵素（DNA ポリメラーゼ，ATP スルフリラーゼ，ルシフェラーゼ，アピラーゼ）と 2 種類の基質（アデノシン 5'-リン酸，ルシフェリン）を用いて可視光を発光させ，カメラで検出して定量解析する（図 7-8）．どの塩基を取り込んだかを区別するため反応液は 4 種類あり，各々には 4 つの塩基（dGTP，dCTP，dTTP，dATPαS）が別個に加えられる．ここで dATP はルシフェラーゼの基質となるので代わりに dATPαS が使われる．たとえば dGTP の入った反応液の場合には DNA ポリメラーゼが塩基を取り込むと PPi が ATP スルフリラーゼの触媒によって ATP に変化し，それをエネルギー源としてルシフェラーゼが働き，ルシフェリンが可視光を発する．反応に使われなかった基質はアピラーゼで分解したのち反応容器が洗浄されて次の反応に備える（図 7-8）.

（2）イルミナ社（Illumina, HiSeq2000）

可逆的ターミネーター法を採用したこの機種はリード長が 100〜150 塩基と短いが，得られるデータが 1 回の運転あたり（約 1 週間かかる）100〜600 Gb と非常に大きい．しかも 4 つの dNTP を自然競合に反応しながら 1 塩基ずつ確実に配列を読み取ることができる

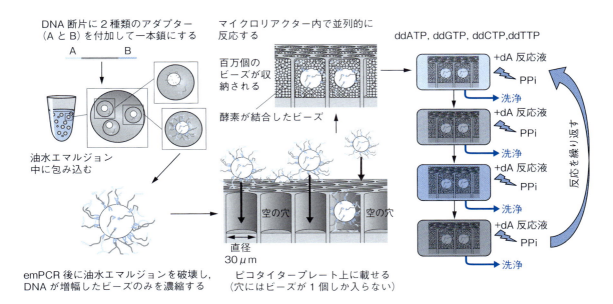

図 7-8　ロシュ社（Roche-454）シークエンサーにおける反応進行過程の模式図と手順
実際の作業では 1 個の反応スポットに 1 分子の DNA 断片からのコピーが無数に結合したビーズを入れ，何百万個の反応スポットをアレイ状に並列して反応ユニットとする．そのうち上記の反応で発光したものの DNA 塩基配列が C と決定できる．この作業を自動的に繰り返すことで決定できる塩基数の長さ（リード長）が最大で 1,000 bp（平均 700 bp）もあるので，超並列的に反応を進めていくと 1 回の実験あたり約 700 Mbp の塩基配列が決まるという．機器の中では反応が以下の手順で進んでいく．
①サンプル DNA を平均 1,400～1,800 塩基対ほどのサイズに断片化する．
②DNA 断片の 3' 末端と 5' 末端に特異的に結合する 2 種類のアダプター（A と B）を DNA リガーゼにより付加してから一本鎖にする．
③一本鎖 DNA 断片，アダプター配列を無数に有したビーズ，DNA ポリメラーゼ，基質やプライマーなどを混合する．
④これらの混合液とエマルジョンオイルを混ぜて撹拌し，油水エマルジョン（マイクロリアクター）を形成させる．このうち数パーセントの油水エマルジョンの中にはビーズ 1 個と DNA フラグメント 1 個が含まれる．これがマイクロリアクターとして働く．
⑤emPCR により個々の油水エマルジョンの中で独立に PCR 反応が進む．マイクロリアクター中では 1 ビーズあたり数百万コピーにまで DNA が増幅する．
⑥増幅反応後は DNA フラグメントがビーズに結合している状態で油水エマルジョンを破壊し，増幅された DNA を持つビーズを選択濃縮する．
⑦ピコタイタープレート（ビーズが 1 個しか入らないように設計されたウェルを持つ）の上にこの濃縮液を乗せ，遠心機で回転させて各ビーズをウェルの中に落とし込む．
⑧ここで上述のようにパイロシークエンスが機器の中で自動的に進むので生じるルシフェリン発光を CCD カメラで検出する．たとえば dG を含む反応液を用いた際に発光した穴に入っている鋳型 DNA 断片の塩基配列は C だと決定できる．次の反応に備えるため反応に使われなかった基質はアピラーゼで分解してから洗浄される．
⑨次いで，たとえば dC，Td，dA，dG，dC，dT…のように DNA 断片の端から自動的に反応が進んでいって塩基配列が決定される．
⑩ピコタイタープレート中のビーズが入ったすべてのウェル（総数で約百万個）で並列的に伸長反応が起こるため膨大な数の塩基配列を短時間で決定することができる．

ため，高精度なデータが得られる．この1塩基合成（SBS）技術を利用してゲノム配列決定のみでなく，SNP探索，変異探索，RNA塩基配列決定，クロマチン免疫沈降法（☞311頁）など，幅広い応用ができる（図7-9）．

(3) Ion Torrentシステム

すでに実用化されたIon Torrentシステム（Ion PGM™）ではDNAポリメラーゼにより各塩基が取り込まれるときに放出される水素イオン（pH変化）の塩基ごとの違いを検出する．機器の値段は従来の10％程度で，安価な天然のヌクレオチドを使用するので運転資金も格段に安い．さらにRNAの塩基配列も決定できる．反応を半導体（CMOS）チップ内で行うと同時に生データ処理も行うことで結果が0/1（G，A，T，Cと等価）で出力されるため，生データ処理のための高額コンピュータが不要となる点も経済的である．数億個の1.3 μm ウェルを持つ1個の半導体チップで1リード長が200 bp程度で読むと1ラン（＝1時間）あたり50 Gbp程度（全ヒトゲノムの解読が可能なデータ量）の出力になる．ゆえに1,000ドル（4時間）でヒトの全ゲノム塩基配列が決定できる．この機器の中では以下の順序で反応が進む．

①組織や細胞から抽出したDNAを超音波破砕装置あるいは酵素法により断片化し，DNA断片の両端にアダプターを結合させる．ライブラリー作成は自動化によると4時間で終了する．RNAライブラリーも作成できる．

②1ビーズに1 DNA断片が取り込まれる条件でエマルジョンPCRを行い，同じ配列のDNA断片をビーズ上に増幅する．機器を使えば4時間程度でビーズ調製が完了する．

③エマルジョンPCR後のサンプルをピペットでマイクロチップに流し込み，マイクロチップをIon PGM™シークエンサーにセットする．機器の中ではdNTPが順番にマイクロチップに送液され，ポリメラーゼによってDNAが伸長する際に放出される水素イオン濃度を半導体チップ上で検出して塩基配列に変換する（4時間）．

④決定した塩基配列は反応と並行して専用のサーバーに転送されるため，そのまま各種解析ソフトウェア上で解析し可視化することができる（1時間）．

c) 第3世代DNA塩基配列決定法（2011年以降）

1分子計測を実現した第3世代の機器は1分子リアルタイムシークエンサーと総称される．PCR増幅しないことで，増幅によるDNA断片の頻度分布の偏りがなくなるため，mRNA分子数の正確な計数も可能となった．

(1) PacBio（1分子リアルタイム）

DNAポリメラーゼが連続的にDNA合成を行うときに各dNTPの取り込みを経時的（リアルタイム）に観察できるPacific Biosciences（Pac Bio）社の製品はすでに商品化されている．反応はZMWと呼ばれる底面がガラス板でできた円筒状の極微小な穴（直径数十nm，深さ100 nm）の中で進む（図7-10）．ガラス板の表面に固定化しておいた1分子のDNAポリメラーゼに1分子の鋳型DNAが結合するとdNTPが取り込まれて蛍光を出す．光の波長は穴の直径より小さいため光は遠くにまで届かず10^{-21} Lの容量の範囲内にある光のみ検出できるので，取り込まれた蛍光色を区別して塩基配列を読み取ることができる．試

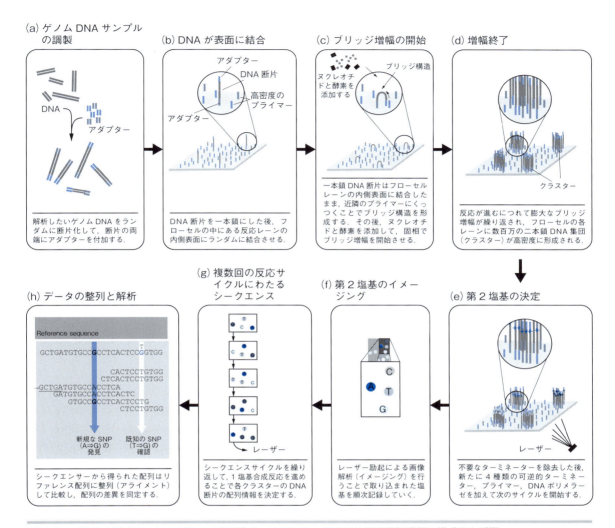

図7-9 イルミナ社（Illumina, HiSeq2000）シークエンサーにおける反応進行過程の模式図と手順
①標的DNAを数百塩基の長さに断片化し，両端に2種類のアダプターを付加してサイクル数の少ないPCRで増幅する．
②アダプターを付加したDNA断片をフローセル（反応を起こす専用のスライドガラス）表面上に共有結合されたオリゴヌクレオチド（アダプターに相補的な塩基配列を持つ）とアニール処理を行うことで固定化する．
③ブリッジ増幅（固相増幅）により1分子のDNA断片が最大千分子まで増幅されることでフローセル表面上に同一配列を持つDNA断片の集団（クラスター）が形成される．クラスターは1 cm^{2}あたり約一千万個形成されるよう高密度化されている．
④4種類の蛍光標識ヌクレオチドを用い，フローセル上に形成された数千万から数億個のクラスターを鋳型として同時並行に1塩基ずつ合成させる（SBS）．反応には4色の蛍光色素で標識したdNTPを用いDNAポリメラーゼにより塩基を合成する．保護基がついているdNTPが1塩基合成ごとに反応を止めるので，どの色の塩基が取り込まれたかを検出できる．
⑤保護基と蛍光標識をはずして次の合成反応を繰り返す．保護基が取りはずし可能なこの反応を可逆的ターミネーター法と呼ぶ．
⑥この1塩基合成サイクルが100〜150回まで繰り返され，各DNA断片（クラスター）から100〜150塩基の配列情報を得る．
⑦コンピュータを用いて決定した塩基配列を集合させて並べ，読み間違えを訂正する．たとえばHiSeq2000を1回運転すると最大で600 Gb（5人分のヒト全ゲノムの塩基配列を30倍の冗長度で）の塩基配列が決定できるという．HiSeq2500では1日で120 Gb読めるため1人のヒトゲノムを1日で読むことも可能となっている．

172　第 7 章　遺伝子工学の基礎と応用

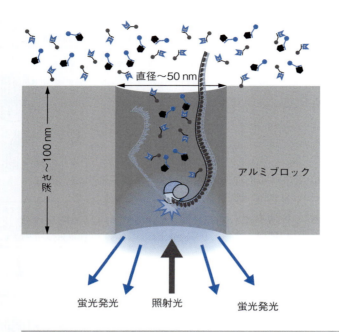

図 7-10　ZMW における反応進行過程の模式図

料とする二本鎖 DNA は 250～6,000 bp の長さの DNA 断片が使え，必要な DNA 量は 500 ng と少なくてすみ，1 リード長は 500 bp 以上で，PCR による増幅バイアスやエラーが入らず，RNA も直接の鋳型にできるという．この機器の中では以下の順番で反応が自動的に進む．

①ヘアピン状の一本鎖 DNA アダプターを試料 DNA の片側末端に結合させ，他方の末端には，DNA 合成開始に必要なプライマーをアニール処理して，一部が二本鎖になった「ヘアピン状の DNA アダプター」を結合させたライブラリーを構築する．両末端にヘアピン状のアダプターが付加された構造は「SMRTbell」と呼ばれる．

②このライブラリーを多数（15 万個）の ZMW を持つ反応ツール（SMRT セル）の中に入れて ZMW の底に固定化した DNA ポリメラーゼと結合させる．

③これを PacBio RS シークエンサーにセットすると，後の反応は自動的に実施される．DNA ポリメラーゼの DNA 合成速度は 1～3 塩基/秒で，最大 96 個の SMRT セルをセットできるので，短時間で膨大な数の塩基配列が決定できる．反応自体は通常 30 分以内に終わるため，ライブラリー作製から塩基配列出力までの工程は急げば 4 時間程度で終了する．

(2) ナノポアシークエンサー

円筒状の膜タンパク質で構成される直径が nm（10 億分の 1 m）程度の極微小な穴（ナノポア）にイオン電流を流し，単鎖 DNA（または RNA）が独自な合成膜を通過する際に起こす塩基固有の電流変化を測定して塩基配列を決定するという夢のような技術がついに実用

化された．塩基配列を決定したい試料DNA（1 μg以下）の末端には販売されている試薬キットを用いてモータータンパク質（ポリメラーゼ）がついたアダプター配列がライゲーション反応により付加される．最新の試薬キット（2016年）では，ゲノムDNAを断片化した際にトランスポゾンを用いてアダプターを付加することで，わずかに2段階，10分間で調整できるようになった（図7-11a）．これらT，G，A，Cタグは，イオン電流が流れているナノポアを通過する際に，異なる大きさの電流変化を起こすので（図7-11b），それを検出して塩基配列を決定するのである（図7-11c）．ところが，当初に開発された装置では，DNAのナノポア移動速度が速すぎて塩基配列を正確に読み取れないという大きな問題が生じていた．

そこでエイクソン（M. Akeson）らはphi29 DNAポリメラーゼ（DNAP）を，DNAを移動させるモーターとして用いることにより，その移動速度を約1万分の1に減少させてこの問題を解決した（図7-11d）．彼らはαヘモライシン（α-Hemolysin）というタンパク質の七量体が中央に形成する穴をナノポアとして利用した．一般に試料一本鎖DNAにプライ

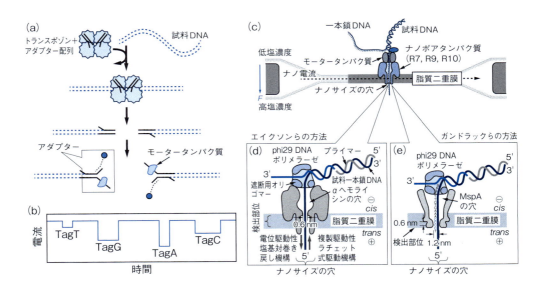

図7-11 ナノポアシーケンサーの作動原理
(a) トランスポゾンを用いた試料DNA断片化とアダプター付加過程の模式図．試料DNAの末端にはモータータンパク質（ポリメラーゼ）が付いたアダプター配列がA，G，C，T個別に標識される．
(b) これらT，G，A，Cタグは，イオン電流が流れているナノポアを通過する際に，異なる大きさの電流変化を起こす．
(c) 円筒状の膜タンパク質で構成される直径がnm（10億分の1 m）程度の極微小な穴（ナノポア）にイオン電流を流し，一本鎖DNA（またはRNA）が独自な合成膜を通過する際に起こす塩基固有の電流変化を測定して塩基配列を決定する．
(d) エイクソンらの方法の模式図．彼らはαヘモライシンというタンパク質の七量体が中央に形成する穴をナノポアとして利用し，phi29 DNAポリメラーゼを，DNAを移動させるモーターとして用いた．
(e) ガンドラックらの方法の模式図．彼らは変異を導入したMspAタンパク質が形成する，くびれの長さが短い穴をナノポアとして用いることで，1塩基ステップごとに良好な電流値の変化を検出した．ナノポアのくびれをふさぐ連続4塩基（CCCC）が特徴的な電流値を示したという．

マー（水色）をアニールすると，phi29 DNAP（灰色）に結合した後で，DNA がタンパク質ポア（濃い灰色）に入る前に，phi29 DNAP による DNA 合成または DNA 削除が起こってしまう．エイクソンらのグループは，5' 側は被験一本鎖 DNA と相補性を有するが，3' 側の 7 残基は塩基を持っていないので試料一本鎖 DNA と対合しない遮断用オリゴマー（薄い青色）をアニールさせることにより，DNA 合成・削除を阻止する方法を開発した．脂質二重膜の上下（*trans* 側が＋，*cis* 側が−）に電圧をかけると，マイナス電荷を有する DNA はナノポアを貫通し，電位駆動性塩基対巻き戻し機構（VdU）と呼ばれる仕組みで下方に移動する．その際に二本鎖 DNA が解きほぐされ遮断用オリゴマーが完全に離れると，プライマーの 3' 末端が露出するが，dNTP と Mg^{2+} イオンが存在すると DNA 合成が始まるために試料一本鎖 DNA は上方に吊り上げられ（ratcheting），複製駆動性ラチェット式駆動機構（RdR）と呼ばれる仕組みで上方（逆方向）に移動する．これらの仕組みにより試料 DNA は二本鎖から一本鎖となり，ナノポアの穴に押し込まれるのである．こうして試料 DNA がナノポアの中を VdU 機構で下方に移動したとき（約 2.5 塩基/秒）に検出される電流値変化は，RdR 機構で上方に移動したとき（約 40 塩基/秒）に検出される電流値変化対称的な波形を持つため，試料 DNA の塩基配列を 2 回解読して確認できる（図 7-11c）．1 つの試料 DNA の生合成と解読が終了するたびに，phi29 DNAP と DNA はナノポアから解離して，新たな phi29 DNAP と試料 DNA の複合体がナノポアに会合して新たな DNA 解読が起こるため，同一のナノポアを用いて毎時約 130 分子の割合で約 500 分子の DNA の解読が起こる．ただし，α ヘモライシンが形成するナノポアは，くびれの長さが長く，数多くの塩基がポアをふさぐため，塩基移動に伴う電流変化の検出に基づいた試料 DNA 塩基配列の配列解像度がさほどよくはなかった．

ガンドラック（J. H. Gundlach）らはマイコバクテリウム属の真性細菌が持つ MspA（*Mycobacterium smegmatis* porin A）タンパク質（変異を導入してある）が形成する，くびれの長さが短い穴をナノポアとして用いることで，1 塩基ステップごとに良好な電流値の変化を検出した．ここではナノポアのくびれをふさぐ連続 4 塩基が特徴的な電流値を示したという（図 7-11e の青字で示した CCCC）．ただし，両方の方法とも検出した電流変化を短い既知の塩基配列と対応づけることには成功したが，電流値の変化が複雑でエラー率が 10% 以上と高いため新規塩基配列を決定するという実用化までは到達していなかった．

ここで出現したのが英国オックスフォード大学発のベンチャー企業である Oxford Nanopore Technologies（ONT）社が商用化（2015 年）した製品群である．原理は上記 2 つと同類だが，ナノポアタンパク質（R7，R9，R10）やモータータンパク質（E6，E7，E8）などの独自なタンパク質を使用する．この技術は以下に列挙する点で革新的である（図 7-11 c）．①プライマーも遮断用オリゴマーも不要で，末端に一本鎖部分（オーバーハング）を持つ二本鎖 DNA であれば，いかなる DNA でも塩基配列を決定できる．②VdU 機構により，*cis* から *trans* への方向のみに DNA を移動して配列を読み取る．③合成される DNA は天然型と同一の構造を有し，修飾ヌクレオチドは DNA 合成の際に 100% の効率で DNA に取り込まれるため，1 リードで非常に長い DNA 配列が得られる．リード長は長く，50〜100 kb でも一続きの配列として解読できる．④独自の塩基解読アルゴリズムを開発できたため，連続する塩基に特徴的な電流値をもとに配列を決定できる．⑤ナノポアあたりの塩基配列決定速度は毎秒 450 塩基で，精度は 94% まで向上しており，1 万塩基対程度の

塩基配列を一挙に決定できるという．⑥最も小型（重量が 87 g）の MinION（ミナイオン）では，装備された 2,048 個のナノポアをフル稼働すれば 2 日間で安価に 80 億塩基対まで決定できる．これはヒト全ゲノム 30 億塩基対をはるかに超える．⑦ 解析ソフトが充実しており，インターネットを介してリアルタイムに解析を進めることができる．⑧大型機器（重量が 10 kg）も販売されており，それを用いれば 2 日間で 4,000 億塩基対まで決定できる．まさに塩基配列決定法の革命である．

7　組換え体の大量発現

　遺伝子組換え体を大量に発現する技術はバイオテクノロジーの根幹技術の 1 つである．組換え体を大腸菌内で大量に発現して簡便に精製するには，N 末端（あるいは C 末端）にさまざまなタグを付加して発現させた融合タンパク質をアフィニティー精製するシステムが有用である．

　グルタチオン S-トランスフェラーゼ（GST）との融合タンパク質発現系は GST が溶解度を高めるため，組換えタンパク質が封入体と呼ばれる構造体を形成して回収が困難な不溶性となるのを防ぐ．GST 酵素は基質（グルタチオン）を結合させた樹脂に高い特異性で結合するためアフィニティー精製できる．樹脂に結合した GST 融合タンパク質は過剰のグルタチオンを含んだ溶液でカラムを洗浄するとはずれてくる．あるいは GST-PSP（切断用プロテアーゼ）を流すと GST が切断されて樹脂に残り，目的タンパク質のみが溶出されてくる（図 7-12）．血液凝固因子（X_a）あるいは**トロンビン**でも目的タンパク質は切り出されるが，このときには X_a などが混入してくる．

　ヒスチジンヘキサマー（6 個のヒスチジンを並べて強い塩基性にしたペプチド）との融合タンパク質として大量発現させるベクターもある．ヒスチジンヘキサマーはニッケル（Ni）を固定した樹脂に中性溶液中で結合するが，低 pH 溶液中ではポリヒスチジンを添加

Tea Time　遺伝子組換え体の封じ込めとカルタヘナ議定書

　遺伝子組換え技術の創成期に，その潜在的な危険性に気づいた科学者達は自主的に規制をするため，米国カリフォルニアのアシロマにて国際会議を開催し，遺伝子組換え実験において組換え体が実験室外へ漏出するのを防止するための，生物学的（B1，B2）および物理的（P1，P2，P3，P4）封じ込めを含む，実験施設や設備，実施要項を限定する厳しい規制案を提唱した（1974 年）．これを受けて日本でも「組換え DNA 実験指針」が設定されたが，1982 年には実験指針の大幅な緩和が行われ，とくに危険な病原体を扱う場合（P4 に指定）以外は，大部分の組換え DNA 実験が P1 または P2 実験室で行えるようになった．この指針は南米のカルタヘナにおける会議において採択された「生物の多様性に関する条約のバイオセーフティに関するカルタヘナ議定書」への署名（2000 年）および批准・締結（2003 年）に伴って廃止され，以降は「遺伝子組換え生物等の使用等の規制による生物の多様性の確保に関する法律（遺伝子組換え規制法）」（平成 15 年法律 97 号），いわゆるカルタヘナ法が施行されている（2004 年）．ただし，遺伝子組換え作物を盛んに栽培している米国，カナダ，アルゼンチンは批准を拒否している．

176　第7章　遺伝子工学の基礎と応用

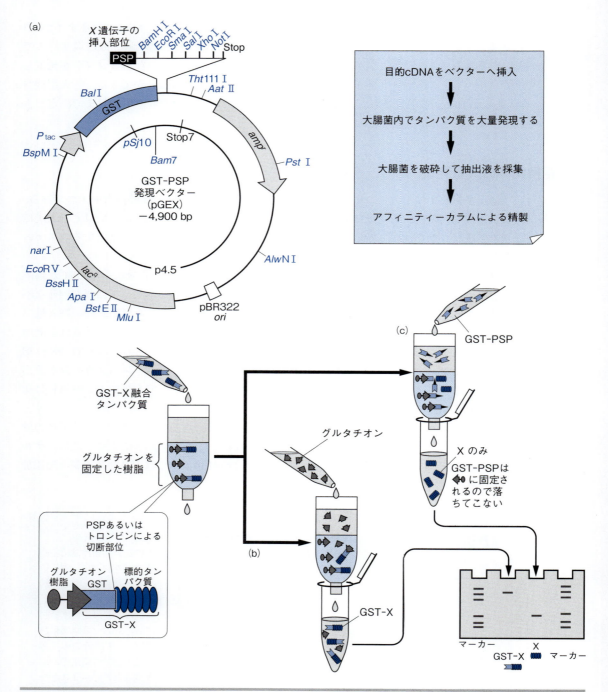

図 7-12　GST 融合タンパク質発現系
アフィニティー精製は pGEX ベクター（**a**）を用いて目的遺伝子を挿入してタンパク質を発現させ，グルタチオン樹脂に GST と標的 X の融合タンパク質を特異的に結合させて行う．そこに大量のグルタチオンを添加すると GST-X が溶出されてくる．GST-X と結合したグルタチオンは溶出された後，やがて GST-X から解離する（**b**）．GST と切断用プロテアーゼの融合タンパク質（GST-PSP）を添加すると低温（4℃）で一夜保温するだけで X のみが溶出される（**c**）．この反応は低温で行うので X の非特異的な分解を抑えることができる．

して結合を競合させるとはずれる．この性質を利用してヒスチジンヘキサマー融合タンパク質を作らせ，ニッケル樹脂によりアフィニティー精製する．融合部にはエンテロキナーゼ認識部位を挿入しているので，精製後にペプチド部分を切り離すこともできる（図7-13）．

8 組換えタンパク質の検出と解析

オワンクラゲ（*Aequorea victoria*）の**緑色蛍光タンパク質（GFP）**は励起スペクトル（395 nmと475 nm）の下に508 nmをピークとする緑色蛍光を自家発光するタンパク質（238アミノ酸）である．無害な励起光を当てるだけで強い蛍光を出すため，細胞が生きたままの状態で融合タンパク質の挙動を，経時的・空間的に追跡観察できる．また個体の中で大

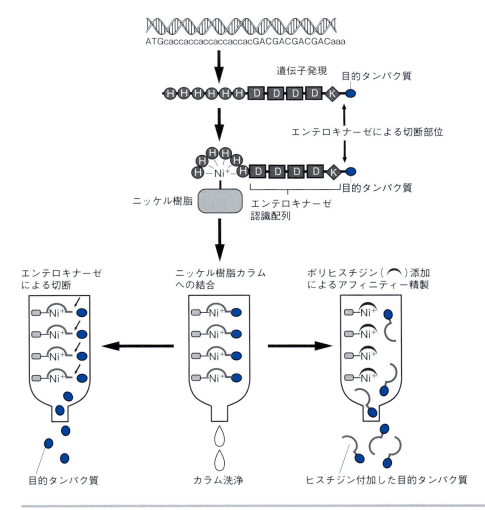

図7-13　ニッケル樹脂カラムによるヒスチジン融合タンパク質のアフィニティー精製の手順

量に発現させることで蛍光マウスや蛍光熱帯魚など光る動物も作製されている．蛍光発光に関与する Phe-64，Ser-65 を Leu，Thr へ置換した変異体はヒト細胞内で効率よく翻訳され，野生型の 35 倍もの強い蛍光を出す．このほか，青（CFP）や黄（YFP）を発色する変異体も得られている（図 7-14）．

サンゴからも青（AmCyan）や黄（ZsYellow），緑（ZsGreen），橙赤（DsRed），紅（AsRed）など多彩な色彩で自家発光する蛍光タンパク質が採取され，これらとの融合タンパク質として発現できるベクターも開発されている．このうち DsRed は四量体を形成することがわかっているが，ある変異体では発現し始めのときには緑色で，時間がたつにつれて橙赤色に変化することが発見された．これは発現したタンパク質が時間経過とともに挙動が変化するのを発色変化でリアルタイムで追跡できるという点で，特徴ある解析手段を与える．

蛍光共鳴エネルギー転移法（FRET，フレット）を用いれば X と Y という 2 つのタンパク質の結合状態の変化を細胞が生きたままの状態で経時的に記録できる．その原理は，以下のとおりである．

①2 種類のタンパク質（X と Y）を X-CFP，Y-YFP という融合タンパク質として発現させる．

②X と Y が離れているときに CFP に最適な励起光を当てると，CFP の青紫色の蛍光のみ観察される．

③X と Y が接近（結合）すると CFP と YFP も接近する．このとき，CFP から出た蛍光エネルギーが YFP へ転移して吸収され，それによって YFP が黄色に発光する．すなわち CFP の青紫色と合わせて緑色の蛍光が観察できる．

もし標的タンパク質（X）がカルシウムイオン（Ca^{2+}）を取り込むと立体構造が変化する性質を持つと仮定した場合，YFP と CFP が空間的に接近してフレットが起こるように設計して融合タンパク質として（YFP-X-CFP）を細胞内で発現させると，フレット測定により細胞内の Ca^{2+} 濃度の変化が，細胞が生きたまま観察できる．

⑨ RNA 干渉

RNA 干渉（RNAi）は外部から細胞に導入された21〜23塩基の**低分子干渉 RNA（siRNA）**と呼ばれる二本鎖 RNA 分子が，それと同じ塩基配列を持った遺伝子の発現を抑制する現象である．mRNA を選択的に壊して遺伝子発現を激減させる，いわゆる**ノックダウン**できる技術としても重要である．最初，線虫（*Caenorhabditis elegans*）で発見されたが，のちにヒトを含む多くの細胞で siRNA がみつかってきた．RNA 干渉は一種の免疫応答であって，RNA ウイルスやトランスポゾンなどの RNA からなる外敵から自己を守る防衛機構であると考えられている．

一方，細胞の中には siRNA とは別種の，21〜25塩基の長さの RNA も多種類みつかって**マイクロ RNA（miRNA）**と呼ばれるようになった．これらはゲノムの中に約70塩基からなるヘアピンを構成する前駆体 RNA の遺伝子として書き込まれており，**ダイサー**と呼ばれる酵素によって切り出される．現在ではヒトの細胞の中には 700 種類以上の miRNA が存在して，標的 mRNA の翻訳阻害や標的 DNA の構成するクロマチンの不活性化などさ

(a)
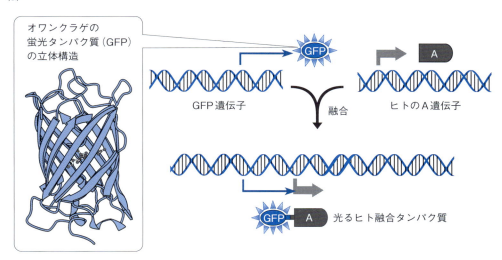

(b) CFPとYFPが接近するとYFPも蛍光（黄色）を発する
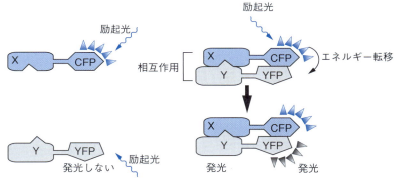

(c) FRETを利用した細胞内Ca^{2+}の決定法
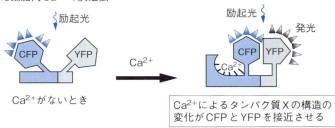

図7-14　GFP（a）と蛍光共鳴エネルギー転移法（FRET）の原理（b, c）

まざまな役割を果たしていることがわかってきた（図 7-15a）．これらの制御には**ダイサー複合体**あるいはアルゴノート複合体と呼ばれる巨大な RNA・タンパク質複合体が重要な働きをする.

miRNA と siRNA は以下の諸点において類似している（図 7-15b）．①細胞内にある 21〜25 塩基の長さのポリ A テールを持たない小さな RNA 分子である．②細胞内に存在する二本鎖 RNA（dsRNA）前駆体から，ダイサー複合体によって切り出される．③相同な塩基配列を有する標的 RNA に結合して発現を抑制する.

一方，異なる点を列挙すると，① dsRNA 前駆体の構造が異なる．miRNA はヘアピンを持つ約 70 塩基の dsRNA 前駆体で，大半の miRNA はヘアピンの幹（ステム）に位置している．siRNA の dsRNA 前駆体には今のところ特徴的な構造はみつかっていない．② miRNA は一本鎖 RNA としてハイブリダイズすることで標的 mRNA の「翻訳を阻害する」．一方，siRNA は dsRNA のまま（あるいは一本鎖 RNA として）作用して標的 mRNA の「分解を誘導する」．このとき，dsRNA の相補鎖側がガイドとなって標的 mRNA をウラシルの位置で切断する．③翻訳阻害や mRNA 分解に作用する RNA/タンパク質複合体の構成因子が異なる．④ siRNA は標的 mRNA に 21 塩基にわたる完全な一致をもってハイブリダイズするが，miRNA では標的 mRNA とハイブリダイズする塩基は完全にマッチしないものもある.

RNA 干渉を起こす低分子 RNA ［**低分子干渉 RNA（siRNA）**，**マイクロ RNA（miRNA）**など］が医薬品として病気の治療に使用できる可能性が高まってきた．とくにヒトの細胞内に 700 種類以上も発見されてきた miRNA は，がん遺伝子としての機能を持つものや，逆にがん抑制遺伝子（☞ 121 頁）として働くものが続々とみつかってきたことから，新しいタイプの抗がん薬として開発できるのではないかという期待が高まって研究が盛んに行われている．miRNA はゲノムに内在的に存在する前駆体が転写された後，加工されて標的 mRNA の遺伝子発現抑制を起こす調節分子として機能しているが，標的 mRNA のうちに発がんに関わるものが多く発見されてきたのである．臨床の現場におけるヒトのがん組織においても，ある種の miRNA の発現異常や点突然変異などが報告されている．これらを参考にして miRNA を抗がん薬として使えないかという研究もある．ただし，現状では無差別に多くの遺伝子に作用すると考えられる miRNA を副作用の少ない薬剤として実際の治療に応用するには，まだかなりの時間がかかるであろう.

⑩ 役に立つリボザイム

チェック（T. Cech）は 1981 年，繊毛虫の細胞の中に酵素（エンザイム）活性を持つ特殊な RNA 分子を初めて見いだし，これを**リボザイム**と名づけた．リボザイムはマグネシウムイオン（Mg^{2+}）とグアノシン存在下で自身のスプライシングを進行させる．この性質を利用して RNA を特異的に切断する分子ハサミとして利用しようという工夫がなされてきた．DNA を切断する分子ハサミである制限酵素の RNA 版としてのリボザイムの利用である．実用化に向けての研究が進んでいるハンマーヘッド（鎚頭）リボザイムではリボザイム活性に必要な領域（41 塩基）を改変し，ハンマーヘッド型をした触媒領域の前後に 11 塩基と 12 塩基の標的 RNA に対する認識領域を設定してある（図 7-16）．これに Mg^{2+} を

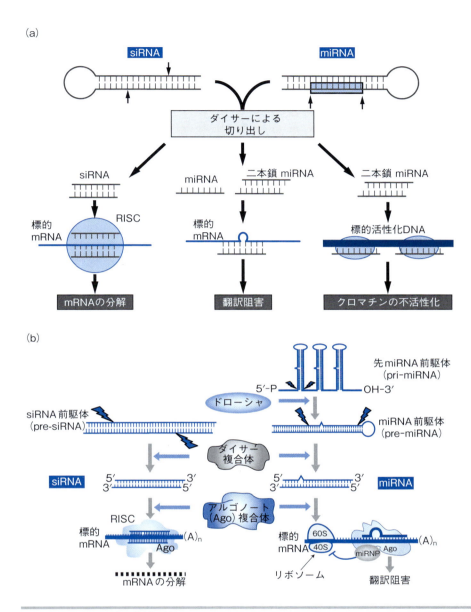

図7-15 RNA干渉の役割と仕組み
(a) miRNAとsiRNAによるRNA干渉には，mRNAの分解，翻訳の阻害およびクロマチンの不活性化という3つの役割が知られている．
(b) miRNAとsiRNAの類似点と相違点．siRNAと違ってmiRNAには先前駆体（pri-miRNA）が存在し，それがドローシャと呼ばれるタンパク質によって切り出されて初めて前駆体（pre-miRNA）が生じる．miRNA前駆体とsiRNA前駆体はともにダイサー複合体によって切り出されてmiRNAあるいはsiRNAを産生し，これらはともにアルゴノート複合体の働きで標的mRNAにまで運ばれる．そこからは別個の複合体（RISC複合体あるいはmiRNPも含めた複合体の組み合わせ）によって，標的mRNAを分解（siRNA），または標的mRNAの翻訳を阻害（miRNA）するという異なった役割を果たす．

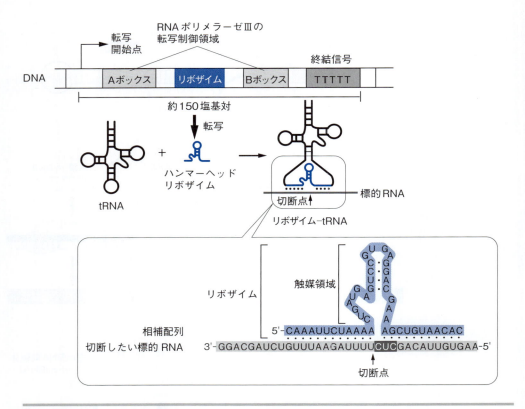

図7-16 ハンマーヘッド（鎚頭）リボザイムの基本構造

　加えると図7-16に矢印で示すようなCUC配列のすぐ後で標的RNAが切断されるように設計してある．このとき安定な構造を保つためにtRNA遺伝子の中にあらかじめリボザイム遺伝子を挿入しておくという工夫も考案されている．すなわち，tRNA遺伝子はその転写制御領域が遺伝子内部にあることがわかっているのでリボザイムを両者の間に挿入しても150塩基対程度のコンパクトなサイズに収まる．tRNAのアンチコドンループに位置するリボザイム部分は，こうすればtRNAの安定な立体構造を壊さずに機能を発揮できるのである．たとえば市販されているRNAzyme Tet1.0というリボザイムは標的RNA配列（CUCU↓）を認識し2番目のUの後で切断する．

　tRNAのアンチコドンを塩基配列特異的に切断するリボザイムとしてコリシンE5および大腸菌のアンチコドンヌクレアーゼ（PrrC）がある．マキシザイムは**慢性骨髄性白血病（CML）**の原因となる異常なmRNAを特異的に切断するように設計されたリボザイムで，がん細胞に導入すると異常型mRNAを発現しているがん細胞のみを殺すため，治療薬として期待されている．

11 アンチセンス RNA とコードブロッカー

アンチセンス RNA とは mRNA と相補的（逆向き）な塩基配列を持たせ，細胞内に極微のガラス針を通して注入し，本来の mRNA とハイブリッドを形成させてタンパク質への翻訳を阻止する役割を持たせた分子のことである（図 7-17）．実際には RNA は細胞内に注入してもリボヌクレアーゼによりすぐに分解されてしまうため実用的でない．そこでホスホジエステル結合をチオリン酸ジエステル結合に改変したり，2'-OH 基を修飾したりして分解から保護する工夫がなされている．さらにホスホジエステル結合を電荷を持たないメチルホスホネート基で置換することで細胞膜を通過しやすくして細胞内導入の効率を高める技術も開発されている．標的 mRNA の特定の領域に相補的な塩基配列を持つ人工的に合成した 20 塩基程度の小さな RNA 分子は**アンチセンスオリゴマー**とも呼ばれ，効率よく高い特異性を持って標的 mRNA がタンパク質に翻訳されるのを防ぐ．これらアンチセンス RNA は塩基配列はわかっているが機能が不明な遺伝子の生理機能を解析できるのみでなく，RNA ウイルスの増殖阻害を目的とした医薬品としても注目を浴びている．

一方，アンチセンスオリゴマーは標的 DNA に対してもハイブリッドを形成できる．この場合，適当な条件下では標的となる塩基配列の領域で三本鎖構造をとり，遺伝子の転写を阻害することもできる．このような分子は**コードブロッカー**と呼ばれ，標的遺伝子の転写を阻害できる医薬品としての応用も試みられている．

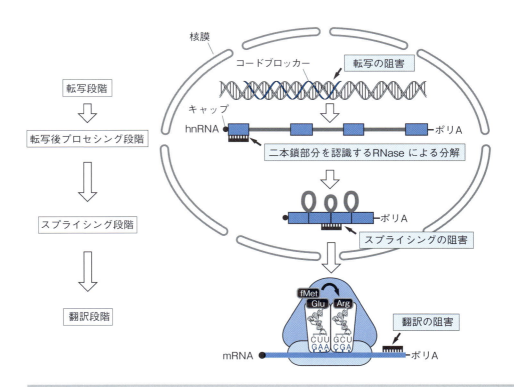

図 7-17　アンチセンス RNA （▨▨▨）の遺伝子発現阻害の作用点

184 第 7 章　遺伝子工学の基礎と応用

12　アプタマー

アプタマー（aptamer）とはラテン語で適合（fit）するという意味を持つ語（aptus）とオリゴマーの接尾語（mer）を合成して作られた用語である．特定の生体物質（とくにタンパク質）に特異的に結合して作用する小さな RNA 分子を意味し，PCR 法を利用して合成され，選択される．これまでに色素やタンパク質などを標的にしたアプタマーがいくつか単離されている．

その機能を理解するためにアプタマーの作製法を簡単に説明しよう（図 7-18a）．主要なトリックの 1 つは合成された DNA を RNA に変換するために T7 RNA ポリメラーゼという酵素を用いることにある．そのためにまず DNA 合成機を用いて，T7 RNA ポリメラーゼの反応を開始させる機能を持つ 34 塩基からなる T7 プライマーに相補的な塩基配列と，逆転写酵素のプライマーに相補的な 18 塩基に挟まれた 25 塩基のランダムな塩基配列を持つオリゴヌクレオチドを合成する．次にこれを鋳型にして T7 RNA ポリメラーゼを働かせ，ランダムな RNA 分子集団を合成する．25 塩基を挟めば $4^{25} \fallingdotseq 10^{15}$ という膨大な数の組み合わせを持つオリゴヌクレオチドの集団が容易に合成できる．この分子集団を標的タンパク質を結合させた樹脂を詰めたガラス筒（カラムクロマト）に低塩濃度の条件下で通過させると，標的タンパク質に親和性のある RNA 分子のみが樹脂に吸着される．次に吸着した RNA 画分を高塩濃度の条件下で溶出させる．溶出した RNA を鋳型にし，18 塩基部分をプライマーとして逆転写酵素を働かせてもう一度 cDNA に転換する．ここで 1 サイクルが終了する．後はこの cDNA を PCR 法により再び増幅し，増幅された DNA を T7 プロモーターを持つベクターに挿入し，その DNA を用いてこのプロセスを何回も繰り返して特異的に結合するアプタマーを純化していく．

特殊な場合には DNA をそのまま用いてこの過程を繰り返した DNA アプタマーも作製されている．たとえば血液凝固に関わるトロンビンを標的にし，DNA プールを用いたトロンビンに結合して活性を阻害する DNA アプタマーが単離された．このアプタマーは G と T の反復配列を持ち，立体構造を解析すると**分子内四本鎖構造**を形成していたという（図 7-18b）．

13　ペプチド核酸

ペプチド核酸（PNA） はタンパク質を構成するアミノ酸の連なった分子でありながら核酸と類似の性質を持たせた新しいバイオ分子である．ニールセン（P. E. Nielsen）らによって初めてペプチド固相合成法によって合成された（1991 年）．PNA の基本骨格は特殊なアミノ酸である 2-アミノエチルグリシンがペプチド結合により連なることで構成されている（図 7-19）．この PNA におけるペプチド結合の立体構造や化学的性質は，DNA における糖-リン酸部分の骨格構造と驚くほど類似している．それゆえ，DNA において塩基の占める位置に相当する PNA の場所に 4 種類の塩基を適当に配置すれば DNA にそっくりの PNA 分子鎖ができあがる．この PNA の持つ塩基は DNA や RNA の持つ塩基と塩基間の水素結合を形成して DNA-PNA 混成体（ハイブリッド）を作ることができるため，PNA を DNA と同じ感覚で用いることが可能である．それどころか PNA は以下に列挙するよ

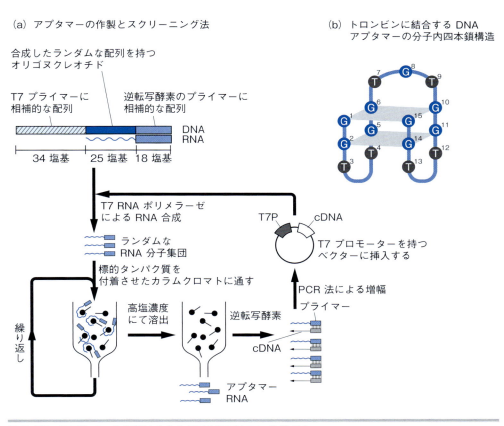

図 7-18 アプタマーの作製法 (a) と DNA アプタマーの例 (b)

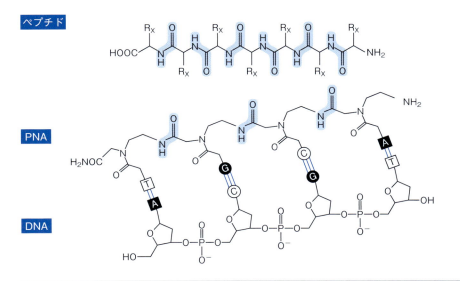

図 7-19 ペプチド，PNA，DNA の構造の比較

うなDNAにはないいくつかの有利な点を持ち合わせており，遺伝子の発現を阻害するアンチセンスPNAなど多様な使い方が考えられるため，有用な医薬品としての期待が高い．
① 酸性のDNAに対してPNAは中性である．
② PNAはDNAより水溶液によく溶解するためDNAでは困難であった高濃度で使用できる．
③ 核酸分解酵素の基質にならないため分解されない．
④ より高温でも安定なDNA–PNA混成体（ハイブリッド）を形成できる．
⑤ 容易に三本鎖構造を形成する．
⑥ 基本骨格を改変したPNAや，PNAとDNAをともに構成成分とする物質（キメラ）も容易に合成できる．

14 アブザイム

　動物は微生物の感染に抵抗する手段として免疫能力を発達させている．哺乳動物では血液中の白血球の一種であるBリンパ球において生産される**免疫グロブリン**と呼ばれるタンパク質が抗体として，外来異物由来の抗原に高い特異性を持って結合し，それを目印としていくつかの免疫応答機構が働いて異物を排除する．免疫グロブリンはL鎖（214アミノ酸）とH鎖（440アミノ酸）と呼ばれるポリペプチド鎖が2本ずつ集合して4個のジスルフィド結合で結ばれた構造をしている（図7-20）．L鎖にはλとκの2種類が，H鎖にはIgG，IgA，IgM，IgD，IgEの5種類が知られている．おのおののポリペプチド鎖はアミノ酸配列が可変な領域（V領域）と，不変な領域（C領域）から成り立っており，抗原とは可変領域において結合する．不変領域の遺伝子は1つ程度の少数だが可変領域の遺伝子は数百個あり，それらが選択的なスプライシング（☞54頁）などによって組み合わさることで多様な抗原に対応して高い特異性を持って結合できる多種類の抗体分子が産生される．
　抗原と抗体の結合特異性は，酵素が反応を触媒する基質に対して示す緊密な分子間相互

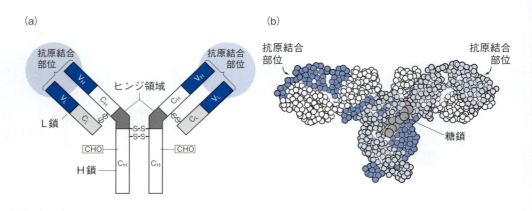

図7-20　アブザイムの原型となる免疫グロブリンの基本構造の模式図（a）と三次元立体構造（b）

作用に極めて類似している．ポーリング（L. Pauling）は，「酵素反応は酵素分子が反応の遷移状態中間体に強く結合することにより本来は高い活性化エネルギーが必要とされる遷移状態が安定化され，その結果反応が円滑に進む」というモデルを提唱した．1986年，レルナー（R. Lerner）らは，もしそうであれば遷移状態中間体に結合する抗体を作製すれば酵素作用を持つ触媒抗体という新たなタイプの生理活性物質が生み出せるのではないかという独創的なアイデアを発想し実行に移した．そして，あるエステル化合物を抗原として作製したモノクローナル抗体の中にエステルの加水分解を触媒する抗体分子を見いだした．この触媒抗体は，抗体（antibody，Ab）と酵素（enzyme）の合成語として**アブザイム**（abzyme）と呼ばれる．彼らが続いて作製したポリペプチド鎖を構成するアミド結合の加水分解を促進するアブザイムは，特定のアミノ酸部位でタンパク質を自在に切断できる新しいタイプの分子ハサミを設計する手段を提供したとして，その進展が注目されている．

⑧ ゲノム編集と人工生命

第7章で解説したような従来の遺伝子工学には大きな欠点があった．それは正確性が不十分であることで，そのため広範な分野への安全な応用が困難な点であった．DNA を特定の位置で切断できる制限酵素の登場により，狭い範囲を対象とした場合における正確性の問題は解決されたが，ゲノム全体という広い範囲を対象として，望む位置に正確に欠失・挿入を導入する技術としては不十分で，大幅な改善が望まれていた．そんな時に**ゲノム編集**と呼ばれる革新的な技術が登場してきた．その効果は生命科学全体に極めて大きな衝撃を与えただけでなく，生命の改変や人工生命の創生という倫理的な問題までも含めて21 世紀の人類社会に大きな影響を与えつつある．ゲノム編集は従来の遺伝子工学以上に医学，薬学，農学などの広範な分野において驚くべき進展をもたらす潜在的な可能性を秘めている．実際，すでにさまざまな分野で実際的な応用が進展している．さらには，その発展形として人工生命の研究も進んできた．そうなってくると，技術の発展を手放しで喜んでばかりはいられない状況も生まれてくるであろう．本章ではこれらの技術の原理と応用について概説する．その内容をしっかりと理解したうえで，技術の発展を賞賛するとともに，その危険性や規制を考察し議論できるように力をつけていこう．

① ゲノム編集の原理

ゲノム編集は部位特異的なヌクレアーゼを分子ハサミとして利用することで，あらゆる生物種において思いどおりに標的遺伝子を改変する技術である（図 8-1）．この技術を使えば，高率に変異体を作製できるのみでなく，選択マーカーなしで変異体をスクリーニングできる．従来はノックアウトマウスの胎児を操作してマウス胎児線維芽細胞（MEF）を樹立してきたが，今後は実験室で培養しているヒトがん細胞などのゲノムも直接に編集できるようになるので，生物学の研究に革命が起こるのではないかと期待されている．最初に開発された **ZFN（ジンクフィンガーヌクレアーゼ）** は革新的であったが，実験に要する費用が高価なため，より安価で簡便な **TALEN（タレン）** に取って代わられそうになった．しかし，それが一般に流布する間もなくいっそう安価で迅速な **CRISPR-Cas9（クリスパー・キャスナイン）** の時代に入ってしまった．

a) ZFN（ジンクフィンガーヌクレアーゼ）

ZFN は亜鉛フィンガーと呼ばれる DNA 結合ドメインと，制限酵素 *Fok*I の DNA 切断ドメインとを融合させた人工キメラタンパク質である．*Fok*I が持つ「認識する DNA 塩基配列（GGATG）と DNA 切断点が 9〜13 塩基離れている」という特徴（図 8-2）を利用して，*Fok*I の塩基配列認識部分を転写制御因子の DNA 結合ドメイン（**亜鉛フィンガー**）に置換した．*Fok*I の DNA 切断ドメインがヘテロ二量体を形成（切断能力に必須）できるように

第 8 章　ゲノム編集と人工生命

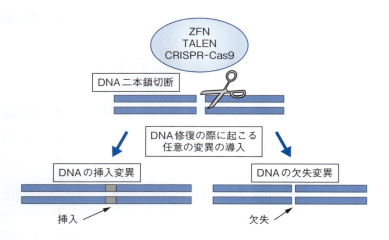

図 8-1　ゲノム編集の原理
ゲノム編集とはゲノム内の標的 DNA に正確に変異を導入する技術である．

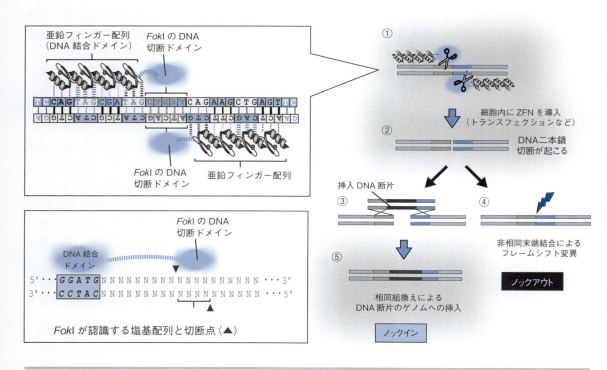

図 8-2　ZFN の原理とゲノム編集過程の模式図

結合すれば標的 DNA の**二本鎖切断（DSB）**が起こる．ZFN の DNA 結合ドメインは DNA 鎖中の 3 塩基対を認識する 3～6 個のモジュールで構成されており，これが 4 個の場合には全体で 12 塩基対を特異的に認識させることができる．この方法の欠点は標的塩基配列特異的に結合する亜鉛フィンガーの選別手順が煩雑なことで，不慣れな研究者が独自に進めるのは困難である．ただし，いったんこれが選抜できれば以下に列挙するように実験は簡単となる（図 8-2）．

① ZFN を細胞内に導入すると DNA 結合ドメインがゲノム内の標的 DNA 塩基配列を認識して，*Fok* I 部分がヘテロ二量体を形成できるように結合する．

②標的塩基配列の二本鎖切断（DSB）が起きる．

③ ZFN のみを細胞内に導入した場合には高頻度に修復エラーが起こる非相同末端結合（NHEJ）によってゲノム DNA が修復されるため，欠損・挿入変異が生じて遺伝子ノックアウトが起こる．

④ ZFN 対と鋳型配列を同時に細胞内に導入した場合には相同組換え修復（HDR）によって，標的部位へ鋳型配列が挿入される（☞ 図 2-19，2-20）．

⑤その結果，ゲノム DNA の標的部分へ鋳型配列がノックインされる．

b）TALEN（タレン）

原理は ZFN と同じだが DNA 結合モジュールに工夫がなされたおかげで，塩基配列を特異的に認識した DNA 二本鎖切断が可能となった．植物病原菌キサントモナス属（*Xanthomonas*）が分泌して宿主植物の遺伝子転写を変化させる **TALE タンパク質**（転写活性化因子様エフェクターヌクレアーゼ）のうち DNA に結合する TALE ドメインは約 34 個程度のアミノ酸の繰り返し構造をとっている．繰り返し単位（モジュール）の中で，アミノ酸第 12 位と 13 位が可変となっており，標的配列と結合する部分は「**反復可変 2 残基**」（**RVD**）と呼ばれる．このうち RVG と呼ばれる 2 個のアミノ酸からなる領域はアミノ酸配列によって NG＝T，HD＝C，NI＝A，NN＝G/A，NK＝G，NH＝G というふうに個別な塩基配列を特異的に認識する．そこで切断したいゲノム領域の両側 17 bp の DNA の塩基配列に合わせて 34 アミノ酸からなる 17 個の TALE ドメインを融合させ，さらに *Fok* I 由来の DNA 切断ドメインを融合させた人工キメラタンパク質（人工酵素）を設計する（図 8-3）．認識する塩基配列はこれにより自在となったため，ほとんどすべてのゲノム配列の改変を行うことが可能となった．ただし DNA 切断位置を ZFN ほど正確に決めることができないことがこの方法の欠点である．それを改善するため，TALE ドメインを 1 個の亜鉛フィンガーを持つ ZFN と融合させた **TZFN** も考案されている．TALEN における特異性は極めて高く，オフターゲット効果はほとんど報告されていない．

c）CRISPR-Cas9（クリスパー・キャスナイン）

ZFN や TALEN によるゲノム編集は人工的な産物である．しかも DNA 塩基配列の認識をペプチドに依存しているため，DNA 認識部位を遺伝子組換えタンパク質として作る過程が煩雑である．またゲノムの特定の位置で新たな DNA を標的とするたびに，新たなタンパク質を作製しなくてはならない．一方，**CRISPR-Cas9**（クリスパー・キャスナインと発音する）は自然界に存在する仕組みの利用であるため天然に近い．ここで CRISPR と

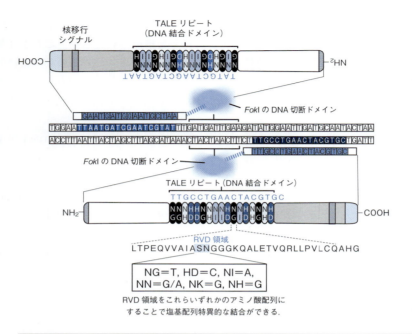

図 8-3　TALEN によるゲノム編集の原理

は規則正しい間隔をもって集積した短い回文型の反復配列（clustered regularly interspaced short palindromic repeats）という用語の頭字語である．

　CRISPR-Cas9 の実験に使われるのは**一本鎖ガイド RNA（sgRNA）**または簡略に**ガイド RNA（gRNA）**と呼ばれる小分子 RNA と **Cas9（キャスナイン）**エンドヌクレアーゼの 2 つだけである（図 8-4）．gRNA は後述の**トランス活性化型 CRISPR RNA（tracrRNA）**と **CRISPR RNA（crRNA）**を組み合わせて単一の合成 gRNA とした人工の RNA 分子で，実験デザインの簡便化だけでなく，より高いガイド効果が達成されている．標的によって変化させるべきなのはガイド RNA のみで，それも少ない予算で短期間のうちに作製できる．実際，哺乳動物細胞で発現できる市販のベクターにはガイド RNA と Cas9 が組み込まれているので，実験のためには一本鎖ガイド RNA を設計し差し替えてベクターに組み込むだけで，安価で迅速に高効率で，原則としてどのような生物でも実行可能なゲノム編集が初心者でも簡単に実験できる．

　現在，頻繁に使われる化膿レンサ球菌（*Streptococcus pyogenes*）由来の CRISPR-Cas9 システムでは，CRISPR-Cas9 システムの標的特異性は，gRNA の 5' 末端に位置する 20 塩基配列により決定される．この標的配列は**パム（PAM）**と呼ばれる目印配列（NGG，N＝A，G，C，T のいずれでもよい）の直前に配置されなければならない．PAM 配列は gRNA 配列の 20 塩基対に含まれないが，標的ゲノム DNA 上に PAM 配列が存在することが必須となる．ガイド RNA と Cas9 を細胞内で発現して複合体を形成させると，gRNA は Cas9 を「相補的な塩基対を形成できる標的配列」に先導し，Cas9 は PAM 配列からおよそ 3 塩基上流において DNA 二本鎖切断反応を触媒する（図 8-4）．生じた DNA 二本鎖切断は細胞

1 ゲノム編集の原理   **193**

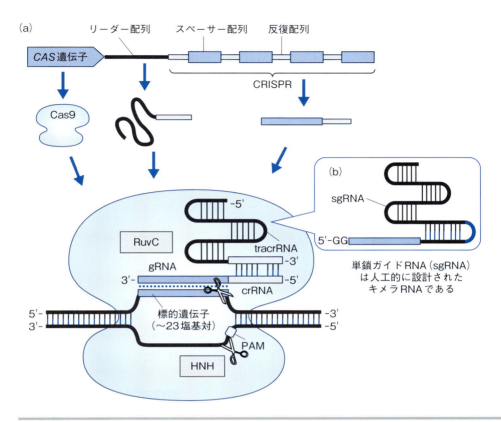

図 8-4　CRISPR-Cas9 システムにおけるゲノム編集したい標的 DNA へ結合過程の模式図
自然界における細菌や古細菌では，CRISPR 領域から発現された CRISPR RNA（crRNA）とトランス活性化型 CRISPR RNA（tracrRNA）が複合体を形成し，Cas9 ヌクレアーゼと複合体を形成して，crRNA と相補的なゲノム DNA の部位と結合する．DNA と結合した Cas9 は crRNA の相補鎖と反対鎖をそれぞれ HNH および RuvC1 様ヌクレアーゼドメインによって PAM（NGG）の 5' 上流に隣接する領域でゲノムを二本鎖切断する．

　自身が持つ非相同末端結合（NHEJ）または相同組換え修復（HDR）と呼ばれる修復機構によって修復される（図 8-5）．
　CRISPR の発見以来，これまでに 45 種以上の異なる Cas タンパク質ファミリーが報告されている．発見された細胞によって仕組みが少しずつ異なるため，CRISPR-Cas システムは，Cas タンパク質配列や構造によって 3 種類（I 型，II 型，III 型）に分類される．標的 DNA の分解に使われる複合体は，I 型では Cascade 複合体（大腸菌など），III 型（古細菌など）では Cmr 複合体と呼ばれる．しばしば実験に使われる化膿レンサ球菌や高温性レンサ球菌（*Streptococcus thermophilus*）の CRISPR-Cas9 システムは II 型に属する．PAM 配列も，CRISPR-Cas9 システムを持つ細菌によって多彩であることが判明し，長さ（2～6 塩基）や塩基配列が異なる（図 8-5）．

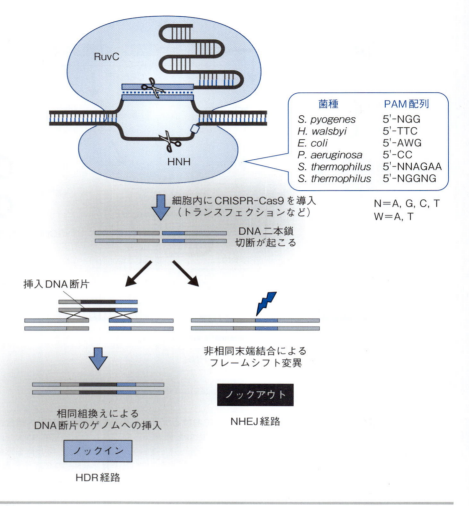

図 8-5 CRISPR-Cas9 による標的 DNA の切断後の変異導入の模式図
NHEJ 経路では切断された DNA 末端がつなぎ合わされる際に短鎖の挿入や欠損変異が起こるため，標的遺伝子のノックアウトに使われる．修復用の鋳型（ドナー）が存在する場合に使われる HDR 経路では標的遺伝子に特異的な塩基配列置換が導入できるため，ノックインや遺伝子への標識付加などを実現できる．PAM 配列は細菌によって異なる．PAM の上流の何塩基対（bp）のところを切断するかは細菌種によって異なる．

2 細菌の獲得免疫系としての CRISPR-Cas9

　ヒトやマウスなどには生まれつき備わっている自然免疫系と，感染によって生じる獲得免疫系がある．細菌にもこの 2 種類に対応する免疫系が備わっている．すなわち，制限酵素 – メチル化酵素の組み合わせが自然免疫系であり，CRISPR-Cas は獲得免疫系だと考えられている．実際，ファージなどの感染体が侵入すると，細菌に生来備わっている制限酵素が感染体の DNA を切断して殺してしまう．自己 DNA が切断されないようシトシンやアデニンのメチル化酵素の標識によって区別されている．これは生来備わっているという

Tea Time　CRISPR-Cas9 開発の歴史

　32 塩基の間隙を挟んで 29 塩基が規則正しく 5 回反復する塩基配列は，石野良純らによって大腸菌で初めて報告された（1987 年）．その後，この反復配列は全部で 14 回反復しており，類似の反復クラスターがその他の細菌でも広範にみつかったため，統一的に CRISPR（clustered regularly interspaced short palindromic repeats）と命名された（2002 年）．次いで，CRISPR に隣接して Cas（CRISPR-associated）遺伝子群が発見されたが，当初はその生物学的な意義は不明であった．2005 年になると，いくつかの研究グループが独立に CRISPR の間隙はバクテリオファージの遺伝子に極めて類似していることに気づいた．そこから全体像が浮かび上がった．すなわち，このシステムは細菌の持つ免疫機構である．細菌が CAS 酵素を使ってウイルス由来の DNA 断片を捉えた後，それを自身の CRISPR 塩基配列との間に挿入し，その後もし同じタイプのウイルスが感染したら細菌は CRISPR を侵入者の発見に使う．切断部位の特異性はガイド RNA と PAM 配列が担う．もし再感染があれば即座にこのシステムが応答して感染を防ぐのである．

　ヨーグルトの産生工場では時たま起こるバクテリオファージの突発によってすべての培養が駄目になって大損害となる．デンマークの食品素材メーカー（ダニスコ）のバランゴー（R. Barrangou）らは，ミルクの発酵に使う高温性レンサ球菌（*Streptococcus thermophilus*）にバクテリオファージを感染させたところ，ファージは細菌のほとんどを殺したが，少数は耐性を示して生き延びた．耐性菌のゲノム塩基配列を解析したところ，間隙部分にファージ由来の DNA 断片が挿入されており，その間隙部分を削除しただけで細菌はファージ感染への耐性を失った．「CRISPR-Cas9 は細菌の持つ免疫機構」という上記の仮説が実証された瞬間であった（2007 年）．

　次の突破口はフランス人科学者のシャルパンティエ（E. M. Charpentier）と米国人科学者のダウドナ（J. A. Doudna）らの共同研究によって開かれた．彼女らは，CRISPR がウイルス DNA の RNA コピーを産生する働きをし，このガイド RNA が Cas 酵素をウイルスゲノムの特定の位置に導いてそこで DNA 二本鎖切断を起こすことを発見したのだ（2011 年）．彼女らは，このシステムを他の生物のゲノムを標的として新たな DNA 塩基配列を認識できるようにプログラムし直すことができるのではないかと推定した（2012 年）．実際，チャン（F. Zhang）らとチャーチ（G. Church）らは独立にヒト培養細胞で CRISPR-Cas9 を使って，1 つのみでなくいくつもの遺伝子を同時にノックアウトできることを報告した（2013 年）．この研究を契機として多くの研究者によりさまざまな生物における CRISPR-Cas9 の有効性が証明され，その技術の洗練化は現在も続いている．

意味でまさに自然免疫系である．

　一方，感染体が真性細菌や古細菌の細胞内に侵入するときに起こる獲得免疫は CRISPR-Cas 系によって以下の過程を経て進行する．CRISPR-Cas 系は全ゲノム塩基配列が決定された 2 万 5 千種類の真性細菌の約 50％と 340 種類の古細菌の約 90％で発見されている．最初にみつかった大腸菌の CRISPR の構造は，他の真性細菌や古細菌において固定的ではなく多彩であることがわかってきた．実際，反復配列（25〜50 塩基対），スペーサー配列（25〜50 塩基対），反復回数（数回〜32 回）と広範囲に分布するが，いずれにおいても原理は以下と本質的に同じである．

(1) 免疫記憶の獲得段階 (adaptation phase)

宿主（細菌や古細菌など）の細胞内に侵入した感染体（ファージやプラスミドなど）DNAは，Casタンパク質ファミリーによって約30塩基対の断片に切断された後に捕捉され，反復配列により挟まれたスペーサー塩基配列形態をとってCRISPR領域に取り込まれる（図8-6）．生じたスペーサーは短鎖CRISPR RNA (crRNA) を産生する鋳型として使われる．Cas1/Cas2は，外来性DNAのPAM配列を認識し，その上流を切り取って宿主のCRISPR配列に挿入する．これで細菌や古細菌の免疫記憶の獲得が達成される．なおPAMの存在により宿主は自己免疫を防ぐことができるとされる．

(2) 発現段階 (expression phase)

免疫記憶を獲得した宿主細胞においてCRISPR配列が転写されることで生成した**前駆体CRISPR RNA (pre-crRNA)** と呼ばれるRNAが量産される（図8-7）．これはCas6によって反復配列部分で分断され，外来配列を含む小さなRNA断片である**CRISPR RNA (crRNA)** となる．

(3) 干渉段階 (interference phase)

クリスパーRNAは並行して発現されたCas9 (endonuclease) やtracrRNAと複合体を形成し，侵入してきた外来DNAに相補的に結合する（図8-4a）．この複合体が外来DNAを二本鎖切断することによって，外から侵入したDNAを，その感染体としての有害な機

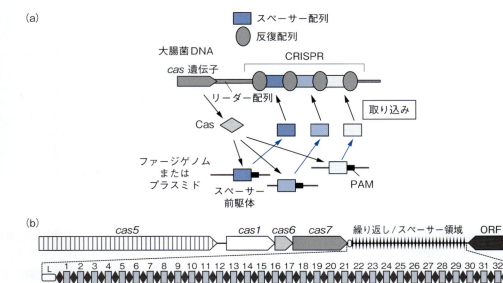

図8-6 細菌の免疫記憶の仕組み
外来DNAはCas複合体によって細断（〜30 bp）されて宿主のゲノムのスペーサー領域に挿入される（免疫獲得の記憶）．バランゴーらによる高温性レンサ球菌 (*Streptococcus thermophilus*) の研究によって，CRISPR-Cas9系が細菌の獲得免疫機構であることが証明された．高温性レンサ球菌では大腸菌の14回の反復回数より多い32回の反復配列のスペーサー部位にファージ由来のDNA断片が挿入されていた．

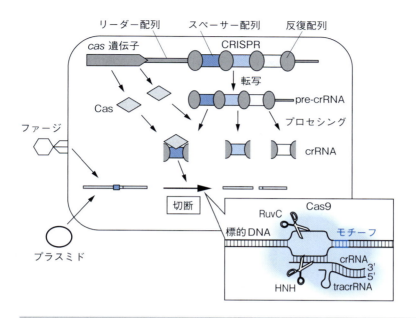

図 8-7 細菌の免疫獲得の仕組み
次回に侵入した感染体（ファージやプラスミド）の DNA は CRISPR-Cas9 複合体により認識されて切断される．このことにより感染体への耐性が獲得される．

能を抑制しつつ排除する．こうして獲得免疫が達成される．

3 CRISPR-Cas9 技術の実際の運用

　理解を深めるために，ゲノム編集として主として用いられている，化膿レンサ球菌（*Streptococcus pyogenes*）由来のII型 CRISPR-Cas9 システムにおける実際の実験における注意点を以下に列挙する．
　①自然界では Cas9 が crRNA および tracrRNA と複合体を形成し標的 DNA を切断する（図 8-4a）．crRNA はスペーサー領域（ガイド配列）とリピート領域からなり，tracrRNA は crRNA のリピート領域と相補的な領域（アンチリピート領域）を持つ．細胞の中では crRNA 前駆体と tracrRNA は二本鎖を形成して Cas9 と結合し，RNase III によってリピート：アンチリピート二本鎖領域が切断されることにより成熟型 crRNA：tracrRNA が生成される．
　②実際の実験では crRNA および tracrRNA を別個に準備するのは不便なので，一本にまとめた一本鎖 RNA（sgRNA）を標的遺伝子に合わせて設計し，それをガイド RNA として使用する．転写開始のために RNA ポリメラーゼIII依存型 U6 プロモーター，または T7 プロモーターを用いる場合には，一本鎖 RNA の 20 塩基対の先導配列の 5' 末端に余分な GG を付加しておく必要がある．細胞内へ導入できるベクターは市販されているものを使用できる．その際の PAM 配列は 5'-NGG である（N＝A，G，C，T のいずれでもよい）ので，グアニンが 2 つ並んだ配列がありさえすればその上流を切断

198　第8章　ゲノム編集と人工生命

できる.

③切断したい標的配列の近傍から末端にGGが配置されている領域を選択し,その上流20塩基でガイドRNAおよびその相補鎖を人工合成する.その理由はCas9が標的配列を認識するのに必要なPAMと呼ばれる近傍の塩基配列がNGGの3塩基であることによる.現実にはGGという塩基配列がありさえすれば,その上流を切断する.この許容性のゆるさが**オフターゲット(的はずれ)切断**が頻繁に起こる原因となる.

④これらのRNA断片が発現されるように設計してCRISPRベクターに挿入する.すでに非営利団体Addgeneは,CRISPRの2つの基本的な成分である,特定のDNA配列を標的とする「ガイドRNA」とCas9ヌクレアーゼをコードする配列を含む約5万種のプラスミドを安価に頒布している.

⑤細胞に導入するとCRISPR-Cas9システムでNGGの5' 上流に隣接する12〜13塩基の領域でゲノムが切断され,その領域で塩基の置換や欠損が誘引されるため遺伝子がノックアウトされる(図8-5).

⑥切断した部位に特定の配列をノックインしたい場合には,その目的配列を含むドナーベクターを一緒にトランスフェクションすると相同組換えによりその断片をノックインすることができる(図8-5).

⑦NHEJ経路は修復用の鋳型が存在しない場合に使われる.この経路では切断されたDNA末端が単純につなぎ合わされるだけなので,しばしば短鎖の挿入や欠損変異といった誤謬を生じやすく,その結果,切断された部位にある遺伝子の翻訳読み取り枠を破壊する.そのため,主として挿入または欠損によるランダム変異の導入や,迅速な標的遺伝子のノックアウトの実現に使われる(図8-5).

⑧HDR経路は修復用の鋳型(ドナー)が存在する場合に使われる.ドナーはDNA二本鎖切断を生じた部位を挟む領域との相同配列を含んでいる.この方法による修復は極めて正確であり,標的遺伝子に特異的な塩基配列置換を導入するために利用できる.具体的には遺伝子やプロモーター領域などのノックアウト,ノックイン,特異的変異,遺伝子への標識付加を実現できる(図8-5).

4　CRISPR-Cas9技術の展開

CRISPR-Cas9技術の発展形が次々と開発されてきて,その応用範囲が大きく広がっている.とくに**ニッカーゼ改変型Cas9**と**Cas9二重変異体(dCas9)**の発明はCRISPR-Cas9技術の可能性を大きく広げてきた.最近になってCas9に加え,**Cpf1**と呼ばれる新規のタンパク質もゲノム編集に利用できることが報告された.Cpf1はCas9と同様にガイドRNAと結合し,ガイドRNAの一部(ガイド配列)と相補的な二本鎖DNAをみつけ出して切断する.自然界にはもっと多くのCRISPR-Cas9類似のシステムが存在するのかもしれない.

a) ニッカーゼ改変型Cas9

CRISPR-Cas9系の欠点はオフターゲット(的はずれ)の切断が頻繁に起こることだった.ガイドRNAの5' 末端における多少のミスマッチは許容されて反応が進むために,本来の

標的とは異なる別の分子（off-target）を標的としてしまうのがその理由である．これを回避するために，2つのガイドRNAを標的DNAの近接領域の両鎖に設定し，野生型のCas9の触媒領域の1つを不活性化させ，二本鎖切断ではなく一本鎖切断を行うニッカーゼ改変型Cas9を利用するダブルニッキング方法が考案された（図8-8a）．使用する2種類のガイドRNAは2本のDNA鎖の各鎖より設計するが，二本鎖切断に近い状況を生じさせるために近接している必要がある．野生型Cas9はRuvC様ドメインとHNHドメインという2つのヌクレアーゼ活性を有するドメインを持つが，**ニッカーゼ改変型Cas9**はRuvC様ドメインにD10A（10番目のアスパラギン酸をアラニンに置換）という変異を導入したニッカーゼ改変型Cas9である．あるいはHNHドメインにH840A（840番目のヒスチジンをアラニンに置換）またはN863A（863番目のアスパラギンをアラニンに置換）という変異を導入したニッカーゼ改変型Cas9もある．通常ニックは，相同組換え修復（HDR）経路により，無傷の相補DNA鎖を鋳型として直ちに修復されるため，2つの標的部位に

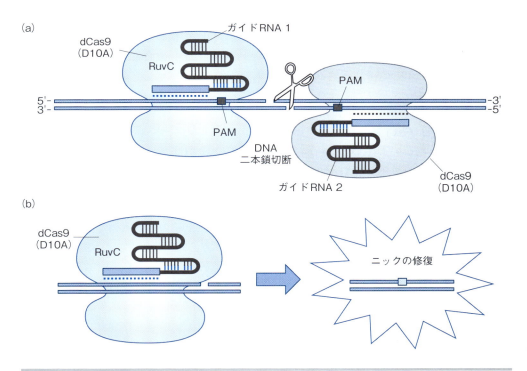

図8-8 ダブルニッキング法
（a）異なる2種類のガイドRNA1，ガイドRNA2と，ニッカーゼ改変型Cas9（D10A）を用いることで，各々のDNA単一鎖にのみ切れ目（ニック）を挿入する．ニックは相同組換え修復経路により無傷の相補DNA鎖を鋳型として直ちに修復されるため，この位置（オフターゲット）ではゲノム編集は起こらない．標的とするゲノムでのDNAにおいて，2種類のガイドRNAの位置が十分に近接していれば二本鎖切断として認識されるため，野生型Cas9のときと同様にしてNHEJまたはHDR経路のいずれかが活性化される．その結果，オフターゲット効果を激減させながら，真の標的においてのみゲノム編集が起こる．
（b）単一鎖切断（ニック）は相同組換えを利用したヌクレオチドの修正に利用できる．

2 つのガイド RNA が正しく接触したときにのみ二本鎖切断に近い状況が生まれる．その結果，真の標的でのみ NHEJ（非相同末端結合）または HDR 経路のいずれかが活性化されるため，オフターゲット作用を大幅に低減しながらゲノム編集工程を完了することができる．

　これらのニッカーゼ改変型 Cas9 の起こす単一鎖切断（ニック）は相同組換えを利用したヌクレオチドの修正に利用できる（図 8-8b）．その目的のためには，希望する修正を含んだ修復用鋳型 DNA をガイド RNA やニッカーゼ改変型 Cas9 とともに細胞に導入する．この技法は CRISPR-Cas9 系の実用化において，医療や畜産，農業，漁業において遺伝子ノックアウトと同様に有用な特質として注目され，利用が進んでいる．

b) Cas9 二重変異体 (dCas9)

　野生型 Cas9 が持つ 2 つの切断領域のいずれにも変異を導入して DNA 切断活性をまったくなくした Null 変異体（dCas9）である dCas9（D10A/H840A）が意外にも極めて有用であることが判明して，さまざまな形で利用されている．dCas9 はガイド RNA と DNA との塩基対形成を介してゲノム DNA に結合する能力は保有しているものの，DNA 切断能力を欠損しているのでゲノム修正は行わない．その代わりに標的遺伝子に高い特性を持って結合できる．その用途は他の制御タンパク質と融合させて，以下に列挙するように，CRISPR-Cas9 システムを遺伝子制御，ゲノムイメージング，クロマチンまたは DNA 修正，およびクロマチン免疫沈降へと応用することである．

(1) *Fok* I 融合 dCas9

　dCas9（D10A/H840A）は，Cas9 の中の HNH ドメインに含まれる 10 番目のアミノ酸がアスパラギン酸（D）からアラニン（A）に置換されているだけでなく，RuvC 様ドメインに含まれる 840 番目のアミノ酸もヒスチジン（H）からアラニン（A）に置換されている．そのため，Cas9 の RuvC 様ドメインと HNH ドメインのヌクレアーゼ活性がともに不活性化されて DNA を切断できない．この dCas9 に上述の ZFN や TALEN などの人工ヌクレアーゼに使用されている *Fok* I の DNA 切断ドメインを融合させる．標的配列の各々の DNA 鎖の切断したいサイトまで *Fok* I を導くガイド RNA1 とガイド RNA2 という 2 つの crRNA と dCas9 融合 *Fok* I DNA 切断ドメインを働かせると，*Fok* I の DNA 切断ドメインが標的配列上で二量体を形成して二本鎖 DNA 切断が起こる（図 8-9）．これによりオフターゲット効果の起こる可能性が大幅に減少する．

(2) ゲノムイメージング

　蛍光タンパク質 GFP（☞ 図 7-14）を融合させた dCas9 と，標的 DNA 断片に対応するガイド RNA（gRNA）を同時に発現できるプラスミドを構築してヒト細胞の中に導入して発現させれば，ガイド RNA とハイブリダイズする標的遺伝子または標的 DNA 領域を特異的に認識して dCas9-GFP-gRNA が結合する．たとえばテロメアが特異的に保有する（TTAGGGTTAGGGTTAGGGTTAGGG…）という反復配列を持つガイド RNA を使って蛍光顕微鏡下で検出すれば，核内にテロメア様の輝点が多数検出されるので，生きたままテロメアの動態が観察できる（図 8-10）．

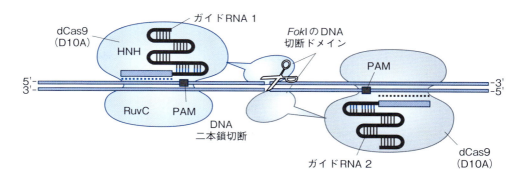

図 8-9 ダブルニッキング法の改善版
ダブルニッキング法では2種類のガイドRNAの位置が十分に近接していなければCas9による2ヵ所のニックが二本鎖切断として認識されず，ゲノム編集が起こらない．このような2種類のガイドRNAの選択は必ずしも容易でない．そこでCas9のRuvC様ドメインのD10A変異とともに，HNHドメインのH840A変異の両方の変異をもつがゆえにDNA切断活性を失ったdCas9に，図8-2で述べたFokⅠのDNAの切断ドメインを融合させたFokⅠ融合dCas9を用いて，より特異性の高いゲノム編集を起こす技術が開発されている．FokⅠ融合dCas9（D10A/H840A変異体）を利用した方法はオフターゲット作用を抑制する有効な方法である．

　この技術の効率を推定するために，出芽酵母においてdCas9-GFPとともにCUP1遺伝子（菌株によって1〜20の遺伝子コピー数を持つ）に対するガイドRNAを発現させ，蛍光顕微鏡で観測した結果もある．標的配列部分を持たないgRNAを発現させた細胞およびgRNAを発現させていない細胞においてはdCas9-GFPの輝点は観察されなかったが，CUP1遺伝子を10コピー程度持つ菌株において，核内かつ核小体外の位置にdCas9-GFPの輝点が観察されたという．単分子では認識した配列を可視化することは難しい現状において，この技術は有用である．

(3) ヒストンアセチル化制御

　dCas9とヒトアセチルトランスフェラーゼ（p300）の触媒ドメインの融合タンパク質が，ガイドRNAによって標的とされるDNA領域のすぐ下流にある標的遺伝子DNAが巻きついているヒストンアセチル化を制御することがわかった（図8-11）．p300は標的部位でヒストンH3のリジン27のアセチル化を触媒し，その結果としてプロモーターと転写亢進因子（エンハンサー）からの標的遺伝子の強力な転写活性化を引き起こす．転写活性化の位置はガイドRNAによって特異性を高く規定できるので，さまざまな遺伝子の転写活性化が実現できる．

(4) ヒストン脱メチル化制御

　dCas9とヒストン脱メチル化酵素の1つである**LSD1 (lysine specific demethylase 1)**の触媒ドメインの融合タンパク質が，ガイドRNAによって規定するDNA領域のすぐ下流にある標的遺伝子DNAが巻きついているヒストンの脱メチル化亢進を行い，その結果転写活性化を引き起こす（図8-12）．フラビン依存性の脱メチル化酵素（LSD1）と

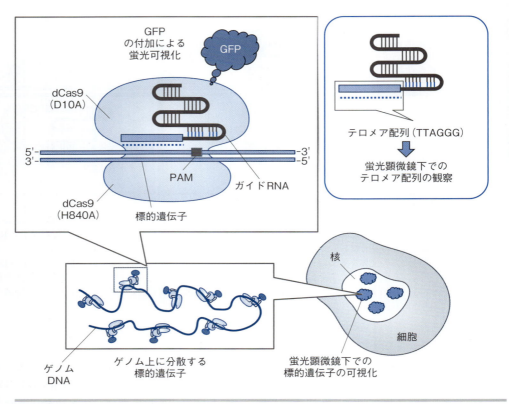

図 8-10　ゲノムイメージング法
テロメアの塩基配列などをガイド RNA として採用して，GFP タンパク質を融合した dCas9 をヒト細胞の中で発現させれば，ゲノム上に分散するテロメアに特異的に結合する．それを蛍光顕微鏡下で検出すれば，生きたままテロメアの動態が観察できる．

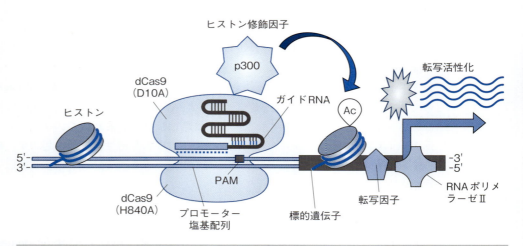

図 8-11　dCas9 を用いたヒストン脱メチル化制御
dCas9 とヒトアセチルトランスフェラーゼ（p300）の触媒ドメインの融合タンパク質がすぐ下流にある標的遺伝子 DNA が巻きついているヒストンアセチル化を制御するシステムの模式図．このヒストンアセチル化の亢進によって転写制御因子の作用が促進され，標的遺伝子の転写が活性化される．

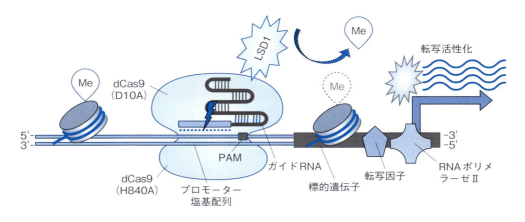

図 8-12　dCas9 を用いたヒストン脱メチル化制御
dCas9 とフラビン依存性のヒストン脱メチル化酵素である LSD1 の触媒ドメインの融合タンパク質が，すぐ下流にある標的遺伝子 DNA が巻きついているヒストンの脱メチル化亢進を行うことによる転写活性化の模式図．このヒストン脱メチル化の亢進によって転写制御因子が活性化され，標的遺伝子の転写が活性化される．

Jumonji C-domain を含む脱メチル化酵素（JHDM）の 2 つのファミリーに分類されるヒストン脱メチル化酵素（KDM）は，ヒストンのメチル化された Lys を脱メチル化する反応を触媒する酵素で，エピジェネティックな作用を介して遺伝子の発現を制御している．LSD1 はフラビン依存性の酵素で，モノあるいはジメチル化されたヒストン H3 の 4 番目 Lys を酸化的に脱メチル化する．LSD1 阻害薬を用いた LSD1 阻害によるメチル化促進は，前立腺がんに対する抗がん作用，ヘルペスウイルス再活性化抑制作用，エネルギー代謝病に対する治療効果あるいは iPS 細胞誘導作用を示す．そのため，LSD1 阻害薬は次世代エピジェネティック薬剤として期待されている．

(5) 転写抑制：dCas9-KRAB システム

　生物種を通じて広範かつ高度に保存されているクルッペル関連ドメイン（**KRAB**）は，転写仲介因子-1β（TIF1β）としても知られる **KAP1** と結合し，**ヒストン脱アセチル化酵素（HDAC）**や**ヒストンメチル化酵素 ESET** などを呼び込むことで最終的にその領域にある遺伝子の転写抑制機能を示す．dCas9 に KRAB を融合させてガイド RNA とともに発現させることで，ガイド RNA と結合する DNA 領域のすぐ下流にある標的遺伝子の転写活性化を抑制できることが分かった（図 8-13）．

(6) 転写の活性化

　転写の開始を促進することが知られているトランス活性化ドメイン VP64 と p65 と RTA を一列に並べた VP64-p65-RTA（頭文字をとって VPR と略記する）を dCas9 に融合したタンパク質がガイド RNA と一緒に発現するプラスミドを構築してヒト細胞内に導入すると，ガイド RNA で Cas9-VPR を特定の遺伝子転写開始点に結合させ，ガイド RNA と結合する DNA 領域のすぐ下流にある標的遺伝子の転写活性化を亢進できることが判明した（図

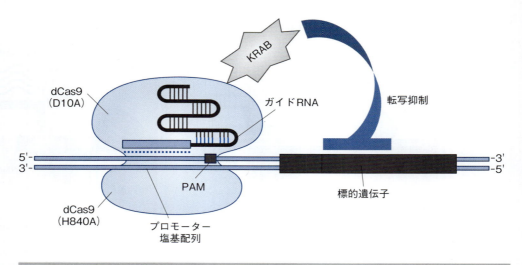

図 8-13　dCas9 を用いた転写の抑制
転写抑制活性を有するクルッペル関連ドメイン（KRAB）を dCas9 に連結することで，すぐ下流にある標的遺伝子の転写活性化を抑制するシステムの模式図

8-14a）．ここでは D10A とともに N863A（863 番目のアスパラギンをアラニンに置換）という変異を持った不活性化型 Cas9（dCas9）ヌクレアーゼが利用された．さらには，転写活性化の効率をいっそう上昇させるために Sun (supernova) Tag と呼ばれるペプチドを融合させた dCas9 を使った新たな技術も試された（図 8-14b）．SunTag はロイシンジッパーを持つ転写因子である GCN4 が 5 アミノ酸残基のリンカーにより分割されて 10 コピー繰り返すアミノ酸配列を持つ．一方，GCN4 を特異的に認識する抗体分子（免疫グロブリン）のうち，認識に必須な scFv ドメインと VP64 を連結したタンパク質も並行して発現できるようにしておくと，VP64 が転写因子複合体と結合しながら scFv ドメインを介して dCas9-SunTag に結合するので，ガイド RNA と結合する DNA 領域のすぐ下流にある標的遺伝子のいっそう強力な転写活性化を引き起こす（図 8-14c）．

(7) 特定のゲノム領域の DNA メチル化制御

　遺伝子には働いている（オン）ものと働いていない（オフ）状態のものがあり，どの遺伝子がオンになるかの組み合わせは細胞の種類によって異なる．一般にメチル化されている DNA（遺伝子）はオフになり，脱メチル化されるとオンになることが知られている．
　DNA のメチル化はシトシンのピリミジン環の 5 位炭素原子あるいはアデニンのプリン環の 6 位窒素原子へのメチル基の付加反応である．とくにゲノム DNA の中に頻繁にみられる **CpG アイランド**と呼ばれる，シトシンの次にグアニンが現れるタイプの 2 塩基反復配列（CGCGCGC…）における，シトシンのピリミジン環 5 位炭素原子のメチル化は，高等生物において正常な発生と細胞の分化において極めて重要な役割を担っている（図 8-15a）．CpG のうちの「p」の文字は，シトシンとグアニンの間のホスホジエステル結合を表している．CpG アイランドの定義としては「少なくとも 500 塩基対の長さを持ち，

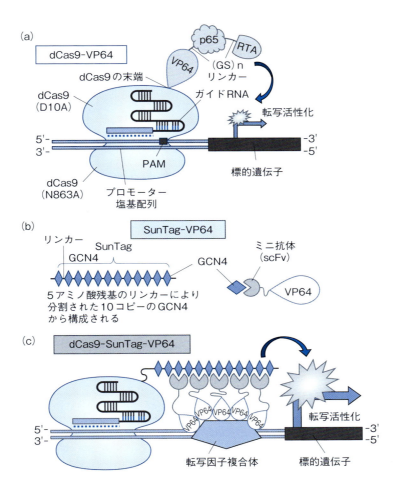

図 8-14　dCas9 を用いた転写の活性化
(a) 転写制御因子である VP64-p65-RTA (VPR) を dCas9 に融合することで，すぐ下流にある標的遺伝子の転写活性化の模式図
(b) 転写活性化の効率を上昇させるために用いた SunTag 標識の模式図．SunTag は 5 アミノ酸残基のリンカーにより分割された 10 コピーの GCN4（ロイシンジッパーをもつ転写因子）から構成される．ミニ抗体とは抗 GCN4 抗体分子のうち，結合に必須な scFv ドメインを意味し，この実験ではミニ抗体をVP64 とアミノ酸リンカーにより接続している．
(c) dCas9-SunTag-VP64 システムを使った標的遺伝子転写活性化の模式図

GC 含量が 55％以上で，存在する CpG の割合が GC 含量から期待される量の 65％以上の DNA 領域」が提唱されている．哺乳類の遺伝子のうち 40％近くが，その近傍に CpG アイランドを含んでおり，とくにプロモーター内部もしくはその近傍では約 70％の DNA が CpG アイランドを含むという．DNA メチル化は物理的に転写タンパク質の遺伝子への結合を妨げるだけでなく，**メチル化 CpG 結合ドメインタンパク質（MBD）**を呼び込み，さらにはクロマチン再構築タンパク質などを集合させ，それらがぎっしり詰まった不活性化クロマチンを形成してクロマチン構造を変質させることでエピジェネティック制御にも関

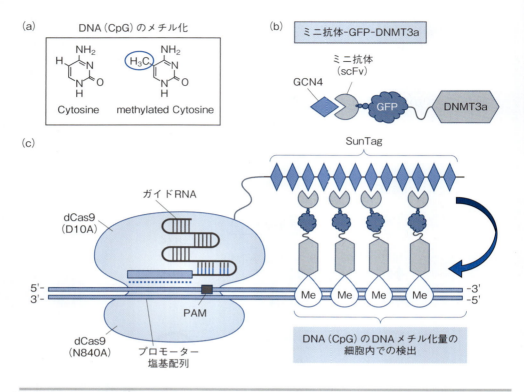

図 8-15 dCas9 を用いた標的ゲノム領域の DNA メチル化制御法
(a) DNA メチル化は主として CpG という 2 塩基対のシトシンのピリミジン環 5 位炭素原子で起こる.
(b) メチル化の効率を上げるために用いた SunTag 標識の模式図. SunTag は 5 アミノ酸残基のリンカーにより分割された 10 コピーの GCN4 ペプチドから構成される. ミニ抗体とは抗 GCN4 抗体分子のうち GCN4 との結合に必須な scFv ドメインを意味する. この実験では蛍光による検出も進めるため GFP と DNA メチル化酵素である DNMT3a (DNA methyltransferase 3a) の触媒ドメインとミニ抗体をアミノ酸リンカーにより接続している.
(c) 標的ゲノム領域近傍に結合するガイド RNA と SunTag-dCas9 複合体とミニ抗体-GFP-DNMT3a を発現できるプラスミドを導入してヒト細胞で発現させると, SunTag-dCas9 複合体が結合するゲノム領域の近傍のメチル化された DNA にミニ抗体-GFP-DNMT3a が結合し (最大 10 分子まで結合できる), その領域を効率よくメチル化する. GFP を指標にした蛍光セルソーターにより DNA 脱メチル化の効率が定量できる. 一般にメチル化されている遺伝子は不活性となる.

わっている (☞ 図 7-14). CpG アイランドは通常メチル化されていないが, がん細胞ではしばしば CpG アイランドの過剰なメチル化による遺伝子転写抑制がみられるため, 治療の標的になりうる.

DNA メチル基転移酵素は DNA 配列中の CpG 部位または GpC 部位のシトシンにメチル基を付加する酵素である. そのうちの 1 つである DNMT3a を GFP とミニ抗体とに連結し (図 8-15b), SunTag 標識した dCas9 とともにヒト細胞で発現して, ガイドアミノ酸が規定する標的ゲノム領域の DNA メチル化を制御する方法が開発されている (図 8-15c). 図では 4 分子しか結合していないが, 最大で 10 分子まで結合できる. GFP が蛍光を発光するため, それを指標にした蛍光セルソーターにより DNA 脱メチル化の効率が定量できる.

(8) DNA脱メチル化制御

　DNAのメチル化が転写抑制やクロマチンの不活性化を誘導するのとは逆に，DNAの脱メチル化は転写促進やクロマチンの活性化を誘導する．実際，dCas9を用いた標的ゲノム領域の脱DNAメチル化の制御法が開発されている（図8-16）．実際，SunTag-dCas9複合体とミニ抗体-GFP-TET1と標的ゲノム領域近傍に結合するガイドRNAとを発現できるプラスミドをヒト細胞に導入して発現させると，SunTag-dCas9複合体が結合するゲノム領域の近傍のメチル化されたDNAにミニ抗体-GFP-TET1が結合し，その領域を効率よく脱メチル化する．当初，リンカーの長さは5アミノ酸であったが，GFPを指標にした蛍光セルソーターによりDNA脱メチル化の効率を定量してみると，あまり大きな転写誘導が観察されなかった．そこでリンカーの長さを22アミノ酸まで長くすると格段に脱メチル化を介した転写誘導が促進された（DNA脱メチル化の効率は90％以上）．またマウスの胎児の脳にこの技術を適用したところ，有効に働くことが証明されたという．この改善点は上記のSunTag標識化による技術にも応用できるかもしれない．

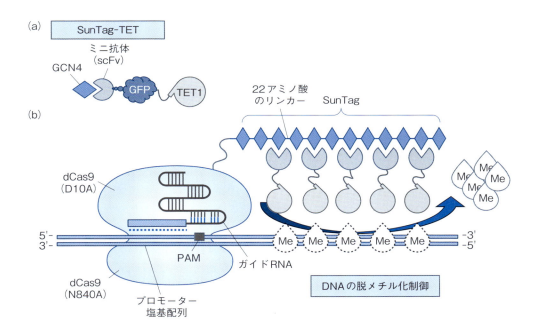

図8-16　dCas9を用いた標的ゲノム領域の脱DNAメチル化制御法
(a) 脱メチル化の効率を上げるために用いたSunTag標識の模式図．この実験ではミニ抗体とGFPとDNAメチル化酵素（TET1）の触媒ドメインとをアミノ酸リンカーにより接続している．ミニ抗体とは抗GCN4抗体分子のうちGCN4との結合に必須なscFvドメインを意味する．
(b) 標的ゲノム領域近傍に結合するガイドRNAとSunTag-dCas9複合体とミニ抗体-GFP-TET1を発現できるプラスミドを導入してヒト細胞で発現させると，SunTag-dCas9複合体が結合するゲノム領域の近傍のメチル化されたDNAにミニ抗体-GFP-TET1が結合し（最大10分子まで結合できる），その領域を効率よく脱メチル化する．GFPを指標にした蛍光セルソーターによりDNA脱メチル化の効率が定量できる．一般に脱メチル化されている遺伝子は活性化する．最新の実験ではSunTagをつなぐリンカーの長さを5から22アミノ酸残基に拡大することでより高い脱メチル化効率を得ている．

がん患者のがん組織では，がんの増殖を抑える「がん抑制遺伝子」のスイッチがオフになることで，正常な細胞ががん細胞に変化して増殖を続けていることが知られている（☞ 表10-2）．あるいは，iPS細胞の作製過程では特定の遺伝子（Oct-4）のスイッチをオンにする必要のあることも明らかとなっている（☞ 図9-13）．従来，遺伝子のスイッチをオンにする薬剤（アザシチジンなど）は存在したが，いずれも無差別にすべての遺伝子のスイッチ全部をオンにするものであり，オンになっては困る遺伝子までオンにしてしまうことによって引き起こされる有害作用などの危険性があった．特定のDNAメチル化領域を極めて正確かつ効率的に脱メチル化する本技術は，DNAメチル化を介して転写抑制されているがん抑制遺伝子の活性化を介した，がん患者に対する新たなエピゲノム治療法や，再生医療などへの応用が大きく広がると期待されている．

c）遺伝子ドライブ

遺伝子ドライブとは特定の遺伝子あるいは遺伝子群がメンデルの遺伝法則に従わずに偏って遺伝する現象である．通常，遺伝子は50％の確率でしか子に伝わらない．しかし遺伝子ドライブを用いれば，最大100％の確率で特定の遺伝子を子に伝えることができる．この仕組みによって，高確率で特定の遺伝子を子孫に伝えることができ，野外の個体群全体に特定の形質を広められる可能性がある．

この現象の実現を可能としたのは，エスヴェルト（K. Esvelt）らによるCRISPR-Cas9を内在化した自動複製能を持つ改変ゲノムDNAの作製（2014年）によるところが大きい（図8-17）．そこでは，まずプラスミドDNA構築体を作製して，たとえば受精卵に導入してCas9とガイドRNAを発現させると，CRISPR-Cas9複合体が形成されて野生のゲノムDNAにおける標的DNA（H1 + H2）にDNA二本鎖切断を起こす．すると，速やかにこの切断部位が認識されて相同組換え修復（HDR）が働き，自動複製能を持つゲノムDNAが創出される（図8-17c）．このゲノムDNAからはCRISPR-Cas9複合体が発現されるので，次の受精の際には交配相手のゲノムDNAにDNA二本鎖切断を起こし，その結果，次々と改変ゲノムDNAが創出されて自然界に拡散してしまうのである（図8-17f）．

後述のように，遺伝子ドライブという技術は**マラリア**の病因となる原虫を運ぶ**ハマダラカ（羽斑蚊：_Anopheles stephensi_）**の撲滅作戦に使われた．普通の改変DNAを持つ蚊と野生の蚊を交配させた場合にはメンデル遺伝（☞ 図1-1）によって交配後3世代目では1/8の確率でしか改変DNAを持った個体は出現しない（図8-18a）．ところが，マラリア原虫を運ぶ能力のないCRISPR-Cas9を内在化した自動複製能を持つ改変ゲノムDNAを持つ蚊と野生の蚊を交配させた場合には，受精卵の野生のゲノムの中で相同組換え修復（HDR）が働き，自動複製能を持つゲノムDNAが創出されるため，交配後3世代目では約100％の確率で改変DNAを持った個体に専有される（図8-18b）．ジェームズ（A. James）らによって実際に行われた実験では，改変DNAを持った蚊は赤い眼を持つように目印遺伝子を挿入しておいたのだが，たった2匹の赤眼の蚊を普通の白眼の蚊30匹が入った箱に入れ繁殖させることで繁殖を開始し，幾日か経過した後で繁殖に使った飼育箱を開けたところ，箱の中の3,800匹の蚊のすべてが赤眼を持っていたという（2015年）．

遺伝子ドライブの応用には，ほかに病原体を運搬する昆虫（とくにマラリア，デング熱，ジカ熱を媒介する蚊）の拡散防止，外来種の制御，除草剤や農薬抵抗性の除去が含ま

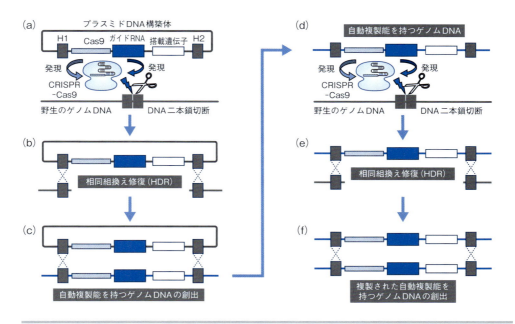

図 8-17　CRISPR-Cas9 を用いた自動複製能を持つゲノム DNA の創出と複製の機構
(a) たとえばプラスミド DNA 構築体を受精卵に導入して Cas9 とガイド RNA を発現させると CRISPR-Cas9 複合体を形成して標的 DNA (H1 + H2) に DNA 二本鎖切断を起こす.
(b) この切断部位が認識されて相同組換え修復 (HDR) が働く.
(c) 自動複製能を持つゲノム DNA が創出される.
(d) 次の受精の際に，自動複製能を持つゲノム DNA から Cas9 とガイド RNA が発現すると，CRISPR-Cas9 複合体を形成して受精相手の持つ野生のゲノム DNA の標的 DNA (H1 + H2) に DNA 二本鎖切断を起こす.
(e) この切断部位が認識されて相同組換え修復 (HDR) が働く.
(f) すると，新たに複製された自動複製能を持つゲノム DNA が創出される.

れる．しかし，この技術はあまりにも革新的すぎて，生態的にも社会的にもどれだけ多くの影響を与えるか未知のままである．たとえば，蚊に導入された劇的に野生型の個体数を減少させる改変された遺伝子が，未知の過程を経て他の昆虫に伝播するという脅威がありうる．もし，すでに野生の世界で個体数が減少しているミツバチに伝播すると何が起こるだろう？ ミツバチ個体数の激減によって農家は作物の受粉ができなくなり，世界は食料不足に直面することになろう．その規制問題については後述する（☞ 226 頁）.

5　ゲノム編集技術の医療への応用

　　CRISPR-Cas9 システムを利用した遺伝性疾患やウイルス感染やがんの治療薬の研究が急速に進展している．遺伝子治療薬開発を目指している企業（Editas Medicine や CRISPR Therapeutics など）も次々と設立されているので，遺伝子治療薬の治験が開始されて認可が実現する日も遠くないかもしれない.

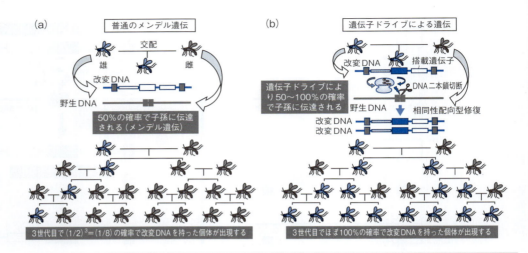

図 8-18 ハマダラカにおける遺伝子ドライブ（gene drive）技術の応用の模式図
(a) 普通のメンデル遺伝の場合には，自動複製能を持たない改変 DNA を導入した場合には DNA は 50% の確率で子孫に伝達されるため，ハマダラカの交配後 3 世代目では 1/8 の確率でしか改変 DNA を持った個体は出現しない．
(b) Cas9 とガイド RNA を発現できる自動複製能を持つゲノム DNA を持つハマダラカの個体（青色）と野生型ハマダラカの個体（灰色）を交配させると，改変 DNA からも Cas9 とガイド RNA が発現して CRISPR-Cas9 複合体を形成して標的 DNA（H1 + H2）に DNA 二本鎖切断を起こすため，野生 DNA が次々と改変 DNA に変化してしまい，交配 3 世代目のハマダラカの子孫はほぼ 100% の確率で改変 DNA を持っていた．搭載遺伝子としては改変 DNA が無事に個体に伝達したかどうかの目印になる遺伝子（ハマダラカの眼が赤くなる遺伝子など）やマラリア原虫に対する抗体遺伝子が組み込まれた．

a）疾患モデル動物の作製

　遺伝性疾患の研究にはモデル動物の利用が欠かせない．マウスはヒトの疾患モデルとして優れている．ゲノム編集を使えば，ノックアウトマウスが短期間で作製できるので（☞ 図 9-8），さまざまなモデルマウスの作製が急ピッチで進んでいる．ところが，病因遺伝子をマウスで欠損させても，すべてのヒトの疾患の病態が必ずしもマウスで再現できるわけではない．ゲノム編集の有用性は，従来あまり使用されることがなかった大型の哺乳動物の病因遺伝子を欠損させることでヒト疾患モデルとして利用できる道が開けたことである．
　ブタは生理学的，病理学的，解剖学的にヒトに近いことから，医学分野で注目を集めている．遺伝性出血性疾患であるフォンウィルブランド病（VWD）はフォンウィルブランド因子（VWF）の量的・質的異常が原因であるが，マウスでは VWD を再現できない．そこで，ブタで VWD 疾患モデルが作製されて VWD の病態を再現することがわかったので利用されている．
　レット症候群は，methyl-CpG binding protein 2（MECP2）という DNA 結合タンパク質をコードする遺伝子の変異が原因で生じる疾患であるが，X 連鎖優性遺伝様式をとるため，胎児が男性の場合には出生前にほとんどが死に至るため流産となる．アカゲザルやカニクイザルの受精卵の MECP2 遺伝子に TALEN を用いて変異を導入したうえで，代理母ザルに戻して着床させたところ，胎児が男性の場合には妊娠中にすべて流産したという．

胎児が女性の場合には無事に出産したことから，霊長類をモデルとすればレット症候群の病態が再現されることが示唆される．

b）遺伝性疾患の治療

ゲノム編集は疾患の原因である変異を個体の中で正常な塩基配列に書き換えることができる潜在能力を持っているため，近い将来，ゲノム編集を利用した遺伝子改変は根治療法として有望である．患部へのゲノム編集のツール一式の送達が現在のところ大きな壁として立ちふさがっているが，アデノウイルスの使用などが解決法として試みられている．あるいは，HIV の **TAT ペプチド**は，不浸透性の障壁の貫通を可能とする特別な化学的性質を持つおかげで，細胞膜を容易に貫通できる．TAT ペプチドを Cas9 と融合させてゲノム編集の道具一式が細胞の中へ入れるように改変する研究もなされている．

遺伝性の神経筋疾患である**ハンチントン病（HD）**の原因遺伝子は**ハンチンチン（Htt）**である（☞ 図 5-6）．変異したハンチンチン遺伝子を持つウイルスを，2 つの健康なマウス群に感染させ，一つの群にはハンチンチン遺伝子を標的としたガイド RNA と Cas9 酵素を発現するウイルスを並行して注射したところ，わずか 3 週間後に変異したハンチンチン遺伝子だけを処方されたマウスでは脳細胞の中に膨大な量のタンパク質凝集がみつかったが，変異遺伝子と CRISPR-Cas9 を並行して処方されたマウスにはほとんど何も起こっていなかったという．ヒトへの応用はもっと先になるだろうが，着実に研究は進められている．

デュシェンヌ型筋ジストロフィー（DMD）についても，変異モデルマウスにおける CRISPR-Cas9 を使った治療の実験が進んでいる．1 つの研究では CRISPR-Cas9 をマウスの筋肉と血流に運ぶためにアデノウイルスを使ったが，ウイルスをマウスの脚に直接注射したら筋肉の力が改善され，血流の中へ注入すると心臓と肺の機能を改善したという．筋肉の機能不全はこの病気に罹患した患者を死に導くため，この結果は注目に値する．他の 2 つの研究では，新たに生まれたマウスあるいはマウス胚を CRISPR-Cas9 療法により治療したところ，変異マウスでの病気の兆候が緩和されたという．

c）がん治療への応用

がんの中には促進的な発がん遺伝子の活性化（または過剰発現）か，阻害的ながん抑制遺伝子の不活性化（または欠失）によって生じるものが多くみられ（☞ 表 5-2），そのいずれにおいても異常な細胞増殖と腫瘍の増大につながる．たとえば乳がんに罹患した 50 人の女性患者において，1,700 個の変異が腫瘍の中に検出され，そのうちのほとんどが個人に特有の変異であったという．「がんゲノム医療」と呼ばれる（☞ 321 頁），患者のがん細胞の全ゲノム塩基配列を急速に決定して，正常細胞のゲノムと比較する技術の実用化により，個々の患者における分子レベルでのがんの原因を正確に突き止めることが可能となってきた．そしてゲノム編集を使えば，その原因ががん抑制遺伝子の欠失であれ，がん遺伝子の活性化であれ，原理的にがん特有の遺伝子の欠陥を修正できるかもしれない．実際，培養液で増殖させたヒト細胞を使った実験ではあるが，CRISPR-Cas9 を使って生存に必須な遺伝子である myeloid cell leukemia（MCL-1）遺伝子を削除することでヒト悪性リンパ腫細胞の効率よい殺傷に成功している（2015 年）．

ゲノム編集による複数の発がん遺伝子やがん抑制遺伝子の変異を通して，がんを発症す

る多彩なマウスモデルが作製されている．たとえば，マウスの造血幹細胞に複数のがん関連遺伝子の変異を導入したうえで，その造血幹細胞を放射線照射して正常な造血幹細胞が破壊されたマウスに移植することで白血病を発症させることに成功している．多くの肺の腺がん患者では TP53 や KRAS や LKB1 の遺伝子変異が頻繁にみられるが，p53 と LKB1 遺伝子をゲノム編集によって破壊したうえで，発がん遺伝子の KrasG12D（12 番目のグリシンをアスパラギン酸に置換して常時活性化した変異体）を導入して過剰発現するとマウスの肺に腺がんが形成されたという．

英国では乳児に対してゲノム編集を使って白血病の治療に成功した（2015 年）．患者は生まれてすぐに最も悪性度の高い型の小児性の急性リンパ芽球性白血病に罹患していることが判明した．すぐに化学療法を施され，がん化した血液細胞を置換するために骨髄移植が行われたが，何回かの処方にもかかわらず白血病は再発した．緩和ケアしかない状態だったが，一縷の望みとしてマウスでしか試験されたことのない初めてのゲノム編集による治療法に，特別な許可を得たうえで挑戦した．この治療では，免疫系の主要構成因子である T 細胞を提供者から取り出し，TALEN を使って細胞が患者自身の細胞を攻撃することを阻止するとともに，化学療法薬剤に耐性を示しながらも白血病細胞を攻撃するように改変した．治療開始から 2 週間後には操作された細胞が働いている証拠としての発疹が出現し，2 ヵ月後には患者のがんは完全に消失した．そこで 2 回目の骨髄移植を行って患者の全血液と免疫系を置換したところ，3 ヵ月後には退院して自宅へ戻れるほどすっかり寛解していたという．

d）HIV に対する新たな治療

ゲノム編集は感染症，とくに**後天性免疫不全症候群（エイズ，AIDS）**の原因ウイルスである**ヒト免疫不全ウイルス（HIV）**に対してヒトを耐性にする予防的な処置に使えるかもしれない．HIV は免疫システムを破壊するので，感染した患者はさまざまな他の感染体に攻撃されやすくなる．AIDS 治療の大きな発展は，ウイルスの逆転写酵素の阻害薬や，HIV を感染ウイルス粒子へと成熟させるタンパク質分解酵素阻害薬などのさまざまな抗HIV 薬剤であった．おかげで今では十分な感染初期に診断されて，そのような薬剤で治療された人々は，その後も長生きして健康といっても過言ではない人生を送ることができる．現在でも AIDS で死亡する大量な死亡者数はこのような薬剤を入手できないのが主たる理由で，発展途上国の貧困と強く結びついている．それでも，そのような薬剤は身体からウイルスを根絶したわけではないため，もし感染者が薬剤処方を停止すると，組み込まれたウイルスは再活性化される．そのため，現状では HIV 感染者は残りの人生をずっと薬剤に頼らなくてはならない．これは健康管理という視点からみても高価であるし，薬剤耐性や毒性のある副作用の危険性も生み出すだろう．

ゲノム編集は HIV に耐性を示すまれな個人にみつかる天然の遺伝的相違の模倣を狙うことで，HIV 感染の治療に対して新たな方策を示すかもしれない．HIV は白血球に存在する cluster of differentiation 4（CD4）受容体と，その共同受容体として働く C-C ケモカイン受容体 5（CCR5）を免疫系の T 細胞への分子的な入り口として使うが，HIV 耐性の人々では CD4 受容体遺伝子と CCR5 遺伝子が欠失していたのだ．ZFN を使った CCR5 のゲノム編集はすでにヒトの患者で採用されている（2014 年）．患者の T 細胞の CCR5 を標的と

した後で，治療した細胞を患者に戻すのである．この治療法により身体から HIV を根絶できるかもしれない．

CRISPR-Cas9 を使って感染したゲノムから組み込まれたウイルスの DNA を切り取ることでウイルスそのものを不活性化する他の選択肢もある（2014 年）．HIV ウイルスは極めて急速に変異することができるが，CRISPR-Cas9 は同時に多数の領域を標的化できるので，ウイルスが耐性を発達させる前に撲滅できるかもしれない．

e）他のウイルス感染に対する治療

ゲノム編集は HIV のみでなく，ヒトに病気を起こす他のウイルス感染の治療や予防に役立ちそうだ．世界中で推定 1 億 3 千万人から 1 億 5 千万人の人々が感染しているとされる C 型肝炎ウイルス（HCV）は，静脈薬剤の使用や滅菌が不完全な医療器具や輸血に関連する血液同士の接触によって伝播する．直径 50〜60 nm の球状形態を持つ HCV は約 9.6 kb のプラス鎖 RNA をゲノムとして持つ一本鎖 RNA ウイルスで，約 3,010 アミノ酸からなるタンパク質前駆体をコードし，これを宿主細胞のシグナラーゼとウイルス自身がコードする 2 種類のタンパク質分解酵素を使って，ウイルス粒子を形成する構造タンパク質（core，E1，E2，p7）とウイルス粒子に含まれない非構造タンパク質（NS2，NS3，NS4A，NS4B，NS5A，NS5B）が産生される．HIV とは対照的に，HCV の RNA ゲノムは非レトロウイルス型の RNA ウイルスで，核の外（宿主細胞の細胞質）にとどまり，ウイルスの持つ特別な酵素である RNA 依存性 RNA ポリメラーゼによって複製され，たくさんの RNA コピーを産生し，上記タンパク質を使って感染力を持つウイルス粒子へと RNA ゲノムが包埋され，やがて細胞外へ放出される．1989 年に C 型肝炎ウイルスの遺伝子断片が初めて病因ウイルスとして同定されてから，長らく治療の困難さに悩まされてきた．当初はインターフェロン（IFN）とリバビリン（RVB）併用療法により sustained virological response（SVR）を 40〜50％程度まで達成していたが，最近では NS5A 阻害薬やポリメラーゼ阻害薬により，IFN を使わない経口薬での治療が奏効してきた．それでも日本で約 150 万人，全世界では約 1.7 億人もの感染者が存在し，HCV の感染後は持続感染により慢性肝炎から肝硬変，肝細胞がんへと進行することがあるので油断はできない．

HCV は生活環の一部として DNA の段階を経過しないためゲノム編集による標的になることは不可能だと考えられてきた．しかし，dCas9 を使うとガイド RNA が HCV の RNA ゲノムの中に標的をみつけ出し，RNA を切断する代わりにウイルスゲノムが RNA 依存性 RNA ポリメラーゼによって複製されるのを防ぐ障害を創出する．実際，ヒト肝臓培養細胞に dCas9 とガイド RNA を導入した後では，細胞が HCV の感染に耐性となった．真核生物のウイルスは Cas9 と遭遇したことがないため Cas9 から逃れる術を持たない．そこで Cas9 は RNAi 系ができなかったウイルスの阻害に効果的であろう．たとえばインフルエンザウイルスやエボラウイルスのような他の非レトロウイルス RNA 型ウイルスも RNA ゲノムを持つので，この戦略はもっと広範な応用力を持つかもしれない．

f）マラリアに対する治療

ヒトは，マラリアの病原体である**熱帯熱マラリア原虫（*P. falciparum*）**が感染している蚊に刺されることでマラリアに感染する．世界保健機構（WHO）の推計によるとマラリア

は年間 2 億人以上の罹患者と 200 万人の死亡者があるという．雌の**ハマダラカ**（羽斑蚊：*Anopheles stephensi*）が産卵のためヒトから吸血する際，唾液腺に集積していたマラリア原虫の**スポロゾイト**（マラリア原虫などが作る胞子）が唾液注入に伴い体内に侵入する．血中に入ったスポロゾイトは 45 分程度で肝細胞に取り込まれ，肝細胞内で分裂を開始し，数千個のメロゾイトになった段階で肝細胞を破壊して血中に放出される．その後，赤血球に侵入し，早期栄養体（輪状体），後期栄養体（アメーバ体），分裂体の経過をたどり，8〜32 個に分裂した段階で赤血球膜を破壊して放出され，新たな赤血球に侵入して上記のサイクルを繰り返す．

マラリア原虫に対する耐性遺伝子を持つ蚊をマラリアに苦しむ地域に迅速に広めることができれば，この感染症を永久に根絶できる可能性がある．マラリア撲滅のために，マラリア原虫に対する抗体遺伝子を組み込んで発現できるように遺伝子操作した，マラリア原虫を運ぶ能力のない CRISPR-Cas9 を内在化した自動複製能を持つ改変ゲノム DNA を持つ蚊を創出し，これを使って上述の遺伝子ドライブによってハマダラカがマラリアを媒介できないようにする戦略が提案されている（図 8-18）．

g）異常ヘモグロビン症の治療

異常ヘモグロビン症は酸素を体中に運ぶ赤血球の主要タンパク質である**ヘモグロビン（Hb）** の変異が原因で，主として貧血を症状とする疾患である．ヘモグロビンは α 鎖（141 個のアミノ酸）2 本と，非 α 鎖（β 鎖，γ 鎖，δ 鎖：146 個のアミノ酸）2 本よりなる四量体のタンパク質で，出生前には $\alpha 2 \gamma 2$（HbF）という構成が主だが，出生直後から β 鎖の産生が γ 鎖に代わって優位となるため $\alpha 2 \beta 2$（成人型 HbA）が産生されるようになる．治療の対象となるのは赤血球の質的異常（**鎌状赤血球症**）や量的異常（**サラセミア**）などである．サラセミアのうち α 鎖遺伝子（*HBA*）または β 鎖遺伝子（*HBB*）の異常によりヘモグロビンの生産量が低下するものを，それぞれ α サラセミアまたは β サラセミアと呼ぶ．

鎌状赤血球症は主にアフリカ，地中海沿岸，中近東，インド北部でみられる常染色体不完全優性遺伝をする遺伝性の貧血病で，赤血球の形状が鎌状になり酸素運搬機能が低下して貧血症を起こす．患者はヘモグロビン β 鎖の 6 番目のグルタミン酸がバリンに変異したヘモグロビン S（HbS）となっている．両親から遺伝した両方の遺伝子が変異した場合（ホモ接合体）では，90％のヘモグロビンがヘモグロビン S となり重症の貧血症を起こす．一方，片親からの遺伝子のみが変異した場合（ヘテロ接合）では，貧血症の発症は 40％程度なので日常生活に大きな支障はない．

ヘテロ接合の変異遺伝子保因者は正常状態では 60％が正常赤血球，40％が鎌状赤血球となっている．赤血球内で増殖するマラリア原虫に感染すると，ヒトの赤血球内では pH が約 0.4 低下して，赤血球の鎌状化が進み，全身の赤血球の鎌状赤血球の割合が増加する．マラリア感染初期では鎌状化した赤血球は脾臓で優先的に除去され，感染後期では鎌状化した赤血球によりマラリア原虫は物理的に破壊される．その結果，ヘテロ接合保因者はマラリアに対し耐性を発揮するため，淘汰には有利となって，マラリアが流行している地域では淘汰されずに子孫に遺伝してきたと考えられている．

チャン（F. Zhang）は CRISPR-Cas9 技術をヒトの集団の中に天然に存在する単一遺伝子疾患や普通の疾患から守る「保護的な変異」の導入に使うことを提案した．実際，*HBF* 遺

伝子のプロモーターの中に変異を持つために，HbF（胎児型ヘモグロビン）を産生できるという保護的な変異を持つβサラセミア患者では，低効率ながらも HbF が補償的に働くので症状は軽くなる．そこで，CRISPR-Cas9 技術を使って患者にそのような保護的な変異を導入するのだ．シャルパンティエ（E. M. Charpentier）が設立した CRISPR セラピューティクス社では HbF を使ったβサラセミアのゲノム編集による治療の研究を開始した（2017 年）．まず患者の血液サンプルから造血幹細胞を分離し，培養液の中で CRISPR の道具を細胞内に挿入して *HBF* 遺伝子のスイッチを入れる．その後，患者に放射線または高容量のがんの化学療法薬を投与することで，骨髄細胞を破壊し，その後でゲノム編集済みの造血幹細胞を注入する．1 週間もしないうちに新たな幹細胞は骨髄に定着し，Hb を含む赤血球を生産し始めたという．ゲノム編集の効果は高く，幹細胞の 80% 以上が HbF 生産スイッチの入った編集済み遺伝子のコピーを少なくとも 1 つ保有していたという．

　一方，中国・中山大学（Sun Yat-sen University）のチームは，CRISPR-Cas9 を初期のヒト受精卵に使用して治療に成功した．チームが使用した，人工授精で不要になったクローン胚は，研究室の実験目的のために数日間だけ生かされていた．研究チームはニッカーゼ改変型 Cas9 タンパク質を使って変異した遺伝子の塩基を修復した．およそ 5 回に 1 回の割合で成功したと報告されている．この研究は，世界で初めてヒトの受精卵を使ったことでゲノム倫理上の論争を巻き起こした．

h）異種間臓器移植

　ブタはヒトと同じく動物も植物も食べる雑食性であり，臓器のサイズを含めて生理学的，病理学的，解剖学的にもヒトに近いことから，医師の手術手技トレーニングのために活用されているだけでなく，心臓や腎臓などの異種移植のための臓器提供動物（ドナー）としての研究が進んでいる．長い世代にわたって家畜としてブタはヒトと密接に接触しているため，未知の疾患がある可能性も低い．さらに滅菌された条件下で注意深い飼育をすれば有毒な感染体をブタから排除できる．しかし，ブタのゲノムに内在するレトロウイルスである PERVS は，滅菌条件下では防げないヒトへの感染の危険性を内包している．とくに心配なのは，他の宿主に移行したウイルスはもとの宿主におけるより，はるかに深刻な影響を新たな宿主に対して持つ可能性が指摘されている点である．

　チャーチ（G. Church）らはブタの腎臓上皮細胞を調べることで，ブタゲノム内に 62 種類のレトロウイルス痕跡遺伝子が存在することを突き止めた．これら PERVS の塩基配列はほとんど同一であったことから，進化的におそらく数百万年前頃に侵入した，1 つの PERV の子孫であると考えられた．次いでチャーチらの CRISPR-Cas9 を用いたゲノム編集技術と，中国の研究チームによるクローン技術により，中国雲南省の西南生物多様性実験室で PERV を保有しない仔ブタ 37 匹が誕生した（2017 年）．彼らはクローンヒツジのドリーを育てたときと同様に，ブタの線維芽細胞からクローンのブタ胚胎を育てて母ブタの体内に移植することで，最終的に PERVS すべてが不活性化された無毒なブタ個体の産生に成功した．

　とはいえ，ブタの臓器が拒絶されないだけでなく，移植された臓器とヒトの身体全体との相性のよさを確保するために，ブタの遺伝子をさらにゲノム編集する必要があるなど，異種移植のゴールはまだ遠い．確かに心臓や腎臓が他の臓器へ信号を送るホルモンを産生

216　第8章　ゲノム編集と人工生命

している事実などをふまえて，移植した臓器がこれらの他の機能も果すかどうかを確認することが重要となろう．現在はヒトの免疫系に拒絶反応を生じさせる物質を特定したうえで，この物質に関するブタの遺伝子をゲノム編集を使って改変する研究が急速に進んでいる．実際，チャーチらはブタの胚でMHCをコードする遺伝子を含む20個以上の遺伝子を改変したと報告した．彼らの設立したイー・ジェネシス（eGenesis）社を中心とした，心臓や腎臓などのブタからヒトへの異種間臓器移植の可能性が大きく広がっている．

6　ゲノム編集技術の農作物への応用

　ゲノム編集技術の応用は農業においてその威力を発揮しつつある．「ゲノム編集作物」はいわゆる遺伝子組換え作物とは本質的に異なる．それは生産者にとって有利であるのみでなく，消費者や環境にも優しいと期待できる．

a）害虫に強い作物の創出

　一般に野生の植物は近縁の栽培種より感染体に耐性だが，味がよく栄養価が高く，収穫が容易なものはまれである．人類は，何千年もにわたる長い育種の間で感染体に対する耐性を犠牲にしてきたのだ．「逆育種」による野生の特徴の再導入は時間を使うし制御も困難である．しかし，ゲノム編集を使って「再野生化」すれば，野生の特徴を導入するための膨大な交配をしなくて済む．有用な野生の特徴には，感染体に対する耐性のみでなく，土壌から栄養をより効率的に引き出す能力も含まれる．

　ジャガイモの胴枯れ病の疫病菌は真菌（カビ）である．このカビに感染すると，ジャガイモは土の中で腐り，黒ずんで萎れてゆき，貯蔵中のものは溶けるように腐ってひどい悪臭を放つ．1840年代にアイルランドを襲った大飢饉の原因の1つとなった．アイルランドでは1つの品種のジャガイモしか栽培されていなかったため，国中のジャガイモが病気に冒されてしまい，1845年にはジャガイモの収穫は全滅した．ジャガイモを唯一の主食としていた人口の3分の1にあたる人々は食料がなくなり，急速に飢饉が広がった．最初は自然災害であったが，当時の英国政府の放任主義により大量の食料援助を政府が拒絶したことで悪化して，飢饉が終わるまでにはアイルランド人口の8分の1に相当する少なくとも100万人の人々が死亡し，さらには200万人が移住を余儀なくされて，アイルランド人口の4分の1ほどが減少したという．今日でも，感染の拡大を防ぐために膨大な量の殺菌剤（防カビ剤）の散布が必要とされる．ジョーンズ（J. Jones）らはゲノム編集を使って真菌に耐性のあるジャガイモを創出した．彼らは南米から胴枯れ病耐性の野生のジャガイモでみつかった新たな遺伝子を，種類豊富な現在のジャガイモ品種に導入したのだ．

　その他，北京にある遺伝学発生生物学研究所のサイシャ・カオ（C. Gao）らはうどん粉病を引き起こす真菌病原体に対して，この真菌に対する防御を阻害するタンパク質をコードする，3個のコムギゲノムの遺伝子をTALENとCRISPR-Cas9の両方を用いて削除することで，うどん粉病耐性のあるコムギ品種を創出した．またミネソタ大学のボイタス（D. Voytas）らは，豆からビートの根までにわたる植物種に感染する共通の作物病原体であるジェミニウイルスを標的とし，CRISPR-Cas9を使って削除することでウイルス耐性作物を創出した．これからも，害虫に強い作物の創出のためにゲノム編集は大いに活躍するで

あろう.

b) 食べて優しい作物

　　ゲノム編集は作物から生産される食品についても衝撃をもたらすだろう. たとえば, ゲノム編集によって典型的な低温貯蔵では甘い糖分を蓄積しないように操作されたジャガイモが創出された (2015年). この改変ジャガイモは保存が長持ちするだけでなく, フライドポテトにしたときに, いくつかの揚げ物に蓄積する発がん物質と疑われているアクリルアミドの産生が減少するという. 食べて優しい作物の典型は, 危険な食物アレルギーを誘発しない作物をゲノム編集によって創出することであろう. アレルギーが起こすアナフィラキシーショックは命取りになることもあり, 危険である. とくにピーナッツアレルギーは年々増加している. ピーナッツのタンパク質の解析から7個のアレルギーを起こす可能性のあるタンパク質がみつかったので, アレルギー反応を起こさないピーナッツをゲノム編集によって創出する研究も始まっている.

c) 近未来の計画

　　米国では1990年以降, 96種の商業栽培が認められているが, EUでは米国モンサント (Monsanto) 社が開発した害虫抵抗性のある遺伝子組換えトウモロコシ「MON810」以外は栽培が認められていない. 日本では, 遺伝子組換え作物を原材料に使用する食品については輸入, 流通, 生産を認めているが, 栽培は認めていない. その理由の1つには, 従来の遺伝子組換え作物では, 作物の細胞の中に遺伝子操作で利用したベクターの断片などが残留していることなどがあげられる.

　　一方, ゲノム編集作物では操作に使われたツールの残留はなく, 創出された作物は人類が何千年もかけて交配により選抜育種をして創出した品種と同様に, 有益ではあるが天然に近い点で従来の遺伝子組換え作物とは本質的に異なる. そのため, 遺伝子組換え作物が発明された時点で夢の作物ともてはやされ, その後消費者の反対運動にあって実用化が阻まれたさまざまなアイデアを復活させて, ゲノム編集により再現する研究が計画されている. とくに, 地球温暖化の影響により到来すると予測される温度や乾燥や強風や降雪などの極端な状況に耐えうる, 極地でも栽培できる作物のゲノム編集による創出は期待が持てる.

　　実際, 酸素もなく日照もないドリルで掘削された海底から16 kmも下の岩の中で生きている細菌が発見されている. 地殻の深部では光は存在しないが, この細菌は岩石自体からエネルギーを抽出する化学合成と呼ばれる過程を使っている. 水が岩石の間を浸透しながら落下する際に遊離してくる化学物質を食べて生きているのである. 岩は海水と反応して水素を産生できる鉄イオンを含むので, それをエネルギー源として使うことで自身の有機物質を産生することができる. これらの遺伝子をゲノム編集によって作物に導入すれば, 太陽光に頼らない作物の創出も可能であろう.

7　ゲノム編集技術の畜産への応用

　　ゲノム編集技術の応用は以下に列挙するように畜産においても試みられてきたが, 実用

化には社会の認知という超えるべき大きな壁がそびえたままである.

a) 環境に優しいブタの創出

　ブタはリンの含有量が高い糞尿を放出するので，ブタ農場の下の地下水が滲出する近郊の小川や湖は，浮遊性藍藻の異常発生（アオコ）が水面を覆い尽くすほど大発生し，死滅した藻類が底部に堆積・ヘドロ化して悪臭を発生する.　これは景観を損ねるばかりでなく，藍藻類が生産する毒性物質により野生動物や家畜の死亡を引き起こすなど，環境汚染の典型となっている.

　カナダの Guelf 大学のフォルスバーグ（C. Forsberg）らは，標準のトランスジェニック法を用いて，ウシやその他の反芻動物の腸内細菌（通常のブタは保有していない）によって産生される，フィチン酸のリン酸エステルの加水分解を触媒する酵素であるフィターゼ（phytase）という酵素を発現できるブタを創出した.　ブタを創出するための遺伝子構築体はマウスの唾液腺特異的なプロモーターにつながれたフィターゼ遺伝子を含むので，これがブタでも効率よく働いて，細菌の酵素はブタの唾液腺でのみ発現されて分泌される.　このブタは栄養素としてのリンを摂取できるため，餌の中へのリンの補完が不要となり，その結果としてリンの含有量が低い糞尿を放出するので，環境に優しいブタという意味を込めて「エンヴィロピッグ」と名づけられた.　しかし，このブタを商業的に展開する承認を得る試みは，「もしエンヴィロピッグがヒトの消費用に認可されたら，農業はもっと密度の高い設備の構築のための言い訳を持つかもしれない」という理由で反遺伝子組換え（GM）活動家により完全に潰された.

b) 角のない雌牛

　白黒のホルシュタインのような沢山のミルクを生産する能力を持つウシは心優しいようにみえるが，怒ると相手を突き刺して殺してしまうほどの鋭い角を持っている.　乳牛を扱う農場労働者にとって角は危険なので，その危険性を除くため，またウシ同士が傷つけあわないように，ホルシュタインの若い雌牛の角の芽は農場労働者によって鉄ゴテで焼く作業が日常的に行われている.　とくに日本の乳牛の90%以上は，生まれて約1年以内に除角される.　この除角作業により血まみれになるウシにとっては苦痛でしかない.　角のない乳牛は昔から観察されており，交配によって角のない肉牛用のアンガス品種の産生は成功していたが，乳牛ではうまくいっていなかった.

　動物の苦痛を除くために，米国のファレンクルーク（S. Fahrenkrug）らはアンガス肉牛でみつかった角を発生しないという天然の変異を，白黒のホルシュタインのようなたくさんのミルクを生産する能力を持つウシへ導入した.　具体的にはホルシュタイン乳牛から細胞を取り出し，それをゲノム編集の技術で「角を作る」遺伝子に切り込みを入れて不活性化した.　切り込みを入れたゲノムの位置に，「角を作らない」アンガス肉牛の遺伝子を入れる.　この細胞の核だけを，核を取り除いたホルシュタイン乳牛の未受精卵に移植し，これを個体にまで育てる.　これが認可されれば，機械的な方法で牛の角をなくす除角作業が不要になるであろう.

c）病気に強い家畜の創出

　　ゲノム塩基配列技術の進展のおかげで，すでに234匹の乳用雄牛のゲノム塩基配列が決定されている．このデータによって育種家はウシが生まれた際に，その遺伝的な輪郭を正確に評価できる．たとえばごくまれな天然の角なし雄牛の塩基配列などは，古典的な交配による育種の戦略を立てるためにも役立つかもしれない．その他の，潜在的に重要なゲノム編集の使用例は病気に耐性のある動物の開発である．

　　極めて伝染性が強いブタウイルスが起こすアフリカブタ熱に感染すると，ブタは高熱，食欲不振，皮下出血や内臓出血を起こして平均で2～10日で死ぬ．リスボンで最初に報告された1957年以来，この病気はイベリア半島で定着し，その後は欧州諸国で1980年代に散発的に発生したため，とくにスペインとポルトガルでは1990年代の半ばの大量虐殺を通じてやっとこの病気を根絶した．しかし，2012～2015年に東欧で突発したため，現在でも欧州中の家畜ブタにとって深刻な脅威であり続けている．野生のイボイノシシはブタウイルスに耐性だが，その理由は家畜ブタに比べるとイボイノシシではあまり活発ではない，免疫反応に関わる nuclear factor kappa B3（NFKB3）と呼ばれる遺伝子の違いによる．家畜ブタでは免疫反応が著しく過剰反応しており，対照的にイボイノシシも感染しているが反応が鈍く死には至らない．ホワイトロー（B. Whitelaw）は CRISPR-Cas9 を使ってイボイノシシでみつかった遺伝子の相違を保有したことでブタウイルス耐性となった家畜ブタを創出した（2015年）．現在，認可に向けて試験中である．

d）巨大な家畜の創出

　　ミネソタ大学のファレンクルークらはゲノム編集を使って，体が大きく貴重な赤身肉を大量に供給するベルジアン・ブルー種でみつかった変異を，暑さに強く手足のひょろ長いネロア種に導入した．この変異は筋肉抑制タンパク質であるミオスタチンの産生を阻害することで筋肉量を増大させるが，ネロア種がその性質を獲得したことで気温の高いブラジルのような国でも飼育できる高価な肉を供給できるようになったのだ．

　　韓国のキム（J. S. Kim）らはゲノム編集技術（TALEN）を使ってミオスタチン遺伝子（MSTN）を欠失させて受精卵に移植し，32匹のクローン仔ブタを作った．この仔ブタはミオスタチンタンパク質の欠失により，普通のブタの2倍量の赤身の多い肉質からなる筋肉を持つ（2015年）．キムは，この操作は原則的に自然に起こる遺伝子の変異を加速しただけと主張している．実際，ミオスタチンは筋細胞の増殖と成長の抑制因子として機能するため，ミオスタチン遺伝子を破壊すると筋細胞が増殖・成長し続けると考えられる．さらには産肉牛でミオスタチン遺伝子の自然突然変異体が知られており，ベルジアン・ブルー種やピエモンテ種として従来の育種により品種化されている．

　　しかし，異常な大きさの仔ブタは出産欠陥を起こす原因となっただけでなく，8ヵ月齢以上生き延びたブタは4割程度で，その後も生き延びたのは2匹のみで健康であったブタは1匹だけであった．ブタのこの品種におけるミオスタチンのノックアウトは他の有害事象を招いていることを示唆する．そこで，キムらはこのブタから肉を生産するより，正常な雌ブタと交配させるべくその精子を農家に販売すれば，筋肉量の増加は減弱するが健康になるため，ビジネスとして成功すると予想している．現在，CRISPR-Cas9を使って健

康度を上昇させるための実験を進めているという.

e）趣味の世界のゲノム編集

中国の北京ゲノム研究所（BGI）ではゲノム編集（TALEN）によって，成熟しても体重が中型犬と同程度の 15 kg ほどにしかならないマイクロブタを創出し，1 匹約 17 万円で売り出した（2015 年）．顧客は色や外皮の模様も選ぶことができる．彼らはまず養豚場で飼育されているブタ（100 kg 以上）より小さい Bama 種のミニブタ（35～50 kg）を開発した．次いで，Bama 種のブタの胎児から細胞を採取し，細胞中の成長ホルモン受容体（GHR）遺伝子の 2 個のコピーのうちの一方を，TALEN を使って不活性化してからクローンを作製した．BGI は，ゲノム編集で作出された小さな雄のクローンブタを，Bama 種の普通の雌ブタと自然交配することで，さらにたくさんのマイクロブタを作った．GHR 欠損ブタでは発生・成長の過程で成長信号を受容できなくなるため，小さいブタができる．その動物たちは幹細胞実験をはじめとして BGI で実施される研究の資金を調達するために開発されたという．実際このブタは，ラロン症候群というヒトの GHR 遺伝子の変異によって引き起こされるタイプの低身長症のモデル動物になりうる．また，マイクロブタは腸内細菌を入れ替えるのが容易なので腸内微生物相の研究に役立っている．

8 ゲノム編集技術の漁業への応用

養殖漁業において，養殖魚のサイズを大きくするゲノム編集技術の応用研究開発が進んでいる．しかし，消費者に受け入れられるか否かはわからない．

a）巨大なサケ

米国のフレッチャー（G. Fletcher）らによって創出された（1989 年）アクアドバンテージ・サーモン（AquAdvantage® salmon）と名づけられた超巨大なサケは，通常の養殖サケに必要とされる半分の時間で市場に出せる大きさにまで成長するため，餌代は全部で25％減の消費で済む．彼らはウナギに似たオーシャン・パウトの極めて活性の高い DNA 転写制御因子をキングサーモン由来の増殖ホルモン遺伝子と連結した遺伝子構築体を，大西洋サケ（Atlantic Salmon）の受精卵に導入したのだ．「赤毛のアン」で有名となったプリンスエドワード島の養殖場には海との境に物理的な障壁を設けて逃亡を防いでいる．また，万が一逃亡しても野生サケとの異種交配を防ぐため，このサケはすべて不妊の雌となっている．FDA は最終的にこのサケの商品化を承認した（2015 年）が，消費者団体の強い反対にあってつまずいている．サケが万が一自然界に放されると，従来のサケへの汚染が危惧されるため，現在はパナマにある地上のタンクの中で育てられているが，現状ではパナマ共和国にある埋立地に何十トンも廃棄されているという．

b）日本での魚類のゲノム編集

漁業の盛んな日本でもゲノム編集による巨大な高級養殖魚の研究開発が進んでいる．近畿大学はミオスタチン遺伝子（MSTN）を CRISPR-Cas9 で破壊して「マッスルマダイ」と命名した，通常の 2 倍程度の筋肉（食する部分）を持つ肉厚なマダイを開発した．京都大学

は同様にして通常の 1.4 倍ほどある肉づきのよいトラフグの創出に成功している（2014年）.

肥満関連遺伝子機能の解析やヒト疾患モデルメダカの作製のために，満腹中枢を刺激して食欲を抑制するホルモンとして知られるレプチンの受容体（LEPR）遺伝子をゲノム編集によって欠失したメダカが作製されている．トラフグにおいても，同様にしてレプチンの受容体遺伝子を欠失させたらエサを食べる量が増え，骨の成長や体重が増える速度が速まって，1 年という通常の半分の時間で出荷できる状態にまで成長するようになったという．

メダカでは生殖細胞の性決定遺伝子（*foxl3*）の改変によって，早期精子形成が起こることがわかっている．そこで，生殖関連遺伝子機能の解析，ヒト疾患モデルメダカの作製，養殖魚育種のスピード化などの基礎研究に供するために，ゲノム編集によって *foxl3* 遺伝子を欠失させ，FOXL3 タンパク質を発現しないメダカが創出されている．また，養殖魚育種のスピード化を目指してマダイ，トラフグでも同様の開発研究が進んでいる．

9 ゲノム編集と創薬（抗生物質）

抗生物質は医療だけでなく，畜産においても大量に使われている．しかし，乱用によって既存の抗生物質すべてに耐性を持つ細菌の出現は，とくに医療において脅威となっている．30 分の間に倍増する増殖速度を有する細菌は，これらの抗生物質に耐性を発達させる能力を有している．耐性を生み出す 1 個の遺伝子置換が，わずか 100 万に 1 個の割合で起きた場合でさえ，数日以内に何億倍もの数の耐性細菌を生み出してしまう．さらには，主としてプラスミドを介した水平伝播により，抗生物質耐性を拡散できる．何よりも危険なのは，既存の病原性細菌が多くの種類の抗生物質に対して耐性を生じることである．実際，多剤耐性緑膿菌（multiple-drug-resistant *Pseudomonas aeruginosa*）は，緑膿菌が生存しやすい環境としての病院内で抵抗力が低下した入院患者が緑膿菌に感染するとしばしば死亡事故を起こすため，大きな問題となっている．

細菌の増殖速度を遅らすか徹底的に殺す抗生物質は作用点が多彩である．たとえば，ペニシリンは細菌が保護的な細胞壁を発達させるのを阻止し，ストレプトマイシンやクロラムフェニコールは細菌が遺伝子をタンパク質へと翻訳するリボソームの機能を細菌特異的に妨害する（ヒトのリボソームには無害）．抗生物質はわれわれの腸や他の場所に住んでいる細菌にも有害作用を示すことがある．ゲノム編集は本来バクテリオファージの感染から守るために，細菌特異的に発達してきた免疫系である．この特異性を利用すれば，ゲノム編集はわれわれに有益な細菌に影響を与えずに病原性細菌のみを標的にできる．今やファージを改変して標的細菌にゲノム編集の道具を運び込める可能性があるのだ．実際，米国のベイセル（C. Beisel）らは CRISPR–Cas9 系を通して特定の DNA 鎖を標的とすることで，良性の細菌に影響を与えることなく培養したサルモネラ菌を排除することができたという．

10 新たな人工生命

ゲノム編集は既存の生物種の遺伝子操作に革命を起こしつつあるが，それはあくまで天

222　第8章　ゲノム編集と人工生命

然の生物種の改変にとどまっている．しかし，現在存在している生命体に飽き足らず，今や完全に新たな人工生命体を設計する機が熟したと信じる科学者の数がますます増えている．そのための「**合成生物学**」はゲノム編集のさらに先まで進んで，生命を最初から再設計することを目標としているのである．

a）合成生物学

　合成生物学という取り組みの先駆者は，ヒトゲノムの塩基配列を最初に決定した私的なチームを率いたベンター（C. Venter）である．ベンターらは既存の細菌であるマイコプラズマミコイデス（*Mycoplasma mycoides*）の全ゲノム塩基配列を決定した後で，細菌から全ゲノム DNA を摘出し，その代わりに研究室で人工的に化学合成した DNA（識別用標識として余分の塩基配列を持つ）を導入することで，世界で最初の合成生命体を創出したと発表した（2010 年）．この合成生命体は人工的なゲノムを複製することで，それ以降，何代にもわたって増殖し続けたという．本当に合成された生命を創出したというのならば，細菌の細胞壁や細胞膜や細胞質の中身までも合成する必要があるのではないかという批判もあるが，1 つの進展であることは間違いない．

b）人工アミノ酸のタンパク質への導入

　特定のアミノ酸を tRNA の 3' 末端に共有結合させる**アミノアシル tRNA 合成酵素（aaRS）**を改変して人工のアミノ酸を取り込ませた人工タンパク質を作ろうという試みがある．この酵素は元来アミノ酸を 0.1〜1％という高い確率で誤認して tRNA に付加してしまうほど不正確なため，活性ドメインに変異を起こすことで新種のアミノ酸を認識してタンパク質に取り込ませることができるという．こうして自然界にないアミノ酸を挿入した人工タンパク質が合成されてきた．tRNA^{Val} には Cys, Thr のみでなく，αアミノ酪酸（Abu）も誤って付加されるが，通常はバリル tRNA 合成酵素（ValRS）の校正機能により速やかに加水分解されてタンパク質には取り込まれない．そこで校正機能のみを失わせた変異 ValRS を作製すると，Abu を取り込んだタンパク質が合成されたという（図 8-19）．

　システインの硫黄原子がセレン（Se）に置換されたセレノシステイン（Sec）は，例外的にタンパク質に取り込まれうる異形アミノ酸である．独自な tRNA を持ち，終止コドンの 1 つである UGA を指定コドンとして翻訳段階でタンパク質に挿入される．実際，大腸菌や動物でも 3 種類ほどのタンパク質が Sec 含有タンパク質として知られている．終止コドン（UGA）を Sec と読み替えるためには，UGA コドンの 3' 側に隣接したステムループ構造が mRNA 上の信号として必要とされる．この仕組みを利用してコドンを自在に読み替え，人工アミノ酸をタンパク質の任意の位置に挿入するという研究がなされている．

　自然界に広く存在するセレンは古くから毒性の強い元素として知られていたが，人体にとって必須元素でもあり，微量レベルであれば抗酸化酵素の合成に必要という理由で抗酸化作用がある．実際，セレン欠乏症として**克山（クーシャン）病**（中国の風土病）や**カシンベック病**の原因が知られている．それゆえ，タンパク質の形でセレンを体内に取り込むことは健康によいと考えられる．ただし摂取しすぎると危険であり，必要レベルの約 2 倍以上で毒性がありうる（必要量と中毒量の差がとても小さい）ため，水質汚濁や土壌汚染に関わる環境基準指定項目となっている．

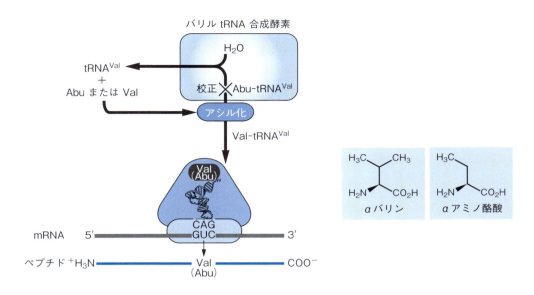

図 8-19　校正機能の改変による人工タンパク質の合成
αアミノ酪酸 (Abu) が誤って tRNA^{Val} に結合しても，バリル tRNA 合成酵素 (ValRS) の校正機能によって加水分解を受けるため通常は何事も起こらない．しかし，ValRS の校正機能を変異 (×印) させると，本来使われることのないアミノ酸 (Abu) さえもペプチドに組み込むことで新たな人工タンパク質を生み出すことができるのである．

　たとえばロイシンには 6 種類の遺伝コードが使われているなど，天然のコドンには「重複性」がある．重複がなければ 4×4×4＝64 種類のコドンが存在するので，開始コドンと終止コドンに 1 つずつ割り当てても，64 種類のアミノ酸をコードできるはずである．この点が人工生命の創出を目指す科学者の標的となっている．実際，チャーチらは大腸菌の 42 個の異なる遺伝子にわたって 13 個のコドンを選び，それらを同じアミノ酸をコードする別のコドンに置換したところ，遺伝子の DNA 塩基配列は異なっていても，細胞が生産するタンパク質には変化がなかった (2013 年)．次の段階はこれらの新たなアミノ酸をコードする自由度が与えられるようになったコドンに新たな生理的な意味を付与することである．

　一方，アイザックス (F. Isaacs) らはゲノム編集を使って終止コドンの 1 つである UAG (総数 314 個) を大腸菌の全ゲノムから除去し，すべてを別の終止コドンの TAA と置換し，増殖などに変化がないことを確認した．これで，UAG をコドンとしてさまざまな人工アミノ酸を，タンパク質生合成を介して大腸菌に取り込んで，表現型を観察する実験の土台ができたことになる．現在，ゲノム全体でコドンの変化を起こして人工アミノ酸を発現させることで生命体に新たな機能を導入する研究が進んでいる．

c) コドン自体の改変

　もっと過激な取り組みは DNA のコードそのものの追加改変である．実際，既存の 1～4 番目までの塩基 (A, G, C, T) に付加して，第 5 と第 6 の塩基としての X–Y という塩基

対を天然の DNA に導入すれば，コドンの組み合わせは現状の 64 通り（4×4×4＝64）から 216 通り（6×6×6＝216）にまで増える．さらに，天然には存在しない人工アミノ酸も取り込むことができるようになるため，医薬品として有用な新機能を持った人工タンパク質を生産することもでき，それを用いて新たな薬剤が合成できるかもしれない．この新たな DNA は「異種（xeno）」を意味する単語を付加して**ゼノ核酸（XNA）**と呼ばれている．ブレンナー（S. Brenner）らは DNA ポリメラーゼによって試験管内で複製される XNA を発見し，ローゼンバーグ（F. Rosenberg）らは X-Y の付加を含む XNA を細菌の中で何世代にもわたって複製させることに成功した．普通の細胞はタンパク質をわずか 20 種類のアミノ酸で構築するが，複製できる XNA の出現により，新たに生じたコドンの重複を最小限に抑えれば，すでに使われている 64 個のコドンを差し引いて新たに 152 種類（＝216－64）の人工アミノ酸が追加で使用できる．これでもっと多彩な構造と機能を持つタンパク質を産生する細胞が創出できるのである．実際，ホリガー（P. Holliger）らは，いくつかの XNA が三次元構造を形成してタンパク質からなる酵素と同じやり方で化学反応を触媒すると報告した．**XNA 酵素（XNAzyme）**と名づけられた新たな酵素分子は制御機能を持つ RNA を切断できたという．XNA は化学的に頑丈なだけでなく，天然には存在しないため，体の中にある天然の分解酵素によって認識されない点が有利である．XNA 酵素は病気に関連した RNA を破壊できる，長期に安定な治療薬剤として役立つかもしれない．

　日本でも DNA を構成する 4 つの塩基（A，G，C，T）を人工の塩基で代用する試みがなされている．たとえば **Ds-Pa（ディーエス・ピーエー）** は二重らせんの幅が天然型の DNA に類似で，塩基間の距離も合致する人工塩基対である（図 8-20）．Ds は天然型の A や G よりも大きく，Pa は天然型の T や C よりも小さいが，Ds-Pa 塩基対の全長は A-T と G-C 塩基対の全長と同じになるので，DNA の二重らせん構造をゆがめることなくその中に組み込むことができる．また，塩基間の水素結合を持たず疎水性塩基であるため，Ds と Pa の間でのみ特異的に塩基対を形成し，天然の塩基と置き換わる心配はない．Ds-Pa 塩基対が大腸菌の DNA ポリメラーゼ I によって鋳型として認識されて，人工塩基対を持つ DNA を合成でき，PCR による増幅も可能である点は革新的である．また mRNA への転写のみでなく，タンパク質への翻訳までも行える．細胞内での増幅や発現が可能となれば，XNA を持つ生物が誕生することになる．そうなれば医薬品開発への応用研究も盛んになるであろう．

d) DNA 折り紙

　XNA はナノ技術の発展においても重要な役割を果たすかもしれない．ロスマンド（P. Rothemund）は，より大きな DNA 鎖（約 7,000 塩基）をこの分子のより短い鎖（多くは 32 塩基）の上の文字と一致させることで適切な位置につなぎとめると，「DNA 折り紙」と呼ばれる三次元構造をとることを初めて示した（2016 年）．DNA 折り紙とは DNA 鎖を折り曲げてナノスケールの構造体を作り上げる技術である．シーマン（N.Seeman）によって 1982 年に開拓された，DNA を自己集合させることによってナノメートル（nm）レベルの構造体を作り上げる「DNA ナノ技術」は，「XNA ナノ技術」に姿を変えることで，大きく発展する潜在能力を持っている．この技術は高解像度の顕微鏡において分子間の距離を測定するために使用できる DNA 折り紙定規などのように，すでにいくつかの実用的応用が

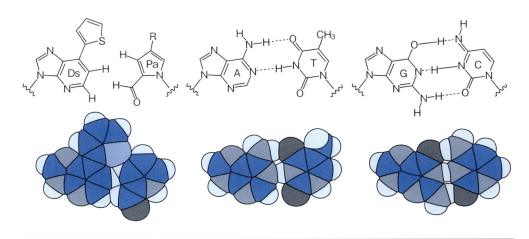

図8-20 ゼノ核酸（Ds-Pa）が構成する塩基対の構造と天然に存在する G-C, A-T 塩基対の比較

なされている．人体の病気を治療するために使われる柔軟な継ぎ目や，抗体や抗がん薬を付着させる場所を持つナノロボットの開発も進んでいる．

e）新たな人工生命

　酵素やホルモンや食料品（ヨーグルトなど）を工業的に生産するために使われる細菌がバクテリオファージに感染すると売り物にならなくなって，何トンも廃棄しなければならなくなる．この突発的な損害を防ぐために，このような細菌がバクテリオファージ耐性になるように XNA を含むように操作された，あるいは劇的に改変されたゲノムを持たせる方策は企業にとって有益である．XNA がそのような耐性に導く理由は，バクテリオファージは増殖のために宿主細菌の DNA 複製機構とヌクレオチドとアミノ酸を使うという特徴にある．TAG 終止コドンがもはやタンパク質生成の停止信号ではないように再構築されたゲノムを持つ細菌においては，この終止コドンを含むウイルスはもはや適切にタンパク質の産生ができない．アイザックスらは TAG という3文字を TAA に再指定することで，細菌の T7 バクテリオファージ感染への耐性能力を上昇させたと報告した．

　巨大な細胞培養装置で培養された哺乳動物細胞も製薬工業において重要である．チャイニーズハムスター卵巣（CHO）細胞は Genzyme という生物工学企業によって，ゴーシェ病やファブリー病というまれな遺伝病の治療のためのイミグルセラーゼ（セレザイム®）やアガルシラーゼ（ファブラザイム®）という薬剤を生産するために使われている．ウイルス感染が細胞の増殖を妨害するとすべてを取り替えなくてはならないので，数億円の損失は免れない．それゆえ，そのような細胞においてウイルスの複製を防止する改変遺伝コードを持つ新種の CHO 細胞の作製は企業にとって重要な意味を持つだろう．科学者達は劇的に改変された遺伝コードを持つ動物や植物まるごとの創出についても議論している．いつの日かこの取り組みが，普通の風邪やインフルエンザから HIV やエボラに至るまでのあらゆるウイルスに対する天性の免疫力を持つヒトの創出にさえ使われるかもしれない．

　余分の X-Y 塩基対を含む細菌は新たなワクチンの開発にも使える．XNA を持つ肺結核

菌をヒトに注射して肺結核になったとしても，XNA を持つ結核菌は複製の原材料（X と Y）がヒト細胞の中にないので増殖できず，病状は良性となる．XNA を持つ肺結核菌はワクチンとして有用だろう．

11 新しい技術の危険性と規制

ゲノム編集も人工生命も，あまりにも先端的であるがゆえに，その利益のみでなく危険性についての想像力が追いついていないのが現状である．以下では，とくに技術の展開に伴って危惧され始めた潜在的な危険性と規制の動きについて解説しよう．

a）ゲノム編集の危険性と規制

ゲノム編集は DNA の中の望む位置に正確に切断を入れて標的遺伝子を欠損させたり，その変異を 1 塩基単位で修正したり，新たな機能を追加したりなどの遺伝子改変が，従来の遺伝子組換えに比べて格段に簡単な方法で実現できる夢の技術である．上述のように，編集に使った道具の塩基配列がゲノム DNA の中に残存しないので，ゲノム編集の痕跡が残りにくいという意味で，従来の遺伝子組換えとはまったく異なるといってもよい新技術である．実際，ゲノム編集は並行して進展している，従来の交配や接木などに分子生物学的な手法を取り入れた「**新しい育種技術**」（**NBT**）の 1 つに位置づけられることもある．それゆえ，ゲノム編集された作物や家畜や養殖魚は従来の遺伝子組換え産物に比較して安全性が高いといえる．ゲノム編集そのものを，そもそも規制すべきかどうかも含めて，現在議論が進められている．

ヒトの胚に対するゲノム編集については，主要な世界の科学者たちは，その胚を着床・妊娠させることに対しての実験停止（モラトリアム）の期間を求めた（2015 年）．日本学術会議の検討委員会はゲノム編集の臨床応用，とくに生殖医療への臨床応用について，「予期せぬ副作用の懸念があり，社会的議論も不十分だ」として，国の指針で当面禁止し，法規制も検討すべきだとする提言を公表した（2017 年）．遺伝病の治療につながるヒト受精卵などへのゲノム編集も「生まれる子の健康に影響するかもしれない重大な懸念があるので当面禁止が妥当」とされた．厚生労働省によるガイドラインでは，生殖細胞と受精卵の遺伝子改変を着床の是非にかかわらず全面的に禁止しているため，日本国内で生まれてくるわが子が優れた外見や特異な才能などを持つように操作する「デザイナーベビー」が合法的に行われる可能性は現状ではない．

遺伝子ドライブは，有性生殖生物においてのみ有効であるとはいえ，特定の遺伝形質を標的とした生物種の間に迅速で幅広い普及を可能にするため，その規制は喫緊の課題である．上述のマラリア撲滅のための蚊への応用のみでなく，ニュージーランド政府は 2050 年までに国内から 8 種の侵略的な哺乳類捕食動物（ネズミ，オコジョ，ポッサムなど）を完全に排除する政府計画に遺伝子ドライブ技術を使用すると公表し（2016 年），オーストラリアとテキサスの 2 つのグループも侵略的哺乳類の蔓延を防ぐために「雄しか生まれないマウス」の創出に遺伝子ドライブを使ったと発表した（2017 年）．規制がないと，世界中で遺伝子ドライブ研究はますます盛んになるであろう．異種交配，または遺伝子流動により，遺伝子ドライブがその標的個体群を越えて移動する恐れがあるため，もし誤って遺

伝子ドライブされた致死的なミツバチが自然界に放出されたら，受粉に多大な影響を与えて農業は壊滅状態におかれるかもしれない．その影響は自然環境にも副次的な効果をもたらす可能性があるため規制の議論が必要だが，遺伝子ドライブへの理解が浅いことも原因となってその動きは現状では鈍い．

b) 人工生命の危険性と規制

人工生命はゲノム編集の一歩先をいく，計り知れない利益をもたらす可能性を持つ新世代の技術である．その応用の潜在能力は医療をはじめとして大きな期待が寄せられている一方で，その危険性は人智を超えているため，どのように規制してよいかさえわからないのが現況である．もし未知の人工生命を誕生させた後，それが感染性微生物として爆発的に増幅したら，人類のみでなく地球上の天然DNAでできている生物をすべて絶滅させてしまうのではないか，という危惧も潜在的に存在する．現状では人工生命体が増殖に利用できる新規なアミノ酸は天然には存在しないので，再生産する能力がないという点が実際的な拡散防御機構となっているが，それとて技術の進展によって，そのようなアミノ酸を生合成する仕組みが開発されてしまえば歯止めにはならなくなる．そのような人工細菌はバクテリオファージに耐性であるがゆえに，研究室から逃亡して生物圏に広く拡散してしまったら，どれだけ悲惨な影響を生態系に与えるかは想像もつかない．ほとんどの人工生命に関わる研究者は，「人工アミノ酸の欠如により自然界では生き残ることが不可能なので，そのような筋書きは極めて起こりそうにない」と楽観的であるが，改変された細菌が万が一野生に逃避してしまった場合に，そのような障壁が本当に絶対的であるかどうかも含めて，研究者以外の人々が参加して極めて注意深く議論される必要があろう．現状では，人工生命に関わる研究者の数はゲノム編集ほど多くないので，規制の動きは鈍い．故意であれ偶発的であれ，それら人工生命体が地球上で共存しているすべての生命体に危害をもたらす目的で使われる可能性を最小限に抑えたうえで，人類の利益に対する潜在力を最大限に引き出すためにはどのような対策を講じるべきか，今こそ議論すべきときであろう．

⑨ 再生医学と医薬品

　遺伝子工学の技術を生殖や発生という基礎研究分野へ応用することで生殖発生工学が進展してきた．この技術は個体レベルでの遺伝子機能を解析することで，基礎研究のみでなく疾患の病因解明や新たな医薬品の開発にも役立っている．本章ではこれらの技術の原理と応用について概説する．

1　胚操作とキメラ生物

　高等動物の一生は卵子と精子が合体してできる受精卵から始まる．それが細胞分裂を数多く繰り返したのちに**胚子**となり，それが発育・孵化して自立生活を始め，成長して新たな生殖を始める．こうして遺伝子を次世代へと次々に伝えていく．受精卵から始まって動物個体が発生してくるまでの過程を研究する学問分野を発生生物学と呼び，そのうちとくに生殖現象を扱う分野を生殖生物学と呼ぶ．近年発展してきたこれらの学問分野においては胚操作技術が大きな役割を果たしてきた．

　1950年代にはすでにマウスの卵管から採取した初期胚を培養することで着床前の胚にまで発生させる技術は確立していた．1961年，ポーランドのタルコフスキー（A. K. Tarkowski）は2つの異なる胚をくっつけたまま発生させるという画期的な技術の開発に成功した（図9-1）．彼は，まず遺伝的に黒毛のマウスと白毛のマウスの卵管から，それぞれ受精後3日たって3回ほど分裂を済ませた8細胞期の胚を採取した．次に顕微鏡下で胚

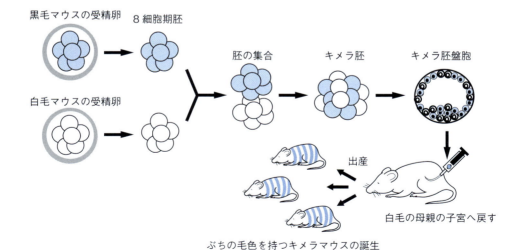

図9-1　タルコフスキーらが1961年に初めて報告した，胚の集合によるキメラマウス作製の手順

230　第9章　再生医学と医薬品

の外側の透明帯を切り裂き，取り出した両方の胚を極細のガラス針を使ってくっつけた．
これを培養液につけたまま培養器内で数時間培養すると両方の胚は仲良くしっかりとくっ
ついたまま2倍の大きさの1個の胚として成長した．この集合胚を仮親マウスの子宮に移
植し生育させると，毛色が白黒混ざった「ぶち」のマウスが生まれてきたのである．これ
が世界で最初の**キメラマウス**誕生の瞬間であった．キメラという名称はギリシャ神話に出
てくる架空の怪獣の名前に由来する．キメラは，頭はライオン，胴体はヤギ，尾は大蛇か
らなる火を吐く合体動物である．1962年には英国のミンツ（B. Mintz）らによって**プロナー
ゼ**という酵素を用いれば胚の透明帯が簡単に溶けること，また**フィトヘマグルチニン**（赤
血球凝集因子）を培養液に加えるとよい効率で胚がくっつくことが見いだされ，胚操作の
発展が加速された．

　1984年になると，英国のウィラドセン（S. M. Willadsen）らによるヒツジとヤギの異種
間キメラである**ギープ**が作製され，ギリシャ神話の現実化として世界的に大きな衝撃を与
えた．髭や全身の骨格はヤギに似ており，角や体毛はヒツジの特徴を備えた奇妙な合体動
物である．ギープ（geep）という名称はヤギの英語（ゴート，goat）とヒツジの英語（シー
プ，sheep）との合成語である．ただしヤギとヒツジとは染色体数が異なるため，ギープは
一代限りの動物で，交配によって子孫を作ることはできない．

② クローン動物

　1個の卵子と1個の精子の合体による受精卵から発生する生物個体は，体中の細胞核の
染色体の中にまったく同一のゲノムDNAを持つ．ヒトの場合は31億塩基対からなる
DNAをゲノムとして体中の染色体に収めている．クローン動物とはこの膨大な塩基配列
がまったく同一な個体のことを指す．一卵性双生児は自然界で発生するまれなクローン個
体で，1個の受精卵が発生の途中で偶発的に2個に分かれてしまい，それぞれが独立に生
育して生まれたものである．しかし，人為的にクローン動物を作ることは従来とても困難
であった．

　1970年，英国のガードン（J. B. Gurdon）らは両生類のアフリカツメガエルを用いて多数
の**クローンガエル**を作ることに成功した．彼らはオタマジャクシの肺・腎臓・小腸など生
殖器以外の器官の細胞から核を取り出し，核を抜き取った未受精卵に注入したところ，核
移植された卵はそのまま正常に発生・生育してカエルにまで成長したのである（図9-2）．
この実験は同時にこれまで漠然と予想されていたにすぎなかった，「体中の細胞核には
まったく同一のゲノムDNAが存在する」という仮説が実証されたことをも意味していた．
この技術を応用すればクローンガエルはいくらでも作製できる．クローン動物は遺伝的条
件がまったく同一なため，厳密な遺伝学を進展させるための実験動物として最適である．
とくに遺伝性素因と環境因子が複雑に絡み合った生活習慣病の研究において，遺伝性素因
がまったく同一な実験動物を用いることは環境因子の影響をより正確に分析できるという
点において有用である．

　哺乳動物ではウシを使った胚操作によってクローン動物を作る試みがなされてきた．そ
の技術では，まず受精卵が1回だけ分裂（卵割）して2つの細胞に分かれたときに，すか
さず卵管から受精卵を採取し，シャーレの培養液中に移す．次にプロナーゼを用いて外側

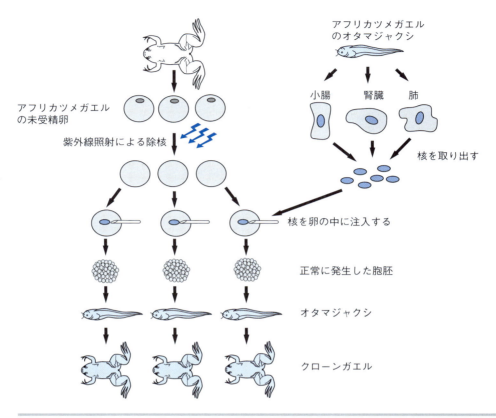

図9-2　ガードンらによるクローンガエルの作製方法の模式図

の透明帯を溶かし，顕微鏡下で毛細ガラス管の中に胚を吸い入れたり，吐き出したりして，割球と呼ばれるそれぞれの細胞を物理的にばらばらに分離する．これら分離した割球を2つの独立した卵子としてシャーレの中の培養液中で培養すると，そのまま独自に発生を続け，正常のものより一まわり小さいが機能は正常な**胚盤胞**にまで成長する．これらを別々の仮親となる雌ウシに移植して，仮親の胎内で生育させると正常どおりに出産し，2匹のクローン動物が生まれる．2細胞期以降の胚細胞においてもこの技術の応用が可能であれば仮親の数だけクローン動物が生まれることになる．実際，ウシでは32細胞期まで進んだところでさえ同様の操作が可能であることが示されている（図9-3）．ただし32個の細胞は小さすぎて細胞質の量が不足するので，この実験ではあらかじめ除核しておいた未受精卵にこれら細胞から取り出した核を別々に導入した．これを16頭のホルシュタイン種の子宮に1個ずつ移植したところ順調に生育して8頭のクローンウシが生まれたのである（1987年）．

3　体細胞クローンヒツジ

　1996年7月，英国のロスリン研究所のウィルムット（I. Wilmut）らはカエルの場合と同

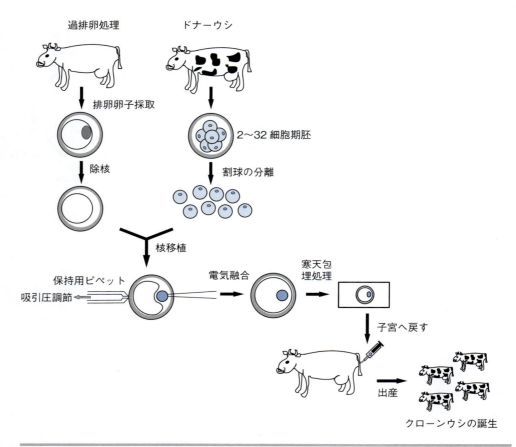

図 9-3 移植によるクローンウシ作製の手順

様な方法で**クローンヒツジ**を誕生させることに成功し**ドリー**と名づけた（発表は 1997 年 2 月）（図 9-4）．ドリーの乳の中には新生児が必要とするが母乳と違ってヒツジの乳には少量しか含まれていない高価な α ラクトアルブミンが含まれるよう遺伝子操作されている．これに引き続き翌年 7 月には新たなクローンヒツジである**ポリー**も生み出された．ポリーの乳腺細胞には血友病の治療に使われる血液凝固第IX因子が乳に大量に発現するようヒトの遺伝子が組み込まれている．

ドリーは以下の手順で作製された．

① ドリーの親ヒツジの体細胞（乳腺細胞）を取り出して血清飢餓状態（通常の 20 分の 1 量の血清濃度）で培養し，静止期に誘導して全能性を呼び覚ました後に核を取り出す．

② ドリーの親ヒツジ（別のヒツジでもよい）の未受精卵を顕微鏡下で固定し，極微ガラス針の先端部を未受精卵に突き刺して，核を抜き出したのち，①で抜き出した核を注入する．

③ こうした操作を施した未受精卵をしばらくシャーレ内で培養した後，偽妊娠状態にし

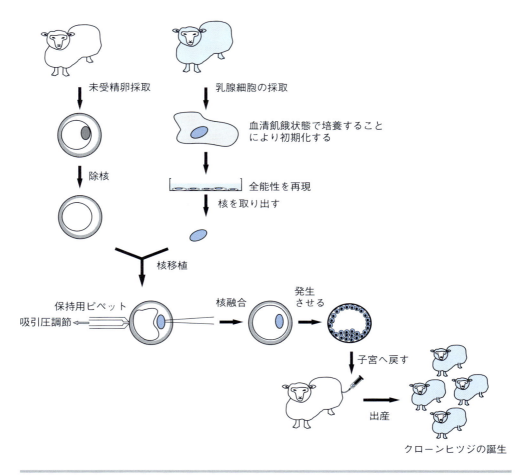

図9-4　ウィルムットらによるクローンヒツジの作製の手順

た仮親となる雌ヒツジ（ドリーの親ヒツジ自身でもよい）の卵管内に移植する．あるいはしばらくシャーレ内で培養して桑実胚や胚盤胞に発育させたのち仮親の子宮内へ移植する．

④移植された胚子が無事に子宮壁に着床して発育すればクローンヒツジが誕生する．

この成功に刺激されて，その後クローンウシ，クローンマウス，クローンブタ，クローンネコなど哺乳動物の体細胞クローン生物が次々と生み出されてきた．

④ 発生工学の誕生とトランスジェニックマウス

近年，大きく発展してきた発生生物学と遺伝子工学が結びついた学問分野は**発生工学**と呼ばれる．発生工学発展の先駆けとなったのは，1980年，米国のゴードン（J. Gordon）らが発表した外来の遺伝子が導入されたマウスを育てる技術の確立である．彼らは哺乳動物受精卵の次のような特徴をうまく利用した．すなわち，受精してしばらくの間は受精卵の

中に卵子由来の核（雌性前核）と進入した精子由来の核（雄性前核）が離れて存在するのである．しばらくすると両方の核は融合して1つの核となり，後は通常どおりそれぞれの染色体が2倍に複製されて次々と細胞分裂を繰り返しながら子宮の中で胎児へと発生していく．ゴードンらの開発した技術を要約すると以下のようになる．

① まず，受精卵を核が融合する前の時期にマウスにホルモン注射をして強制的に排卵させる．

② 次に，受精卵を1つ選んで顕微鏡下で操作してウイルスのDNAを前核に注入する．彼らの発表が大きな衝撃を与えたのはその注入操作技術が革新的であったからである（図9-5）．すなわち受精卵を吸引によって固定したうえでDNA溶液を含む極微のガラス針の先端部を受精卵に突き刺して内部のDNA溶液を雄性前核に微量注入したのである．直径が約10 μmという小さな受精卵に正確にガラス針を突き刺すためにはμm（マイクロメートル，$1\ \mu m = 10^{-6}\ m$）単位で先端を自在に動かせるマイクロマニピュレーターという道具を特別に作製した．

③ 続いて，こうした操作を施した受精卵を偽妊娠状態にした雌マウスの卵管内に移植する．

④ この雌マウスを通常どおり飼育し続けると胎児は順調に子宮内で生育して外見は普通の仔マウスが数匹産まれてきた．

⑤ さっそくこれら仔マウスの尻尾を少々切り取ってゲノムDNAを抽出して調べてみると，注入したウイルスの遺伝子をマウスの染色体DNAに組み込んだ個体がみつかっ

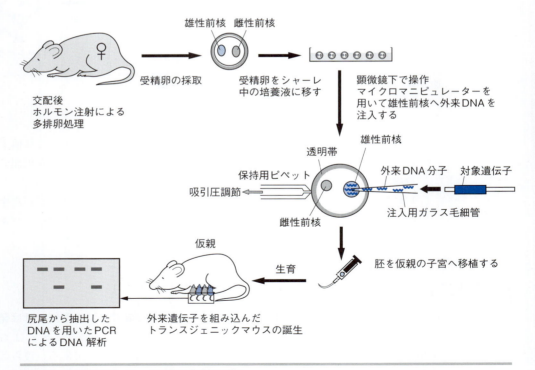

図9-5　トランスジェニックマウス作製の手順

たのである．
⑥このマウスは生殖細胞にもウイルス DNA を組み込んでいた．そこでこれらのマウスを成長させて普通どおりに交配させると，その子孫にも代々ウイルス DNA が引き継がれていくことが確認された．つまり注入された DNA が染色体 DNA 中に安定に組み込まれることによって人為的に新たな遺伝子を導入されたマウスの系統が樹立できたのである．

その後，組み込まれる DNA はウイルス以外でも DNA なら何でもよいことが明らかとなった．こうしてできたマウスは**トランスジェニックマウス**と呼ばれる．さらにマウス以外の生物でも類似の操作が可能であることもわかり，これまでに数多くの種類のトランスジェニック生物が作製されてきた．この技術開発により交配に頼らずとも自在に新たな系統が樹立できるという点で動物実験全般に革命を起こすとともに，遺伝子操作技術の応用面にも新たな展開をもたらした．これまで大腸菌や哺乳動物細胞に限られてきた遺伝子操作の適用対象が哺乳動物個体にまで一挙に広がったからである．

5 遺伝子ターゲッティングとキメラ生物

開発当初は革命的だったトランスジェニックマウス作製技術も，しばらくするとその作製効率の悪さが障害になってきた．そこでもっと手の込んだ**遺伝子ターゲッティング**と呼ばれる効率のよい技術が開発されてきた．そのきっかけとなったのは 1981 年，英国のエバンス（M. J. Evans）とカウフマン（M. H. Kaufman）による全能性（あらゆる細胞に分化できる能力）を持つマウスの**胚性幹細胞（ES 細胞）**株を樹立したという画期的な報告である．

クローン人間の是非

ヒトの体細胞は約 60 兆個もあるのだから，原理的には 1 人の人間から 60 兆人のクローン人間が生み出されうることになる．不妊治療法としては優れたこの技術も使い方を誤れば以下に列挙するような社会問題を引き起こす可能性がある．
①生まれてきたクローン人間の長期的な健康状態が保障できない．
②クローン人間の親子における人間関係の構築が難しい．
③同じゲノムを持ったクローン人間が多数生まれたときにさまざまな問題が生じる．
④夫婦関係の破壊，家族の概念の崩壊などが予想される．
⑤生命の尊厳に対する希薄な感情が蔓延する恐れがある．
⑥クローン人間と生殖で生まれた人間の間に精神的な亀裂・隔絶が生じることで，対立する恐れがある．

倫理的・政治的に非常に危険な技術へと進展する可能性を未然に防ぐため，現在では多くの先進国でクローン人間の作製は禁止されている．ただし，拒絶反応がまったくない代替臓器の開発などの医療への展開が期待できるような，妊娠を目的としないヒト ES 細胞やクローン胚の研究は実施できる道が残されている．この隙間を縫って 2002 年の暮れには，「ある宗教団体が禁止されていない国でクローン人間を初めて生み出した」という衝撃的なニュースが走った．これからの展開は注視する必要がある．

> **Tea Time**
>
> ### 実験用マウスの開発
>
> 　遺伝学者が20世紀の初めにマウスの研究を始めたときには，ラスロップ（A. Lathrop）という女性の活躍に大いに助けられた．彼女は最初，教師としての訓練を受けたが，慢性疾患という健康状態のためその職業を諦めた．しかし，これはマウスの飼育という新たな経歴を始めることの邪魔にはならなかった．そして，マウスの「飼育者」にとってのみでなく，遺伝学者にとっても極めて重要なこととなったのである．その事業は大成功で，ラスロップは一時，1万1千匹ものマウスを飼育していたという．マウスはオート麦とクラッカーを餌としていたが，毎月1.5トンのオート麦と12樽のクラッカーを彼女は使っていた．また，飼育カゴを掃除するために，その地方の子供に1時間あたり7セントを支払っていた．しかし，もっとも大事なのはラスロップが異なるマウスの品種の注意深い記録をとっていたことで，これがその後，科学者が興味を持ったマウスの特徴の遺伝パターンを決定する際に必須となった．
>
> 　ある時期にラスロップは，あるマウスの品種が皮膚の病変を持つことに気づいた．彼女は試料を幾人かの科学者に送ってそれらの由来に対する助言を求めたところ，そのうちの1人のペンシルベニア大学のローブ（L. Loeb）が，その病変は悪性であると診断した．このがんのかかりやすさの遺伝的な基盤に対するラスロップとローブの共同の関心は，そののち価値ある共同研究へと展開していった．この2人が成し遂げた重要な発見の中には，乳腺のがんにかかりやすいマウスから卵巣を除去すると，乳腺のがんにかかる割合が減少したという発見がある．乳がんの治療法の1つは，卵巣から分泌され抗がん薬のタモキシフェン（ノルバデックス®）で阻害されるホルモンである，エストロゲンの効果を阻止することにあることを考えると，この発見はヒトの乳がんの治療に最終的に関連を持つことになっていったのである．ラスロップのマウスはかくも重要だったので，彼女が1918年に死んだときにその多くは，一時は恩着せがましくラスロップのことを「才能あるペット店の主人」と記述していたリトル（C. Little）がメーン州のBar Harborに設立した，新たなマウスの育種と研究のための研究所に移入された．現在はジャクソン研究所として知られているこの研究所は，現在に至るまで世界で最も大きな同系交配のマウス品種を供給する研究所であり続けている．

　彼らはマウスを交配してから4日後に卵巣を除去し，受精した胚が子宮に着床するのを遅らせて中に空洞ができた着床前の胚（胚盤胞）を回収した．胚盤胞の内部には**内部細胞塊（ICM）**と呼ばれるあらゆる細胞に分化できるという全能性を有した未分化細胞がある（図9-6）．彼らは内部細胞塊を顕微鏡下で分離して採集し，特殊な培養液で培養することでES細胞株を樹立することに成功したのである．ES細胞は正常細胞でありながら不死性を獲得しており，シャーレの中で培養すればいつまでも分裂を続けることができる．しかも分化の全能性を持つため，特定の培養条件下で脳や筋肉などの特殊に分化した細胞へ分化誘導できる．また，同系統のマウスの腹腔内や皮下に移植すると多種類の組織が混在する**奇形腫**を作ることも可能である．

　ES細胞の持つ特記すべき有用性は，シャーレの中で自在に外来遺伝子を導入したうえで仮親マウスの胚盤胞に注入すると，ES細胞と内部細胞塊とが混ざり合った状態で発生し，母親由来の細胞とES細胞由来の細胞が混在するキメラマウスが生まれてくることにある．たとえば白毛の母親マウスの胚盤胞に黒毛のマウス由来のES細胞を注入すると，

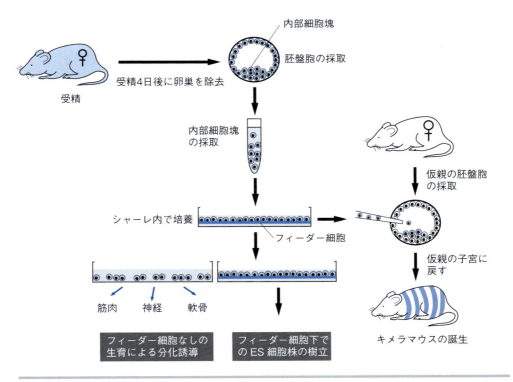

図 9-6　ES 細胞株の樹立の手順
フィーダー細胞とは，分裂しないように処理し単層に生やした細胞で，ES 細胞をその上で生やすと細胞株が次々と継代培養できる．ES 細胞をそのままシャーレの上にまくといろいろな細胞へと分化誘導される．ES 細胞を仮親から採取した胚盤胞に注入して再び子宮に戻すと，混在したまま生育し，キメラマウスが誕生する．

　毛色が白黒混ざった「ぶち」のマウスが生まれてくる．さらにキメラマウスの交配を繰り返して何世代も選択を続けると個体のすべての細胞が ES 細胞由来となったマウスの系統を樹立することもできる．つまり望む遺伝形質を持ったマウス個体を自由に作製できるという，神にのみに許されていた技術を人類はとうとう手に入れてしまったのである．このような，自在に設計した遺伝子をゲノム中の内在遺伝子の 1 つを標的にして ES 細胞中で置換し，人為的に改変された遺伝子を持つ動物個体を得る方法論を**遺伝子ターゲッティング**という．

6　遺伝子ノックアウトマウス

　遺伝子ターゲッティングの技術を応用して標的遺伝子を改変する代わりに，部分的あるいは完全に削除してしまった欠損マウスを**遺伝子ノックアウトマウス**と呼ぶ．対象とする遺伝子産物が本来持っているはずの機能を，遺伝子欠失によって生じる表現型の変化を観察することで解析できる技術である（図 9-7）．遺伝子ノックアウトマウス作製のプロセスは以下のように要約できる．

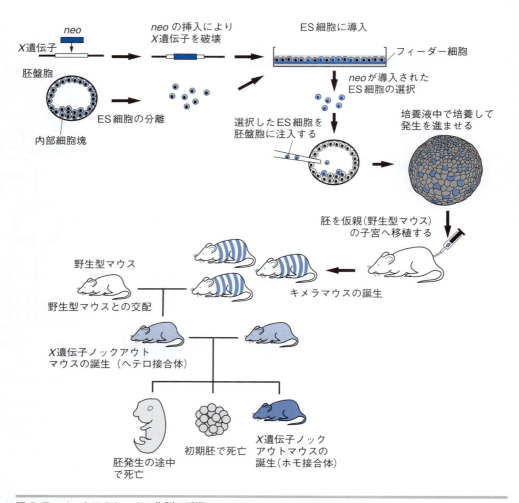

図9-7 ノックアウトマウス作製の手順

①まず欠失させたいマウスの標的遺伝子を単離して構造を決定し，この標的遺伝子の一部分をマーカー遺伝子［ネオマイシン耐性遺伝子（neo）など］で置換しておく（遺伝子破壊）．
②この置換遺伝子を含む DNA を ES 細胞に導入し，マーカーを指標にして（neo を用いた場合は G418 という薬剤に抵抗性となった細胞）相同組換えを起こした細胞のコロニーを選別する．
③選別された置換標的遺伝子を持つ ES 細胞を新たな胚盤胞に注入してキメラ胚を作製する．
④キメラ胚を仮親の子宮に移植して生育させキメラマウスを産ませる．
⑤生まれてきたキメラマウスが置換（破壊）された標的遺伝子を持つか否かを，尻尾を一部切り取って調製した DNA を鋳型にした PCR 法によって決定する．キメラマウスと野生型マウスとの交配によって生まれた仔マウスのいくつかは破壊された遺伝子を

片方の染色体に持つヘテロ接合体（＋／−）である．
⑥これらヘテロ接合体であるマウス同士を交配すると破壊された遺伝子を両方の染色体上に持つホモ接合体（−／−）が得られる．

ここで注意すべきは標的遺伝子が発生に必須な遺伝子であれば，その破壊は発生異常を引き起こすのでホモ接合体は原理的には生まれてこないことである．その際は発生途中で死んだ胚を子宮から取り出し，どの時点で異常を生じて死んだかを解析する．もしマウスがある程度まで無事に生育すればそこから培養細胞系を樹立することで標的遺伝子が破壊された細胞が実験に使えるようになる．

7 遺伝子ノックインと組織特異的な遺伝子ノックアウト

ノックアウトマウスができたら，その挿入部位近傍の塩基配列を介した相同組換え現象を利用して新たな標的遺伝子を導入することもできる．これを**遺伝子ノックイン**と呼ぶ．この技術はある染色体座位に存在する標的遺伝子を別の遺伝子に置換する目的にも使われるし，*LacZ* などのマーカー遺伝子や GFP（☞ 177 頁）などの蛍光タンパク質との融合タンパク質として発現するように設計したうえで置き換えれば標的遺伝子の個体レベルでの発現動態を解析することも可能となる．

組織特異的に遺伝子を破壊することで標的遺伝子が生育や発生に必須であってもノックアウトマウスが作製できる技術も開発されている．**Cre-*loxP* 系**においては，ある条件下，ある組織の中でのみ標的遺伝子が破壊できる．この技術ではバクテリオファージ P1 の産生する **Cre** リコンビナーゼが 34 塩基からなる ***loxP*** と呼ばれる塩基配列を認識してその位置で組換えを起こす性質を利用する．実験の手順は以下のようである（図 9-8）．

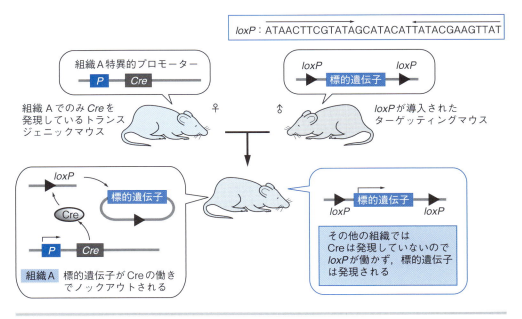

図 9-8　Cre-*loxP* 系による組織特異的な遺伝子ノックアウトの原理

①まず *Cre* をある組織特異的プロモーターにつないで特異的に発現するようになったトランスジェニックマウスを作製しておく．

②一方，標的遺伝子を *loxP* で挟んだターゲッティングマウスを作製しておく．このとき，組換えが起こったときにのみ標的遺伝子が欠損するように設計しておく．

③これらのマウスを掛け合わせる．すると，ある組織でのみ Cre が発現されているため，組換えを起こし組織特異的な遺伝子ノックアウトが実現できる．*loxP* は Cre が存在しない限りは組換えを起こさないので，ほかの組織では遺伝子ノックアウトが起きない．

8 幹細胞と再生医学

受精卵は発生を始めてしばらくたつと原腸陥入を始め，その後は**内胚葉，中胚葉，外胚葉**の3つの胚葉に分かれる．内胚葉は腎臓や肝臓などの臓器に，中胚葉は筋肉，骨，軟骨，腱，血液，血管内皮などに，外胚葉は神経と皮膚に分化する（図 9-9）．自己増殖能と分化能を併せ持つ未分化な細胞である**幹細胞**はこれら分化の過程で中心的な役割を果たす．上述の ES 細胞や，生殖細胞に分化する**始原生殖細胞（PGC）**を培養して樹立された**胚性生殖細胞（EG 細胞）**は個体のすべての細胞へと分化できる潜在能力（全能性）を持つ．

a）幹細胞の維持機構

幹細胞は細胞分裂による自己複製によって増殖できるがあまり分裂しない．一方，何回かの細胞分裂を経て少しだけ分化した**一過性増殖細胞（TA 細胞）**と呼ばれる状態になると盛んに分裂するようになり，多くの分化細胞を産生できるようになる．幹細胞あるいは TA 細胞の特徴はそれを取りまく微小環境である**ニッチ**によって維持される．ニッチを構成する細胞群は幹細胞の未分化性を規定する場合と，規定しない場合がある．

幹細胞の維持には発生過程において重要なシグナル伝達経路を構成する遺伝子群が関わっていることがわかってきた（図 9-10）．たとえばマウス ES 細胞は胎児線維芽細胞（MEF）を**フィーダー細胞**として用いることで多分化能が維持されるが，これは MEF が産生する白血病阻害因子（LIF）の分泌によることがわかっている．実際，LIF の添加によりマウス ES 細胞をフィーダー細胞なしで培養することも可能である．LIF 受容体は LIF が結合すると，構造変化を起こして LIF 受容体に恒常的に結合しているヤヌスキナーゼ（JAK, ☞ 138 頁）によって分子内の多くのチロシンがリン酸化される．そこに STAT3 や SHP2 が結合し，それらのチロシンも JAK によってリン酸化される（☞ 図 4-1）．リン酸化された STAT3 はホモ二量体を形成し核に移行して転写制御因子として標的遺伝子を転写誘導する．他方，リン酸化された SHP2 には Grb2 が結合し Sos を介して Ras を活性化するか Grb1 との結合を介して PI3K を活性化する（☞ 78 頁）．このほか，BMP/Smad や Wnt/βカテニン経路も重要な働きをする．

ES 細胞の未分化状態には POU ファミリーに属する転写制御因子（Oct3/4）も重要な役割を果たす．実際，Oct3/4 ノックアウトマウスでは胚盤胞までは発生するが内部細胞塊は多能性を失って栄養外胚葉にしか分化できない．ただし哺乳動物で保存されている Oct3/4 は線虫やショウジョウバエには相同遺伝子がみつからない．

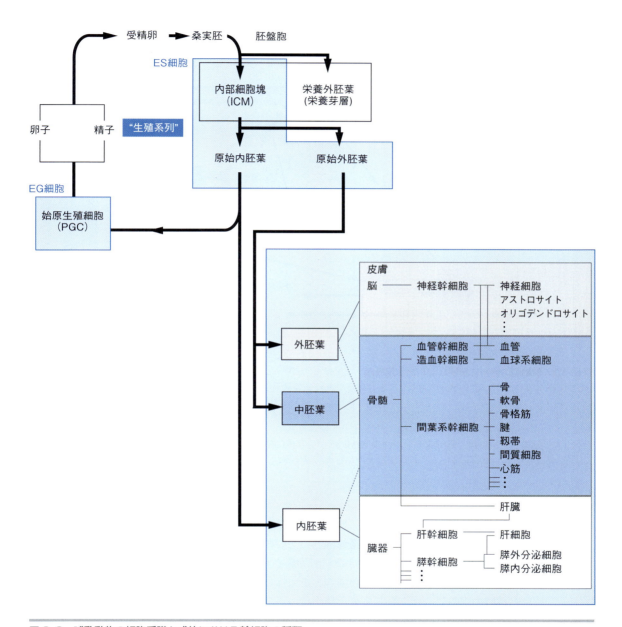

図 9-9　哺乳動物の細胞系譜と成体における幹細胞の種類
卵子や精子などの生殖細胞に分化することのできる細胞群を生殖系列と総称する．

b）組織幹細胞

　　　　幹細胞は成人の体の中にも存在するため，幹細胞を操作して再生医学に役立てる基礎・応用研究が進んでいる．再生医学の中心的課題は，幹細胞を自在に操作して組織や臓器を再生することで病気やケガの治療に供することである．以下のようなさまざまな取り組みが行われている．このような幹細胞を分化させることで失った組織を**再生**させる研究・学

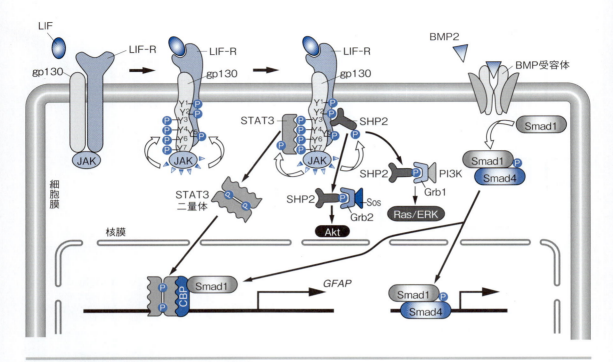

図9-10 幹細胞の維持に重要なLIFの作用機序
LIFがLIF受容体（LIF-R）に結合することで引き起こされる立体構造変化によってJAKが活性化されgp130の7つのチロシン（Y）がリン酸化される．そのうち3，4，6，7番目にはSTAT3が結合し，JAKによってリン酸化されると二量体を形成し，核に入ってCBP，Smad1と転写制御因子を形成して標的遺伝子（GFAPなど）の転写を誘導する．2番目のリン酸化チロシンにはSHP2が結合し，やはりJAKによってリン酸化されて，Grb2/Sosを介した，あるいはGrb1/PI3Kを介したシグナル伝達を行う．一方，骨形成タンパク質（BMP2）が受容体に結合するとSmad1はリン酸化され，Smad4と結合して核内へ移行し，転写制御因子として標的遺伝子の転写を誘導する．

問である医学や臨床現場での医療を**再生医学**あるいは**再生医療**と呼ぶ．

骨髄には**造血幹細胞**と**間葉系幹細胞**の2つの幹細胞がある．個体が一生絶え間なく血球を産生することができる理由は造血幹細胞から常に血液細胞に分化していくからである．一方，間葉系幹細胞はすべての細胞とまではいかないが，脂肪細胞，軟骨細胞，骨細胞など多数の細胞に分化できる**多分化能**を持つ．

哺乳動物では分化した細胞のうちの半数以上は上皮細胞であるが，そのほとんどに幹細胞が存在して組織の傷害に応じた再生に対応している．皮膚表皮の幹細胞は**ケラチノサイト**にのみ特化して分化し，基底膜に接して存在する．眼の角膜の幹細胞は角膜周辺部に存在し，分化するにつれて中心部へ移動することで，生理的な角膜の再生維持や組織損傷に備えている．消化管上皮も寿命が短いため幹細胞が存在して再生による組織の新陳代謝を担っている．腸の陰窩と呼ばれる領域には腸内分泌細胞，円柱上皮（栄養分を吸収する），杯細胞，壁細胞があるが，これらは少数の幹細胞から分化により生じることがわかっている．毛の幹細胞は毛包上部の外毛根鞘に存在する**毛隆起（バルジ）**に存在し，毛包細胞のみでなく表皮細胞や皮脂腺にも分化する（図9-11）．

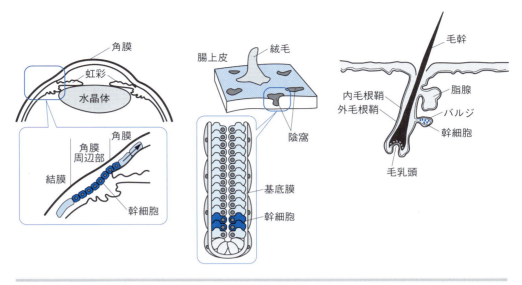

図9-11　角膜，腸上皮，毛の幹細胞の存在する位置の模式図

　肝臓は切除によって高い再生能を示す臓器であり，それを担っている肝臓の幹細胞がある．骨格筋には骨格筋細胞と基底膜の間に**「サテライト細胞」**と呼ばれる幹細胞があって，普段は細胞周期を停止しているが，外傷などのストレスにより筋前駆細胞へと分化して筋線維と融合する．雄の生殖細胞では精子の幹細胞が存在し，一生にわたって精子へと分化させ続ける．自己複製能を持った神経幹細胞もみつかっており，グリア前駆細胞や神経前駆細胞へと変化したのち各種神経細胞へと分化する．

c）組織工学

　組織を再構築して医療に役立てることを目指して，幹細胞や組織を構成する細胞を操作する**組織工学**と呼ばれる分野も進展している．その進展の原動力の1つである培養液中での臓器再生がモデル生物において現実化しつつある．アフリカツメガエルでは受精卵の分裂がある程度進んだ胚の中で神経に分化する**「予定外胚葉」**が臓器再生に重要な働きをする．実際，これを**アクチビン**と呼ばれるタンパク質を含む培養液中で小腸，心臓，腎臓，眼などへ分化誘導することが可能となった（図9-12）．まだ自在に操作できる段階ではないが，その実現を目指してスタートをきったということはできよう．

　移植によって幹細胞の分化能転換が可能となったことも再生医学の重要な進展である．たとえば移植した神経幹細胞や骨髄細胞を血液細胞や肝細胞へ分化誘導できる．また骨髄中の細胞を心臓や筋肉細胞に分化させることも可能となった．究極的には *in vitro* においてヒト胚性幹細胞から目的の組織や臓器を自在に分化誘導し，細胞移植や臓器移植によって病んだり傷ついたりした臓器を新しいものと自在に取り替えるという研究も進んでいる．さらには，ES細胞を培養下で特定の神経細胞に分化させてから脳に移植することで，中枢神経系変性疾患（パーキンソン病など）や神経損傷（事故による脊髄損傷など）を治療

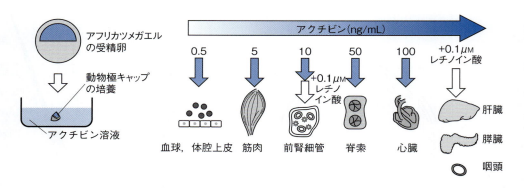

図 9-12　アクチビンによる分化誘導
受精卵の桑実胚の動物極周辺の多能性を持つ細胞から構成される予定外胚葉領域は動物極キャップと呼ばれる．アフリカツメガエルの動物極キャップは試験管内で多種類の臓器に分化する．培養液にアクチビンを加えて（ときにはレチノイン酸を一緒に加えて）やると，その濃度に応じてさまざまな臓器に分化した．

する研究が進んでいる．あるいは生体内で溶ける高分子を使ってがんの手術などで顎の骨を失った患者の顎の骨型を作り，これに患者の骨髄からとった幹細胞を含む組織をくっつけて顎に戻し，型に沿った形で骨を再生させる医療もある．型は数年で溶けてなくなるので骨だけが残るという．またマウス ES 細胞からインスリンを分泌できる膵臓細胞へ分化させる技術は糖尿病の治療に使える．これらは患者本人の細胞に由来するため**免疫拒絶反応**が起きないという点で移植医療にも新たな展望を開いている．

　組織工学を盛んにしているのは幹細胞のみではない．たとえば正常表皮角化細胞の分化を支持細胞の助けを借りながら抑制することで人工皮膚を作る試みが進んでいる．実際，培養した皮膚細胞は重層化し，シート状の構造を持って剥離できるほどの細胞間接着能を持っていたという．コラーゲンゲルなどで真皮にあたる組織を作っておき，その上に表皮角化細胞を培養することで人工皮膚を作る試みも進んでいる．スポンジ状にしたコラーゲンゲルに培養皮膚細胞を取り込ませたまま生体に移植して皮膚を作る試みもある．これらの研究は火傷の治療などにおける再生医療に役立つと期待がかかっている．

9　iPS 細胞

　事故や病気によって失われた組織を再生する再生医療が実現に向けて大きく進歩しつつある．ヒトの受精卵からあらゆる細胞に分化できる ES 細胞を採取して利用する方法は「人は受精卵のときから人であり受精卵を破壊する行為は殺人に等しい」といった立場の個人や宗教団体から反対されているため，実用化は困難である．一方成人の体内にみつかった体性幹細胞を利用する方法は技術的に超えなければならない壁が大きく立ちはだかっていた．山中伸弥らが開発した**人工多能性幹細胞（iPS）**を作製する技術（2006 年）は万能化した皮膚細胞や上皮細胞を利用することを可能とし，これら諸問題を一挙に解決するとともに再生医療の展望を大きく開いた．

a) iPS 細胞作製の原理

　iPS 細胞とはマウスの胎児線維芽細胞に**山中因子**と呼ばれる 4 つのタンパク質（**Oct3/4**, **Sox2**, **Klf4**, **c-Myc**）をコードする遺伝子を外部から導入して強制的に発現させることで，ES 細胞のように分化多能性を持つようになった細胞である（図 9-13）．ヒト成人の皮膚由来の線維芽細胞も，あらゆる組織に分化できる iPS 細胞に変えることができることが示された（2007 年）．このヒト iPS 細胞は ES 細胞とほぼ同等にあらゆる組織に分化可能な万能細胞となっていて，適切な刺激によって肝臓や心筋，神経，筋肉，軟骨などさまざまな組織の細胞に分化できる．c-*myc* というがん原遺伝子の導入は実用化に障害になるが，条件検討によって現在では c-Myc 抜きでも iPS 細胞を作製することができるようになった．さらにはほかの 4 遺伝子（**Oct4**, **Sox2**, **Nanog**, **Lin28**）を導入した細胞でも同等な結果が得られたことは，技術の改善の可能性の大きさを示唆する．レトロウイルス（☞ 119 頁）を使って遺伝子導入を行っているという危険性も，代替技術によって改善されている．その後，皮膚線維芽細胞以外に肝臓などの上皮細胞を使っても iPS 細胞が作製できるようになって応用範囲がさらに広がった．

b) 疾患特異的 iPS 細胞

　iPS 細胞作製技術によれば，患者から非侵襲的方法で採取した体細胞を初期化してから

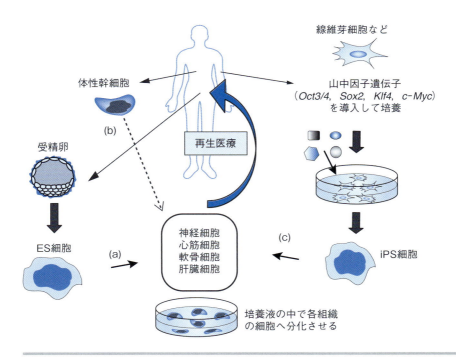

図 9-13　実用化へと大きく飛躍しつつある再生医療研究の概念図
従来の ES 細胞（**a**）や体性幹細胞（**b**）を用いた方法では倫理的な問題や技術的な困難さが実用化の夢を阻んでいた．しかし，iPS 細胞（**c**）の出現で，再生医療の展望が大きく開けた．

分化誘導するだけで疾患に関わる細胞を大量に得ることができる．そのため，適切な動物モデルがなく，患者数が少ないために臨床研究が遅れている希少難病疾患の病態解明研究や新規治療法の開発ができるようになった．とくに脳神経系疾患など容易に患者から細胞が採取できない疾病に対して威力を発揮する（ALS など，☞ 108 頁）．

疾患特異的 iPS 細胞は，細胞移植による新しい遺伝子治療のツールとしても期待されている．たとえば，ヘモグロビン β 鎖の点突然変異を原因として重篤な貧血を引き起こす，鎌状赤血球症の患者の皮膚細胞の変異ヘモグロビン遺伝子をゲノム編集などによって正常化したのちに iPS 細胞に変化させ，そこから分化誘導させた造血幹細胞を患者に移植すれば，鎌状赤血球症を治癒することが可能となる．

脊髄損傷は重篤な疾患だが，損傷された脊髄を直接治療する方法はない．ヒト iPS 細胞から誘導した神経上皮様幹細胞を脊髄損傷モデルマウスに移植したところ，iPS 細胞の多くは損傷脊髄を修復するのに有効と思われるニューロン（神経細胞）に分化したおかげで，移植マウスでは半数以上が体重を支えて歩けるまでに回復し，腫瘍形成もみられなかったという．

疾患特異的 iPS 細胞による細胞移植治療が臨床に応用されるには，iPS 細胞作製の標準化とともに分化誘導された細胞の安全性を含む品質保証や再現性の確保に加え，iPS 細胞の大量培養装置，目的分化細胞の精密分離装置などの関連技術の開発や iPS 細胞バンクの整備などが必要となる．日本政府は先端医療開発特区である「iPS 細胞医療応用加速化プロジェクト」の設定などにより iPS 細胞研究を積極的に支援しており，病態研究や創薬基盤技術開発に向けた産官学の連携体制が整いつつある．

c) iPS 細胞の薬剤開発への応用

iPS 細胞は疾患発症機構の解明のみでなく，薬剤候補物質の探索や薬理試験系の開発にも有用である．従来は副作用が実用化後に見いだされて社会問題となっていたが，ヒト細胞試験系を活用すれば事前に副作用の原因となる事象が高感度に検出できるかもしれない．たとえば，循環器疾患に対する薬剤を開発した際に患者あるいは健常人由来の iPS 細胞から分化させた心筋細胞を使ってスクリーニングすれば薬剤の効果判定のみでなく副作用の検査も行うことができる．実際，ALS 患者（☞ 108 頁）の iPS 細胞から分化させた運動神経の細胞を使って薬の候補となる化合物が発見されている．また，不整脈から突然死を生じるチモシー症候群患者の皮膚細胞から iPS 細胞を作製し，その後に分化誘導した心筋細胞を用いて，サイクリン依存性キナーゼ 5 特異的阻害薬であるロスコビチンが本疾患に有効であることが見いだされている．ここにチモシー症候群はイオンチャネルに関係するタンパク質の機能が妨害されて発症する疾患の総称であるチャネロパチーの一種である．

従来の薬剤開発においては，厳しい前臨床試験に合格した後でも臨床試験の間に少数の患者で致死的な副作用が出たことを理由に開発から撤退する場合がまれではなかった．この問題点を緩和するために健常人および患者の皮膚由来の iPS 細胞バンクを数万人オーダーで収集しておくことが提案されている．これらは大量培養によりいくらでも提供できるので臨床試験の前に大規模なテストをすれば，治療効果のある薬剤の選抜のみならず副作用のある薬剤を排除する大規模な試験が迅速・廉価に実行できる．そのため中途撤退の

危険性は激減すると期待されている.

d）iPS 細胞の免疫治療への応用

　　がん患者の体内には，がん細胞を殺す能力を持つ T 細胞が存在することが知られている．抗原から刺激を受ける前の段階の T 細胞であるナイーブ T 細胞はさまざまな抗原に対する応答性を持った細胞集団である．そのうち，がん抗原の刺激によって増殖，成熟してがん細胞を殺すエフェクター T 細胞になるが，がん細胞にはエフェクター T 細胞を抑制して無力化する性質があるため，有効な T 細胞はごく少数しか存在せず，がん細胞に対する免疫応答が起こりにくくなっている．現在行われている「がん免疫療法」では，その少数の T 細胞を刺激して働かせるという戦略をとっているが，刺激を受けた後の T 細胞の寿命が短く効果が長続きしないという問題が，T 細胞数の少なさとともに「がん免疫療法」の有効性を低下させてきた.

　　この問題を一挙に解決できる方法として iPS 細胞により患者の免疫系を活性化させてがんを治療する研究が注目されている．ただし，この場合には皮膚からではなくリンパ球（とくに T 細胞）から iPS 細胞を作製しなければならない．T 細胞がどの抗原に特異的に反応するかは T 細胞受容体によって決まるが，T 細胞受容体の遺伝子は分化の途中でゲノム中の受容体遺伝子の断片を切り貼りすることによって成熟していく．皮膚由来の iPS 細胞を使ってリンパ球を誘導すると色々な抗原に反応するリンパ球が多数できてしまい，がん細胞に対する攻撃力を持つものの割合はわずかとなる．それならば，がん細胞を特異的に殺す能力をもった成熟リンパ球であるナチュラルキラー T 細胞（NKT 細胞）から iPS 細胞を作り，それを再び成熟した T 細胞へと分化誘導すれば，ほとんどのリンパ球が，がん細胞を殺す能力を保持すると期待できる.

　　実際，マウスの成熟したリンパ球の一種である NKT 細胞から iPS 細胞を作ってみたら，もとのリンパ球から受け継いだ組換わった遺伝子構成を持っており，この iPS 細胞をNKT 細胞へと分化誘導すると，ほぼすべてがもとのがん抗原と反応できる T 細胞レセプターを発現していたという（2012 年）．ほかのタイプのリンパ球である B 細胞などからもiPS 細胞が作られているため，がんのみでなく免疫疾患の治療にも使えるかもしれない.

e）iPS 細胞の臨床応用

　　iPS 細胞が世界で初めて日本で病気の治療研究に使われることになった（2013 年）．加齢に伴い眼の網膜にある黄斑部が変性を起こす難病である加齢黄斑変性（AMD）患者の腕の皮膚（直径 4 mm 程度）から iPS 細胞を作製し，約 10 ヵ月かけて色素上皮細胞へと分化誘導してから細胞をシート状に増殖させる．この方法で得られた自己 iPS 細胞由来網膜色素上皮細胞（iPS-RPE）シートを，変性部を除去した後の網膜の下に移植するという手術が 2014 年 9 月に実際に行われ，世界的にも大きな注目を集めた．その後 1 年間の経過観察において，移植されたシート由来の細胞の異常増殖や拒絶を示す所見は認められず，無治療で視力を維持することができていた（2015 年）．約 2 年半経過した段階の評価においても，明らかな腫瘍の形成や拒絶は認められず，視力も維持できていた（2017 年）．これらの結果は，iPS 細胞を用いた再生医療を安全に行うことができることを支持するものとしてたいへん意義深いものであるが，より多くの臓器・疾患に応用されるためには，より

長期の経過観察とさらなる実例の蓄積が必要であると考えられる.

このほか，パーキンソン病（☞ 115 頁）患者を対象にして，患者の皮膚細胞から iPS 細胞を作製し，神経細胞へと分化誘導してから脳に移植する臨床研究も進んでいる．同様にして，患者の皮膚細胞から作製した iPS 細胞を分化させた神経細胞を用いる脊髄損傷の再生治療，目の表面にある角膜細胞による再生治療，心不全患者の心臓に分化誘導した筋肉細胞を移植する再生治療，糖尿病患者に分化誘導した健康な膵臓細胞を移植する再生治療などの計画もある．実際に臨床現場で実用化される日はいつになるか現時点では不明だが，そんなに遠い将来ではないと期待されている．

f) iPS 細胞の倫理問題

iPS 細胞は ES 細胞とは異なり，生命の萌芽である受精卵や卵子を壊して作るわけではないので倫理的な問題も回避できる．実際，宗教的な観点から ES 細胞を用いた研究に対して強硬な反対を打ち出していた米国でも，iPS 細胞の研究は積極的に後押しするという声明を早々に出し，ローマ法王も iPS 細胞の研究に対する支持を速やかに表明した．2019 年現在では iPS 細胞を用いた研究を行うこと自体には明確な法的規制は設けられていないが，この技術を使ってヒトの生殖細胞を生み出す技術が開発されればクローン人間を作製することも可能であることを鑑みると，適切な研究指針の作成と規制が将来なされることも十分に考えられる．

g) オルガノイド

原形質類器官と和訳されることもある，器官に類似した組織体であるオルガノイドは，「器官（organ）」と「…のようなもの（oid）」を融合した用語である．とくに多能性幹細胞（ES，iPS 細胞）の持つ自己組織化能力を利用して三次元的な培養のできる特殊な組織培養皿の中（*in vitro*）で作製された小型臓器を指すことが多い．オルガノイドは，拡大しても本物そっくりの解剖学的構造を示す．器官は本来，自己組織化という半自律的な過程をたどって形成されるが，自律性を望む方向に導くために人為性が重要な役割を果たす．iPS 細胞を使えば，ヒトの皮膚などの採取しやすい細胞や生検組織細胞から幹細胞を作製できる．実際，そこから培養条件を工夫して，望む器官を培養する研究が進んでいる．とくに疾患オルガノイドを用いた研究は，臨床試験に入る前にヒトにおける作用・副作用の試験を器官レベルでできるため，新たな創薬の可能性を開く技術として期待が集まっている．

オルガノイド研究の歴史は大まかに 4 期間に分類できる．第 1 期（1900〜1980 年）では，最初の解離・再構成実験である海綿細胞の再凝集と自己組織化の発見（1907 年）が重要な役割を果たした．自己組織化は両生類の前腎（1955 年）や鳥類の臓器（1960 年）でも起こることの発見などがそれ以降の展開をつないだ．第 2 期（1981〜1999 年）では，コーニング社による三次元培養（3D culture）のできる特殊な組織培養皿の開発が大きな役割を果たした．三次元培養とは，プレート上で細胞を単層培養する二次元（2D）培養に加えて縦方向の厚みを持たせて細胞を培養する手法である．この製品ではラミニン（主成分），IV型コラーゲン，ヘパリン硫酸プロテオグリカン，エンタクチン・ニドゲンおよび数々の成長因子を含むマウス EHS 肉腫より抽出した可溶化基底膜である「EHS 基底膜マトリックス」

を培養皿の底面に敷き詰めている．その後，プレート底面の形状を細胞が付着しにくいように操作して三次元培養を可能とする製品も実用化されている．これらを用いて肺オルガノイド（1987年）や腎オルガノイド（1991年）などが次々と実現した．第3期（2000～2016年）では，EHS基底膜マトリックスなどを利用し，多能性幹細胞（ES，iPS細胞）を使って腸，肝臓，腎臓などさまざまな組織や器官のオルガノイドが創出されてきた．第4期（2017年以降）では，ゲノム編集，単細胞解析技術，四次元多細胞動態解析，高速ゲノム塩基配列決定技術などの革新技術と融合することにより，一層の研究内容の展開と深化が進むと期待されている．とくに，脳オルガノイドの発展が目覚ましく，基礎研究のみでなく，従来手が出せなかった精神疾患の薬剤の試験などにも利用される可能性がでてきた．また病気や怪我で損傷したり，老化したりした臓器の移植用に，本人の皮膚細胞などからオルガノイドを培養して移植することも可能となるかもしれない．

10　バイオ医薬品

「**バイオ医薬品**」はバイオテクノロジーを利用して生まれた医薬品全般を指すのだが，実際にそれが斬新な響きをもって広く迎えられるようになったのは，遺伝子工学をはじめとするバイオテクノロジーの革新技術によって生産される医薬品が誕生してからである．本章で紹介するインスリンなどは第1世代の，トラスツズマブなどの抗体医薬品は第2世代のタンパク質医薬品といえる．また，アプタマーなど新たな人工物質を基盤とした「バイオ医薬品」は第3世代のバイオ医薬品と呼ばれている．

① 初期のバイオ医薬品

遺伝子操作技術が実用化されてからまず取り組まれたのが，これまで高価な医薬品であった稀少タンパク質を大腸菌に大量産生させることであった．それまで生体からわずかしか得られなかった有用なタンパク質を，大腸菌や酵母あるいは動物の培養細胞に大量生産させることが可能になったのだ（1980年代後半）．その一部は病気の治療に使用され，以下に列挙するように，「バイオ医薬品」という新たな製品を医療の現場に提供した．さらに，タンパク質の構造を一部改変することで「生体内での機能を高める技術」が模索されるようになった．

a）組換え医薬品の臨床応用

（1）インスリン

遺伝子組換え技術を用いて世界で最初に作られた医薬品は，米国ジェネンテック社の研究者が大腸菌で生産したヒト型インスリンである（1979年）．彼らは正常なインスリンを分泌するヒトの遺伝子を切り出し，大腸菌のプラスミドに組み込むと，それが大腸菌細胞の中で発現し，ヒトインスリンを大量に生産した．大腸菌は培養が極めて容易で増殖速度が速いため，ヒトインスリン遺伝子を発現する大腸菌を大量培養すれば，大量のヒトインスリンを確保することが可能となった．実際，イーライリリー社は「ヒトのインスリン遺伝子」を大腸菌のみでなく，ヒト細胞に近い真核生物の酵母に導入してヒトのインスリンを大量生産することに成功し，世界初の遺伝子組換え医薬品として商品化した（1982年）．ヒト膵臓のランゲルハンス島（膵島）β細胞から分泌されるペプチドホルモンであるインスリンは，21アミノ酸残基のA鎖と，30アミノ酸残基のB鎖が2つのジスルフィド結合を介してつながっている．1型糖尿病はインスリンの分泌不足が病因のため，外からインスリンを補充することが病状悪化を防ぐために必須である．インスリン治療を中断すると血液中の糖を正常に吸収できなくなるため，高血糖になり，神経，血管，臓器にさまざまな障害をもたらし，ひどいときには生命に関わる．従来の治療用インスリンは，多くの動

物を犠牲にして，ウシやブタの膵臓から取り出されたものだったため高価で，不純物が多く，アミノ酸配列もヒトのインスリンとは少し違うためにアレルギー反応を引き起こすなどの副作用の問題もあった．その意味で，ジェネンテック社のインスリンは夢の遺伝子組換え医薬品として世間の賞賛を浴びた．その後，イーライリリー社はヒトインスリン遺伝子を組み込んで生産したプロインスリンから二本鎖ヒトインスリンを作製する方法に切り替えている．

(2) 他の遺伝子組換えホルモン製剤

カビ・ビトラム社は大腸菌を使った遺伝子組換え技術により，メチオニンを付加した191個のアミノ酸からなるヒト成長ホルモン「ソマトノルム」(一般名ソマトレム，m-hGH)の製造に成功した (1982 年)．この製剤は日本でも臨床試験 (治験) が行われ，効果は天然ヒト成長ホルモンと変わりないことが証明され，厚生労働省から承認された (1986 年)．従来は，1 人の下垂体性小人症の子供に対する 1 年間の治療のために必要な成長ホルモンを調製するためには数十人分のヒトの死体から採取した下垂体が必要であった．これと同じ量の稀少タンパク質がわずか 1 L の大腸菌培養液から採集できるとなれば，これも夢のバイオ技術の成果である．

このほか，成長障害 (低身長) を対象としたソマトメジン C，急性心不全に薬効がある心房性ナトリウム利尿ホルモン (ANP)，低血糖に有効なグルカゴンなどが遺伝子組換え医薬品として治療に使用されている．

(3) 遺伝子組換えサイトカイン製剤

エリスロポエチン (EPO) は，主として腎臓から分泌される，**赤血球**の産生を促進する造血因子で，赤血球の量を一定に保つ機能を持つ．腎透析を受けている患者では EPO の産生が低下し貧血 (腎性貧血) が起こりやすくなるため，体外から EPO を補う必要がある．中外製薬社によって製品化された EPO (エポジン®) はハムスターの細胞にエリスロポエチンを作る遺伝子を組み込むなどの方法で大量生産された (1990 年)．同様な手法で，白血球の増殖を促進して免疫力を亢進し，がん化学療法の際の副作用負荷を軽減させる目的で，顆粒球コロニー刺激因子 (G-CSF) が使われている．インターフェロンはウイルス感染細胞から発見されたウイルス増殖抑制因子である．当初は大腸菌などにインターフェロン遺伝子を組み込んで生産していたが，最近ではカイコやハムスターの体内にヒトの細胞を埋め込んで，その細胞に C 型肝炎ウイルスの遺伝子を組み込んだセンダイウイルスを感染させることにより，インターフェロンを大量生産している．ポリエチレングリコール (PEG) を結合させて長期に血流中に存在させるペグインターフェロンも臨床で使われている．**多発性骨髄腫**などの**抗がん薬**として，あるいは C 型肝炎の治療に使われる．

b) 組換え医薬品の宿主細胞の選択

遺伝子組換えタンパク質を臨床応用するには以下に列挙する問題点を解決しなければならない．①多量発現された組換えタンパク質を大腸菌細胞内で発現させる場合には，時として凝集して不溶性の封入体と呼ばれる特殊な構造体を形成するため，タンパク質が回収できなくなる．②大腸菌内では組換えタンパク質の開始コドン (AUG) に相当する N 末端

のメチオニンが高発現しているため，除去できないことである．③タンパク質が活性を持つために必要とされる糖鎖の付加やリン酸化が大腸菌の細胞内では起こらないため，アミノ酸配列は同一ながら生理活性を持たない組換えタンパク質しか産生されない．④そこで，哺乳動物細胞などでの発現が試みられ，糖鎖やリン酸化などの翻訳後修飾の問題は解決されたが，培養液などが高価なため経済効率の面で問題が残る．カイコ細胞での発現は経済的だが，翻訳後修飾は場合によっては問題となる．天然品と同等なものを安価に得るのは容易でないため，現在でも使用目的に合わせてさまざまな改善がなされている．

② 分子標的医薬品

バイオテクノロジーの進展によって病気の原因が分子レベルで語られるようになり，その病因タンパク質を標的とした薬剤の開発が進んできた．ある特定の分子（主としてタンパク質）の機能を狙い撃ちすることで薬効を表す医薬品（薬剤）を分子標的医薬品（薬剤）と総称する．ここでは，まず研究が急速に進展してきた抗がん薬を中心として概説する（表 10-1）．

a）抗がん薬開発の歴史

最初の抗がん薬は戦場でみつかった．第一次世界大戦でドイツ軍から「ナイトロジェンマスタード」という毒ガスを浴びせかけられた米国兵からの，持病の悪性リンパ腫が帰国するときには治ったとの報告がきっかけである．早速，真相追究の研究が始まり，毒ガスの中から**シトシンアラビノシド（シタラビン，ara-C）**という化学物質が，がん患者を延命させる薬として発見された（1920 年代）．その後，膨大な探索が進み，数多くの抗がん薬が現在までに発見されてきた．それらは代謝拮抗薬，アルキル化薬，白金製剤，植物アルカロイドなどに分類され，いずれも DNA 生合成や DNA の働きあるいは細胞増殖の阻止によって抗腫瘍効果を発揮する．しかし，正常細胞でも細胞増殖が盛んな口腔粘膜，消化管粘膜，毛嚢細胞，白血球などにも無差別に作用するので，患者は下痢や便秘，脱毛などの副作用に苦しむことになる．

代謝拮抗薬は DNA を構成する塩基（プリンやピリミジン）の模倣物質で，細胞周期の S 期（☞ 79 頁）においてよく似た構造を持つ阻害薬を取り込んだ盛んに増殖しているがん細胞は DNA 生合成が進まない結果，増殖が妨害される．たとえばシトシンアラビノシドは DNA 生合成過程における酵素（CDP 還元酵素と DNA ポリメラーゼ）の活性阻害であり，**メトトレキサート（MTX，メソトレキセート®）**は核酸の前駆体である葉酸代謝酵素の阻害薬である（図 10-1）．**フルオロウラシル（5-FU®）**はウラシルと似ているために取り込まれると DNA 生合成を阻害する．その強い毒性を中和する**ホリナートカルシウム（ロイコボリン®，ユーゼル®）**と一緒に投与すると効果が増大することも知られている．

シクロホスファミド，ニトロソウレア類などが含まれるアルキル化薬は，細胞内条件下で種々の電気陰性基をアルキル化することができ，DNA 二本鎖のグアニル塩基同士を架橋することで DNA を分離できなくして DNA 複製を阻害し腫瘍の増殖を停止させる．白金製剤である**シスプラチン（CDDP，ランダ®，ブリプラチン®）**も DNA の構成塩基であるグアニンやアデニンの N-7 位に結合して DNA 鎖内の 2 つの塩素原子部位で架橋を形成

254 第10章 バイオ医薬品

表10-1　さまざまな分子標的薬剤の特徴と認可の年の一覧表

一般名	商品名	分子標的	適用疾患	認可された年	
				米国	日本
イマチニブ	グリベック	Bcr-Abl	慢性骨髄性白血病	2001	2001
ゲフィチニブ	イレッサ	EGFR	非小細胞肺がん	2003	2002
ボルテゾミブ	ベルケイド	プロテアソーム	多発性骨髄腫，MCL	2003	2006
エルロチニブ	タルセバ	EGFR	非小細胞肺がん，転移性膵臓がん	2004	2007
スニチニブ	スーテント	キナーゼ群	消化管間質腫瘍，腎細胞がん	2006	2008
ソラフェニブ	ネクサバール	キナーゼ群	腎細胞がん，肝細胞がん	2005	2008
ダサチニブ	スプリセル	Src-Abl	慢性骨髄性白血病	2006	2009
ニロチニブ	タシグナ	Bcr-Abl	慢性骨髄性白血病	2007	2009
ラパチニブ	タイケルブ	EGFR	転移性乳がん	2007	2009
エベロリムス	アフィニトール	mTOR	腎細胞がん	2009	2010
テムシロリムス	トーリセル*	mTOR	明細胞型腎がん	2007	2010
クリゾチニブ	ザーコリ	JAK	非小細胞肺がん	2011	2012
アキシチニブ	インライタ	キナーゼ群	腎細胞がん	2012	2012
パゾパニブ	ヴォトリエント	キナーゼ群	軟部腫瘍，腎細胞がん	2009	2012
バンデタニブ	カプレルサ	VEGFR/EGFR，RET	甲状腺髄様がん	2011	2015
ベムラフェニブ	ゼルボラフ	BRAF	メラノーマ	2011	2014
アビラテロン	ザイティガ	CYP17	前立腺がん	2011	2014
エンザルタミド	イクスタンジ	AR	前立腺がん，男性型脱毛症	2012	2014
トラメチニブ	メキニスト	MEK	メラノーマ	2013	2016

*トーリセルのみが静脈注射で，その他の薬剤は経口投与である．

　してDNA複製を阻害する．強い腎毒性のためいったんは開発が中断されたが，投与時に大量の水分負荷と利尿薬の使用によって腎障害を軽減できることがわかり認可された．
　マイトマイシンC（マイトマイシン®），**アントラサイクリン系***，**ダウノルビシン**（ダウノマイシン®），**ドキソルビシン**（アドリアシン®，ドキシル®）などが含まれる抗腫瘍性の抗生物質は地中に存在する微生物から発見された．マイトマイシンCはさまざまな酵素により還元されて複数の活性代謝物となり，DNAへの架橋形成やアルキル化などを介してDNA複製を阻害し抗腫瘍効果を示す．アントラサイクリン系やドキソルビシンもDNAやRNAの塩基対の隙間にはまり込んで悪性リンパ腫細胞などの増殖を抑制する．激烈な嘔吐という副作用があるものの，アントラサイクリン系とシタラビン（**キロサイド®**）と組み合わせて急性骨髄性白血病の患者に投与すると約70%が完全寛解し，5年以上生存すると治癒するという．
　一方，細胞が分裂するときにできる微小管の制御を乱して細胞分裂を阻止するタイプの抗がん薬も開発された．イチイ（櫟）の木の樹皮から採れる植物アルカロイドである**パクリタキセル**（タキソール®）と**ドセタキセル**（タキソテール®）はタキサン系抗がん薬と呼ばれ，乳がん，肺がん，卵巣がんなどの治療に広く使用されている．いずれも手足の指先のしびれや脱毛などの副作用がある．両者とも微小管タンパク質（チューブリン）の重合を

*ダウノルビシンやドキソルビシンなどの薬剤を含む中分類の名称．

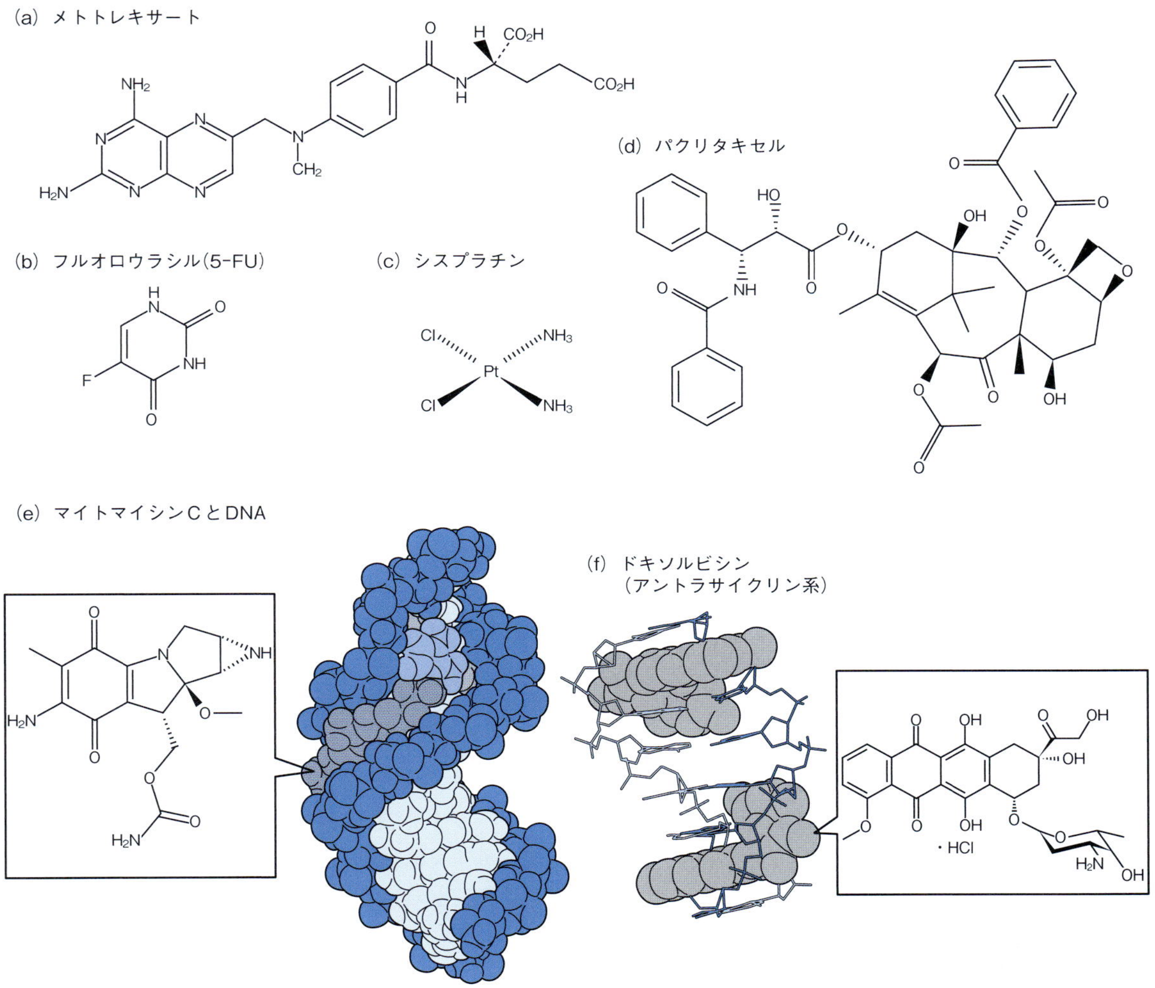

② 分子標的医薬品　　**255**

(a) メトトレキサート

(d) パクリタキセル

(b) フルオロウラシル(5-FU)

(c) シスプラチン

(e) マイトマイシンCとDNA

(f) ドキソルビシン
　　（アントラサイクリン系）

図 10-1　がんの化学療法に使われる薬剤
(a) メトトレキサートは核酸の前駆体である葉酸代謝酵素の基質の1つに構造が類似しているが役立たないため，間違って取り込んだ細胞の DNA の複製を阻止することで細胞増殖を S 期で停止させる．
(b) フルオロウラシル（5-FU）は構造がウラシルと似ているが機能できないため，間違って取り込んだ細胞の増殖を阻害する．
(c) シスプラチンは中央に白金を含み，DNA の中にはまり込んで，DNA の複製と分配を阻止することで細胞増殖を S 期で停止させる．
(d) パクリタキセルは植物アルカロイドで，DNA を細胞分裂のときに分配する微小管の脱重合を阻害することで，細胞増殖を M 期で停止させる．
(e) マイトマイシン C は DNA の小溝に沿うようにはまり込んで DNA の動きを封じることで細胞増殖を阻害する．
(f) アントラサイクリン系は DNA の塩基対間の隙間に挟みこまれる形で挿入されることで，DNA の複製と分配を阻止することで細胞増殖を阻害する．

促進することにより微小管の安定化，過剰形成を引き起こし，微小管の脱重合を起こりにくくし，その結果，がん細胞の有糸分裂を停止させることにより抗腫瘍効果を発揮する．

b）分子標的抗がん薬

上述の抗がん薬はいずれも増殖の盛んな正常細胞の細胞分裂も阻害するため，副作用は避けられない．そこで，がん細胞でのみ変異して過剰発現しているタンパク質の機能を特異的に阻害することで薬効を示す薬剤が次々と開発されてきた．これらの薬剤の一般名の多くは阻害薬（inhibitor）を意味する「ニブ」という語尾を持つ．これらの多くは自宅で毎日1回飲むだけで済む経口薬剤であるため，平常通りの生活をしながら治療でき，便利である．

（1）ゲフィチニブ

ゲフィチニブ（**イレッサ**®）は EGFR を標的とした，経口投与を行う分子標的抗がん薬である（図 10-2）．EGFR の活性化に必要な ATP の結合部位に ATP と競合的に結合して活性を阻害する結果，EGFR の自己リン酸化を妨害し，細胞内へのシグナル伝達経路（AKT 経路）を間接的に遮断して，がん細胞のアポトーシスを誘導する．とくに特定の EGFR 変異（図 10-2b 中央）を持つ非小細胞肺がん（NSCLC）に対しては約 70% の患者において劇的な腫瘍縮小効果を示す．この効果には民族差があり，東洋人では腫瘍縮小効果を示す確率が高い．このほかに，女性や非喫煙者において高い効果を示す．ATP 結合部位に構造変化が生じている変異型 EGFR を過剰発現しているがん細胞では，恒常的に活性化して増殖速度が高まる一方でゲフィチニブとの親和性は強いため，EGFR の下流のシグナルが強烈に遮断されることによりアポトーシスが誘導されると考えられている．実験室レベルでは，EGFR を発現するさまざまながん細胞（卵巣がん，乳がん，大腸がん，非小細胞肺がん）に有効であるため，EGFR 遺伝子が特殊な型の変異を伴っているほかのがんにも有効ではないかという期待もある．ただし，少数の患者で肺線維症の副作用があり，ゲフィチニブを投与された数万人の患者の中から数百人において副作用の間質性肺炎（ILD）による死者が出たことから社会問題となった．

エルロチニブ（**タルセバ**®）も EGFR のチロシンキナーゼを選択的に阻害する，経口投与型の抗がん薬である（図 10-2a 右上）．米国 FDA は非小細胞肺がんに対する治療薬として本薬剤を認可し，さらに**ゲムシタビン**（**ジェムザール**®）との併用療法において，膵臓がんの治療薬としても認可した（2005 年）．

（2）ラパチニブ

ラパチニブ（**タイケルブ**®）は EGFR および HER2 という 2 つのチロシンキナーゼ受容体を共通に阻害する，経口投与型の低分子化合物である．米国では「他剤による治療歴のある HER2 過剰発現の進行性または転移性乳がんに対するカペシタビンとの併用療法」を適応症に認可されている．日本では 5-FU 系の抗がん薬である**カペシタビン**（**ゼローダ**®）との併用療法とともに単独療法も適応症に認可申請されている（2007 年）．ラパチニブとタキサン系抗がん薬パクリタキセルを併用投与すると，ERBB2（HER2）陽性患者で高い効果が得られることも報告されている．

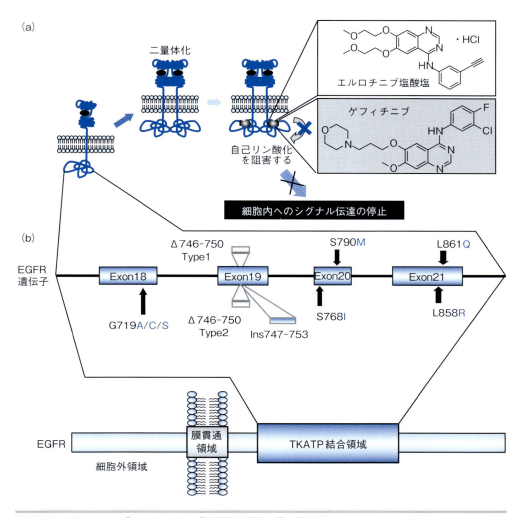

図10-2 ゲフィチニブとエルロチニブ塩酸塩の構造と働く仕組み
(a) ゲフィチニブはEGFRの細胞質側にあるチロシンキナーゼ（TKATP）領域に特異的に結合する阻害薬で，EGFRの自己リン酸化を阻害することでシグナル伝達を妨害，EGFRを過剰発現しているがん細胞の増殖を阻止してアポトーシスにより殺傷する．
(b) ゲフィチニブが薬効を示す非小細胞肺がん患者において頻繁にみつかる*EGFR*の変異点．Δ746-750はこの位置で5個のアミノ酸が欠失していることを示す．Ins747-753はこの位置にアミノ酸の挿入がみつかることを意味する．これらの変異がみつかった場合にはゲフィチニブが劇的に効くことが期待できる．

(3) スニチニブ

スニチニブ（スーテント®）は主として血管内皮増殖因子受容体（VEGFR）と血小板由来増殖因子受容体（PDGFR）を標的とする，経口投与を行う広域のキナーゼ活性阻害薬である（☞ 図4-7）．VEGFRは腫瘍の増殖と血管新生に関与する．ほかにKIT，FLT3，RETなど腫瘍の増殖にとって重要ないくつかのチロシンキナーゼの活性も阻害する．日本では「イマチニブ抵抗性の消化管間質腫瘍（GIST）と根治切除不能または転移性腎細胞がんの

治療薬」として認可された．消化管間質腫瘍は，胃，小腸，大腸および大網/腸間膜などの筋層神経叢より発生するまれな間葉系腫瘍（肉腫）で，約90%において，増殖因子受容体型チロシンキナーゼであるKIT（c-kit）に変異が認められている．

(4) ソラフェニブ

ソラフェニブ（ネクサバール®）は腫瘍細胞と腫瘍血管の両方を標的とする，経口投与型の広域キナーゼ活性阻害薬である（☞ 図4-7）．実験室レベルではがん細胞の増殖と血管新生の両方に関係するキナーゼ群（RAF，VEGFR-1，VEGFR-2，VEGFR-3，PDGFRβ，KIT，FLT-3，RETなど）をソラフェニブが阻害していることがわかっている．米国を含む世界各国で腎細胞がん治療薬として認可されている．また，手術で切除できない肝細胞がんの治療に対してもいくつかの国で認可された．

(5) イマチニブ

イマチニブ（グリベック®）は血液のがんとして知られる慢性骨髄性白血病（CML）に対する経口薬剤である．慢性骨髄性白血病は骨髄中の造血幹細胞ががん化し，異常な白血球を作り続ける病気で，無治療の場合は数年の慢性期，その後数ヵ月の移行期，急性転化期を経て死に至る．ほとんどの患者では，がん化した白血球細胞の9番目（Ablが配座）と22番目（Bcrが配座）の染色体が特定の部分（AblとBcrの配座位置）で切断され，互いに入れ替わって結合（相互転座）した**フィラデルフィア染色体（Ph[1]）**と呼ばれる異常な染色体を持っている．その結果，異常な構造を持つBcr-Ablという融合タンパク質が過剰発現され，そこから継続的に増殖シグナルが伝達されることで細胞が異常増殖（がん化）している．Ablは本来，細胞膜表面で標的タンパク質をリン酸化することで細胞増殖を制御するチロシンキナーゼの一種であるが，Bcr-Ablとなるとキナーゼ活性を制御しているATPの入るポケット（鍵穴）の立体構造が異常となり制御不能となっている．イマチニブはこの鍵穴をふさぐようにBcr-Ablに入り込み，キナーゼ活性発動に必要なATPの進入を妨害して増殖シグナルの伝達を遮断し，がん化した白血病細胞のみを殺してしまう（図10-3）．なお，2003年には**消化管間質腫瘍（GIST）**の治療薬としても追加認可された．

イマチニブは移行期や急性転化期の患者に対しては効果が劣る．その理由は，イマチニブが結合するAblのATP結合部位は変異しやすいため，Bcr-Ablのポケットの形が変わってしまうことや，別のがん遺伝子である*Lyn*の活性化が関係していることが考えられている．そこで，新世代の薬剤としてダサチニブ（スプリセル®），ニロチニブ（タシグナ®）などが開発されている．

(6) クリゾチニブ

当初はがん細胞の増殖に関与するリン酸化酵素c-Metの働きを抑制することを目的として開発されてきた**クリゾチニブ（ザーコリ®）**は，肺がん患者のがん細胞から発見された未分化リンパ腫キナーゼ（ALK）融合タンパク質（2007年）の作用を強く抑制してがん細胞の増殖抑制作用を示すことがわかってから，「ALK融合遺伝子を持つ患者のみ」に開発対象を絞り込むことで臨床試験を約3年間という驚くべき短期間で終了し，米国（2011年）と日本（2012年）において「ALK融合遺伝子陽性の切除不能な進行・再発の非小細胞肺癌」

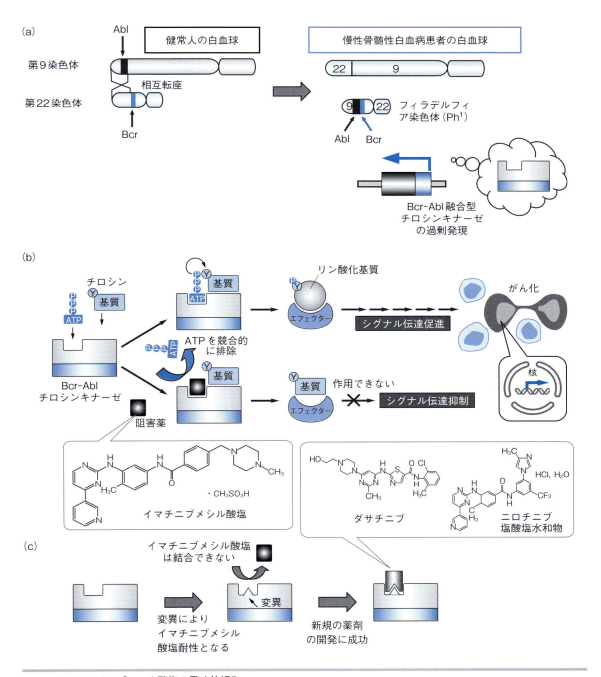

図 10-3 イマチニブメシル酸塩の働く仕組み
(a) ほとんどの慢性骨髄性白血病患者では，がん化した白血球細胞の 9 番目（Abl が配座）と 22 番目（Bcr が配座）の染色体が相互転座したフィラデルフィア染色体（Ph[1]）を持ち異常 Bcr-Abl 融合タンパク質を発現している．
(b) イマチニブは ATP の入るポケットをふさぐように入り込み，キナーゼ活性発動を妨害する．
(c) 移行期や急性転化期の患者では新たな変異によりイマチニブ耐性となる．それを乗り越えるために新規薬剤が開発されている．

の適応症で迅速に承認された．ALK は細胞外からの増殖シグナルを細胞内に伝える受容体型チロシンキナーゼ（☞ 図4-4）で ALK が常時活性化されると細胞増殖のスイッチが入り続けてしまう．ALK 融合タンパク質は EML4 という細胞の形作りや細胞内運動，物質移動に関わる微小管と結合するタンパク質と ALK 遺伝子が染色体転座によって融合した ALK-EML4 遺伝子が産生するタンパク質で，細胞増殖を促進するタンパク質を次々とリン酸化して活性化することで細胞をがん化させる．まず DNA 診断キットによって ALK 融合遺伝子を検査し，陽性の患者にのみ使用が許される．ここで使われるような患者を選ぶための診断キットはコンパニオン医薬品と総称される．

(7) テムシロリムス

イースター島の土壌に住む放線菌から抽出された（1965 年）化合物である**ラパマイシン**（シロリムス）は免疫抑制薬として注目されてきた．**テムシロリムス（トーリセル®）**はラパマイシン誘導体で，細胞増殖や血管形成を調節するセリン・スレオニンキナーゼである mTOR のキナーゼ活性を阻害することで，PI3K/Akt/mTOR 経路（☞ 図4-4）を遮断して転移性明細胞型腎細胞がんの増殖を抑える．とくに mTOR 阻害がもたらす低酸素誘導因子（HIF-1）mRNA の翻訳抑制は，多数の血管新生促進因子の発現を制御しているマスタースイッチである HIF-1 の量を激減させることで，がん細胞の増殖を抑える．トーリセルは経口でなく点滴静注あるいは静脈注射によって投与する点が例外的である．

(8) 前立腺がんに対する分子標的抗がん薬

前立腺がんは一般に予後のよいがんで，初期の前立腺がんは手術や放射線治療により寛解する確率が高い．手術にはダ・ヴィンチ（da Vinci）と呼ばれる内視鏡下手術用の手術用ロボットが開発されて，小さな傷で前立腺がん部分を摘出する低侵襲外科手術が可能となった（1999 年）．また，腫瘍の形に適した放射線治療を行う強度変調放射線治療（IMRT）や，がん病巣に狙いを絞って照射する重粒子線治療の普及により，寛解率が上昇している．とくに（I-125）を密封した小線源（シード線源）を前立腺の中に挿入して照射を行う，ブラキセラピーと呼ばれる密封小線源治療（ブラキ）において，超音波画像をみながら会陰部（肛門と陰嚢の間の股の部位）から前立腺内に針を刺し，そこからシード線源を挿入する技術が開発されてからは（2004 年），高い精度で線源が前立腺に配置できるようになり，非常に高い根治率（非再発率）が得られている．

前立腺は男性ホルモンであるアンドロゲンの影響を受け増殖するため，前立腺がん細胞もアンドロゲンの影響を受ける．大半（95％）のアンドロゲンは精巣（睾丸）で作られており（テストステロン），残りの 5％が副腎で作られている（副腎性アンドロゲン）．ヒト脳の視床下部から分泌された性腺刺激ホルモン放出ホルモン（GnRH）が脳の下垂体を刺激して黄体化ホルモン（LH）を分泌させ，それが精巣に作用してテストステロンを分泌させる．一方，脳の視床下部からは副腎皮質刺激ホルモン放出ホルモン（CRH）が分泌され，脳の下垂体を刺激して副腎皮質刺激ホルモン（ACTH）を分泌させ，それが副腎に作用して働きかけ，副腎性アンドロゲンを分泌させる．アンドロゲンは前立腺の中でジヒドロテストステロンに変化してアンドロゲン受容体と結合し，がんの増殖を促進する遺伝子群の発現を誘導する．ホルモン療法に使われる抗アンドロゲン薬（フルタミドやビカルタミ

ド）はこの結合を阻害する広義の分子標的薬剤（内服薬）である．一方，黄体化ホルモン放出ホルモン（LHRH）の働きを模造した薬（アナログ）であるゴセレリンまたはリュープロレリンを使うことで，性腺刺激ホルモンの分泌を抑制する治療法（皮下注射）も併用されることが多い．

　浸潤転移のみられる進行性の前立腺がんでは，このホルモン療法も数年で効かなくなり，去勢抵抗性前立腺がん（CRPC）と呼ばれる状態になる．米国では前立腺がん患者が多いので，この状態の前立腺がん患者を対象とした分子標的薬が続々と開発されている．**エンザルタミド（イクスタンジ®）**はアンドロゲン受容体（AR）シグナル伝達を複数の作用点（テストステロンとアンドロゲン受容体の結合，アンドロゲン受容体の核内移行，DNA結合，活性化補助因子の動員）で阻害することで前立腺がん細胞の増殖を抑制し，腫瘍細胞のアポトーシスを誘導する経口薬剤である．なおエンザルタミドを男性型脱毛症の進行抑制に使おうという試みもある．**アビラテロン（ザイティガ®）**は精巣や副腎でコレステロールからテストステロンを合成する酵素である CYP17A1 の 17, 20-リアーゼ活性を選択的に阻害することで精巣や副腎のテストステロンの産生のみでなく，前立腺組織や転移巣からの微量なテストステロン合成を抑える経口薬剤である．アビラテロン服用時には副作用の低減のためプレドニゾン（副腎皮質ホルモン）を併用する．

(9) その他の分子標的抗がん薬

　ボルテゾミブ（ベルケイド®）は選択的かつ可逆的に 26S プロテアソーム・サブユニット（$\beta5$ と $\beta1$）を阻害する薬剤であり，多発性骨髄腫などの治療に承認されている．プロテアソームは細胞周期の適切な進行を制御している（☞ 82 頁）が，激しく増殖しているがん細胞においてプロテアソームの機能を阻害すると細胞周期調節不全が引き起こされて多くのがん細胞のアポトーシスが誘導される．静脈注射あるいは皮下注射によって投与される．

　エベロリムス（アフィニトール®）は mTOR の働きを阻害する．エベロリムスは mTOR 阻害により，細胞分裂に関わる過剰な信号を遮断することによりアポトーシスを誘導して，がん細胞の増殖や血管新生を抑制する．根治切除不能または転移性の腎細胞がんを対象に承認されている（2010 年）．また膵内分泌腫瘍，乳がん，悪性リンパ腫，胃がんに対する臨床試験が進められている．

　バンデタニブ（ザクティマ®）は，VEGFR と EGFR に対する阻害作用によってがん細胞の増殖と進行を阻害する．進行した切除不能の甲状腺髄様がん患者の治療に使われる．非小細胞肺がんに対しても臨床試験が進行中である．注意すべきはバンデタニブが心臓の電気活動に影響する点で，不整脈が原因で死亡する場合もある．

　アキシチニブ（インライタ®）は幅広いキナーゼ群を阻害する経口チロシンキナーゼ阻害薬であるが，とくに VEGFR-1, -2, -3 を選択的に阻害して血管新生とリンパ管新生を抑制することで，がんの栄養補給路と転移経路を遮断し，がんを衰弱させて増殖や転移を起こりにくくする．根治切除不能または転移性の腎細胞がんの治療に使われる．

　パゾパニブ（ヴォトリエント®）も幅広いキナーゼ群を阻害するが，とくに VEGFR，PDGFR，幹細胞因子受容体（c-kit）の 3 つに作用して，血管新生を阻害することなどにより抗腫瘍効果を発揮する．標準治療で病勢が進行した進行性悪性軟部腫瘍患者の治療に使

われる．ほかに腎細胞がんや卵巣がん患者を対象とした臨床試験も進められている．

　　ベムラフェニブ（ゼルボラフ®）は皮膚がんの一種である悪性黒色腫（メラノーマ）患者の約半数で同定されている細胞増殖シグナル伝達経路（Raf-MEK-ERK 経路）の重要な因子である BRAF（B-Raf，☞ 図 4-4）において V600E 変異が認められる，切除不能または転移性のメラノーマの治療に用いることで承認された経口薬剤である．BRAF 変異では最も多い V600E 変異と 2 番目に多い V600K 変異が BRAF 変異の 95 ％を占めており，V600E 変異は結腸がんでも報告されている．これらの変異によって過剰に活性化された BRAF は MEK をリン酸化して活性化し，MEK はその下流の MAP キナーゼを活性化して細胞をがん化させる．2010 年以前には，転移性のメラノーマの生存を改善する全身治療は存在しなかったが，ベムラフェニブと後述のイピリムマブ抗体医薬品の登場で状況は一変し，患者に大きな希望を与えている．

　　トラメチニブ（メキニスト®）は Raf-MEK-ERK 経路の重要な因子であるキナーゼ MEK を阻害することで，がん細胞の増殖を抑制する日本発の経口薬剤である．2013 年に「BRAF V600 遺伝子変異陽性の切除不能あるいは転移性のメラノーマ」を適応症として米国で承認され，日本においても 2016 年に承認されている．

③　分子標的抗体医薬品

　　抗体医薬品はバイオ医薬品の代表格にまで成長してきた．抗体はもともと体内に存在するものなので副作用は少ないと期待された．実際，従来の医薬品と比べて格段に副作用が少ないものが多い．抗体製剤の欠点は病院にて注射（静注，筋注，皮下注など）をするか，点滴静注により静脈内に数時間かけてゆっくりと投与しなければならないため，体力のない患者や病院から遠方に住む患者には「通院」の手間や費用の負担が大きいことにある．近隣の開業医院において気軽に投与できる社会環境が整備されることや，自宅で投与できるような技術革新が望まれる．

a）抗がん抗体医薬品

　　分子標的に対する高い特異性を示すモノクローナル抗体が，マウスをモデルとして良好な薬効を示したので抗がん抗体医薬品としての実用化の研究が進んだ．抗体医薬品が効く仕組みとして抗体依存性細胞傷害（ADCC）があげられている．これは標的細胞の表面抗原に特異的に結合した抗体を認識して，未感作のナチュラルキラー細胞（NK 細胞）や単球などが，細胞膜に存在する Fc 受容体を介して抗原非特異的に標的細胞に結合し，細胞を傷害することを意味する．すなわち，トラスツズマブは HER2 を高発現している乳がん細胞の表面に結合することで周囲に NK 細胞などを呼び寄せ，抗体依存性の細胞傷害作用によりがん細胞を攻撃するのである（図 10-4a）．

　　Fc 部分がマウス由来であるモノクローナル抗体は，ヒトに適用すると不十分な効果しか示さないのみでなく，異物として認識されてショック症状を引き起こす心配がある．そこで遺伝子組換えによって一部分をヒト抗体由来のものに置換したキメラ抗体が作られた（図 10-4b，c）．さらに抗体の可変領域のうち相補性決定領域（CDR）のみがマウス由来であるヒト化抗体が作製された．最近ではさらに改善された完全にヒト由来の抗体からな

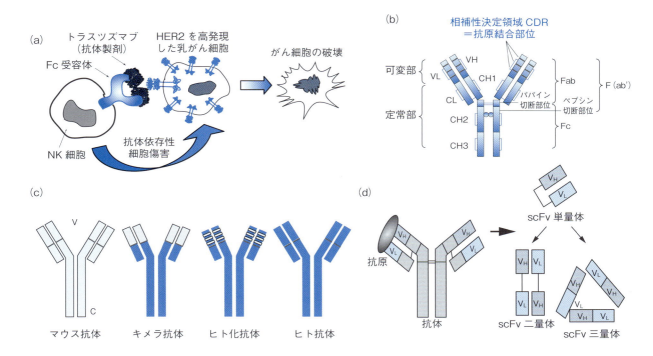

図10-4　分子標的薬として使われる抗体製剤の種類
(a) トラスツズマブの薬効の一部は抗体依存性細胞傷害によって説明される．
(b) ヒト免疫グロブリン（IgG1）の構造模式図．
(c) マウス由来の抗体成分が，どの程度使われているかによって4種類に分類される．完全ヒト化した抗体が異物と認識される確率が下がるので副作用が少なくて済むと期待されるが，開発に手間と費用がかかる．
(d) scFvの構造模式図．単量体，二量体，三量体などさまざまな改変医薬品が考案されている．

る抗体医薬品が作られ，臨床レベルで用いられている．抗体製剤の名称はすべてマブ（monoclonal antibody）という語尾で終わる．さらにまったくのマウス抗体はオマブ（omab：o＝mouse），キメラ型はキシマブ（ximab：xi＝chimeric），ヒト化抗体はズマブ（zumab：zu＝humanized），完全なヒト型抗体はウマブ（umab：u＝human）という語尾を持たせて区別する．

このほか，抗体を改変したscFvが有望視されている（図10-4d）．scFvは抗体が抗原を認識するために必要な最小単位である可変領域（Fv）をペプチドリンカーで結合した単鎖可変領域断片で，溶液中で安定なため大腸菌における大量発現ができる．強い効果，少ない副作用，開発製造コストの大幅削減を目指して抗体医薬品の開発は現在でも着々と進められている．

(1) トラスツズマブとペルツズマブ

細胞質側にチロシンキナーゼ活性領域を有する膜貫通型受容体チロシンキナーゼ（☞図4-1）の1つである上皮増殖因子受容体（EGFR）は構造が類似した4種類が知られており，それぞれHER1（EGFR/ERBB1），HER2（ERBB2/neu），HER3（ERBB3），HER4（ERBB4）

と呼ばれる．詳しく研究されてきた EGFR の場合には，増殖シグナルとなるリガンドが結合すると受容体は二量体化し，自己リン酸化して立体構造を変え，細胞質側の結合因子を活性化して増殖信号を細胞内へ伝達する（☞ 図 4-4）．HER2 も正常細胞において細胞の増殖，分化などの調節に重要な役割を果たしているが，*HER2* の増幅や遺伝子変異が起こった細胞では増殖制御ができなくなり細胞はがん化する．EGFR と HER2 は乳がん（患者の約 30%）をはじめとして多くの種類のがんで過剰発現し，予後や生存率の低下に関与しているとされている．

トラスツズマブ（ハーセプチン®）は HER2 を特異的に認識するヒト化抗体医薬品である（図 10-4c）．米国食品医薬品局（FDA）によって世界で最初の分子標的医薬品（転移性乳がんの治療薬）として認可された（1998 年）．日本でも「HER2 の過剰発現が確認された転移性乳がん」に限定した治療薬として認可されている（2001 年）．抗体製剤なので点滴により静脈内に数時間かけてゆっくりと投与する．マウスの抗体成分が約 5% 混在しているせいか，とくに初回投与時に悪寒と発熱がみられるが，それ以外の副作用はほとんどない．従来は HER2 陽性の患者では，がん細胞の増殖の進行が速くて既存の化学療法薬が効きにくかったが，トラスツズマブが増殖を抑えることで延命効果も期待できるようになった．

ペルツズマブ（パージェタ®）は HER2 を特異的に認識するヒト化抗体医薬品である．認識部位がトラスツズマブと異なるため，併用することで HER2 の二量体化阻害が補強されると期待される．未治療または術後補助療法後再発した切除不能，転移/局所再発性 HER2 陽性乳がんに，化学療法薬ドセタキセルおよびトラスツズマブと併用で投与する形で米国 FDA に承認されている．日本でも 2018 年に術前・術後療法のためのペルツズマブとトラスツズマブの併用が承認された．

(2) セツキシマブとパニツムマブ

セツキシマブ（アービタックス®）は EGFR（HER1）を標的としたキメラ抗体医薬品である．EGFR のリガンド結合部位に EGF の 5 倍の親和性をもって EGF と競合的に結合し，EGFR の活性化や二量体化を阻害するだけでなく，EGFR を細胞内へ内在化させる．その結果，EGFR からのシグナル伝達が遮断され，がん細胞は増殖できずアポトーシスに陥る．転移性結腸・直腸がん患者の治療薬として 2003 年 12 月にスイスで初めて認可され，2004 年 2 月には FDA，同年 6 月には欧州医薬品審査庁（EMEA）で同治療薬として認可された．また，頭頸部がん（EGFR の発現を問わない）の治療薬としても FDA により認可を受けている．

パニツムマブ（ベクティビックス®）も EGFR（HER1）を標的とするが，完全なヒト抗体医薬品であるためアレルギー機序による副作用が軽減されている．*KRAS* 遺伝子に突然変異がなく，治療切除不能な大腸がんに対する治療薬として米国と欧州（2007 年），日本（2010 年）を含む世界各国で治療薬として認可されている．

(3) リツキシマブとオファツムマブ

悪性リンパ腫はリンパ球ががん化した病気で，ほかの血液のがん（白血病，多発性骨髄腫など）も含めた全体の半分以上を占める．さまざまな種類があり，それぞれ症状も治療

法も異なる．このうち，約 90 ％を占める非ホジキンリンパ腫では，B 細胞のみに発現している CD20 と呼ばれる細胞膜に存在するタンパク質が過剰発現している．**リツキシマブ（リツキサン®）**は CD20 に対するキメラ抗体医薬品である．リンパ球には，B 細胞と T 細胞，NK 細胞の 3 種類の細胞があるが，リツキシマブが攻撃するのは B 細胞ががん化した B 細胞リンパ腫のみであるため，従来の化学療法に比べて正常細胞への副作用が少ない．それでも頻発する発熱，悪寒，頭痛などを軽減させるために，投与の 30 分前に抗ヒスタミン薬，解熱鎮痛薬などの投与を行うことになっている．通常成人には，1 週間間隔で 4 回点滴静注する．

オファツムマブ（アーゼラ®）は CD20 に対するヒト抗体医薬品（図 10-4c）で，再発して難治性となった B 細胞性の慢性リンパ性白血病（CLL）に対して承認されている．従来の抗 CD20 抗体製剤とは異なる作用機序により，CD20 分子の細胞外にある小ループと大ループの両方に結合し，白血病細胞を破壊することで抗腫瘍効果を発揮する．主な副作用として，注射関連反応，好中球減少，白血球減少，血中乳酸脱水素酵素増加，感染症が報告されている．

これらは単独でも使用されるが，シクロホスファミド（エンドキサン®），ドキソルビシン（アドリアシン®），ビンクリスチン（オンコビン®），プレドニゾロン（プレドニン®）という 3 種類の抗がん薬とステロイド薬を組み合わせた，**R-CHOP（チョップ）療法**との併用も行われている．非ホジキンリンパ腫の病型にかかわらずリンパ腫の細胞が CD20 抗原陽性であるならば，リツキシマブを併用した化学療法が現在の標準治療といえるであろう．

さらに再発した場合にはもっと強い薬を使うしか選択肢がなかったが，最近では代謝拮抗薬であるフルダラビンとともに CD20 を標的としたマウス抗体医薬品である**イブリツモマブ（ゼヴァリン®）**あるいは**トシツモマブ（ベキサール®）**が使われる．イブリツモマブには放射性イットリウム（^{90}Y），トシツモマブには放射性ヨウ素（^{131}I）という放射性同位元素が結合されており，抗体ががん細胞表面に結合すると放射性同位元素から出る放射線によってがん細胞を攻撃する．

(4) ベバシズマブ

増殖が速いがん細胞は大量の酸素や栄養を供給するため腫瘍血管を新たに作り出して成長，増殖を続けようとする．**ベバシズマブ（アバスチン®）**は腫瘍血管の成長に欠かせない血管内皮増殖因子（VEGF）に結合して血管新生を阻害することでがんの増殖を抑えるヒト化抗体医薬品（図 10-4c）である．ベバシズマブが VEGF と結合すると VEGF 受容体に結合できなくなって血管新生が抑えられ，その結果がん細胞には血管が届きにくくなり，兵糧攻めで攻撃するのである．ただしベバシズマブだけではがんを縮小できないため，従来の抗がん薬の併用が必要となるが，ベバシズマブが異常な腫瘍血管を正常化することで併用する抗がん薬が効率よく届くようになるという．さらに血管新生阻害によって，がんの内部に新たな腫瘍血管が伸びることを防げば，がん細胞の転移も抑えられると考えられている．副作用は発熱，発疹，悪寒などで，重篤な場合には心筋梗塞，狭心症，脳梗塞などを引き起こす心臓血管障害や喀血などがある．

（5）ゲムツズマブオゾガマイシン

　白血病の診断ではリンパ性か骨髄性かを鑑別するために白血球の表面抗原を調べ，CD10，CD19，CD20，CD2，CD3などが発現していればリンパ性，CD13，CD33などが発現していれば骨髄性と診断する．CD20に対する抗体である上述のリツキサンに対比して，**ゲムツズマブ**は，がん化した骨髄性白血病芽球に過剰発現しているCD33を特異的に認識するヒト化抗体医薬品で，CD33陽性急性骨髄性白血病（AML）の治療に使われる．ただし抗CD33抗体に，細胞傷害性の強い抗生物質カリケアマイシンの誘導体であるオゾガマイシンを抱合させてあり，医薬品としては**ゲムツズマブオゾガマイシン（GO，マイロターグ®）**と呼ばれる．リツキサンとは異なり，抗CD33抗体部分は標的の白血病細胞への運搬役として使われる．実際，抗CD33抗体が白血病細胞のCD33に結合して複合体を形成するとエキソサイトーシス（☞132頁）によって細胞内へ取り込まれ，次いで加水分解によって毒性を持つ部分が露出したカリケアマイシンが核内へ移動し，がん細胞のDNAの二本鎖切断を引き起こして細胞死させる．

（6）モガムリズマブ

　CCR4は正常組織でサイトカインを産生する2型ヘルパーT細胞（Th2）に選択的に発現することが知られているが，成人T細胞白血病リンパ腫（ATL）などの血液がんにおいても高発現していることが知られている．**モガムリズマブ（ポテリジオ®）**はATLの表面に存在する受容体であるCCR4を認識して結合するヒト化抗体医薬品でCCR4陽性のATLの治療に使われる．モガムリズマブがATL細胞表面のCCR4に結合すると，この抗体をめがけてマクロファージやNK細胞などが結合して標的がん細胞を殺傷する．

（7）アレムツズマブ

　CD52はGPIアンカーが付加した12アミノ酸からなるペプチドで，ほとんどのB細胞リンパ腫や，ある種のT細胞リンパ腫で過剰発現している．**アレムツズマブ（マブキャンパス®）**はCD52を特異的に認識するヒト化抗体医薬品で，強力なリンパ球枯渇作用を有するため再発・難治性B細胞性慢性リンパ性白血病（B-CLL）の治療に使われる．最近では骨髄非破壊的骨髄移植において臓器提供者（ドナー）や移植希望者（レシピエント）の正常なT細胞やB細胞を除去することで拒絶を予防する目的でも使われようになった．また多発性硬化症にも効果があることがわかったので，その臨床試験が進められている．

（8）免疫チェックポイント阻害医薬品

　がん細胞は「免疫チェックポイント」と呼ばれる仕組みにより，独自に免疫の活性化を妨害して，自身への免疫の攻撃を避けている．そこで，がん細胞による妨害を解除する「免疫チェックポイント阻害薬」を患者に供給することで，免疫細胞の働きを再び活発にしてがん細胞を攻撃できるようにする新たな治療法が開発された．免疫チェックポイントは細胞膜表面に突出している，PD-1とPD-L1と呼ばれる細胞膜表面に突出しているタンパク質を介して機能している（図10-5）．ここに，PD-1は細胞傷害性T細胞の表面にある免疫チェックポイント受容体で，これに特異的に結合するリガンドとして，プログラム細胞死リガンド-1（PD-L1）とプログラム細胞死リガンド-2（PD-L2）の2種類が知られて

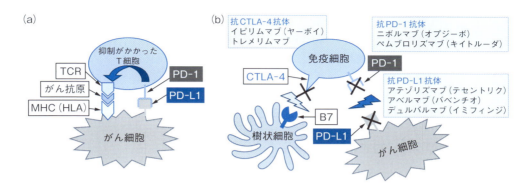

図 10-5　免疫チェックポイント阻害薬の作用機序の模式図と開発が進んでいる免疫チェックポイント阻害薬のリスト
(a) いくつかのがん細胞は，免疫細胞からの攻撃を逃れるために PD-L1 というタンパク質を過剰発現しており，これが細胞傷害性 T 細胞の表面にある PD-1 と特異的に結合すると活動を抑制される結果，がん細胞攻撃能を失う．
(b) 免疫チェックポイント阻害薬によって PD-1 と PD-L1 の結合を阻害すると，疲弊した T 細胞が再活性化し，細胞傷害性免疫機能を回復する．MHC（ヒトに関しては MHC＝HLA）：主要組織適合性複合体．

いる．腫瘍抗原に繰り返し出会うと，T 細胞における PD-1 の発現が亢進し，その結果 T 細胞が次第に疲弊し始め，複製能，がん細胞攻撃能を失いつつ，最終的には生存能力といった重要な機能さえ失ってしまう．そんなとき，免疫チェックポイント阻害薬によって PD-1 を阻害すると，疲弊した T 細胞が再活性化し，細胞傷害性免疫機能を回復する（図10-5a）．一方，PD-L1 および PD-L2 は，がん細胞の表面に発現し，T 細胞の不活性化において，PD-1 同様の役割を果すため，抗体薬剤は T 細胞が再活性化に役立つ．PD-L1 と PD-L2 を両方とも妨害して PD-1 シグナル伝達経路を完全に阻害すると，PD-L1 のみを阻害するよりも T 細胞の再活性化の効果が高いという．

抗 PD-1 抗体薬である，ニボルマブ（オプジーボ®）とペムブロリズマブ（キイトルーダ®）は PD-1 への親和性が異なるとともに，オプジーボは改変 IgG4 抗体，ペムブロリズマブはヒト化 IgG4 抗体であるという点で異なっている．オプジーボは，①手術による治療が困難とされる皮膚がんの一種である悪性黒色腫（メラノーマ），②転移性の腎細胞がんで手術が困難とされる症例，③進行性，再発性の非小細胞肺がんで臨床的に使われている（2017 年）．従来の科学的な根拠や検証が乏しい免疫療法に比べて，免疫チェックポイント阻害薬は「がんが免疫細胞の活動を抑えているブレーキをはずす」という理解しやすい仕組みの薬であるため，その登場によって免疫療法への理解が深まった．それでも，その恩恵を受ける患者は 1〜2 割程度とあまり多くない．

抗 PD-L1 抗体であるアベルマブ（バベンチオ®）は「根治切除不能なメルケル細胞癌」に対して厚生労働省より製造販売承認が下りた（2017 年）．メルケル細胞がん（MCC）は，悪性度の高い皮膚がんの一種で，非常に進行が速く，予後がよくないがんである．

細胞傷害性 T 細胞抗原 4（CTLA-4）も，T 細胞の表面に発現する免疫チェックポイント受容体の 1 つであり，CTLA-4 と B7 の結合阻害も類似の役割を果たす．実際，**イピリムマブ（ヤーボイ®）** は T 細胞を最大限に活性化させるヒト抗体医薬品（IgG1 タイプ）で，分

子標的は活性化 T 細胞や制御性 T 細胞上に多く発現している CTLA-4（CD152）である．T 細胞表面の CTLA-4 は単球・マクロファージ表面の B7（CD80）と結合して T 細胞の活性化を抑制している．そこで CTLA-4 に結合する抗体により，その抑制作用を阻害して T 細胞を活性化し，抗腫瘍免疫を高めてがん細胞を殺傷する．**トレメリムマブ**も CTLA-4 に対するヒト抗体医薬品で，IgG2 タイプである点が異なっている．B7 を標的とする抗体医薬品に関しては研究が遅れている．

b) がん以外の疾患に対する抗体医薬品

（1）抗 TNFα 抗体類

　関節リウマチ患者の血液や関節では腫瘍壊死因子 α（TNFα）が過剰発現している．リウマチの患部にある活性化されたマクロファージなどから分泌された TNFα は，炎症に関与するさまざまな細胞を活性化して炎症を悪化させるのみでなく，関節リウマチの特徴である骨の破壊にも関与している．**インフリキシマブ（レミケード®）**は TNFα を標的としたキメラ抗体医薬品である．TNFα に結合し，TNFα 受容体とは結合させないように妨害して細胞内へのシグナル伝達を抑えるのみでなく，TNFα 受容体から TNFα を引き離すことで TNFα を細胞表面に持つ細胞を破壊し，関節リウマチ特有の炎症を和らげる．副作用は抗体製剤に特有の発熱，血圧上昇，頭痛，ほてりなどである．従来使われてきた**メトトレキサート**（☞ 253 頁）と併用することで，関節リウマチの症状をいっそう強力に抑制する．ほかに強直性脊椎炎，ベーチェット病，クローン病，潰瘍性大腸炎，尋常性乾癬（慢性の皮膚角化疾患）の治療にも使われる．

　アダリムマブ（ヒュミラ®）は TNFα に対するヒト抗体医薬品で，関節リウマチと同様に自己免疫疾患に分類される乾癬やクローン病の治療に有効である．インフリキシマブと同様な機序で関節リウマチにおいて過剰に産生された TNFα に特異的に結合して TNFα 受容体への結合を阻害することで，関節滑膜の炎症反応の抑制や関節破壊の進展を防止する．TNFα の生理活性を抑制するということは一種の免疫抑制薬であることから，投与中はとくに細菌，真菌，ウイルスによる重篤な感染症（肺炎，結核など）の発現に注意しながら使用しなければならない．

　セルトリズマブ ペゴル（シムジア®）はヒト化抗 TNFα 抗体の Fc 部分（図 10-4b）を取り去ることで副作用を軽減するとともに，抗体の半減期を長くして長時間効き目が続くように Fab 部分に合成高分子ポリエチレングリコールを結合（ペグ化）した抗体医薬品である．クローン病および関節リウマチの治療に用いる．

（2）アブシキシマブ

　アブシキシマブ（レオプロ®）は血小板表面上に存在するフィブリノーゲン受容体（GPⅡb/Ⅲa）を標的とした血栓症治療用のキメラ抗体医薬品である．急性心筋梗塞の治療では「バルーン（風船）血管形成術」と「冠状動脈ステント留置術」からなる経皮的冠状動脈形成術（PTCA）を用いることがある．これは下肢の大腿動脈などから細い管（カテーテル）を挿入し，大動脈を通過して冠状動脈の狭窄部まで進めて狭くなった冠状動脈をバルーンで広げてからステントという網状の金属筒を血管に留置して血管の開通性を保持し再閉塞

を予防する治療のことで，抗凝固・血栓療法が手術成功の鍵となる．アブシキシマブは血小板凝集を抑制する目的で，抗凝結薬のヘパリン（低用量）とともに PTCA の術中に約 12 時間かけてゆっくりと投与する．

(3) トシリズマブ

液性免疫を制御するサイトカインの 1 つである IL-6 は B 細胞，線維芽細胞，単球，内皮細胞，メサンギウム細胞などのさまざまな細胞により産生され，種々の生理現象や炎症・免疫疾患の発症メカニズムに関与している（☞ 図 6-7）．**トシリズマブ（アクテムラ®）** は日本発（大阪大学，中外製薬社）のヒト化抗 IL-6 受容体抗体医薬品で，IL-6 より先に免疫タンパク質の鍵穴に入り込むことで IL-6 と受容体との結合を阻害する．すでに日本国内で承認されており，関節リウマチやまれなリンパ増殖性疾患であるキャッスルマン病などに治療効果を示す．

(4) カナキヌマブ

炎症の担い手の 1 つである IL-1 が，受容体である I 型 IL-1 受容体（IL-1RI）に結合すると，IL-1 受容体修飾タンパク質（IL-1R acP）と複合体が形成されて IL-1 シグナルが細胞内へ伝達される．このとき，IL-1RI と競合的に IL-1 と結合する機能を持つ IL-1 受容体拮抗体（IL-1Ra）が IL-1RI との競合に勝って IL-1 に結合すると炎症性シグナル伝達が遮断される（☞ 図 6-7）．すなわち IL-1Ra は IL-1 の作用を緩和してバランスをとる役割を果たしている．**カナキヌマブ（イラリス®）** はヒトの IL-1β を特異的に認識するヒト抗体医薬品で，IL-1β が過剰に産生されることにより慢性的な炎症反応や進行性の組織障害が引き起こされるクリオピリン関連周期熱症候群（CAPS）の治療に用いる（8 週ごとに皮下注射）．

ワルファリン

1920 年頃，カナダや米国北部の牧場で奇妙な病気が蔓延した．若い元気なウシが急に出血が止まらなくなって死んでいったのだ．調べてみるとウシの飼料に原因があった．当時，ウシの飼料が牧草からスイートクローバー（大量に収穫できる）に変えられつつあり，腐ったスイートクローバーを食べたウシが発症していたのである．一方，ウシにビタミン K を多く含むムラサキウマゴヤシを食べさせると出血が止まることもわかってきた．早速，この未知の物質探しが始まり，まもなくウィスコンシン大学の生化学者が，腐ったスイートクローバーから，出血誘発物質としてジクマロールを発見し，次いでその誘導体としてワルファリンの合成に成功した（1943 年）．その後の研究で，ワルファリンは血液中に直接作用するわけではなく，ビタミン K を利用して肝臓で作られている血液凝固因子の生合成をビタミン K の作用に拮抗することにより抑制し，その結果として血液凝固を妨げることがわかった．この間接作用のためワルファリンは内服してから薬効が出るまでに 2～3 日もかかり，内服を中止してからも 2～3 日は不用な効果が持続する．また，ビタミン K の存在によってその効果が減弱するので，ワルファリン服用中はビタミン K を多く含む食物（納豆，クロレラ）は原則禁止である．さらに，ワルファリンは胎盤を通過して胎児に奇形を起こすという副作用もあるので，妊婦へのワルファリン投与は禁止である．

(5) エクリズマブ

　体内に侵入してきた細菌などの感染性微生物に抗体が結合すると，補体系と呼ばれる一群（20 種類以上）のタンパク質が一連の活性化シグナルを受けて終末補体複合体である膜損傷複合体（MAC）を形成し，細菌の細胞膜を壊すことなどにより生体防御を担う．この補体系が勝手に活性化しないよう，CD55 や CD59 が補体系を抑制している．発作性夜間血色素尿症（ヘモグロビン尿症，PNH）患者では GPI アンカータンパク質の生合成に働く X 連鎖 PIG-A 遺伝子が変異して GPI アンカータンパク質が生合成されず，その結果として DAF と CD59 が欠損する．とくに CD59 は MAC の形成を阻害することで赤血球の溶血や血小板の活性化が起こらないようにしているため，これが欠損すると血管内溶血を起こしてしまう．**エクリズマブ（ソリリス®）** は終末補体タンパク質である C5 に対するヒト化抗体医薬品で，発作性夜間血色素尿症の異常な溶血を防ぐ目的で使われる．

(6) デノスマブ

　骨芽細胞から放出されるリガンドである破骨細胞分化促進因子（RANKL）は，その受容体である NFκB 活性化受容体（RANK）を有する破骨細胞の生存に必須で，その分化や活性化においても重要な働きをする．**デノスマブ（ランマーク®）** は RANKL に結合してその作用を阻害するヒト抗体医薬品で，RANKL を抑えることで破骨細胞による骨融解を抑えるため骨粗鬆症治療薬として期待されている．一方，乳がんや前立腺がんの骨転移した部位では，がん細胞が種々のサイトカインを放出することで骨芽細胞を刺激して RANKL の産生を促し，破骨細胞の活性が亢進して骨吸収が異常亢進する．こうして骨融解が進むことは患者の生活の質を低下させるのみでなく，生存率を低下させる要因となる．そこで骨転移を有する進行がん患者（乳がんや前立腺がんなど）の治療薬としても研究が進んでいる．副作用は難治性の顎骨壊死で，歯内治療や抜歯などの口腔外科手術後に発生して重篤化する危険性が指摘されている．

(7) その他の抗体医薬品

　バシリキシマブ（シムレクト®） は IL-2 受容体α鎖（CD25）を特異的に認識するキメラ抗体医薬品（IgG1）で，IL-2 と IL-2 受容体との結合を阻害することでヒト末梢血由来 T 細胞の活性化を抑制する．腎移植などにおける急性の免疫拒絶反応を抑制する目的で使われる．

　オマリズマブ（ゾレア®） はアレルギー反応において中心的な役割を果たす IgE 抗体に対するヒト化抗体医薬品で，既存の治療でコントロール困難な重症の喘息患者の治療に使用される．

　メポリズマブ（ボサトリア®） は白血球（Th2 細胞）から産生され好酸球の分化，増殖，活性化を促進するサイトカイン（IL-5）を特異的に認識するヒト化抗体医薬品で，血液中の好酸球を著しく減少させることができるため，気道の好酸球性炎症を抑制でき，重症な喘息発作頻度を減少させることが期待される．特発性好酸球増多症の治療薬としても臨床研究が進んでいる．

　ラニビズマブ（ルセンティス®） は血管内皮増殖因子（VEGF）の働きを阻害することによって，新生血管を抑制・退縮させるヒト化抗体医薬品で，中心窩下脈絡膜新生血管を伴

う加齢黄斑変性の治療に使われる（硝子体に注入）.

　パリビズマブ（シナジス®） はヒト RS ウイルス（*Human respiratory syncytial virus*）の融合タンパク質の A 抗原部位中のエピトープを標的としたヒト化抗体医薬品で，RS ウイルスが細胞へ侵入するのを抑制することによって感染を予防する（筋肉注射）. 新生児，乳児および幼児における RS ウイルス感染による重篤な下気道疾患の発症抑制に使われる.

　ウステキヌマブ（ステラーラ®） は IL–12 と IL–23 の共通のサブユニットである p40 に対するヒト抗体医薬品である. IL–12 も IL–23 もサイトカインで，IL–12 は NK 細胞や NKT 細胞を活性化させて IFNγ 産生を誘導し，IL–23 は Th2 細胞の増殖を促す. IL–12 と IL–23 の受容体は IL–12Rβ1 を共通のサブユニットとしており，乾癬発症にこれらを介したシグナル伝達が亢進しているため，その阻害により病状を軽減する.

　ナタリズマブ（タイサブリ®） は白血球の細胞表面に発現される接着分子である α4 インテグリンに対するヒト化抗体医薬品である. 細胞接着を制御するインテグリンは αβ ヘテロ二量体からなり，組み合わせによって結合するリガンド特異性が異なる. ナタリズマブは α4β1 インテグリンとそのリガンドである VCAM–1 の結合を阻害することで炎症細胞の組織への侵入を妨害する. 再発寛解型の多発性硬化症の治療薬として使われる.

　ベリムマブ（ベンリスタ®） は B リンパ球刺激因子（BLyS）を標的とするヒト抗体医薬品で，全身性エリテマトーデス（SLE）患者で観察される異常 B 細胞数を減少させることで治療する. SLE は若い女性（15〜44 歳）に好発する重篤かつ致死的な自己免疫疾患で，身体のさまざまな部位が侵され，関節の腫脹，関節痛，発熱など多岐にわたる症状を呈する. ただしベリムマブの治療効果には人種差があり副作用も多いので日本での承認は慎重にすべきという意見もある.

　エファリズマブ（ラプチヴァ®） は過剰に活性化された乾癬患者の T 細胞に発現している CD11a を標的としたヒト化抗体医薬品である. CD11a は α サブユニットとして，CD18 とともに β2 インテグリンである白血球機能関連抗原 LFA–1 を構成する. T 細胞の活性化には T 細胞と抗原提示細胞の接着による相互作用が必須で，LFA–1 は抗原提示細胞に発現する ICAM–1 と結合する. エファリズマブはその結合を抑えるとともに，T 細胞が ICAM–1 を介して病巣部に遊走するのを阻害することで薬効が出ると考えられている.

4　Fc 融合タンパク質製剤

　ヒト免疫グロブリン（IgG）の Fc 部分に分子標的に対する特性のあるタンパク質やペプチドを融合させた医薬品のいくつかが日本でも承認されてきた. これらは厳密には抗体製剤とは異なるので，ここにまとめて紹介する. なお融合タンパク質が受容体由来のタンパク質ドメインを持つ場合にはセプト（-cept）という語尾を持たせた一般名が採用されることが多い.

（1）エタネルセプト

　エタネルセプト（エンブレル®） はヒトの可溶性 TNF 受容体 2 分子とヒト IgG の Fc 部分から構成されるタンパク質製剤で，TNFα に対する偽受容体として TNFα（および LTα）を捕捉する. 一般に，健常人では血液内に流れる過剰な TNFα を可溶性の TNFα 受容体が捕

捉して暴走を防いでいる．しかし関節リウマチ患者の血液内では TNFα が過剰に産生されているため，捕捉しきれなかった TNFα が細胞膜型の TNFα 受容体に結合してシグナルを細胞内へ伝達し，滑膜細胞の異常増殖や破骨細胞の活性化などが発症する．患者に投与されたエタネルセプトは，可溶性 TNFα 受容体の 50 倍もの親和性をもって過剰な TNFα を強力に捕捉するため，TNFα と細胞表面の TNFα 受容体との結合が阻害され，その結果として関節リウマチ特有の炎症が治癒するのである．

(2) アバタセプトとベラタセプト

T 細胞表面にある CD152（CTLA-4）は抗原提示細胞表面の CD80/CD86 と結合することで，CD28 に拮抗してヘルパー T 細胞の活性化（IL-2 産生）を抑制する．**アバタセプト（オレンシア®）** はヒト CTLA-4 分子の細胞外ドメイン（CD80/CD86 との結合部位）とヒト IgG の Fc 部分（改変型）を融合したタンパク質製剤で，CD80/CD86 と強制的に結合することで T 細胞の過剰な活性化を阻害する免疫抑制薬である．インフリキシマブ（TNFα 阻害薬），エタネルセプト（TNFα 阻害薬），トシリズマブ（IL-6 阻害薬），アダリムマブ（TNFα 阻害薬），ゴリムマブ（TNFα 阻害薬）などの抗体医薬品（表 10-2）とともに関節リウマチ治療の選択肢の 1 つとして使われる．

ベラタセプト（ヌロジックス®） もヒト IgG-Fc 部分（改変型）とヒト CTLA-4 の細胞外領域（改変型）を融合したタンパク質製剤で，CD80/CD86 を分子標的とする．腎毒性がシクロスポリンより軽度であるため腎移植後の急性拒絶反応を予防する手段として承認された．ただし免疫系の低下した患者の中枢神経系に存在するウイルスの再活性化によって引き起こされる進行性多巣性白質脳症（PML）という，死亡または重度の障害に至る場合もある稀有な脳疾患の発症リスクが指摘されている．

(3) ロミプロスチム

再生不良性貧血では血小板数が減少すると，血中トロンボポエチン濃度が高くなるが，自己免疫性血小板減少性紫斑病（ITP）患者では血小板数が減少しているにもかかわらずトロンボポエチン濃度が低下したままである．そこで血小板のもととなる巨核球の増殖と分化を促進すれば ITP 患者の症状が軽減されると期待された．**ロミプロスチム（ロミプレート®）** は，トロンボポエチン受容体を活性化できる人工アゴニストペプチド（トロンボポエチン誘導体）を，ヒト IgG の Fc 部分 C 末端側に融合させた融合タンパク質製剤である．トロンボポエチン受容体の細胞膜外ドメインに結合し，受容体の立体構造を変化させることで細胞内の JAK-STAT 経路，MAPK 経路，PI3K-AKT 経路（☞ 図 4-4）を活性化させることで，巨核球の増殖と分化を促進し，その結果として血小板数を増加させる．

(4) アフリベルセプト

滲出型加齢黄斑変性は，黄斑部に脈絡膜新生血管が生じて，そこからの出血や滲出のために視力が急激に低下する疾患であり，血管内皮増殖因子（VEGF）阻害薬の硝子体内注射が有効である．**アフリベルセプト（アイリーア®）** はヒト VEGF 受容体 1 と受容体 2 の細胞外ドメインの一部をヒト IgG の Fc 部分と融合させた融合タンパク質製剤で，浸潤型加齢黄斑変性の治療に使われる．

表 10-2　さまざまな抗体製剤と抗体関連タンパク質製剤の特徴と認可された年の一覧表（青字はタンパク質製剤）

一般名	商品名	分子標的	主な適用疾患	認可された年 米国	認可された年 日本
トラスツズマブ（▲）	ハーセプチン（静注）	HER2	転移性乳がん	1998	2001
リツキシマブ（×）	リツキサン（静注）	CD20	非ホジキンリンパ腫	1997	2001
パリビズマブ（▲）	シナジス（筋注）	RS ウイルス	RS ウイルス感染	1998	2002
インフリキシマブ（×）	レミケード（点滴静注）	TNFα	関節リウマチ，クローン病	1999	2002
バシリキシマブ（×）	シムレクト（静注）	IL-2Rα	腎移植後の急性拒絶反応	1998	2002
トシリズマブ（▲）	アクテムラ（点滴静注）	IL-6	関節リウマチ，キャッスルマン病	2010	2005
ゲムツズマブオゾガマイシン（▲）	マイロターグ（点滴静注）	CD33	急性骨髄性白血病	2000	2005
エタネルセプト（Fc）	エンブレル（皮下注）	TNFα	関節リウマチ	1998	2005
ベバシズマブ（▲）	アバスチン（点滴静注）	VEGF	結腸・直腸がん	2004	2007
イブリツモマブ チウキセタン（◆）	ゼヴァリン（静注）	CD20	非ホジキンリンパ腫	2002	2008
アダリムマブ（○）	ヒュミラ（皮下注）	TNFα	関節リウマチ	2002	2008
セツキシマブ（×）	アービタックス（静注）	EGFR	転移性結腸・直腸がんなど	2004	2008
ラニビズマブ（▲）	ルセンティス（硝子体内注射）	VEGF	加齢黄斑変性	2006	2009
オマリズマブ（▲）	ゾレア（皮下注）	IgE	喘息	2003	2009
エクリズマブ（▲）	ソリリス（点滴静注）	C5	発作性夜間血色素尿症	2007	2010
パニツムマブ（○）	ベクティビックス（点滴静注）	EGFR	転移性大腸がん	2006	2010
アバタセプト（Fc）	オレンシア（点滴静注）	CD80/CD86	関節リウマチ，乾癬	2005	2010
ウステキヌマブ（○）	ステラーラ（皮下注）	IL-12/IL-23-p40	乾癬	2009	2011
ゴリムマブ（○）	シンポニー（皮下注）	TNFα	関節リウマチ	2009	2011
カナキヌマブ（○）	イラリス（皮下注）	IL-1β	周期熱症候群（CAPS）	2009	2011
ロミプロスチム（Fc）	ロミプレート（皮下注）	TPOR	血小板減少性紫斑病	2008	2011
デノスマブ（○）	ランマーク（皮下注）	RANKL	骨粗鬆症，骨病変	2010	2012
モガムリズマブ（▲）	ポテリジオ（点滴静注）	CCR4	CCR4 陽性成人 T 細胞白血病リンパ腫	2018	2012
セルトリズマブ ペゴル（▲）	シムジア（皮下注）	TNFα	関節リウマチ，クローン病	2008	2012
アフリベルセプト（Fc）	アイリーア（硝子体内注射）	VEGF	加齢黄斑変性	2011	2012
オファツムマブ（○）	アーゼラ（点滴静注）	CD20	慢性リンパ性白血病	2009	2013
アブシキシマブ（×）	レオプロ（冠状動脈内投与）	GPⅡb/Ⅲa	心筋虚血，血栓症	1994	NA
ダクリズマブ（▲）	ゼナパックス（点滴静注）	IL-2Rα	腎移植後の急性拒絶反応	1997	NA
アレムツズマブ（▲）	マブキャンパス（点滴静注）	CD52	B 細胞性慢性リンパ性白血病，（多発性硬化症）	2001	2014
アレファセプト（Fc）	アメビーブ（静注）	CD2	尋常性乾癬	2003	NA
ナタリズマブ（▲）	タイサブリ（点滴静注）	インテグリン-α4	多発性硬化症	2004	2014
リロナセプト（Fc）	アルカリスト（皮下注）	IL-1	周期熱症候群（CAPS）	2008	NA
ブレンツキシマブ ベドチン（×）	アドセトリス（点滴静注）	CD30	ホジキンリンパ腫	2011	2014
イピリムマブ（○）	ヤーボイ（点滴静注）	CTLA-4	悪性黒色腫	2011	2015
ベリムマブ（○）	ベンリスタ（静注）	BLyS	全身性エリテマトーデス	2011	2017
ベラタセプト（Fc）	ヌロジックス（点滴静注）	CD80/CD86	腎移植拒絶の防止	2011	NA
エファリズマブ（▲）	ラプチヴァ（皮下注）	CD11a	尋常性乾癬	2011	NA
ペルツズマブ（▲）	パージェタ（点滴静注）	HER2	HER2 陽性転移性乳がん	2012	2013

（◆）マウス抗体，（×）キメラ抗体，（▲）ヒト化抗体，（○）ヒト抗体，（Fc）ヒト免疫グロブリン Fc 部分との融合タンパク質．NA：未認可．

(5) リロナセプト

リロナセプト（**アルカリスト**®）はヒト IgG の Fc 部分にヒト IL-1 受容体を結合させた融合タンパク質製剤で，IL-1 と結合することで正常な IL-1 と IL-1 受容体との結合を阻害する．クリオピリン関連周期熱症候群（**CAPS**）患者の治療薬（炎症症状の軽減）として使われる．

(6) アレファセプト

アレファセプト（**アメビーブ**®）は抗原提示細胞に発現しているヒト LFA-3（CD2 のリガンド）とヒト IgG-Fc 部分との融合タンパク質である．アレファセプトは CD2 と LFA-3 の相互作用を介した接着を競合的に抑制することで乾癬の発症原因として考えられている T 細胞の過剰な活性化を防ぐとともに，メモリー T 細胞を除去することで，乾癬症状の再燃も抑制すると期待されている．ただし進行性多巣性白質脳症（PML）のリスクが指摘されている．

⑤ ペプチド製剤とタンパク質製剤

多彩なペプチド・タンパク質製剤が実現したのは遺伝子工学の進展に負うところが大きい．発現量の極めて少ないペプチドやタンパク質は膨大な数の産生動物を出発材料として膨大な費用と手間をかけて精製しなければならず，とても採算が合うものではなかったが，遺伝子クローニングと大腸菌での発現系の確立によって安価で簡便に大量のタンパク質・ペプチド産物ができるようになったことは今では一昔前の語り草となっている．

a）生理活性物質としてのペプチド製剤

多くはホルモンなどの生理活性物質としてわれわれの体内で重要な機能を果たしているペプチドは今後の医薬品として大きな発展が期待されている．ペプチドとは，タンパク質と同様にアミノ酸が脱水縮合してつながった化合物であるが，サイズが小さいという特徴を持つ（アミノ酸 100 個以上のペプチドはタンパク質と呼ばれる）．ペプチドは，経口投与ができず，酵素で分解しやすいので作用時間が短く，構造が複雑で化学的合成が難しいなど医薬品としての実用化が困難であったが，技術の進歩によってこれらの諸問題が徐々に解決されつつあるため，その種類は着実に増えている．現在，日本で承認されている代表的なペプチド製剤としては各種ホルモン（インスリン，成長ホルモン，ソマトメジン C，レプチン，ナトリウム利尿ペプチドなど）があげられる．

b）生理機能を持つタンパク質製剤

現在，日本で承認されている代表的なタンパク質製剤にはグルコセレブロシダーゼなどの酵素類，血液凝固第Ⅷ因子類，血清タンパク質（アルブミンなど），インターフェロン類，エリスロポエチン類，サイトカイン類（G-CSF，IL-2，bFGF など），タンパク質ワクチン（A/B 型肝炎ワクチン，HPV 感染予防ワクチン）がある．これらは臨床現場で高い評価を受けて日常的に使われるようになっている．

ペプチド製剤やタンパク質製剤が経口投与できない理由は吸収される前に消化管で分解

されてしまうことにあるが，例外もある．鉄を運搬するタンパク質であるトランスフェリンは小腸の内皮細胞のトランスフェリン受容体を介して血中に移動する．この性質を利用して白血球増多因子である G–CSF をトランスフェリンと融合させてマウスに経口投与したところ，G–CSF を注射した場合に比べて 3 倍の期間も白血球数を増加させ続けたという．口の粘膜から吸収させるという技術とともにタンパク質製剤の可能性を広げる技術としてその展開が期待されている．

c）分子標的薬としてのタンパク質製剤

　　最近では分子標的薬として使われるタンパク質製剤が承認されて臨床現場で使われるようになってきた．たとえば**アナキンラ（キネレット®）**は遺伝子組換えによって作ったヒト IL-1Ra（☞ 270 頁）のタンパク質製剤で，IL-1 が過剰に働いている慢性リウマチ患者に皮下注射で投与して競合的に阻害させる．半減期が短いので毎日 1 回は皮下注射しなければならないことが難点である．

6　ペプチドワクチン製剤

　　免疫療法は手術，放射線照射，化学療法に続くがんの第 4 の治療法と称されているが，これまでに行われてきた免疫療法の治療効果はあまり大きくない．しかし，最近では「がんペプチドワクチン療法」に期待が注がれており，それが高度医療に認められるまでになった．がんペプチドとは，がん細胞に過剰発現しているが正常細胞には発現が極めて少ないがん関連抗原（主として膜タンパク質）のうち，抗原性を持つアミノ酸配列部分を化学的に合成したペプチドを意味する．患者に注射すると，これを抗原として認識した免疫細胞が活性化されて同じペプチドを持つがん細胞を攻撃して殺傷する．細胞傷害性 T 細胞（CTL）は，正常細胞は傷害しないで，このペプチドを細胞表面に露出しているがん細胞だけを攻撃すると考えられるので，副作用の少ないがんの治療法として期待される．

　　本治療法の鍵は強力に免疫を活性化するペプチドの選択にある．そのために患者の血液から採取した白血球を種々のペプチドと一緒に混ぜて刺激し，がんに特異的な攻撃作用を持つ CTL が誘導されて増加するかどうか調べる．これらのペプチドを 30 種類くらい準備しておき注射製剤（ワクチン）とする．患者の血液から採取した白血球がこれらのペプチドのうちいずれに反応して活性化されるか治療前に調べておく．実際の治療では反応性の高いものから最大 4 種類のペプチドを投与する．

　　米国ではシプロイセル-T（プロベンジ®）と呼ばれる，ほとんどすべての前立腺がんで発現している前立腺酸性ホスファターゼ（PAP）抗原を標的とする活性化免疫細胞製剤が認可されている（2011 年）．これを用いた治療は以下の手順で進める．

①患者は治療の数日前にアフェレーシスと呼ばれる採血法により単核球（マクロファージ，樹状細胞）を採取してもらう．具体的には両腕に刺した注射針から採血した血液を，管（カテーテル）を介して成分採血装置を通過させ，単核球を採取し終わった血液は再び患者の体内に戻される．

②採取した単核球を活性化するため，シプロイセル-T を添加して培養器の中で培養する（3 日間）．

③抗原提示細胞表面に発現した免疫活性化マーカー（CD54）を測定することにより，活性化の程度を測定する．活性化された抗原提示細胞は T 細胞に PAP を発現した前立腺がん細胞の居所を教えるはずである．

④抗原提示細胞（CD54$^+$細胞）を乳酸リンゲル液に懸濁して注射製剤（ワクチン）とし，患者に静脈注射する．

⑤約 2 週間に 1 度というペースで合計 3 回，同様にしてワクチンを作製し患者に投与する．治療費が高額（合計で約 800 万円）な割には効果が薄いという批判は無視できない．

⑦ がん光免疫療法

米国国立衛生研究所（NIH）の**小林久隆**らが開発した画期的な「がん光免疫療法（近赤外光線免疫療法：NIR-PIT）」では，がん細胞の細胞膜に特異的に結合する抗体製剤にフタロシアニン（IR700）と呼ばれる色素を結合させ，がん組織に集積させる．その後速やかに，人体に無害な波長 700 nm の近赤外光線を照射すると IR700 がこの近赤外光線を吸収して化学変化を起こして発熱することで，がん細胞を急速に膨張，破壊，壊死のステップを踏ませて殺傷する．

最初の実験では，がんの増殖を促進している上皮細胞増殖因子受容体（EGFR）に結合する抗体と IR700 を結合させた薬剤を作り，培養シャーレ内で EGFR を過剰発現しているヒトのがん細胞（A431）に添加して近赤外光線を照射すると，急速に A431 細胞が死んだ．次いで，A431 細胞をマウスに移植して固形がんとなるまで増殖させた後，マウスにこの薬剤を静脈注射にて注入し，移植部位に集積させて近赤外光線を照射したところ，がんの大きさが劇的に縮小し，マウスの延命効果が確認された．

このがん細胞を特異的に殺傷するという方策と並行して，がん細胞への免疫細胞の攻撃を抑えている「制御性 T 細胞」と呼ばれる細胞を壊す方法も進められている．制御性 T 細胞を壊すと，がんを守る護衛がいなくなり，免疫細胞のがんへの攻撃が始まるのである．実際，周辺の元気なまま残っている**免疫系**は，がん光免疫療法に反応して破裂したがん細胞から細胞外へ放出された細胞内物質を異物として感知する．通常はキラー T 細胞（がん細胞を破壊する免疫細胞）は，制御性 T 細胞（Treg）に働きを抑制されているが，このマウス実験では急速かつ選択的に **Treg** が除去され，1 時間以内に**キラー T 細胞**が活性化し，すでに治療済みの腫瘍から他の部位の腫瘍に到達して顕著な免疫反応を示したという．Treg 除去という方策は，腫瘍の種類ごとに多様な抗体を作る必要がないという利点がある．

現在，頭頸部がんを対象として臨床試験をしている薬剤は，がん表面にある EGFR に結びつく抗体に IR700 を結合させている．米国での頭頸部がんを対象とした臨床試験（2015 年）では劇的に奏効し，患者 15 人のうち 14 人のがんが 3 割以上縮小し，そのうち 7 人はがんがなくなったという．EGFR は頭頸部がんだけではなく，食道がん，大腸がん，胃がん，胆道がん，一部の膵臓がんなどの表面にもあり，内視鏡を使える部位であれば近赤外光線も比較的容易に当てることができるので，内視鏡や腹腔鏡の技術が優れている日本にとって将来の広範な応用が見込まれる．実際，日本で 2018 年 3 月に治験が始まった．

11 遺伝子の診断と治療

　病気の中には遺伝子の異常が原因で起こるものがある．**遺伝子診断**とは，そのような病気について，DNA（RNA）の塩基配列あるいは発現量の異常を検査することにより，その病気に罹患しているかどうかを診断することである．一方，**遺伝子治療**とは，そのような病気の原因となっている遺伝子を元通りに治すことで治療することを意味する．この2つをまとめて**ゲノム医学**と呼ぶ．従来は特殊な遺伝性疾患を対象としてきたゲノム医学も最近は広範な一般の疾患にも広げられつつある．

1 病気の原因としての遺伝性素因と環境因子

　どのような病気の原因も突き詰めて考えれば遺伝性素因と環境因子との2つに分けられる．すなわち，病気とはある遺伝性素因に環境因子が作用して発症する不健康な状態といえる（図11-1）．当然ながら病気によって2つの要因の寄与は異なる．たとえば小児において発症する遺伝性疾患の多くは，環境因子にはほとんど左右されない遺伝性素因の寄与が100％に近い病気である．それでも食事療法などで発症を抑えることのできるフェニルケトン尿症（☞100頁）などの場合は環境因子の寄与も無視できない．逆に，感染症や外傷の後遺症として起こる病気は環境因子の寄与が大きい疾患である．しかし，ウイルスや細菌に対する抵抗性や外傷の治癒のしやすさという免疫力は明らかに体質という遺伝性素因によって決まってくる．その意味で，遺伝性疾患に限らず一般の病気においてさえ，遺伝性素因の果たす役割が幅広い医療分野において強く認識されるようになってきた．

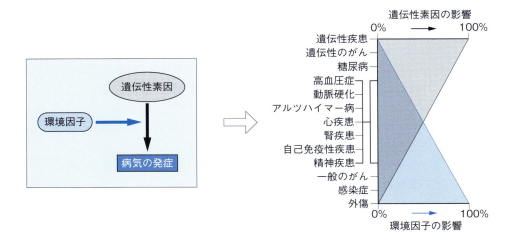

図11-1　病気の発症における遺伝性素因と環境因子の関わり

278　第 11 章　遺伝子の診断と治療

　　PCR（☞ 165 頁）の開発によって遺伝子診断に要する細胞の数は非常に少数で済むようになった．血液を 1 mL も採取すれば十分で，うがいをさせてその中に漏れ出てくる口内細胞や毛髪の根元に付着している 1 個の毛根細胞を用いてさえ遺伝子診断は可能である．胎児の場合には母親の子宮にいる間に採取した羊水中に混入してくる少数の胎児細胞を用いれば遺伝子診断ができ，遺伝性疾患の発病が正確に予知できる．

　　一般に多くの遺伝子変異は劣性であるため，片方の染色体の遺伝子のみが変異を起こしている人（**保因者**，キャリアー）は発病しない．保因者同士が結婚した場合にのみ，メンデルの遺伝の法則に従ってその両親から生まれてくる子供のうち 4 分の 1 の確率で両方の染色体の遺伝子がともに変異した子供が産まれ発病する．

② 遺伝子変異の種類と遺伝子診断

　　一般に遺伝性疾患の原因となる遺伝子の変異には 1 つの塩基が変化する**点突然変異**（ポイントミューテーション）と，ある遺伝子の領域がごっそりと**欠失**，**挿入**，**増幅**などにより変化する変異に大別される．点突然変異にはコードするタンパク質のアミノ酸を変化させる**ミスセンス変異**，終止コドンに変化してタンパク質への翻訳を途中で停止させる**ナンセンス変異**，翻訳の読み枠を変える**フレームシフト変異**がある（☞ 33 頁）．

　　これらの変異を遺伝子診断によって検出する方法を以下にまとめた（図 11-2）．

　　対立遺伝子特異的増幅法（ASA）：変異型 DNA にはハイブリダイズできないオリゴヌクレオチドをプライマーとして用いて PCR を行うと，正常 DNA のみが増幅されるという性質を利用して両者を区別する方法である．

　　対立遺伝子特異的オリゴヌクレオチド法（ASO）：変異型 DNA にはハイブリダイズできないオリゴヌクレオチドを直接標識してプローブとして用い，サザンブロットによって区別する．

　　ミスマッチ化学切断法（CCM）：変異によって DNA 二本鎖（ハイブリッド）を形成できない領域が DNA 分解酵素（DNase）によって切断されやすい特徴を利用し，切断されたDNA 断片をゲル電気泳動によって検出する．

　　変性勾配ゲル電気泳動法（DGGE）：DNA 二本鎖が変性勾配ゲル中では野生型とは異なる位置に電気泳動される性質を利用して，尿素やホルムアミドなど無電荷の変性剤の濃度勾配をかけたゲルで電気泳動することで患者のバンドを検出する．

　　ヘテロ二本鎖法（HET）：ヘテロ二本鎖領域が野生型より遅く電気泳動される性質を利用して簡便に変異を検出できる．

　　リガーゼ連鎖反応（LCR）：変異 DNA が DNA リガーゼによって接続されないため連続的な接続による増幅が行われない性質を利用する．

　　プライマー伸長法（PEX）：変異近傍の塩基配列を PCR によって直接に決定する．

　　一本鎖高次構造多型（SSCP）：PCR によって点突然変異近傍の DNA 断片を増幅し，点突然変異によって変化している一本鎖 DNA の立体構造をゲル電気泳動度の差異によって検出する．

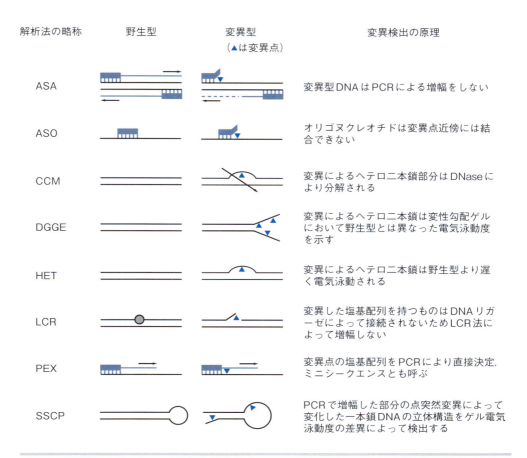

図11-2 遺伝子診断のための変異部位解析法
(Dianzani I et al：TIGS **9**：403, 1993 を参考に著者作成)

3 遺伝子マーカー

　約31億塩基対からなるヒトゲノムの塩基配列には**遺伝子多型**と呼ばれる塩基配列上の個人差がみつかる．また，両親から1つずつ受け継いだ1対の**対立遺伝子**（アリル）の間にも塩基配列の小さな差異がみつかる．これらの遺伝子多型を検出する（第1世代）多型マーカーとして，1980年代前半にリフリップという愛称を持つ**制限酵素断片長多型（RFLP）**が開発された（図11-3）．ゲノムDNAを適当な制限酵素で切断し，標的遺伝子をプローブとすればサザンブロットでのバンドの長さの違い（多型性）としてゲノム上の欠失，挿入，点突然変異が検出できる．しかし解析には数マイクログラム以上の多量なDNAが必要で，実験も煩雑である．

　その難点を克服するため，1980年代後半には**ミニサテライト**（高変異反復配列，**VNTR**）と呼ばれる第2世代の多型マーカーが出てきた（図11-4a）．これはヒトゲノム内の数千〜数万ヵ所でみつかる反復単位が7〜40塩基対で反復回数に個人差がある反復配列で，PCRで増幅すると反復回数の多い人ほど長いDNA断片を生じる．それをサザンブロット

(a) X遺伝子近傍の制限酵素地図（RsaIの場合）　　(b) X遺伝子プローブを用いたサザン法により検出されたRFLP

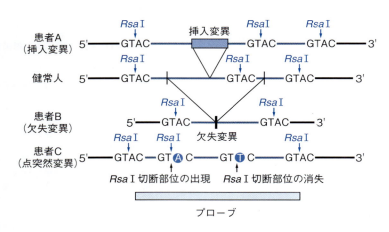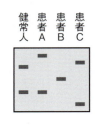

図11-3　制限酵素断片長多型（RFLP）の原理

により検出すると，商品に貼りつけられたバーコードそっくりの濃淡のバンド模様で示されることから**DNAバーコード**あるいはDNA指紋とも呼ばれる．たとえばMCT118マーカーではPCRによって28種類（14～41回）の繰り返しパターンのうち父親由来と母親由来の合計2本のバンドが観察され，それらバンドの長さの組み合わせに個人差が出る（図11-4b）．たとえば被験者Cは22回と37回の繰り返し塩基配列を持つ22・37型と分類され，被験者Dは19・35型，被験者Eは26・30型などと分類される．

1990年代に入ると，もっと簡便な第3世代の多型マーカーとして**マイクロサテライト**（単純反復配列，SSR）が出現した（図11-5a）．これはヒトゲノム内に数万ヵ所存在する2～7塩基の短い繰り返し塩基配列を利用する．繰り返しの回数に個人差があるので少量（10 ng）のサンプルに対しPCRを行い，その結果をアガロースゲル電気泳動によって検出する．たとえばTH01マーカーでは第11染色体（短腕の端）にみつかったAATGという4塩基配列の繰り返し数の個人差（5～11回）を検出する（図11-5b）．この場合，繰り返し数の幅が7種類と多くないので1つのマイクロサテライトだけでは個人の特定はできないため，ほかのいくつかのマイクロサテライトを同時に使用して確度を高める必要がある．

そして2000年代に入ると第4世代の多型マーカーとして1塩基レベルの個人差である**一塩基多型**（**SNP**：スニップと読む）が注目されるようになった．SNPは約千塩基に1つはあると予測され，ゲノム全体では300～1,000万ヵ所にのぼると考えられている．現在，このSNPを系統的に決定して分類する**スニップタイピング**が進んでいる．これが総体として明らかになれば従来「体質」と漠然と表現されていたものが塩基配列のレベルで記述されることになり，それをもとに患者の個人差に合わせた医療を行う**オーダーメイド医療**（個別化された医療）が盛んになるだろう．たとえば多くの薬剤はいくつかの代謝・分解酵素の働きによって肝臓で代謝・分解されて排出されるが，これら遺伝子のSNPのうち

(a) ミニサテライトマーカー（VNTR）の原理

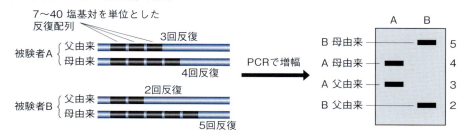

(b) よく使われるMCT118鑑定法の実際

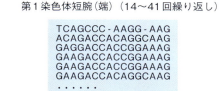
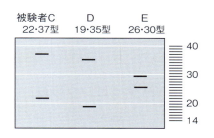

図 11-4　ミニサテライトマーカー（VNTR）による個人識別の方法

(a) マイクロサテライトマーカー（SSR）の原理

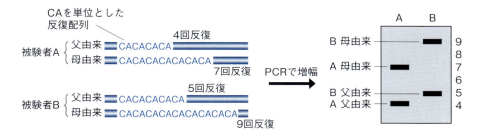

(b) よく使われるTH01鑑定法の実際

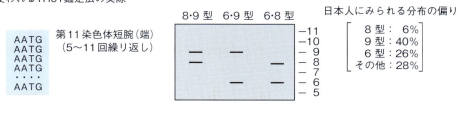

図 11-5　マイクロサテライトマーカー（SSR）による個人識別の方法

酵素活性を左右するものがある．これが個人差となって，分解能力の弱い人に対しては半量の薬を，強い人には倍量を処方するなど，患者に合わせた治療をするのである．

米国の食品医薬品局（FDA）は新薬の申請に際して**遺伝学的投薬基準（gPOC）**と呼ばれる基準データを添付することを検討しているという．米国では近い将来，薬剤がどの遺伝子に関係するのか，副作用に関わるのはどの遺伝子であるかをSNP情報に含めて提出することを義務づけられる可能性が高い．その影響はまたたく間に日本へも波及するであろうから，日本でも何らかの対策を前もって講じておかなくてはなるまい．

ゲフィチニブ（☞ 256頁）は患者によっては効果の著しい優れた抗がん薬であるが，一方では効果がないばかりか副作用の強く現れる患者が存在するなど応答に個人差があるため，両刃の剣となっていた．そこで，SNPと応答を関連づける試みが始まり，その成果が期待されている．

4　SNPタイピング技術

SNPタイピングとはSNPを系統的に決定して分類することを意味する．千塩基に1つくらいは個々人で塩基配列が異なるSNP部位があるのならば，それらのうちには体質に関わったり，病気の原因になったりするSNPもあるかもしれない．そういう予測のもと

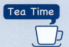

DNA鑑定の威力

　DNAをサンプルとした個人識別，すなわちDNA鑑定は，以下の点で血液型鑑定などの従来の方法より有利であるため，親子鑑定や犯罪捜査に威力を発揮してきた．
①サンプルDNAが極微量で済む．
②電気泳動ゲル上のバンドの長さ・数およびそれらの組み合わせで識別するので明確な結論が出せる．
③DNAの抽出と鑑定操作が簡便・迅速なため短時間で多数のサンプルが鑑定できる．
④DNAは熱・乾燥に強く長期間変性しないので，古いサンプルからも回収できる．

　たとえば6ヵ月以内のサンプルの場合，血痕の大きさが2 mm以上，あるいは100万分の1 L以上あれば実用的なDNA鑑定が可能である．また口の粘膜をなぞった綿棒に付着する少数の細胞からでも解析に十分なDNAは採取できる．さらに犯罪現場に残った毛髪1本（1つの毛根細胞がついている）や20年前の犯行時に衣服についていた1滴の血痕の染みからでも解析に十分な量のDNAが採取できる．

　警察の鑑識ではミニサテライトにより繰り返しの多寡（縦列型反復配列多型：STR）を比べる方法として，上述のMCT118以外にもYNH24，YNZ22，MS1などの遺伝子マーカーDNA鑑定法が使われる．最近では4塩基の繰り返しを基本とするマイクロサテライトを利用したSTRシステムが各国の警察で頻用されるようになってきた．なぜならマイクロサテライトに要するPCR増幅断片（100〜300塩基対）がミニサテライト（300〜800塩基対）に比べて小さく，古くて変性したサンプルからも判別可能な結果が得られるからである．

に膨大な予算をかけて集団的な SNP 解析と検索が進められている．SNP は存在する場所によって次のように分類されている．遺伝子内にあってアミノ酸の置換を起こすものは cSNP（coding SNP），起こさないものは sSNP（silent SNP），遺伝子内にあるが非翻訳領域にあってアミノ酸置換は起こさないものは uSNP（untranslated SNP），イントロンに存在するものは iSNP（intronic SNP），プロモーター領域を含む転写活性調節に関わる部分のものは rSNP（regulatory SNP），遺伝子間にあるものは gSNP（genome SNP）である．これらのうち，遺伝子発現の質的または量的な個人差に結びつく可能性が高い cSNP と rSNP が個人差の指標としてとくに有用とされている．迅速な検索のためにさまざまな技術が開発されてきたが，代表的な方法は以下の 2 つである．

a）インベーダー法

　　この方法では**インベーダー**（侵入者）という名前のオリゴヌクレオチドプローブがハイブリダイズしたときにのみ酵素（**クリベース**）がプローブを切断し，フレットの原理（☞178頁）に従って遊離した断片を検出する（図11-6）．その手順は以下のとおりである．
　①まず 5' 側に**フラップ領域**（標的 DNA とはハイブリダイズしない配列）を持つ**シグナルプローブ**を準備し，これを標的 DNA にハイブリダイズさせておく（図11-6a）．
　②次いで標的 DNA においてシグナルプローブに隣接するように 3' 末端に任意の塩基 N（A, G, C あるいは T）を持ち，SNP 部位以外の 3' 側と相補的なインベーダーの塩基配列を設計してハイブリダイズさせると，フラップ領域は元来標的 DNA とはハイブリダイズせずに浮遊しているのでインベーダーはその間に侵入できる（図11-6b）．
　③反応系にクリベースを作用させる．相補的なインベーダーが侵入すると，シグナルプローブの末端はクリベースにより切断され（図11-6b），その結果，フラップ部分を含んだ断片が遊離してくる（図11-6c）．
　④これと**フレット（FRET）プローブ**を混ぜると（図11-6d），上と同じようにフラップが侵入的にハイブリダイズする（図11-6e）．
　⑤フレットプローブは蛍光色素が消光物質と結合してあるが，クリベースによって蛍光物質を結合した領域が切断されると消光剤との結合がはずれる．その結果，遊離した蛍光色素が蛍光を発色するようになるのでこれを検出する（図11-6f）．その結果，SNP は T であったと結論できる．

b）タクマン法

　　タクマン法（TaqMan PCR）もフレットを使うが，その原理と操作は以下のように簡便である（図11-7）．
　①まず，5' 末端を蛍光物質で，3' 末端を消光物質で標識した約 20 塩基からなるオリゴヌクレオチド（SOA：別名タクマンプローブ）を準備する（図11-7a）．タクマンプローブは標的とする父母由来の 1 組の対立遺伝子に特異的にハイブリダイズする塩基配列を持っており，PCR のプライマーとしては働かないように，3' 末端を合成するときにリン酸化しておく．
　②標的 DNA においてタクマンプローブより上流に相補的な別のプライマーを作製する．
　③**タクマンプローブ**をサンプル DNA と混ぜてハイブリダイズさせる．プライマーから

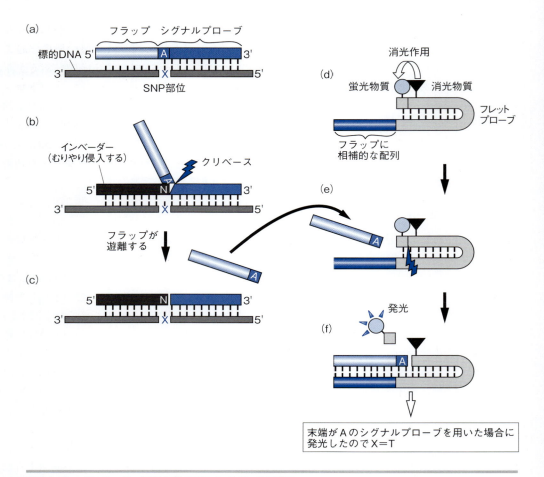

図 11-6　インベーダー法による SNP タイピングの概略
X が T であることを検出したい場合には，A プローブのみを使い，それが発光することで T への一塩基置換を迅速に検出することができる．

　　Taq DNA ポリメラーゼで相補鎖を合成させて PCR 反応を開始する．
④相補鎖の合成が進み，タクマンプローブに突き当たると Taq DNA ポリメラーゼの 5' ヌクレアーゼ活性により，標識した蛍光物質が切り取られる．その結果，消光物質が作用しなくなって蛍光が観察される．
⑤PCR により鋳型が増幅されるにつれ，この蛍光強度は指数関数的に増強する．
⑥この原理を SNP タイピングに応用するには，まず，SNP を持つ個々の対立遺伝子（アリル）に特異的なタクマンプローブを個別の蛍光物質（図 11-7b では FAM® と VIC®）で標識する．
⑦これらタクマンプローブを用いて PCR を行ったのち，蛍光測定器で比較測定するとサンプルがアリル 1 のホモ接合体なら FAM® のみの蛍光がみられる．もし，アリル 1 とアリル 2 のヘテロ接合体なら FAM® と VIC® 両方の蛍光が観察される．さらに，ア

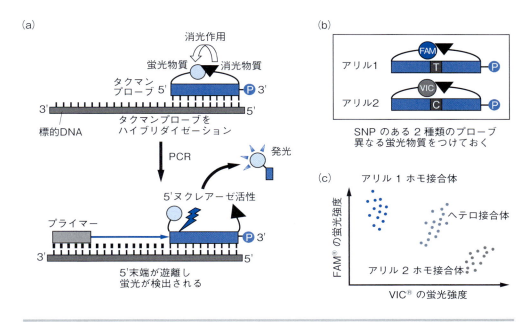

図 11-7　タクマン法による SNP タイピングの概略
タクマンプローブの蛍光色素としては FAM® と VIC®，消光色素としては TAMRA®，プライマーからのラベルには蛍光色素の ROX® などがよく使われる．

リル 2 のホモ接合体なら VIC® のみの蛍光が検出できる（図 11-7c）．

5 ハップマップ計画と医療の個別化

　個人の体質を決定しているとされる SNP は，グループを作って親から子に受け継がれることがわかってきた．「ゲノムの特定の領域に集積した遺伝的に連鎖している一塩基多型（SNP）の一群」をゲノム医療における**ハプロタイプ**と呼ぶ．元来，ハプロタイプ（haplotype）という遺伝学における用語は「半数体の（haploid）遺伝子型（genotype）」の略で，「父母由来の各染色体における相同の位置（遺伝子座位）にある一組の遺伝子（対立遺伝子）のいずれか一方の組み合わせ」を意味する．たとえば 2 つの遺伝子座位（第 1 と第 2）それぞれに 2 種の対立遺伝子（第 1 が A または a，第 2 が B または b）を持つ個体において遺伝子型が AaBb の場合には，ハプロタイプには ABab または AbaB という 2 つの型がある（図 11-8a）．遺伝子座位の数が多くなれば組み合わせの数も膨大になるはずだが，生殖細胞ができる際の減数分裂における遺伝子組換えにおいては近傍の遺伝子座はまとまって移動（連鎖）するので，ハプロタイプの種類は絞られる（☞ 図 2-19，図 4-13）．

　多数の個人を対象としてゲノム全域でハプロタイプの分布を調べて地図を作り，ゲノム医療の基盤となる情報を世界で共有しようという壮大な**ハップマップ計画**が進んできた．たとえばゲノム内で隣接して存在する SNP をセット単位で抜き出して並べてみると，大半のヒトは基本的なハプロタイプに分類される（図 11-8b）．実際，複数の日本人を対象として数十万ヵ所の SNP 解析を行ったところ，多くのヒトは共通の位置に SNP を保有し

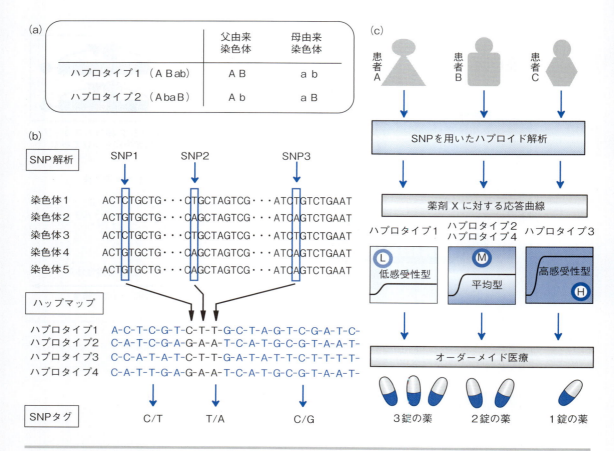

図 11-8　ハップマップを利用したオーダーメイド医療の概念図
(a) ハプロタイプは父由来，あるいは母由来の遺伝子型をどのような組み合わせで受け継いでいるかを示す．
(b) ハップマップ計画では SNP 解析で得た SNP をまとめて地図にする．たとえば，5 人の染色体の特定のゲノム領域を調べて得た SNP1，SNP2，SNP3 を含む SNP を集めて比較すると，この 5 人のみでなく，数多くのヒトが，ハプロタイプ 1～4 に分類できることがわかった．この理由は，生殖細胞ができるときに起こる遺伝子組換えが広範なゲノム領域でまとめて置き換わる（連鎖する）という仕組みにある．このような連鎖する領域をハプロタイプブロックと呼ぶ．この領域内では，すべての SNP を比較する必要はなく，たとえば 20 個の SNP のうち，3 つだけを選んで SNP タグとして診断に使えば，患者がどのハプロタイプに分類できるか，高い精度で決定できるという．ハップマップを利用すれば，有用なハプロタイプがゲノムのどの領域にいくつぐらい存在するかを一目瞭然に知ることができる．とくに，原因遺伝子が特定の染色体に配座することがわかっている疾患については，ハップマップが診断に役立つであろう．
(c) こうして集めたハプロタイプごとに，ある薬剤に対する感受性が異なることがわかれば，それを指針として適切な薬剤の量が患者に合わせて適用できる．これをオーダーメイド医療と呼んでいる．

ていることが判明した．こうしてみつかった SNP だけを順番に並べてみると，おおむね少数の（図では 4 つの）ハプロタイプに分類できた．実際には，これらすべての SNP を調べなくても，代表的な少数の（図では 3 つの）SNP についてだけ調べると，どのハプロタイプに所属するかが高い精度で決定される．こうして，あるゲノム領域での患者のハプロタイプが血液検査で確定できる．

日本・米国・英国・カナダ・中国の 14 の研究センターが参加して 2002 年に始まった国

際的なハップマップ計画では，アフリカ人，欧州人，日本人を含むアジア人270人の
DNAについてSNP解析が進められ，2005年にはゲノム全域のSNP情報をデータベース
化したハップマップの作成が完了した．これにはアフリカ人では92万ヵ所，欧州人では
87万ヵ所，アジア人では82万ヵ所のSNPの情報が含まれる．現在，カナダ，中国，日本，
ナイジェリア，英国，米国の科学者と各国政府，財団などの協力により，百万種類以上の
SNPの遺伝子型，頻度，多型相互の関連性の程度などが解明されている．これらSNPの
情報を含めたゲノムデータがインターネット上で公開されている（http://www.
internationalgenome.org）（最終確認：2019年5月10日）．これを利用すれば，すべてのSNP
を調べなくてもハプロタイプごとの目印となるSNPを調べるだけで，効率的に遺伝情報
の個人差としてのハプロタイプを知ることができる．SNPには人種差があり，欧州人と
アフリカ人は差が顕著で，日本人と中国の漢民族は非常に似ているということもわかって
きた．

　ハプロタイプを利用して患者の個人差に合わせてきめ細やかな治療を進める**オーダーメ
イド医療**の試みが進んでいる．多くの薬剤は肝臓などで代謝・分解されて排出されるが，
ある薬物に対して代謝能力の強い患者はエクステンシブ・メタボライザー（**EM**），弱い患
者はプア・メタボライザー（**PM**）と呼ぶ．分解作用の弱い人には少量を適用しないと血中
内での薬剤濃度が予想以上に高くなって副作用が出やすくなる．新薬開発において，民族
独自のSNP情報をもとにして民族差に応じた薬の使用量などを考慮することを，橋渡し
研究と呼ぶ．たとえば欧米人（コーカソイド）を対象にした研究から生まれた薬を日本人
（モンゴロイド）に使うときには，日本人の体格や体力を考慮して適応量や使用法を決め
る．米国の食品医薬品局（**FDA**）は新薬の申請に際してgPOCと呼ばれるSNP情報を含め
た基準データを添付することを検討している．日本でも多くの医薬品にgPOCのラベルが
貼られる日が近い将来やってくるかもしれない．ハプロタイプによって反応性が異なる薬
剤がみつかった場合には，患者がどのハプロタイプに分類されるかを調べたうえで，薬剤
の量を処方すれば，薬の効果を最大限にして副作用を最小限に抑える治療が可能となるで
あろう（図11-8c）．

6 コピー数多型

　これまで，ヒトはすべて父母それぞれに由来する遺伝子を2つずつ（2コピー）持つと
考えられてきた．しかし，個人の全ゲノム塩基配列の比較解析が進んできたおかげで，個
人によってある遺伝子が1コピーのみ，あるいは3コピー以上存在するといった遺伝子の
コピー数に個人差があることがわかってきた（図11-9）．この**コピー数多型（CNV）**と呼
ばれる現象は，SNPとは別のさまざまな薬の効きやすさや副作用の違いといった個人の
体質差を生み出す現象として注目され，研究が進んでいる．ゲノム領域によっては，複数
の遺伝子を含む大規模な塩基配列が重複もしくは欠損しているため，数千～数百万塩基対
程度の大きな領域のコピー数が個人間で異なる．実際，世界の5つの研究機関，企業が国
際コンソーシアム（ヒトゲノム構造多型コンソーシアム）を結成し，多様な人種における
コピー数多型の全容を解明するプロジェクトを立ち上げた（2005年）．その中で日本人を
含むアジア人，アフリカ人，欧州人それぞれ90人ずつからなる270人のDNAが解析され，

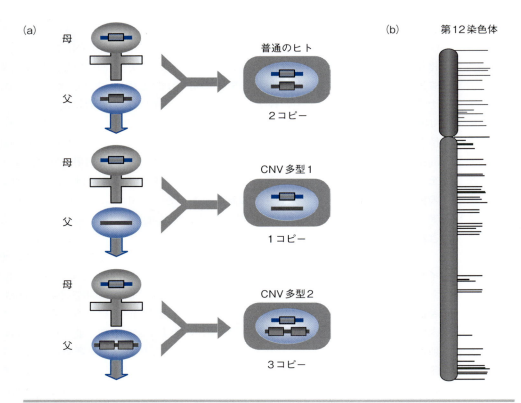

図 11-9　コピー数多型（CNV）の原理と実測
（a）普通の遺伝子においては，父母由来の 2 コピーを持つ．ところが，全ゲノムレベルで調べてみると，1 コピーしかない遺伝子や，3 コピーあるいはそれ以上のコピー数を持つ遺伝子が約 1,500 ヵ所の位置に 3,000 を超える遺伝子について見いだされた．この現象をコピー数多型（CNV）と呼ぶ．
（b）第 12 染色体においてみつかったコピー数多型の存在する染色体上の位置．棒の長さはコピー数多型が起こった染色体領域の長さの相対値を示す．英国サンガーセンターのデータ（http://www.sanger.ac.uk/science/data/）（最終確認：2019 年 5 月 10 日）を参照しながら概略を作成した．

そのデータが公表されている（http://dgv.tcag.ca/dgv/app/）（最終確認：2019 年 5 月 10 日）．それによると，ヒトゲノム上の約 1,500 ヵ所の位置に 3,000 を超える CNV を起こしている遺伝子が見いだされ，その中には，いわゆる染色体異常を伴う先天性疾患だけでなく，生活習慣病，自己免疫疾患といったありふれた病気に関する遺伝子が含まれていた．これら，遺伝子が複製されて同一遺伝子数がゲノム中で増える突然変異（遺伝子重複）のうち，染色体の 10〜300 kbp のまとまった領域が単位となってゲノム上で離れた別の場所へ複製されたものは**ブロック重複**あるいは**分節的重複**と呼ばれるが，CNV の中には，このブロック重複とは一致しない独自なものも多くみつかっている．

　CNV を示す領域の近くにある既知の SNP 部位の分布状態との比較や，疾患関連領域において CNV を示す遺伝子の有無を調べた結果，SNP が検出された 0.3％のゲノム領域よりもはるかに広範な 12％を超える広い領域に CNV が発見された．このことは CNV が SNP 以上に個人差を検出するよい指標となる可能性を示唆する．さらに，CNV を起こし

た遺伝子では，細胞内の遺伝子発現量が大きく変化するため，その遺伝子の働き具合に影響する程度が大きいと推測される．この点でも，点突然変異による生理的な影響があるかどうか不明な SNP よりも効果がはっきりしている．もし，CNV が疾患の原因遺伝子や薬の効きやすさに関わる遺伝子でみられた場合，SNP よりも個人の**「体質」**の違いを示すよい指標となるだろう．実際，上記の CNV 遺伝子の中には病気や体質，薬の副作用の有無などに関わると考えられる免疫や神経系に関与するものが多くみつかった．とくに，HIV ウイルスの感染に関わる *CCL3L1* という遺伝子では，コピー数が多い方が感染しにくいこと，アフリカ人にはこのコピー数が多い傾向にあることが判明した．このほかにも，がん，アルツハイマー病，パーキンソン病などのなりやすさも，CNV に左右されることがわかってきた．今後，CNV のデータに基づいて疾患との関連について詳細な研究が進めば，CNV をオーダーメイド医療に応用する道が急速に開けるであろう．

7 DNA 採取法

　血液からの DNA 採取は解析に十分な量を確保するための手軽で確実な方法である．まず真空採血管で採血した後に注射器で 2 mL を抜き取り，それを専用の道具（たとえばパクスジーン）へ移す．その後は付属の DNA 精製キットを使えば精製度の高い DNA が回収できる．さらに手軽で侵襲性の低いのが，専用の綿棒で頬の内側の粘膜細胞を剥離させ，そこから DNA 採取する方法である．唾液（2 mL 程度）から高純度なヒト DNA を精製する方法もある．ヒトの毛髪は皮膚の中にある毛根と皮膚の外にある毛幹に分けられるが，毛根からは解析可能な量の DNA が回収できる．一方，サンプル採集のために毛を強く引き抜くと毛根の先に毛球がついてくる．毛球には髪になるケラチンを作る毛母細胞があるため，そこから DNA が抽出できる．遺伝病を引き継いでいるかどうか，あるいは染色体異常が起きているかなどの検査のためには羊水や絨毛膜を試料とした DNA 採取を行う．妊婦から血液を 20 mL 採取し，血液に流れている妊婦の血液細胞と，胎盤から漏れ出てくる胎児の血液細胞を試料として胎児の染色体や遺伝子を調べることもできる．

8 金メダル遺伝子

　DNA 検査は病気の発見や治療だけでなく，ヒトの運動の才能を見いだすことにも役立っている．一般に運動能力の高い人は，*α*アクチニン 3（ACTN3），アンギオテンシン変換酵素（ACE），脱共役タンパク質（UCP2），PPARGC1A 遺伝子という 4 つの遺伝子がアミノ酸配列に影響を与える特殊な SNP を持っていることがわかってきた．実際，選手の適性を早期に見いだして，選手にとって最適な運動種目を選択するために DNA 検査が使われている．

a) ACTN3 遺伝子

　運動の才能を特徴づける筋肉の ACTN3 遺伝子が注目されている．筋肉には大きく分けて遅筋線維（ST）と速筋線維（FT）があり，これらの割合を筋線維組成と呼んで，遅筋線維の割合（% ST）で表す（図 11-10）．遅筋線維はタイプI線維（赤筋，遅筋，緩徐筋）

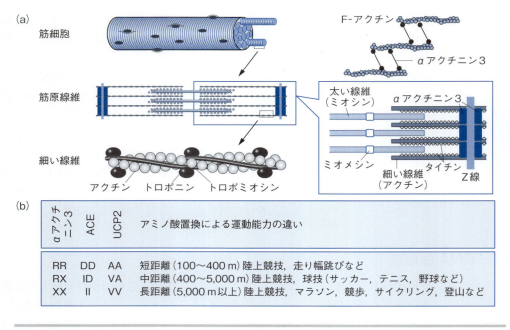

図 11-10 金メダル遺伝子とアミノ酸置換による運動能力の違い
(a) αアクチニン3の筋肉における存在場所の模式図
(b) αアクチニン3，ACE，UCP2におけるアミノ酸置換と，それによる運動能力の違い

とも呼ばれ，酸素結合性タンパク質であるミオグロビンの持つ鉄の赤色に由来する赤色（血液の色）を帯びている．収縮速度は遅いが持久性に富み疲労しにくい筋肉である．速筋線維はタイプⅡb線維（白筋，速筋，敏速筋）とも呼ばれ，ミオグロビンの量が少ないので赤色には乏しくて白くみえる．収縮速度は速く，発生する張力は大きいが疲労しやすいという特徴を持つ．％STが高ければ酸素を用いた効率のよいエネルギー生成ができる能力が高いので，その筋肉は絶対的パワーが小さいものの持久力が高い，すなわち長距離走や姿勢の保持が必要な競技（体操など）のほうが短距離走より適していることを意味する．

ACTN3遺伝子が産生するαアクチニン3は，短距離走で瞬発力を生み出す速筋線維の内部に働きかけ，筋線維の構造を強化する（図11-10a）．αアクチニン3は901残基のアミノ酸からなるが，ACTN3遺伝子の1,747番目の塩基であるシトシン（C）がチミン（T）に置換すると成熟タンパクの577残基目のアルギニン（R）を指定するコドンが停止コドンに変換される（R→X）ため，タンパク質への翻訳が行われなくなる．そのため，ホモ接合体保持者（塩基配列ではTT型＝アミノ酸配列ではXX型）ではαアクチニン3が存在しないため，日常生活には支障がないものの筋線維の構造が弱体化している．しかし，その分筋肉の持久力は増大するため，XX型のヒトは長距離走や登山などに向いている．一方，RR型のホモ接合体保持者はパワーと瞬発力のある筋力を持つので短距離走に向いている．RX型のヘテロ接合体保持者は，その中間の中距離走や球技に向いている．筋力には民族差があり，ジャマイカ人と日本人はRR型（75％，18％），RX型（23％，60％），XX型（2％，22％）となっている．とくにオリンピックで金メダルをとるようなジャマイ

カの一流スプリンターの大半は RR 型だという.

b) ACE 遺伝子

アンギオテンシン変換酵素（ACE）はアンギオテンシン I という不活性物質（ペプチド）をアンギオテンシン II という活性型ペプチドに変える反応を触媒する酵素である. アンギオテンシン II は，アンギオテンシン II 受容体に作用して血管収縮を介した血圧上昇機能を持つため，ACE 阻害薬は高血圧の治療に用いられる. さらに，ACE を阻害すると血圧を下げる作用を持つブラジキニンが分解されなくなり，その意味でも降圧薬として有用である.

ヒトの ACE 遺伝子には，イントロン 16 の中に Alu と呼ばれる 287 塩基対の反復配列が挿入（insertion：I）または欠失（deletion：D）されるという個人差がある. 持久系競技のトップレベルの競技者においては，I（アイ）型の発現頻度が高く，パワー系競技者では D 型の発現頻度が高いという. さらに，慢性的に組織内の ACE 活性が低いとされている ACE 遺伝子の II（アイアイ）型を有する者は，タイプ I 線維（遅筋線維）の割合（% ST）が高いことが示されている（図 11-10b）. 実際，血清中の ACE 濃度が DD 型＞ID 型＞II 型の順で高いことが発見された.

I 型のホモ接合体保持者（II 型）は血管拡張能が高いため持続的な酸素供給能力が高くなり，運動による疲労を感じにくいので持久系のスポーツに適しているだけでなく，トレーニング効果が現れやすい体質なので，持久トレーニングに励む価値がある. DD 型は血管の収縮能力が高く，瞬間的な酸素・栄養補給能が高いので瞬発力を必要とする短距離走などの種目に適しているが，疲労がたまりやすいので全身持久力系トレーニング効果はあまり期待できない. ID 型は II 型と DD 型の中間型となる.

c) 脱共役タンパク質（UCP2）

ミトコンドリア内膜で ATP（エネルギー）を作るために，電子伝達と酸化的リン酸化の双方が結びついていることを「共役」と呼び，それを脱して ATP を作る代わりに熱を産生することを「脱共役」という. 脱共役タンパク質である UCP はミトコンドリア内膜での酸化的リン酸化反応を「脱共役」させて，エネルギーを熱として放出する機能を持っている. UCP には UCP1～5 の 5 種類が存在するが，そのうち UCP2 はエネルギー消費効率を制御するので運動中の活性酸素の消去やエネルギー効率に影響する.

UCP2 の 55 残基目のバリン（V）がアラニン（A）に置換されるか否かでエネルギーを消費する能力に差が出てくる. VV 型はエネルギーを消費しにくいため持久系の運動（マラソンなど）に有利である反面，エネルギー源の蓄積能力が優れているので太りやすい体質となる（図 11-10b）. AA 型はエネルギーを消費しやすいため持久系の運動には不利な体質なので，持久系スポーツを行う際は，より多くの補給食を口にする必要がある. しかしエネルギーを消費しやすいので瞬発力が必要な短距離系運動に向いており，いくら食べても太りにくい体質である. VA 型は VV 型と AA 型の中間の特徴をもち，他の遺伝子の影響（体質）によって効果の出方が異なる.

d) PGC-1αの遺伝子

PPARGC1A 遺伝子が産生する PGC-1α は筋肉内のミトコンドリアの生成やその機能の

調整に働く．PGC-1αの働きが高いほど，運動時にミトコンドリアが増殖し，その結果エネルギー産生量が高く保持される．PPARGC1A遺伝子には，482番目のアミノ酸がグリシンかセリンかによってG型とS型がある．GG型は運動によりミトコンドリアの増殖量が高く保てるタイプで，運動強度が高いため，トレーニング強度を調節する必要がない．また，エネルギー生産量の保持が高いため，運動を継続的に行うことで運動効率を高く維持できる．SS型は運動をしてもミトコンドリアの増殖量が低いまま運動強度は低いので持久系のトレーニングは好ましくない．運動を継続することで運動効率はよくなるが，運動しすぎると体に負荷がかかりやすいため，ゆったりした運動が勧められる．GS型は運動によるミトコンドリアの増殖量がGG型とSS型の中間的なタイプとなる．

9 遺伝子治療の歴史と実例

多くの疾患で遺伝子の変異が病因であることがわかってくると，外部から正常な遺伝子を患者に導入して発現させることで根本的に治療しようという**遺伝子治療**の考え方が生まれてきた．遺伝子治療は遺伝性疾患のみでなく，がんやエイズなど，ほかに治療法のない難治疾患の治療法として期待が寄せられている．

Tea Time　アルコール抵抗性（酒呑み）の遺伝子検査

生まれつき酒に強い人もいれば弱い人もいる．人体に入ったアルコールは肝臓において3種類のアルコール脱水素酵素（alcohol dehydrogenase：ADH1，ADH2，ADH3）とシトクロム P450 2E1 によりアセトアルデヒドに分解される．アセトアルデヒドは毒性が強く，悪酔い・2日酔いの原因となる．次いでアセトアルデヒド脱水素酵素（aldehyde dehydrogenase：ALDH）の働きにより酢酸になり，最終的には炭酸ガスと水になって排泄される．ALDHには2種類あり，活性が弱いALDH1に比べてALDH2は血中アセトアルデヒド濃度が低い時点から作用する強力な酵素である．

ADH2遺伝子のH47R多型において，RR型の人はHH型の人に比べてADH2の酵素活性が40分の1しかないのでアセトアルデヒドの生成が著しく遅くなる．日本人の大半はRR型だが，欧米人の大半はHH型である．一方，ALDH2の487番目のアミノ酸は欧米人ではどの人もグルタミン酸（E）だが，日本人の中にはリジン（K）に変化している人も多い（EE型が56％，EK型が40％，KK型が4％）．このE487K多型において，K型ではアミノ酸が1個置き換わっただけでアセトアルデヒドを分解して酢酸に変える能力を失っている．そのため，K型の人は，お酒を飲むとエタノールから生じたアセトアルデヒドが分解されないで残り，その毒性により顔が赤くなりやすく，眠気や動悸などを引き起こす．

他方，両親から引き継いだALDH2がEE型の人は酒に強い体質となる．このタイプは若い頃はあまり酒に強くなくても鍛えれば強くなる．KK型ではアルコールが一滴も飲めないほどの極めて酒に弱い体質となる．EK型はあまり酒に強くなく，鍛えてもさして強くならない．この割合には民族差があり，酒に弱いEK＋KKの人は日本人では44％，中国人では41％，韓国人で28％，インド人では4％，欧米・中東人では0％だという．日本人は世界的にみても酒に弱い民族のようだ．

a）遺伝子治療の黎明期

　遺伝子治療の可能性について大きな社会的波紋を投げかけたのは，1980年にカリフォルニア大学の医療チームが倫理的・技術的議論のないままサラセミア患者にグロビン遺伝子を導入するという臨床実験を強行した事件である．人道的にみても危険の多いこの種の事件の続発を恐れた米国政府は，1985年には米国国立衛生研究所（NIH）に「遺伝子治療に関する小委員会」を設けてガイドラインを設定し，それ以降はこの委員会の認可なしでは遺伝子治療を実行できなくした．このガイドラインによると，外来遺伝子を導入する臨床実験は体細胞に対してだけ許され，子孫に遺伝する生殖細胞に対して行うことは禁止されている．1989年にはNIHのローゼンバーグ（S. A. Rosenberg）やアンダーソン（F. W. Anderson）らによるがん患者へのマーカー遺伝子（*neo*）の導入実験が初めて許可され，遺伝子導入ベクターの安全性や効率が調べられた．

　そして1990年には，その実験結果をもとに計画された重症免疫不全症である**アデノシンデアミナーゼ欠損症**の患者への正常遺伝子導入の遺伝子治療に対して認可が下り，直ちにNIHのクリニカルセンターにおいて4歳の女児に対して世界初の遺伝子治療が施された（図11-11）．この患者は生まれつき**アデノシンデアミナーゼ（ADA）**という酵素が異常なため免疫力がほとんどなく，普通の人が平気なちょっとした感染でも死に至ってしまう．治療法はなかったので，患者は感染を防ぐため他人とは接触できず，1日中家に閉じこもっていなければならなかった．この遺伝子治療においてはまず患者のリンパ球を採取し，試験管内で正常ADA遺伝子を導入したうえで患者に返すという ***ex vivo* 遺伝子治療**

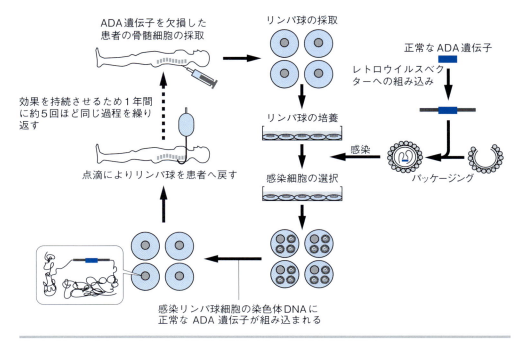

図11-11　アデノシンデアミナーゼ欠損症患者に対して行われた遺伝子治療

法が採用された．経過は良好で，治療開始から1年後には患者は幼稚園に通い始め，現在ではリンパ球の数もほぼ正常になり，半数のリンパ球細胞で導入した正常遺伝子が働いているおかげで普通のヒトと変わらない生活を送っているという．

　この成功に励まされ，以下に述べるように遺伝子治療は世界に広まり，これまでに単一遺伝子の変異による遺伝性疾患のみでなく，がんなどの一般の病気にまで応用が広がり，すでに1万人以上の患者に遺伝子治療が施されてきた．

b）遺伝子治療用のベクター

　遺伝子治療では，標的細胞を患者から体外に取り出し，培養条件下で正常遺伝子を導入した細胞を再び患者の体内に戻すという *ex vivo* 遺伝子治療法が主として採用される．遺伝子導入法には化学的方法（リポフェクションなど）もあるが，効率がよくないため以下に列挙するウイルスベクターに頼る生物学的方法が主流である．

（1）アデノウイルスベクター

　風邪の原因となるアデノウイルス（二本鎖 DNA ゲノムを持つ）を無害化したアデノウイルスベクターは，非分裂細胞にも遺伝子導入できる利点を持つが，短い発現持続時間，炎症の誘発，低い感染特異性という欠点も無視できない．ヒトへの病原性がない**アデノ随伴ウイルス（AAV）**はアデノウイルスの培養液に混入しているウイルスで，AAV 由来のベクターは分裂型，非分裂型細胞のいずれもよい効率で遺伝子導入ができる．またヒトの特定の領域（第19染色体長腕）に組み込まれるので，宿主細胞をがん化させる恐れがない安全なベクターとして期待されている．ただし，現状では調製が容易でない．

（2）レトロウイルスベクター

　マウス白血病ウイルス（MoMLV）に由来するレトロウイルスベクターは，形質転換効率がよく，感染後にはウイルスゲノムが宿主染色体に組み込まれる．ただし，盛んに分裂している細胞にしか効率のよい遺伝子導入はできず，遺伝子治療の対象となる造血幹細胞や神経細胞などには遺伝子導入の効率が悪いという欠点がある．

（3）レンチウイルスベクター

　レトロウイルスベクターの欠点を改善すべく，レトロウイルス科に属するエイズウイルス（HIV-1）に代表される**レンチウイルスベクター**が開発された．挿入遺伝子（最大で10 kbp）の発現プロモーターは自由に選べ，動物の種類を問わず幅広い種類の細胞に遺伝子導入できる．制御遺伝子である *tat* と修飾遺伝子群を含む HIV ゲノムの3分の1以上を欠失させたうえで，ウイルス構成に必須な要素を4種類のプラスミドに分割し，染色体に組み込んだ後にはウイルスゲノムが転写されないようにして安全性を高めてある（図11-12）．このベクターは ES 細胞や血液幹細胞に導入した場合でも，長期にわたって遺伝子発現の抑制がほとんど起きないという点においてもほかのウイルスベクターより優れている．

（4）単純ヘルペス1型ウイルスベクター

　口唇ヘルペスのウイルスである単純ヘルペスウイルス1型（HSV-1）に，人工的に3つ

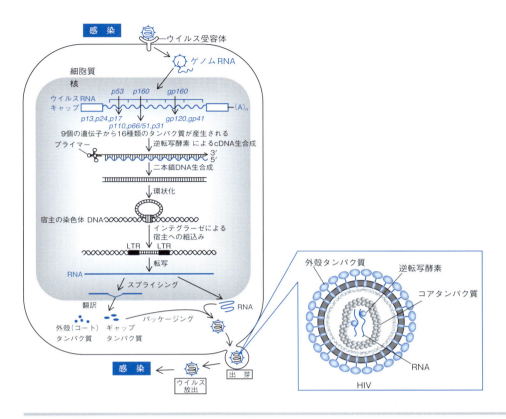

図 11-12 HIV ウイルスベクターの概略
HIV ウイルスの感染の仕組み．HIV ウイルスは免疫に重要な役割を果たす T 細胞表面の受容体に結合し，そこから細胞内へ取り込まれて感染する．細胞核まで侵入すると，そこで HIV ゲノムにコードされている逆転写酵素を使って，RNA ゲノムを鋳型にして二本鎖 cDNA を生合成する．そこからは，宿主であるヒトのゲノムへ組み込まれて数年間潜伏する．やがて，何らかの刺激を受けて活性化され，RNA ゲノムとともにウイルスのタンパク質がいっせいに生合成され，パッケージにより包み込まれてウイルスが構成される．やがて，出芽酵母により細胞外へ放出される．

の遺伝子の変異を起こした G47Δ は顕著な治療効果や安全性などの点で画期的なウイルスベクターとして注目されている．改変して機能を失わせたのは ICP6（ウイルスの DNA 合成に必要），γ34.5（感染した細胞が自滅するのを防ぐ），α47（ウイルスががん細胞だけで増殖するとともに，がんに対する免疫応答を増強する）という 3 つの遺伝子である．正常な細胞には感染するものの増殖できないため無害であるが，がん細胞には変異させた遺伝子と同じ働きをする遺伝子が活発に発現しているので，ウイルスはそれを利用して増殖し，がん細胞を選択的に殺しながら周辺のがん細胞に拡散して次々とがん細胞を殺していく．免疫刺激遺伝子，血管新生阻害遺伝子，がん細胞だけが発光する診断用のマーカー遺伝子などを組み込む試みもある．万一ウイルスが増殖しすぎても優れた抗 HSV-1 治療薬（アシクロビル，バラシクロビル，ビダラビン，イドクスウリジン）が完備されているので心配はない．多くの日本人が感染して抗体を持っているため，静脈注射や点滴では血液中の抗 HSV-1 抗体によってウイルスが死滅するので使えないが，逆にいえば安全性が高い証拠でもある．

296　第11章　遺伝子の診断と治療

10　がんウイルス療法

　　ある種のウイルスは，がん細胞に感染すると過激なまでに増え続けて，感染細胞を殺してしまう性質を持つ．都合のよいことに，がん細胞が極めて活発に細胞分裂するのに比べて，正常細胞は通常，細胞分裂をしないので正常細胞は殺さない．このようなウイルスは腫瘍溶解性（オンコリティック）ウイルス（oncolytic virus）と呼ばれ，このウイルスを用いた遺伝子治療は特別に「がんウイルス療法」と呼ばれている．ウイルス療法は，厳密には遺伝子治療とは区別されるものの，がんウイルス療法の臨床研究実施計画書は，「遺伝子治療臨床研究に関する指針」に則って厚生労働省の審査を受けている点で広義の遺伝子治療に含まれるため，この項目で紹介する．

a）テロメライシン

　　OBP-301（テロメライシン®）と呼ばれる5型アデノウイルスは藤原俊義（岡山大学）らによって，がん細胞で特異的に増殖し，がん細胞を破壊することができるように遺伝子改変された腫瘍溶解性ウイルスである（図11-13）．テロメライシンのゲノムにはヒトテロメラーゼ（hTERT）のプロモーター，E1A遺伝子，IRES配列およびE1B遺伝子をこの順に含む（図11-14a）．一般にがん細胞ではテロメラーゼと呼ばれる酵素の活性が高いので，テロメラーゼ遺伝子のプロモーターにつないだE1AとE1Bががん細胞でのみ過剰に発現する．そうなるとウイルスはどんどんと増え続けてしまうので，がん細胞はウイルスでいっぱいになってしまい，やがて爆発してがん細胞を破壊する．こうして放出されたウイルスは，また近隣の新たながん細胞に感染して次々と殺していく．E1A遺伝子とE1B遺伝子は連続的に同じ程度の量のタンパク質が産生されるよう，IRESと呼ばれる特殊な塩基配列でつなげてある．都合のよいことに，テロメライシン®はテロメラーゼがほとんど発現していない正常細胞の中ではプロモーターが動かないので増殖能力が極めて低いという点で安全性が高い．ただしアデノウイルスには有効な抗ウイルス薬が存在しないため，爆発的に増殖してしまうといった不測の事態が起きても体内で増殖を開始したウイルスを止めることが難しいという懸念があったが，これまでに行われた臨床試験では高い安全性を示した．

　　一方，類似のOBP-401（テロメスキャン®）はテロメライシン®にクラゲの発光遺伝子を組み入れ，がん細胞や炎症性細胞などのテロメラーゼが大量に発現されている細胞が特異的に蛍光を発光するようにした検査用ウイルスである（図11-14b）．一般に悪性化したがん細胞は腫瘍の形成とともに血液中に出現し，血管やリンパ管の中を通ってさまざまな臓器に転移していく．そうした血液中を漂っているがん細胞のことを血中循環がん細胞（CTC）と呼ぶ．他の検査では発見することが困難な5mm以下のがんがある場合でも，実は血液中にはすでにがん細胞が流れていることがわかってきた．そこで，がん患者から血液を採取し，高感度なテロメスキャン®を使って，がん細胞だけを蛍光発色させる処理を行えば簡便に血中循環がん細胞が検出できるという．

b）単純ヘルペスウイルス1型（HSV-1 G47Δ）

　　HSV-1が持つ80個以上あるウイルス遺伝子のうちすでに2個の遺伝子改変が行われて

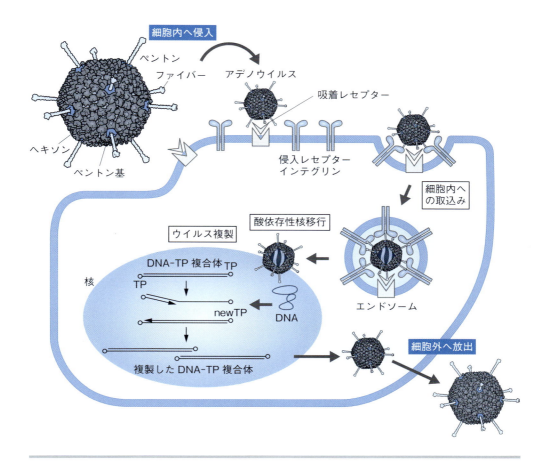

図 11-13　ヒトアデノウイルスの構造と生活環
二本鎖 DNA（36 kb）をゲノムとして 240 個のタンパク質を産生するヒトアデノウイルスは，感染するとまずファイバーが受容体（CAR）と結合し，その後細胞内へ取り込まれる．やがて核内へ移行し，ウイルスの外皮は壊れてウイルスの内包物である DNA を細胞核内へ放出する．核内でアデノウイルス DNA は複製され，ウイルス粒子を構成するタンパク質も発現されて成熟ウイルス粒子を構成し，やがて細胞外へ放出されて別の標的細胞へ次々と感染していく．

いる腫瘍溶解性ウイルスとしての第 2 世代 HSV-1（G207）が米国で開発されていた．藤堂具紀らがそれに 3 番目の改変（α47 の欠失）を追加した G47Δ（デルタ）と呼ばれる第 3 世代 HSV-1 ウイルスを作製した（図 11-15）．この人工的な三重変異を施した HSV G47Δ は以下に列挙する画期的な特徴を持つため，安全性や腫瘍縮小能力において優れていることがわかってきた．

①ウイルスは，がん細胞だけで盛んに複製し，正常細胞では複製できないように遺伝子を改変しているため，ヘルペスは発症しない．すなわち，正常細胞では複製できないように，ウイルスの DNA 生合成に必要な ICP6 をマーカーの LacZ 遺伝子を活性部位（キナーゼドメイン）に挿入することで欠損させている（図 11-16）．ICP6 遺伝子は DNA の材料となる塩基の生合成に必須なリボヌクレオチドレダクターゼ（RR）の大サブユ

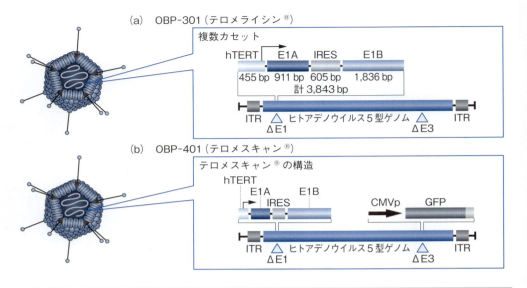

図11-14 テロメライシン®（a）と蛍光発光するテロメスキャン®（b）の遺伝子構造

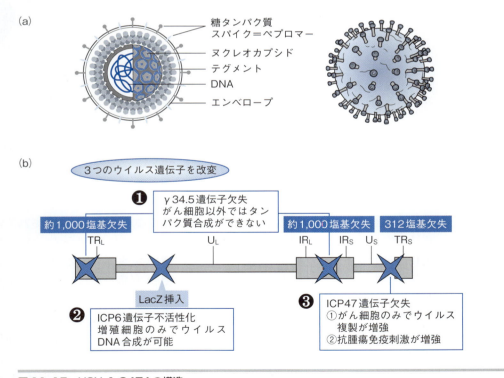

図11-15 HSV-1 G47Δの構造
G47Δ（デルタ）と呼ばれる第3世代 HSV-1 ウイルスが遺伝子治療に使われている．

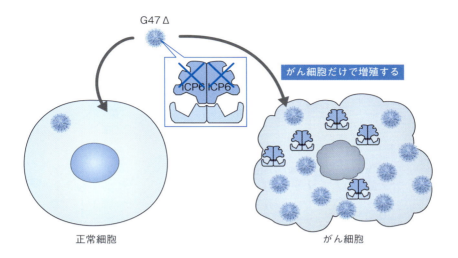

図 11-16　HSV-1 G47Δによる腫瘍溶解の原理
G47ΔではICP6遺伝子を壊しているので，がん細胞だけで複製できる．ICP6はDNA複製に必須な酵素（RR）と同じ働きをする．がん細胞ではICP6と類似の働きをするRRが過剰発現されているのでICP6の欠失が補われて複製できるが，正常細胞にはRRが存在しないので複製できない．

ニットをコードする．細胞分裂が盛んに行われている，がん細胞ではICP6と類似の働きをするRRが過剰発現されているので，ICP6の欠失が補われて複製できる．一方，ほとんど分裂していない正常細胞はRRがないのでG47Δは複製できない．

② 2コピーあるγ34.5遺伝子の両方を欠失させている点においても，がん細胞だけでのウイルス複製を保証している．正常細胞ではウイルス感染に応答して二本鎖RNA依存性プロテインキナーゼ（PKR）がリン酸化されて活性化し，標的である翻訳開始因子（eIF2a）をリン酸化することで働けなくしてタンパク質合成反応が停止する．すなわちウイルスも自身のタンパク質を増やせなくなるのである（図11-17）．野生型HSV-1のγ34.5は活性型PKRに拮抗阻害してeIF2aをリン酸化させないでウイルスタンパク質合成を活性化している．G47Δではγ34.5遺伝子を欠失しているのでタンパク質合成が停止し，HSV-1は正常細胞では複製を行えない．一方，もともと活性型PKRが少ないという特徴を持つがん細胞ではγ34.5の必要性が低く，γ34.5遺伝子欠失のHSV-1でも複製できる．

③ 野生型HSV-1ではα47は宿主細胞の抗原提示関連トランスポーター（TAP）という，ウイルスタンパク質の形を免疫系に提示して攻撃させる因子を阻害している（図11-18）．細胞表面のMHCクラスIというタンパク質を働かなくさせることで，ウイルスタンパク質の断片が細胞膜へ移動できなくしているのである．ところがα47を壊したHSV-1 G47Δでは，この妨害ができなくなっており，「ウイルスが感染した」という証拠を細胞膜上へ提示して免疫細胞による攻撃を誘導している．すなわち，がん細胞もウイルスも姿を隠して免疫から逃れる仕組みを持っているので，それを調節しているα47遺伝子を壊して免疫細胞が攻撃しやすくしているのである．さらにG47Δで

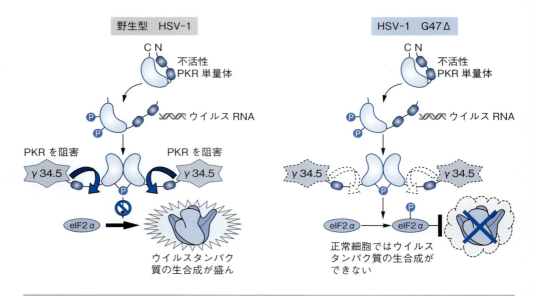

図11-17 野生型 HSV-1 と HSV-1 G47Δ の違い
G47Δ では γ34.5 遺伝子を壊すことでタンパク質が合成されないため, 正常細胞では複製できない. 一方, がん細胞ではもともと活性型 PKR が少ないので γ34.5 の必要性が低く, γ34.5 遺伝子欠失の HSV-1 でも複製できる.

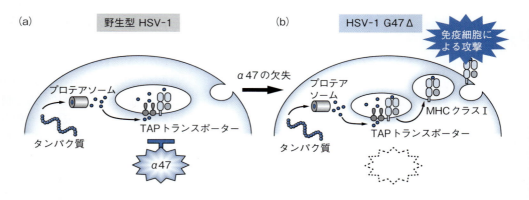

図11-18 α47 タンパク質の役割
(a) 野生型 HSV-1 では TAP が α47 による阻害の影響で働かなくなっているため, ウイルスは姿を隠している.
(b) HSV-1G47Δ では α47 が壊れているので, TAP と MHC クラス I が働いて, ウイルスタンパク質の形を免疫系に提示して攻撃させる.

は, α47 遺伝子と重なるプロモーターの欠失の結果, US11 という γ34.5 欠失による増殖能低下をもとに戻す能力のある RNA 結合タンパク質の遺伝子調節機能も同時に壊しているので, US11 遺伝子の発現時期が早まって, γ34.5 欠失により減弱したウイルスの複製能を腫瘍細胞に限って復元できる.

現在，進行性膠芽腫という脳腫瘍の約4分の1を占める神経膠腫（グリオーマ）のうち最も悪性が高いとされる膠芽腫で，手術や放射線治療，化学療法などを組み合わせても治癒が困難な患者に対してフェーズ1/2試験（臨床研究）が厚生労働省の承認を得て進められており，その成功が心待ちにされている．

12 ゲノム創薬と先端医療

「1つの生物が持つすべての遺伝情報」であるゲノム情報をもとにして薬を創出することを**ゲノム創薬**と呼ぶ．ゲノム情報は，タンパク質のアミノ酸配列をコードするコーディング領域とそれ以外のノンコーディング領域に大別されるが，ゲノム創薬ではこの両領域を対象にしたゲノム情報を基盤として病気の原因をゲノム（遺伝子）レベルで解析することによって創薬の標的分子を絞り込み，コンピュータを使ったドラッグデザインなどによって従来の研究手法では見いだせなかった有効な物質や化合物を論理的に創生して医薬品を誕生させる．ゲノム創薬やゲノム医療へ向けての技術基盤を提供する研究分野は**トランスレーショナル・リサーチ**と総称されるが，とくに医療分野への応用を強調する場合にはトランスレーショナル医療と呼ばれる．「ベンチからベッドサイドへ（bench to bedside）」という合言葉を持って研究上の発見を速やかに医薬品開発へ展開させる試みが大学などのアカデミックな研究の場でも盛んに推奨されている．ゲノム創薬の進展に伴って，さまざまな先端医療の開発も進んできた．本章ではそれらのいくつかも合わせて概説したい．

1 ゲノム創薬科学とは

創薬科学は独創的な新しい医薬品を作るための総合的なサイエンスである．医学の重要な目的である疾患の治療および予防におけるあらゆる分野において，薬学の果たしてきた役割は限りなく大きい．ポストゲノム時代に入って始まったゲノム創薬の段階に入ると，その役割は飛躍的に大きくなると期待され，薬物療法の社会的な重要性もますます増大していくであろう．その原動力となっていくのが基礎医学の進展による疾患原因（関連）遺伝子の解明の急速な進展と，ロボットを用いた高速スクリーニング（ハイスループットスクリーニング，HTS）系の開発およびゲノム情報の高速な検索系の進展である．実際，1週間で数千個の化合物のスクリーニングも日常化している．試験管内（*in vitro*）のスクリーニングで見いだされた活性化合物から，創薬の基盤となるリード化合物が見いだされると，生体内（*in vivo*）における薬物動態などの系統的な試験も組み合わせることでリード化合物の最適化が行われ，薬物候補化合物を絞り込んでいく．この段階におけるより効率的な手法の開発も進んでいる．

ゲノム創薬科学は開発の過程から第1相，第2相の2つに分類できる（図12-1）．

第1相ゲノム創薬科学は，治療すべき疾患の標的遺伝子や標的タンパク質の選択と決定から始まり，高速スクリーニング系の立ち上げを経て，多数の化合物のランダムなスクリーニングによるヒット化合物の発見とそれらの化学修飾によるリード化合物の確立に至る．

第2相ゲノム創薬科学では，リード化合物の最適化に始まって，安全性試験を経て動物実験から臨床試験まで，個体での試験が主流になってくる．この段階では長期投与による

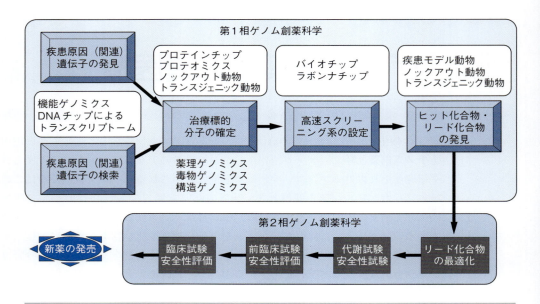

図12-1 ゲノム創薬科学における医薬品開発プロセスの図式化
これらのプロセスは第1相ゲノム創薬科学，第2相ゲノム創薬科学に分類するとわかりやすい．ゲノム創薬では各段階において，従来にない飛躍的な展開が見込める手法を採用することが可能となった．
（加藤隆一：最先端創薬, p13, 共立出版, 2000 を参考に著者作成）

毒性や副作用の出現という第1相では予想できない問題に突き当たることも多く，最終段階まで進めないで脱落する薬物が数多く出てくるため，新薬発売まで漕ぎ着けるのはわずかである．しかしながらポストゲノム時代のゲノム創薬においては，従来にない優れた薬物が次々と出てくることが期待されることもあって，新薬発売まで至るプロセスは飛躍的に効率化されるであろう．

2 ゲノム創薬の基盤となる薬理ゲノミクス

　薬理ゲノミクス（ファーマコゲノミクス）はゲノム創薬において中心的な役割を果たすであろう．ゲノミクスとは全塩基配列が決定されいくつかの生物のゲノム情報をもとにして，全遺伝子の発現動態や機能などを網羅的・系統的に解析することを意味する（図12-2）．蓄積してきた膨大なゲノム情報を効率よく整理し，誰でもが簡便に利用して自在に使えるようにするために**ゲノム情報科学**（ゲノムインフォマティクス）という研究分野が誕生した．これは生命科学（バイオサイエンス）と情報科学（インフォマティクス）の融合領域であることを強調して生物情報科学（バイオインフォマティクス）と呼ばれることもある．すべての同定された遺伝子に系統的なコード番号あるいは名称を与える**アノテーション**と呼ばれる作業が進んだおかげで最近では複雑なゲノム情報が随分と扱いやすくなった．これらの発展の影には情報解析技術の総称である**IT**の発達が大きく貢献している．

　ゲノミクスも細かくみればさまざまに分類できる．

(a)
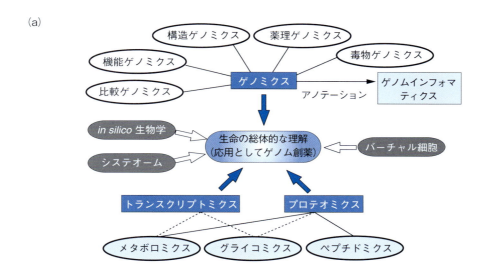

(b)
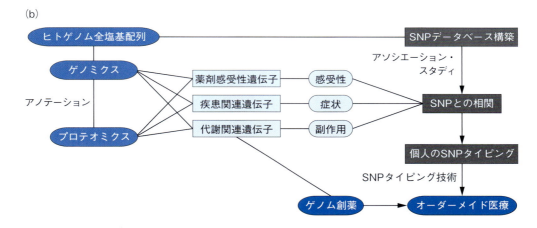

図 12-2 ポストゲノム時代の研究の流れ
(a) ゲノミクスとそれより派生した各研究分野の関係．とくに欧米ではこれらの諸分野の集束点としてゲノム創薬が考えられている．
(b) SNP，ゲノム創薬とオーダーメイド医療の相関図

構造ゲノミクス：ゲノム中にコードされるすべてのタンパク質の三次元立体構造をX線結晶構造解析，核磁気共鳴（NMR），コンピュータを用いたシミュレーションなどによって決定し，タンパク質構造を総体的に解析する．

機能ゲノミクス：ゲノム情報をもとにして各遺伝子産物の機能や生理的役割を包括的・系統的に研究する．

比較ゲノミクス：全塩基配列が決定された他の生物のゲノム情報と比較研究する．

薬理ゲノミクス：ゲノム情報を基盤とした分子薬理学的研究を総体的に表現した用語である．

306 第12章 ゲノム創薬と先端医療

毒物ゲノミクス：ゲノム情報を基盤として薬の副作用などの毒性をゲノムレベルで解析する．実際，薬の原材料となる化合物がどの遺伝子に作用して副作用を起こすかをゲノムレベルで解析し，化合物と遺伝子の副作用データベースを作る試みがすでに始まっている．

これらの情報はゲノム創薬の基盤となると期待される．

3 トランスクリプトームから得られるゲノム創薬情報

ゲノム創薬の有用な情報源の1つに**トランスクリプトーム**（transcriptome）がある．これは転写産物（transcript）とゲノム（genome）を融合した用語で，1つの生物において転写されているすべての転写産物を意味する．このトランスクリプトームの情報を基盤として，1つの生物や細胞に含まれるすべての転写産物について網羅的・系統的に発現動態などを解析することを**トランスクリプトミクス**と呼ぶ．ここから得られる情報はゲノム創薬にとって宝庫である．ただし，あまりにも膨大な情報が得られるので，そこから有益な情報のみを抽出するには目的意識をはっきり持って望まなければならない．

現在，行われているトランスクリプトミクスの大半はタンパク質の読み枠を持つmRNAを解析対象にしている．たとえば100アミノ酸以上のタンパク質をコードしうるmRNAだけでもヒトゲノムの中には数万種類ある．これを50アミノ酸以上に下げるともっと膨大な数となる．

mRNAの中には20アミノ酸以下のタンパク質しかコードしえない，言い換えればタンパク質をコードしないでRNAそのものが機能を持つ機能性RNAが多数みつかってきた（☞58頁）．なかでもmiRNA（☞180頁）は，新たな機能が次々とみつかって大きな注目を浴びており，その挙動をスクリーニングするためのmiRNAアレイも販売されている．このような機能性RNAはヒトなどの哺乳動物ゲノムにも多種類存在する．マウスでクローニングされてきた6万個以上のcDNAのうち，1万6千種類はタンパク質をコードしない機能性RNAである．これら機能性RNAのトランスクリプトミクスも本気で取り組むべき重要な問題で，実際このRNAのトランスクリプトームを**アールエノーム（RNome）**と呼んだ計画が立てられている．その解析が進んでくれば機能性RNAを対象としたゲノム創薬が視野に入ってくるであろう．

4 DNAマイクロアレイ

a) DNAマイクロアレイの原理

トランスクリプトーム解析において威力を発揮するのは，数千種類の遺伝子に対応するDNAを1枚の顕微鏡用スライドグラスに貼りつけた**DNAマイクロアレイ**で，貼りつけた数千種類の遺伝子の発現パターンが同時に解析できる．これは作製法によって大きく2つに分類できる．1つは米国スタンフォード大学で開発されたスタンフォード型で，顕微鏡用スライドグラスの上にDNAあるいはオリゴヌクレオチド（約60塩基）溶液をスポットする．1cm四方に数千種類ものオリゴヌクレオチドを極微量ずつスポットして円形に

規則正しく並べて貼りつけるには特殊な機器（スポッター）が必要となる．もう1つはアフィメトリクス（Affymetrix）社型で，半導体作製で培った微細加工技術を用いてシリカ基盤上にオリゴヌクレオチドを直接合成していく．最初は後者のみをDNAチップと呼んでいたが，そのうち両者をまとめて**DNAチップ**と呼ぶようになった．現状ではほとんどが後者で占められている．

現在，ヒトやマウスにおいて数万種類の約100アミノ酸程度の大きさのタンパク質をコードする遺伝子（cDNA）を1枚のDNAチップに貼りつけたものが販売されている．これを用いるには以下のような実験を行う（図12-3）．まず調べたい細胞から調製したmRNA（あるいはcDNA）を蛍光色素（Cy3）で標識してプローブとし，DNAチップとハイブリダイズする．DNAチップを洗浄したのちに残るシグナルの強度を全スポットに対してレーザースキャン顕微鏡により定量的に測定し記録する．一方，対照とする細胞からも同様にしてmRNAを抽出し，逆転写酵素でcDNA化する際に蛍光色素（Cy5）で標識してcDNAプローブとし，DNAチップとハイブリダイズして洗浄後のシグナル強度を記録する．両者を比較することにより，2つの細胞間で転写誘導（あるいは抑制）されているmRNAの量が検定できる．

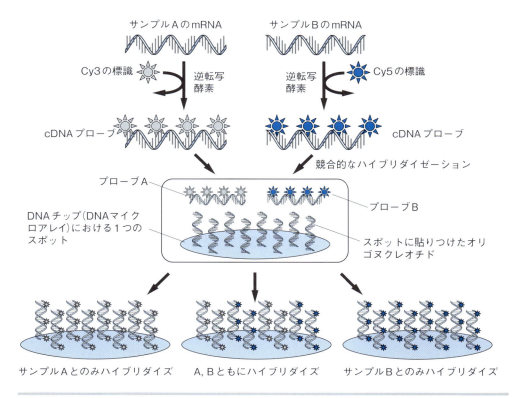

図12-3　DNAチップ（DNAマイクロアレイ）におけるプローブのハイブリダイゼーションによるシグナル検出の原理
2種類の蛍光色素により標識したプローブを混ぜて競合的にハイブリダイズさせて発現量を観察する．

こうして得られたデータは遺伝子発現の程度を色の濃度で表示するとわかりやすい．膨大なデータは発現程度の類似したいくつかの遺伝子を群（クラスター）として集めて表示する**クラスター解析**と呼ばれる手法によって分析する．サンプルごとに遺伝子の順番に並べたときにはわかりにくかった，発現亢進している（あるいは発現低下している）遺伝子群が一目瞭然で把握できるようになるため，遺伝子発現のパターンの意味づけが可能となる利点がある．実際，DNA チップに貼りつける遺伝子が数千個以上になると，クラスター解析は威力を発揮し，トランスクリプトーム解析を効率よく進める大きな手助けとなっている．

最近では細胞の持つ全 mRNA の塩基配列を可能とする技術の進展によって，全 mRNA の存在量が DNA マイクロアレイよりも正確に決定できるようになった．現状では，トランスクリプトーム解析にとって DNA マイクロアレイの方が比較的に手軽ではあるものの，遠からずその優位性は譲られることであろう．

b) DNA マイクロアレイ技術の展開

全ゲノムレベルでの mRNA の動態を解析する新しい DNA マイクロアレイ技術が進展してきた．ここでは，そのいくつかを紹介する．

(1) タイリングアレイ

CNV（☞ 289 頁）を簡便に検査する方法が，**比較ゲノムハイブリダイゼーション（CGH）法**として開発されている．細胞から抽出した高分子 DNA をプローブとして用い，第 1〜22，および XY というすべてのヒト染色体を対象にして，対象とする細胞の染色体に起こった染色体コピー数の変化（欠失，過剰，増幅）を測定できる．この技術は，固形がん細胞におけるゲノム DNA の欠失，過剰，増幅という異常を検出する道具としても威力を発揮する．実際，この方法を用いて各種がん細胞における遺伝子増幅領域が次々と特定され，その増幅領域からは多くの新しいがん関連遺伝子も同定されてきた．また各種のがん細胞のゲノムコピー数異常のデータベースも構築され，年を追って充実してきている．

実験では，まずがん細胞由来（T）と正常細胞由来（N）のゲノム DNA を別個の蛍光色素で標識して混ぜ，正常細胞の分裂（M）期中期染色体とハイブリダイズさせる（図 12-4）．次いで，染色体上の蛍光色素強度（T/N）比（シグナル比）を染色体に沿ってスキャンして欠失・増幅している異常部分を全染色体で網羅的に検出する．ただし，当初の技術では精度が低く，検出に 10 Mbp 以上の広範囲な変化が必要であるという感度の問題があり，1 コピーの遺伝子増幅を検出するのは困難であった．これを解決したのが，染色体の代わりに高密度のタイリングアレイに対してハイブリダイズさせる技術である．**タイリングアレイ**とは全ゲノム塩基配列から等間隔に（たとえば順番に 70 塩基ずつ）抜き出した塩基配列を，あたかもタイル（ここでは 70 塩基対が 1 枚のタイルに相当する）を敷き詰めるかのようにして，検出用プローブとして搭載した DNA マイクロアレイを意味する．実際，ヒトゲノム全体にわたって 6 千塩基対おきにタイリングされた 38 万 5 千個のプローブで構成された市販のアレイを使えば，遺伝子と調節領域におけるコピー数の変化に注目した，全ゲノム領域における増幅や欠失を検出できる．このアレイでは，全ゲノム領域でプローブの性能を均等に保つため，すべてのプライマーセットの融解温度を 76℃ に固定す

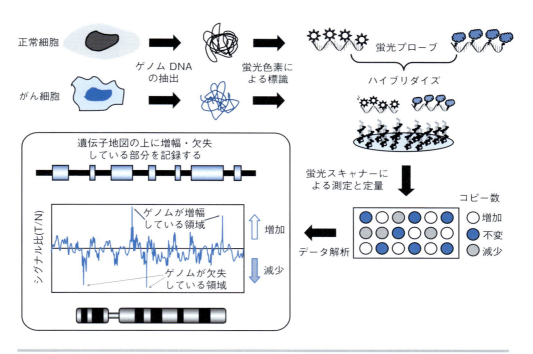

図12-4 タイリングアレイによる染色体コピー数の変化（欠失，過剰，増幅）を測定するための実験手順

るという工夫がなされているため，ゲノムのコピー数をバイアスなしに比較解析できる．

(2) チップチップ法

チップチップ（ChIP-chip）法はクロマチン免疫沈降（ChIP）法とDNAチップを組み合わせて網羅的に転写複合体のゲノムDNAへの結合状態を解析する技術である（図12-5）．具体的には，まず培養細胞に直接，架橋剤（ホルムアルデヒド）を添加することによりタンパク質間あるいはタンパク質・DNA間へ可逆的な共有結合を短時間で導入する．これにより，その時点で動いていたトランスクリプトームとDNAの相互作用が固定化する．これを超音波破砕することによりタンパク質が結合していないDNA部分をランダムに切断し，免疫沈降が可能となるサイズまで断片化した後，トランスクリプトーム内の標的タンパク質に対する抗体を用いて，それが結合しているDNAごとに免疫沈降する．免疫沈降物に熱を加えて架橋をはずし，フェノール処理によりタンパク質を除去することでDNA断片のみを得る．これをPCRにより蛍光色素で標識してタイリングアレイとハイブリダイズすれば，転写複合体が細胞内で結合していたDNA領域をゲノム全体のレベルで網羅的に同定できる．実際，チップチップ法を用い，染色体上でヒストンやポリメラーゼ，転写因子などのDNA結合タンパク質を特定し，DNAの修飾やクロマチンリモデリングの研究が進んできた．また，ゲノム創薬（☞ 305頁）への利用を目指し，治療標的遺伝子群としての「サイトカイン」「アポトーシス経路」「核内受容体」「核内補助制御因子」「Gタンパク質共役型受容体（GPCR）」「イオンチャネル」などの特定の遺伝子ファミリーに照準

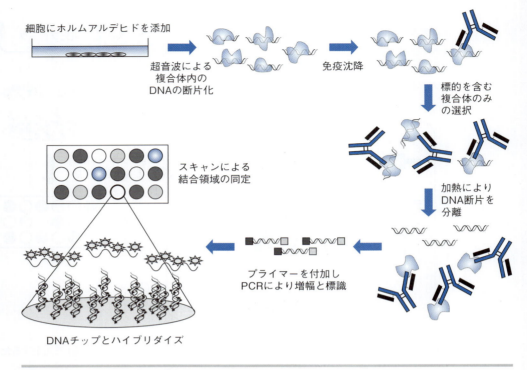

図 12-5　チップチップ法の実験手順の概略

を合わせたチップチップ法用のマイクロアレイも販売されている．さらには，既知のスプライシングの動態を調べることができるのみでなく，新種の選択的スプライシング現象の発見もできる「スプライシングアレイ」と「ジャンクションプローブ」を組み合わせた高密度アレイも販売されている．マイクロアレイ技術はこのほかにも，SNP の発見と有効性評価，比較ゲノム配列の解読，がんや遺伝病，代謝疾患の遺伝子臨床診断，感染症診断や薬理遺伝学的研究に利用されつつある．その応用は今後ますます多様化し，基礎研究のみでなく，ゲノム創薬や診断技術としての応用が進んでいくであろう．

5　バイオチップ（バイオアレイ）

　ゲノム創薬のための研究ツールとして DNA 以外の物質を貼りつけたチップが開発されてきた．これらは総合的にバイオチップあるいは生物的チップと呼ばれる（図 12-6）．それらには以下に列挙するようにさまざまなマイクロアレイがある．

a）プロテインチップとケミカルチップ

　生体内での種々の反応プロセスは大半がタンパク質によって制御されている．また，特定の疾患やアレルギーなどでは，血液あるいは尿などの体液の中に，病状を反映して増えるタンパク質が存在する場合がある．そのような病気の早期発見や病態の把握に有用な，

(a) バイオロジカルチップの例　　(b) ケミカルチップの例

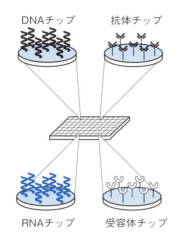
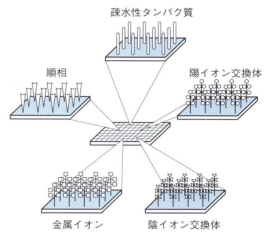

図 12-6　バイオチップ（バイオアレイ）の仕組み

DNA 診断と RNA 診断

　DNA 塩基配列（SNP）やゲノムの重複・欠失（CNV）などを検査することで病気の有無を診断することを DNA 診断と呼ぶ．一方，遺伝子の活動状況を RNA（mRNA，miRNA など）の発現レベルで調べて病気の有無を診断することを RNA 診断と呼ぶ．DNA 診断が個人レベルでの DNA 塩基配列の違いをもとに，原則として「不変」な遺伝情報を調べる「静的な検査」であるのに比べて，時々刻々と「変化」する遺伝子発現の動態を調べる RNA 診断は「動的な検査」である．DNA 診断の結果は一生変化しないために究極の個人情報となるが，RNA 診断の結果は体調や老化あるいは病状などによって変動するため，ゲノム倫理上の問題も少ない．DNA 診断の結果は，親族のみでなく親戚も同じ遺伝情報を部分的に保持するので，万が一にも結果が漏洩すると多大な迷惑をかける恐れがあるが，RNA 診断の結果は本人のみの情報なので，漏洩しても困るのは本人に限定される．RNA 診断のツールとしては選抜アレイが有用で，血液を検査試料とすれば侵襲性が低くて簡便である．DNA 診断により異常な働きをしている遺伝子を特定できれば病因遺伝子に迫ることもできる．まだ実績は少ないが，ゲノムの機能における RNA の重要性が増してきているので今後の発展が期待できる．

　臨床応用の可能性が高い診断マーカーはタンパク質に焦点を当てた研究から生まれる可能性が高い．実際，タンパク質の中には，「鍵と錠前」の関係を持つ相手因子と結合して独自な機能を発揮するものが多い．そこで，サンプルの中に存在する「鍵」となるタンパク質が吸着したかを網羅的に調べる目的で，「錠前」に相当するタンパク質を基盤上の素子（チップ）に高密度に配列したものを**プロテインチップ**あるいは**プロテインマイクロアレイ**と呼ぶ．目的に合わせてさまざまな化学的性質を表面に持たせて検査し，読み取り機器

（チップリーダー）によってデータを解析する．たとえば，多種類の受容体を貼りつけてリガンドなどを探索する受容体チップ，抗体などを貼りつけて抗原と相互作用するタンパク質を包括的に解析できる抗体チップ，多数のタンパク質を同時に定量可能なプロテインチップなどが開発されている．特定の疾患やアレルギーなどでは，血液あるいは尿などの体液の中に，病状を反映して増えるタンパク質が存在する場合，それを検出すれば病気の種類や程度がわかると期待できる．基盤は小さいので一滴の血液さえあれば，病院に行かなくても日々の健康状態を把握できるプロテインチップが実現するかもしれない．そのような有用なプロテインチップの開発を目指した研究が進んでいる．

マイクロケミカルチップあるいは**ケミカルマイクロアレイ**は疎水性物質・陽イオン交換基，陰イオン交換基，金属イオン固定基または順相基などを基盤上に高密度に貼りつけたチップである．これに生物学要素を加えたバイオケミカルチップも考案されている．これらは血清・尿・培養液などのタンパク質発現解析のみでなく，タンパク質の発現・相互作用・翻訳後修飾などの機能解析を包括的に展開したり，タンパク質精製のモニタリングやペプチドマッピングによる同定を効率的に進めたりする目的に有用である．

b）糖鎖チップ

生体のエネルギー源としての役割を担う「糖質」はタンパク質，脂質と並んでヒトが生活するうえで重要な栄養素である．一方，糖質の構成成分である「糖鎖」は，糖タンパク質，糖脂質として細胞膜に大量に存在し，細胞間の認識や情報伝達などを通じて免疫，分化，受精，感染，がん化など，さまざまな生命現象において重要な役割を果たしている．糖鎖はDNA鎖（遺伝子），ペプチド鎖（タンパク質）に次ぐ第3の重要な生命鎖であるともいえる．**糖鎖チップ（アレイ）**はこれら多種多様な糖鎖を基盤表面上に単独あるいは高密度に固定化したマイクロアレイである．多種類の糖鎖を高密度に糖鎖チップとして搭載するため，糖鎖誘導体を大量に含む「糖鎖ライブラリー」の構築が試みられている．たとえば，複合型糖鎖を結合させた糖タンパク質を豊富に含む鶏卵を出発点として，糖加水分解酵素で糖残基を順次除去して，さまざまな構造の糖鎖に任意に変換することでN型糖鎖誘導体を大量に得るという試みがある．糖鎖ライブラリーを搭載した高密度糖鎖チップを利用すれば，微生物やヒトの糖鎖結合タンパク質の解析・スクリーニングに利用でき，レクチンや毒素などの糖結合タンパク質の解析に有用であろう．糖鎖はタンパク質に比べて熱的・化学的に安定で，常温での長期保存ができ（保証有効期限が長い），比較的高温の条件での使用も可能なため，取り扱いやすいという利点からも実用化に向いている．そこで，がんやウイルス感染の有無を正確かつ迅速に検査するための糖鎖チップの開発が進んでいる．

糖鎖の重要な機能は，病原性ウイルスや細菌毒素の標的になりやすい．たとえば，**病原性大腸菌O157**の分泌する**ベロ毒素**は，腎臓細胞表面の糖鎖と強く結合する．日本の産業技術総合研究所では腎臓細胞に存在する糖鎖を模倣した人工の糖鎖と水晶振動子とを組み合わせることにより，サンプルの中で病原性大腸菌O157が生産しているベロ毒素を1時間以内に検出することに成功している．一方，ヒマ（トウゴマ *Ricinus communis*）の実から容易に精製できるタンパク性毒素である**リシン（RCA$_{60}$）**は，生物化学兵器として使用されうる毒素であるため，各国がテロへの使用を懸念している．ここでも独自に合成した3種

類の糖誘導体（糖鎖）を基盤上に固定化し，**表面プラズモン共鳴（SPR）**と呼ばれる光学検出装置によって致死量の1万分の1（15 ng）のリシンをわずか10分で検出することに成功している．疑惑の「白い粉」がリシンによるものかどうか，瞬時に判定可能であるという．

c）細胞チップ

細胞チップまたは**細胞アレイ**は多種類・多数の細胞を極微の基盤に配したマイクロアレイ型のチップである．たとえば1 cm^{2}の中に20万個以上の小さな細胞が1つずつ入るウェル（微細孔）を格子状に並べた細胞チップの基盤が試作されている．それを用いれば，抗体を配した抗体アレイ型の細胞チップ，細胞外マトリックスを配した細胞チップ，あるいは各種遺伝子を導入した細胞チップなどが実現できる．細胞チップを使う利点は，非常に微量のサンプルさえあれば多種類のサンプルについて同時並行で多数の高効率な分析ができることのみでなく，多数のサンプルを同一条件下で細胞培養したうえで，均等な評価ができる点にある．これを用いれば数多くの分析を一挙に行うことで網羅的なデータを効率よく取得できるため，血液中のBリンパ球細胞などの分離・検出，免疫細胞や幹細胞表面にある抗原の迅速なタイピング，あるいは細胞間相互作用の包括的分析などが一挙に展開できる．

基盤に配置するばかりでなく，フロー型のチップもある．たとえば，オイル溶液と細胞溶液を別々の流路から送液し，合流したフローチャンネル中で細胞溶液をオイル溶液によって1細胞ごとに分離し，流路内で高効率に単一細胞を解析するシステムも試作されている．また，細胞の分離・検出・解析・回収といった一連の反応や分析をすべて1つのチップ上で行うようなシステムも開発されている．さらに，B細胞ライブラリーやそれから由来するヒトの抗体セットを配置して1細胞レベルで抗原刺激に応答する多数のB細胞を同時検出および解析する診断用細胞チップや，個々の患者の細胞診断によりオーダーメイド医療を行える細胞チップ，抗体医薬・ゲノム創薬などにつながる細胞スクリーニング技術に展開できる細胞チップの開発も進んできた．

d）チップラボ

基盤やシステムの開発も進んでおり，極微の複雑なチップも考案されている．たとえば，極微量解析を小スペースで効率よく進めるために分析化学（生化学）の実験室で使用される類の機器の持つ機能を集約的に1枚の小さなチップ上に装備した**ラボンナチップ**（lab on a chip）がそれである（図12-7）．これらのチップ上では一連の分離・前処理・測定・解析を一挙に（自動的に）行うことができる．これにより，分析に要するサンプルの微量化・時間の短縮化・コストの低減化が可能になったという．電気泳動もチップ化されている．たとえばキャピラリーアレイ電気泳動（CAE）チップは微小技術を用いて小さな基板上にサンプルの泳動・分岐・合流を可能とする溝（管）を高度に集積させて構成したチップで，たとえば96本の流路を円形基板上に放射状に配置し一挙に多数のサンプルを電気泳動して解析できる．

一方，電子回路を集積化したバイオチップもある．たとえば，単一のシリコンチップ上に，解析試験用の電子回路と，生体化学試験用のウェル（微細孔）を形成したもので，微細孔それぞれに生体分子を入れて多種類の試験を同時並行で進め，電子回路により電流を

314 第12章 ゲノム創薬と先端医療

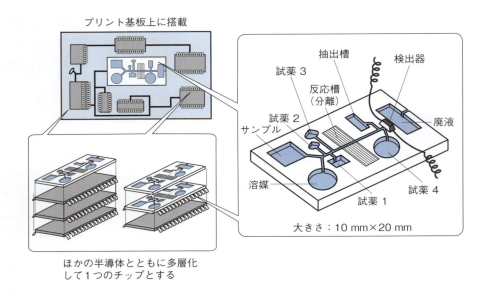

図12-7 次世代マイクロチップとしての超小型集積実験室ミュータス（μ-TAS）（別名ラボンナチップ）の仕組み

測定することで反応をモニターする．あるいは，液体に電圧をかけたときにイオンの移動に発生する電気浸透流を応用し，ガラスチップ上の数ヵ所に置いた微量の物質を内蔵した電子回路の指令で移動させることで，タンパク質の混合，分離などをする装置もある．こうして発生した疾患などの電子情報を携帯電話により伝送する「**分子通信**」の実現に向けた研究も進んでいる．たとえば携帯電話機能を装備したバイオチップ（**バイオチップ携帯電話**）を用いて尿や血液に含まれる生体分子を検査し，それを診断センターへ伝送して，常駐した専門家による診断を行うという試みもある．バイオチップ携帯電話の市場は，診断・医療などの医学分野のほかに，水質検査などの環境分野にも適用できる．さらに，利用者の汗の成分などを計測できるバイオチップ携帯電話を用いて，相性占いやストレス診断などの娯楽分野にまで市場を拡大するアイデアもある．

6 プロテオームとプロテオミクス

　プロテオームやプロテオミクスという言葉で表現されるタンパク質の総体的な情報は，トランスクリプトームと並んでゲノム創薬にとって重要な基盤情報となる．**プロテオーム**（proteome）とは，タンパク質（protein）とゲノム（genome）を融合した用語で，1つの生物に発現しているすべてのタンパク質の総体を意味する．プロテオミクスとは，プロテオームを解析すること，すなわちゲノム情報を利用して1つの生物や細胞に含まれるすべてのタンパク質について網羅的・系統的に性質を調べ，発現動態を解析することである（図12-8）．これらの実験より得られた膨大な情報を整理して系統的に記述することで，ある個体の全ゲノムにコードされる全タンパク質の発現量，発現動態，物理化学的性質など

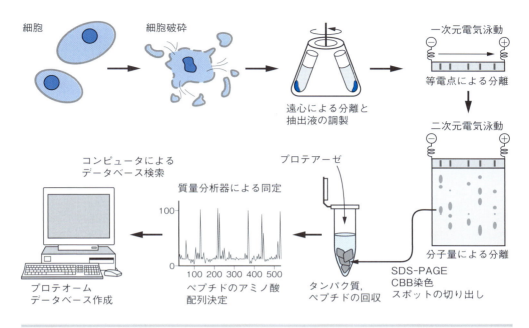

図12-8 プロテオミクスの概略を示す流れ図

を総合的に理解しようとする作業を**プロテオームプロファイリング**と呼ぶ.

プロテオームの一部を構成するものに,**ペプチドーム**がある.これは,1つの生物あるいは細胞に発現しているすべてのペプチドを総称したもので,これを包括的・網羅的に捉えて同定・解析し,データベース化することを**ペプチドミクス**と呼ぶ.一方,1つの生物あるいは細胞に発現しているすべての糖類の総称である**グライコーム**を総体的に解析することを**グライコミクス**と呼ぶ.さらに,1つの生物あるいは細胞に発現しているすべての代謝経路や代謝ネットワークを構成するタンパク質群および代謝産物群の全セットを**メタボローム**,その総体的な解析を**メタボロミクス**と呼ぶ.実際,代謝現象を包括的・網羅的に捉えて全ゲノムレベルで同定・解析する代謝プロファイリングが進められている.いうまでもなく,これらもゲノム創薬の基盤情報となる.

7 ゲノム創薬への戦略

以上に述べたようなポストゲノム時代にふさわしい状況のもとでゲノム創薬にはさまざまな戦略が現れてきた.これらの戦略を上手に組み合わせながら効率よく進めていくゲノム創薬の可能性について,以下に具体例をあげて解説する.

a)標的分子の構造を基盤とした方法

構造から標的を絞り込むというわかりやすい戦略である.細胞膜タンパク質である多彩な受容体やイオンチャネルがよい標的となるであろう.実際,薬理作用が期待されるタンパク質の構造を基盤としたゲノム創薬はすでに始まっている.たとえば,Gタンパク質を

介する7回膜貫通型受容体（GPCR，☞73頁）は細胞外からの信号を細胞内へ伝達する重要な働きをしている．ヒト全ゲノム塩基配列が決定されたおかげで相同性検索によってゲノムデータベースから拾ってくると機能が未解析な7回膜貫通型受容体が数百種類も発見されている．これらの多くはゲノム創薬のよい標的となるため，網羅的・系統的に研究して創薬の標的にできる．

　興味深いことに多くは受容体に結合して生理機能を発現する内因性リガンドが不明な**オーファン受容体**である．現在，臨床的に使用されている薬物の約半数が何らかのGPCRを標的とした作用薬や拮抗薬であることを考えると，オーファン受容体はとても魅力的なゲノム創薬による新薬開発の標的である．実際これらオーファン受容体に対する新規の生理活性物質も同定されてきた．たとえば，オーファン受容体の1つであるノシセプチン受容体（ORL1）が恒常的に発現するように遺伝子操作した培養細胞に対するcAMP産生の抑制をアッセイ系としてラットの脳抽出物より17残基のペプチドが内因性のリガンドとして発見された．この物質はラットの脳室内に投与すると痛覚を過敏にする作用を持つことからノシセプチンと名づけられた．ORL1欠損マウスは記憶学習能力が促進される（頭がよくなる）という．

　一方，数十種類のオーファン受容体を独立に発現させた細胞にラットの脳抽出物を作用させ，細胞内シグナル伝達経路の活性化を指標にして2種類の新規の内因性リガンドが発見された．オレキシンA，オレキシンBと名づけられたペプチド（☞104頁）はともに131残基からなる共通の前駆体からタンパク質切断酵素の作用で生成され，OX1と名づけたオーファン受容体と特異的に結合する．ゲノムデータベースの検索により構造が類似な**OX2受容体**もみつかった．**オレキシン**は摂食中枢である視床下部外側野とその周辺の特定のニューロンに特異的に発現しており，合成したオレキシンをラットの脳室内に投与するとラットの食欲が増し，絶食により発現が増大することから摂食行動に重要な働きをすると考えられる．オレキシン遺伝子欠損マウスは摂食量が約2割減少するのみでなく，不規則な間隔で突然睡魔が襲って眠ってしまう**ナルコレプシー**と呼ばれる睡眠発作症状も起こすことから覚醒状態の維持にも重要な働きをしていると考えられている．

　オーファン受容体の機能検索を網羅的に行って内因性リガンドを一網打尽に発見する試みもある．たとえば，これら受容体をすべてタンパク質として発現させたプロテインチップを作製し，そこにペプチドーム情報を利用したペプチドライブラリーを作用させてペプチド性のリガンドを探索するという方法である（図12-9a）．すでに知られているリガンド（ペプチド性に限らない）をこのタンパク質チップに作用させてみて，既知の受容体以外にもサブタイプとしてこのリガンドに結合する受容体を探索することもできる．

　他方，受容体遺伝子群をすべて貼りつけたDNAチップを作製し，特定な条件下で培養した細胞，あるいは対象となる2種類の細胞からmRNAを採取して**トランスクリプトーム解析**を行う（図12-9b）．培養細胞やマウス個体，あるいはノックアウトマウスなどに適宜刺激を与えてこれら遺伝子の発現動態を解析すれば生理機能に関する革新的なヒントが生まれるかもしれない．ゲノム創薬の有用な点はもれなく解析できるという点にある．すべての関連受容体を解析しているという安心感は検索のための実験系の設定や実験中の解析系においても暗闇の荒海の中を進む際の頼りになる羅針盤となるであろう．もちろん，これらの手法を採用するにあたっては投資する労力・資金は膨大になりがちなので投

(a) プロテインチップによるスクリーニングの例

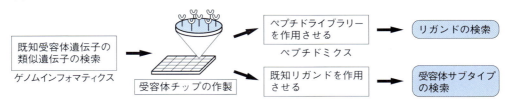

(b) DNAチップによるスクリーニングの例

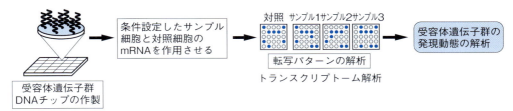

図12-9 構造から標的を絞り込むゲノム創薬の戦略の例

資効率を考えなくてはならない．

b) 標的薬物の網羅的検索

　構造に無関係に網羅的・系統的に研究する戦略もある．この目的を達成するために最初からプロテインチップを用いる戦略は投資効率が悪いので，まずはトランスクリプトーム解析に頼ることが多い．実際，ヒトゲノムに発現している数万個のcDNA，あるいはマウスでクローニングされてきた4万個以上のcDNA（オリゴヌクレオチド）を貼りつけたcDNAマイクロアレイ，あるいはそれらの一部分を貼りつけたcDNAマイクロアレイが頻繁に使われている．実験系を熟慮すれば，ここから得られる情報はゲノム創薬に有用となる．

　たとえば**タクロリムス（FK506，プログラフ®）**という免疫抑制薬はFK506結合タンパク質（FKBP）に結合して免疫抑制作用をもたらすことが知られている．その仕組みは以下のように理解されている（図12-10）．まずリンパ球が刺激を受けると，FKBPが脱リン酸化酵素であるカルシニューリン（CN）を活性化して，標的である転写因子のT細胞活性化因子（NFATc）を脱リン酸化する．その結果NFATは核内に移行してNFATの標的遺伝子群を転写誘導し，リンパ球が活性化される．酵母にはFKBPとCNの相同タンパク質が存在し，それらは転写因子Gcn4を介して酵母の生物活性を制御していることが知られている．そこで，簡単に作製できるFKBP，CNあるいはGcn4の遺伝子を欠損させた酵母異変株を作って，それらにFK506を作用させたときに生じる野生株との遺伝子発現の変異を，酵母全ゲノムマイクロアレイを使ってのトランスクリプトーム解析をすることで，

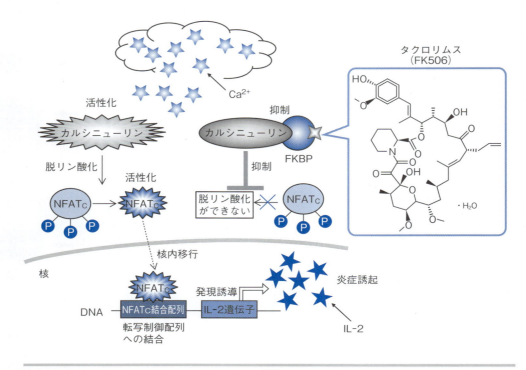

図 12-10　FK506（タクロリムス）という免疫抑制薬が炎症を抑える仕組み

新たな FK506 関連薬剤の**薬効スクリーニング**を簡便に行うシステム開発の取り組みもある．

c）エビデンスに基づいたゲノム創薬

　基礎研究でわかってきた病気の原因となっている分子を直接の標的とし，ゲノム情報を組み合わせて有用な医薬品の開発へと結びつける戦略を「**エビデンスに基づいたゲノム創薬**」と呼ぶ．ポストゲノムの時代に入って，多くの疾患の原因が解明されていく中で，やみくもに何千・何万もの物質をスクリーニングする中から1つの薬剤を開発していくよりも効率がよいと考える戦略である．すでに種々の受容体，イオンチャネル，分泌タンパク質，タンパク質修飾酵素，シグナル伝達物質などが薬剤開発の分子標的として各社が開発にしのぎを削っているが，同じ標的を対象とするだけに競争も激しい．既述のイマチニブ（☞258 頁）などの抗がん薬もこの戦略で開発に成功した薬剤である．

　現在，これら以外にも本場米国では分子標的抗がん薬が次々と開発され臨床の場に続々と登場してきている．たとえば G タンパク質の一種である *ras* 産物（☞125 頁）はファルネシル基の修飾を介して細胞膜の内側に結合し，シグナル伝達因子として機能する．一部のがん（大腸がんでは約 40％の患者）で Ras が異常に活性化されていることから，ファルネシル修飾酵素の阻害薬を分子標的抗がん薬として用いる研究も進んでいる．

　特定の遺伝子の発現を抑制できる siRNA もゲノム創薬の標的として注目を浴びるようになっている．標的 mRNA を特異的に分解する 21～23 塩基の RNA の塩基配列が明らか

になると，それを恒常的に発現できるレトロウイルスも作製できるようになったため，がんを特異的に殺傷する抗がんウイルスのような新しい医薬品開発の可能性も出てきた．ゲノム創薬の分野では斬新なアイデアが続出している状態になっているため，21世紀の医薬品開発は従来にないほど飛躍的な発展を期待してよいと確信する．

d) インシリコ創薬

実験を主体とした従来の創薬手法に情報技術（IT）を導入した創薬手法を，インシリコ創薬（*in silico* drug discovery）と呼ぶ．インシリコという用語は，インビボ（*in vivo*）や，インビトロ（*in vitro*）という用語から派生して作られた用語で，「コンピュータの中で」という意味を持つ．コンピュータに使われている半導体にシリコン（ケイ素）が使われていることからこう呼ばれるようになった．従来の創薬では薬効や安全性を確かめるために新薬候補となる化合物と生体内のタンパク質を反応させる実験を繰り返していたが，その一部をコンピュータの中でシミュレーション化して進めるという手法の総称である．膨大な化学構造式データベースの中から創薬の標的分子に対して薬理活性を持つ化合物を選出する「薬物探索」と，選出された構造式を化学修飾して薬理活性をさらに改善しようとする「薬物最適化」にインシリコ創薬が威力を発揮する．たとえば10億個の化学構造式をインシリコ・スクリーニングの対象とすることができるため，化合物の絞り込み期間を現行の半分程度に短縮できるという．インシリコ・スクリーニングにより選出された候補化合物は実験的に評価されてヒット化合物となり，さらに化学修飾を施されていっそう強力な薬理活性を持つ化合物へとインシリコで洗練されていく．とくに近年では薬物標的の宝庫である膜タンパク質に対する立体構造の解析が急速に進んでコンピュータ内で活性化合物探索を行うことができる標的タンパク質は増加しており，神戸市のスーパーコンピュータ「京」をはじめとした計算技術の進歩による精度や速度の飛躍的向上と相まってインシリコ創薬にとって万全の環境が整いつつある．

8 がんゲノム医療

ゲノム情報に基づき疾患の診断や治療を行うゲノム医療は，プレシジョンメディシン（精密医療）と呼ばれる．患者のがん組織から採取したDNAの全ゲノム塩基配列を決定した結果，すでに認可されている分子標的薬剤の適用対象となっている変異がみつかった場合には，その疾患のための新たな治療薬として使える可能性が開けてくる．臨床の場においてはすでに肺がんにおけるEGFR遺伝子（☞ 図10-2）やALK遺伝子，大腸がんにおけるRAS遺伝子など，がん組織の細胞を対象として遺伝子の変異の有無を調べる検査が行われているが，これを数百の遺伝子について網羅的に遺伝子検査しようとする試みである．さらに，対象としたがんの原因となる新たな遺伝子の異常がみつかれば，新規の診断法や治療法の開発や新しい抗がん薬の開発につながるかもしれない．がん患者の遺伝子を調べて，患者ごとに最適な治療薬を選択するという「がんゲノム医療」が全国どこにいても受けられる体制を構築するため，がんゲノム医療を実施する中核拠点病院が複数指定され，2018年の4月から全国で始まった．今後の展開は急激であろうと予測される．

このような網羅的遺伝子変異解析検査は米国ではここ数年で急速に臨床現場に広まって

おり，日常のがん診療において重要な検査項目の1つとなっている．日本国内では自由診療として京都大学病院（OncoPrime）が「がんゲノム医療」を目指した検査を初めて導入した．ここでは患者のがん組織を試料として223個のがん関連遺伝子の変異を一度に解析することで，以下の情報を提供する．①患者のがん組織中に認められたがん遺伝子変異の内容，②この変異に効果が期待される国内で承認済み薬剤の情報提供，③この変異がある患者を対象とした国内での臨床試験の情報提供，④この変異に対して，国内では承認されていないが，海外で承認されている薬剤もしくは臨床試験の情報提供，⑤原発不明がんの場合，この検査によってがんの原発巣が推定されれば，それに対する自由診療での治療法の提案，⑥希少がんや標準治療に不応となったがんの場合，このがん細胞で起こっている遺伝子変異に対して効果が期待される臨床研究を含む治療薬研究の情報提供．以上が具体的な情報の内容である．

⑨　ナノ技術と薬物送達システム

　　体内の薬物分布を量的・空間的・時間的に制御し，必要な薬物を必要な時間や適切な場所に届ける「薬物送達（輸送）システム」の進展は，ゲノム創薬においても重要である．ヒト毛細血管の直径は約5,000 nm（ナノメートル）なので，血流を介して搬送する経口剤や注射剤のサイズは10〜100 nm程度に小さくしなくてはならない．nmは1 mの10億分の1となる．地球を1 mと仮定して10億分の1に小さくすると1.2 cmの球（ビー玉）に相当する．ここでは，ナノ技術（nanotechnology）と結びついた新たな薬物送達の技術を紹介しよう．

a）人工ナノ粒子

　　薬効のあるタンパク質製剤は投与が注射に限られ，血中での滞留時間が短いので，投与量・投与回数なども含めて患者の負担が大きい．そこで，ポリエチレングリコール誘導体による修飾がなされて，腎臓からの排泄を遅延させることにより血中での滞留時間を延長させることに成功している．免疫原性および抗原性を減ずる目的でもPEG修飾がなされることもある（白血病に使用されるPEGアスパラギナーゼ）．

　　ナノ粒子を使えば安定性も増す．ナノ粒子は，物質をnm程度のサイズまで小さくした粒子である．比表面積が極めて大きいこと，量子サイズ効果によって特有の物性を示すことなど，一般的な大きさの固体の材料とは異なることから，さまざまな分野での利用が進められている．代表的なナノ粒子は，リン脂質を主成分とするカプセル状の人工膜で，内部にさまざまな化合物や核酸・タンパク質などを封入してキャリアーあるいはマイクロカプセルとして利用できるリポソームである．一般に微粒子のサイズが数nm以下と小さい場合は，ヒト腎臓から尿中に容易に排泄されるので体内に長時間滞留させて薬剤としての効き目を発揮させることができない．一方，微粒子のサイズが400 nm以上になると今度は免疫機構が働き，マクロファージなどによる異物排除機構により体内から速やかに排除されてしまう．直径10〜50 nmのリポソームの作製は調製法や材料をうまく選択すれば比較的容易であるため，薬物送達に有用な人工ナノ粒子の候補となる．たとえば糖で修飾されたパクリタキセル（抗がん薬）は，パクリタキセル単体よりも水溶性が高く，リポソー

ムに封入しやすい特徴を持っている．糖修飾パクリタキセルをリポソームに封入し，乳がん細胞を特異的に攻撃するトラスツズマブ（☞ 263 頁）をリポソームの表面に結合すると，乳がん細胞を効率よく狙い撃ちできることが知られている（図 12-11）．

他方，ウイルスが内包しているウイルス独自の遺伝子（DNA/RNA）やタンパク質などを除去して，ウイルスの外殻のみを薬剤や DNA の運搬担体（バイオカプセル）とする計画もある（図 12-12a）．ウイルスの外殻を構成するカプシドタンパク質は自己集合化能を持つので，試験管内でナノメーターサイズのバイオカプセルを構築することができるのである．ハイブリッド・マイクロカプセルは，骨格を持たせることにより外圧による破壊を防ぐのみでなく，塗料や樹脂への練り込みが可能となっており，内包させる材料へ「徐放機能」「保護機能」「密封機能」「スイッチ機能」を与えることができる（図 12-12b）．さらに，特定の温度や pH で内包した薬剤などを放出できる温度感受性リポソームや pH 感受性リポソームは有用性が高い．さらに薬剤や DNA を付着させたナノメーターサイズの

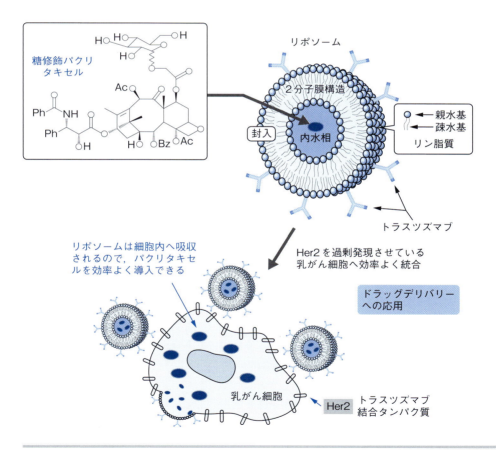

図 12-11　リポソームの外見と内部構造の模式図
たとえば内水相へ抗がん薬のパクリタキセルを封入し，Her2 タンパク質に対する抗体医薬品（トラスツズマブ）を表面に結合させたリポソームを使えば，Her2 を過剰発現させている乳がん細胞に効率よく結合し，その後は細胞内に取り込まれてパクリタキセルを効率よく導入できる．

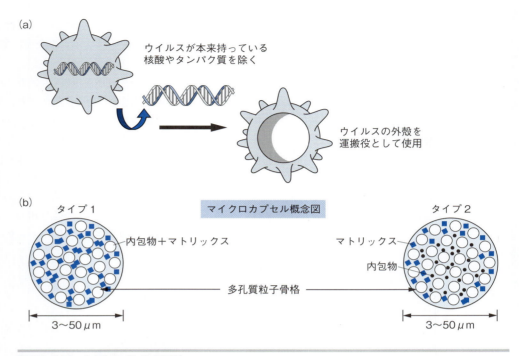

図 12-12　バイオカプセルの原理
ウイルスが本来持っている核酸やタンパク質を除いて，その代わりに遺伝子治療に用いる DNA や薬剤などを取り込ませたバイオカプセルは有用な運搬役を果たすと期待されている．

ラテックス微粒子や磁性微粒子（いわゆるナノ粒子）に運搬担体として使う技術も開発が進んでいる．これらはウイルスとは違って感染性がないので安全であるが，正確に高効率で標的細胞に内包物を届ける能力をいかに付与するかが大きな課題として残る．

b）EPR 効果

　がん細胞が形成する腫瘍へ向けた薬剤の効率のよい送達には，前田浩らによって提唱された EPR 効果（enhanced permeation and retention effect）という概念（1986 年）が役立つ．急速な増殖をするがん組織には大量の栄養供給が必要なため，がん組織へ向かう迅速かつ大量の血管の構築（血管新生）がなされる．雑な促成工事となるため，正常な血管内皮細胞とは異なり，がん組織や炎症部位の周辺は不規則で不完全な血管が形成されており，多くの場所で 200 nm 程度の広い隙間が開口したまま残されている（図 12-13）．そのため，正常の血管においては透過しないはずの 100 nm 程度の大きさの微粒子製剤や高分子薬剤が，腫瘍部位では血管壁の開口部を通過して腫瘍組織中へと透過するため，がん組織に集積させることが可能となる．これが EPR 効果である．すなわち，抗がん薬をナノ粒子に封入できれば，正常な血管壁から漏出することなくがん組織の血管壁開口部からのみ漏出して，がん病変部位の薬剤濃度だけが上昇する（enhanced permeation）．しかも，がん組織はリンパ管が未発達で薬物の回収機構が未発達という特徴も持つので，結果として侵入した薬剤が，がん組織に長時間滞留・残存することになるのである（enhanced retention）．

9 ナノ技術と薬物送達システム **323**

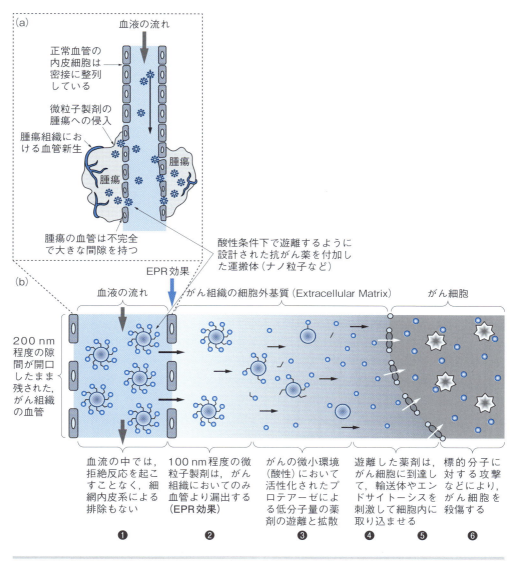

図 12-13　EPR 効果の模式図
(a) 急速な増殖をするがん組織は大量の栄養供給が必要なため，がん組織へ向かう 200 nm 程度の広い隙間を残したままの不完全な血管新生がなされる．
(b) 酸性条件下で遊離するように設計された抗がん薬を付加した運搬体 (ナノ粒子など) は，EPR 効果により，がん組織でのみ血管外に漏出する．一般にがん組織では酸性となっているので，活性化されたプロテアーゼが低分子量の薬剤を遊離させ，拡散してがん細胞に取り込まれ，その後，標的分子に対する攻撃などにより，がん細胞を殺傷する．
(Maeda H：Adv Drug Deliv Rev **91**：3-6, 2015 を参考に著者作成)

　EPR 効果を利用した抗がん薬の開発が活発に行われている．
　前田らは，強力な抗がん薬であるドキソルビシン，別名アドリアマイシン (☞ 図 10-1) の類縁体であるピラルビシン (4'-O-tetrahydropyranyladriamycin：THP) に，高分子のポリ

マーをくっつけた P-THP を開発した．この高分子薬剤 P-THP は長い血中半減期を有し，EPR 効果により腫瘍部選択的な集積を示す．さらに，腫瘍組織に特有の弱酸性条件でヒドラゾン結合が漸次に切断され，THP がポリマーからはずれて腫瘍組織内で遊離し，がん細胞を殺傷する．EPR 効果のおかげで，正常細胞へは取り込まれないので動物腫瘍モデルで優れた抗腫瘍活性を示したにもかかわらず，副作用はほとんど認められなかった．また小規模の臨床研究でも一部の患者で良好な結果がみられたという．ただし，特許の切れたピラルビシンを使ったためか，製薬会社の協力が得られず，臨床治験に入れないまま研究は停止している．この事実は教訓的な要素が大きい．ゲノム創薬も含めた，新たな薬剤の開発を将来目指す学徒は，研究計画を立てる時点でこのような場合を事前に想定しておくことも肝要であろう．

10 光免疫療法

　近赤外光線免疫療法（NIR-PIT）と略される光免疫療法は米国国立がん研究所（NCI）と米国国立衛生研究所（NIH）の主任研究員である小林久隆らの研究グループが開発した（2011 年）．米国食品医薬品局（FDA）から臨床試験の認可を得ており（2015 年），最初の治験では頭頸部がんの患者 8 人中 7 人で腫瘍が劇的に縮小し，治療自体による重い副作用はなかった．現在は数百人の患者を対象に臨床試験を進めていて，数年後の実用化が期待されている．日本でも，十数人の頭頸部がんの患者を対象に臨床試験が開始された（2018 年）．光免疫療法では，薬剤送達の方法として対象となる腫瘍に特異的な抗体を利用する．この抗体に，彼らが開発したフタロシアニンとも呼ばれる IR700 という色素を付加させて患者の静脈に注射する（図 12-14a）．この抗体-IR700 複合体は，標的分子に結合しているときのみ近赤外光線によって活性化され，波長 700 nm の近赤外光線の照射を受けると化学変化を起こし，光エネルギーを吸収して発熱することなどでがんを殺傷する（図 12-14b）．テレビのリモコンに使われている近赤外光線は，波長が可視光線と赤外線の中間に位置する人体に無害な光で，治療にはエネルギー効率が高い波長が最も短い 700 nm を使う．本来は水に溶けない IR700 は，ケイ素を加えて可溶性にしてあるので治療後は速やかに尿によって排出される．

　実際にマウスで行われた実験では，がん細胞（A431）で過剰発現して増殖を促進している上皮細胞増殖因子受容体（EGFR）に特異的に結合する抗体に IR700 を付加した薬剤を作製し，これを培養液に加えた後に近赤外光線を照射すると，速やかにがん細胞が死滅した．次いで，A431 細胞をマウスに移植して腫瘍を形成させた後，抗体＋IR700 薬剤をマウス個体に投与後，近赤外光線を照射したところ，腫瘍は劇的に縮小した．この際，薬剤ががん細胞の内側よりもがんの表面で効果を示していることを見いだした．興味深いことに，壊死したがん細胞から放出された細胞内物質を周辺の免疫系が異物として感知し，がん細胞傷害性 T 細胞（キラー T 細胞）が，生き残ったがん細胞を次々と殺傷した．しかも，血流を巡って他の部位に転移した腫瘍にまで到達し，強力な殺傷能力を発揮した．この現象は腫瘍の種類ごとに特異的な抗体を作る必要がない可能性を示唆し，がん治療の方策を根本的に変えるかもしれない．ヒトの臨床試験でも，抗体-IR700 複合体をヒト頭頸部がんの患者に注入（静脈注射）すると，血流に乗って抗体の標的を過剰発現するがん細胞をみ

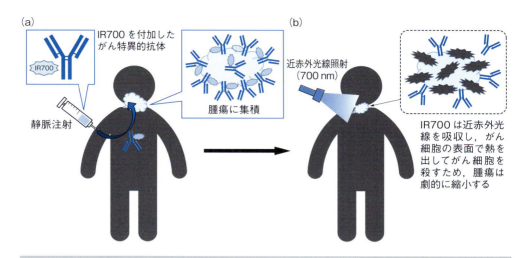

図 12-14　光免疫療法の模式図
(a) 対象となる腫瘍に特異的な抗体にIR700を付加して患者の静脈に注射すると，数時間後には腫瘍に集積する．
(b) 腫瘍部に近赤外光線（700 nm）を照射するとIR700は近赤外光線を吸収し，がん細胞の表面で熱を出してがん細胞を破裂させて殺すため，腫瘍は速やかかつ劇的に縮小する．

　つけて特異的に結合し，その後近赤外光線を照射すると，ほとんどのがん細胞は急速に膨張して破裂し，腫瘍は壊死して速やかに縮小したという．
　光免疫療法の有用性は免疫抑制細胞の制御性T細胞（Treg：Tレグ）を叩く方法においても発揮される．制御性T細胞を特異的に認識する抗体にIR700を付加し，個体に投与してから腫瘍に近赤外光線を照射すると，腫瘍の周辺に集積しているTregのみが殺傷されるので，抑制から開放されたがん細胞傷害性T細胞（キラーT細胞）が速やかに活性化し，生き残ったがん細胞を次々と殺傷する．さらには，このキラーT細胞が血流に乗って全身を巡り，わずかな時間内に転移がんを攻撃する．しかも，キラーT細胞はがん細胞だけを攻撃するので，従来の免疫治療で頻発している自己免疫疾患による副作用は起きない．近赤外光線の照射はがんの部位に応じて，体外から照射したり，内視鏡を使ったり，光ファイバーを入れたりできるので，体の奥の腫瘍にも適用できる．実際，皮膚がん，食道がん，膀胱がん，大腸がん，肝臓がん，すい臓がん，腎臓がんなど，がんの8〜9割をカバーできると期待されている．近赤外光線の照射機器は安価で，治療に必要な抗体もさほど高価ではなく，日帰りの外来治療で完了するので入院費用なども不要である．医療費の削減にも大きく寄与するかもしれない．
　この技術にはその他にも有用な使い道がある．たとえば，iPS細胞を使って網膜用の細胞シートや臓器（オルガノイドなど）を作製する場合に懸念されるがん細胞の混入を防ぐため，最初の細胞培養の段階で，この抗体＋IR700薬剤を培養液に加えた後に近赤外光線を照射する．その結果，正常な細胞には損傷を与えず，速やかにがん細胞だけを死滅させて除去できる．安全なiPS細胞シートや人工臓器を提供できるという意味で，再生医療にも役立つことが期待されている．

参考文献

Abbas A K, Lichtman A H, Pillai S（中尾篤人 訳）：分子細胞免疫学, 原書第 9 版, エルゼビアジャパン, 東京, 2018

Berg J M, Tymoczko J L, Gatto, Jr. G J et al.（入村達郎, 岡山博人, 清水孝雄ほか 監訳）：ストライヤー生化学, 原書第 8 版, 東京化学同人, 東京, 2018

Bruce A, Alexander J, Julian L et al.（中村桂子, 松原謙一 監訳）：細胞の分子生物学, 第 6 版, ニュートンプレス社, 東京, 2017

Bruce A, Dennis B, Karen H et al.（中村桂子, 松原謙一 監訳）：Essential 細胞生物学, 原書第 4 版, 南江堂, 東京, 2016

Rodwell V W, Bender D A, Botham K M et al.（清水孝雄 監訳）：イラストレイテッド ハーパー・生化学, 原書第 30 版, 丸善出版, 東京, 2016

Weinberg R A（武藤 誠, 青木正博 訳）：ワインバーグがんの生物学, 原書第 2 版, 南江堂, 東京, 2017

大島泰郎ほか 編：生化学辞典, 第 4 版, 東京化学同人, 東京, 2007

緒方宣邦, 野島 博：遺伝子工学キーワードブック―わかる, 新しいキーワード辞典, 第 2 版, 羊土社, 東京, 1999

鈴木治和, 河合 純, 林崎良英：ゲノムネットワーク, 共立出版, 東京, 2005

田中千賀子, 加藤隆一, 成宮 周 編：NEW 薬理学, 第 7 版, 南江堂, 東京, 2017

田村隆明, 山本 雅 編：分子生物学イラストレイテッド, 第 3 版, 羊土社, 東京, 2009

鶴尾 隆 編：がんの分子標的治療, 南山堂, 東京, 2008

永田和宏, 中野明彦, 米田悦啓：細胞生物学, 東京化学同人, 東京, 2006

中村祐輔：これからのゲノム医療を知る―遺伝子の基本から分子標的薬, オーダーメイド医療まで, 羊土社, 東京, 2009

野島 博：遺伝子工学の基礎, 東京化学同人, 東京, 1996

野島 博：遺伝子工学への招待, 南江堂, 東京, 1997

野島 博：絵でわかるがんと遺伝子, 講談社サイエンティフィク, 東京, 2009

野島 博：遺伝子工学―基礎から応用まで, 東京化学同人, 東京, 2013

野島 博：最新生命科学キーワードブック―よくわかるキーワード辞典, 羊土社, 東京, 2007

野島 博：新細胞周期のはなし, 羊土社, 東京, 2000

野島 博：生命科学の基礎, 東京化学同人, 東京, 2008

野島 博：先端バイオ用語集, 羊土社, 東京, 2002

野島 博：分子生物学の軌跡―パイオニアたちのひらめきの瞬間, 化学同人, 京都, 2007

野島 博 編著：ゲノム創薬の最前線, 羊土社, 東京, 2001

野島 博, 石田まき：マンガでわかる最新ポストゲノム 100 の鍵, 化学同人, 京都, 2003

野村隆英, 石川直久 編：シンプル薬理学, 第 5 版, 南江堂, 東京, 2014

村松正實ほか 編：分子細胞生物学辞典, 第 2 版, 東京化学同人, 東京, 2008

村松正實, 木南 凌 監訳：ヒトの分子遺伝学, 第 4 版, メディカル・サイエンス・インターナショナル, 東京, 2011

索 引

あ

アイリーア／Eylea　272

亜鉛フィンガー／zinc finger　25，189

青白選択／blue-white selection　161，164

アキシチニブ／Axitinib　261

アクアポリン／aquaporin（AQP）　148

悪性リンパ腫／malignant lymphoma　265

アグーチ関連タンパク質／agouti-related protein（AGRP）　103

アクチビン／activin　243

アクチベーター／activator　29

アグーチマウス／agouti mouse　103

アクチンリング／actin ring　84

アクテムラ／Actemra　269

アシナス／acinus　91

アスピリン／aspirin　154

アセチル CoA ／acetyl coenzyme A　101

アセチルコリン／acetylcholine（Ach）　74，133

アーゼラ／Arzerra　265

アダム／ADAM　112

新しい育種技術／new bleeding techniques（NBT）　226

アダリムマブ／adalimumab　268

アディポネクチン／adiponectin　104

アデニル酸シクラーゼ／adenylate cyclase（AC）　74，104，133

アデニン／adenine（A）　9

アデノウイルス／adenovirus　294

アデノウイルスベクター／adenovirus vector　294

アデノシン 5'-三リン酸／adenosine 5'-triphosphate（ATP）　20

アデノシンデアミナーゼ／adenosine deaminase（ADA）　293

アデノ随伴ウイルス／adeno-associated virus（AAV）　294

アドリアシン／Adriacin　254

アドレナリン／adrenaline　133

アナキンラ／Anakinra　275

アノテーション／annotation　304

アバスチン／Avastin　265

アバタセプト／abatacept　272

アービタックス／Erbitux　264

アビラテロン／abiraterone　261

アフィニトール／Afinitor　261

アブザイム／abzyme　187

アブシキシマブ／abciximab　268

アプタマー／aptamer　184

アフリベルセプト／aflibercept　272

阿片／opium poppy　149

アポ E ／apolipoprotein E（apoE）　112

アポトーシス／apoptosis　89

アポトソーム／apoptosome　90

アポリポタンパク質 B-100（アポ B-100）／apolipoprotein B-100（ApoB-100）　101

アミノアシル tRNA 合成酵素／aminoacyl-tRNA synthetase（aaRS）　222

アミノ酸／amino acid　6

αアミノ酪酸／alpha aminobutyric acid（Abu）　222

γアミノ酪酸／gamma aminobutyric acid（GABA）　135

アミロイド前駆体タンパク質／

amyloid precursor protein（APP）　111

アミロイドベータタンパク質／amyloid beta protein（Aβ）　111

アムフィフィシン／amphiphysin　101

アメビーブ／Amevive　273

アールエノーム／RNome　306

アルカリスト／Arcalyst　273

アルカロイド／alkaloid　134

アルツハイマー／Aloysius Alzheimer　110

アルツハイマー病／Alzheimer's disease（AD）　110

アルトマン／Richard Altmann　7

アルパース病／Alpers disease　113

アレファセプト／alefacept　273

アレムツズマブ／alemtuzumab　266

アロステリック効果／allosteric effect　29

アンダーソン／William French Anderson　293

アンチセンス RNA ／antisense RNA　183

アンチセンスオリゴマー／antisense oligomer　183

アントラサイクリン／anthracycline　254

い

鋳型 DNA ／template DNA　18，166

イクスタンジ／Xtandi　261

異種移植／xenotransplantation　215

異常ヘモグロビン症／
hemoglobinopathy 214

一塩基多型／ single nucleotide
polymorphism（SNP） 280

一過性増殖細胞／ transient
amplifying cell（TA 細胞） 240

一本鎖ガイド RNA ／ single-guide
RNA（sgRNA） 23, 192

一本鎖高次構造多型／ single strand
conformation polymorphism（SSCP）
278

遺伝学／ genetics 3

遺伝学的投薬基準／ genetically-
based point of care（gPOC） 282

遺伝子／ gene 3

遺伝子型／ genotype 3

遺伝子砂漠／ gene desert 58

遺伝子診断／ gene diagnosis 100,
277

遺伝子操作技術／ genetic engineering
155

遺伝子多型／ genetic polymorphism
279

遺伝子ターゲッティング／ gene
targeting 235

遺伝子地図／ genetic map 52

遺伝子治療／ gene therapy 277, 292

遺伝子ドライブ／ gene drive 208

遺伝子ノックアウトマウス／ gene
knockout mouse 237

遺伝子ノックイン／ gene knock-in
239

遺伝子発現／ gene expression 22

遺伝子ブックマーク／ gene
bookmarking 64

遺伝子密林／ gene forest 58

遺伝情報／ genetic information 66

遺伝性疾患／ hereditary disease 99

遺伝性素因／ genetic factor 277

遺伝プログラム説／ programmed
theory 85

イノシトール 1, 4, 5-三リン酸／

inositol 1, 4, 5-triphosphate（IP$_3$） 75

イピリムマブ／ ipilimumab 267

イブ仮説／ Eve hypothesis 48

イブリツモマブ／ ibritumomab 265

イマチニブ／ imatinib 258, 318

イラリス／ Ilaris 269

イレッサ／ Iressa 256

インシリコ創薬／ in silico drug
discovery 319

インシリコバイオロジー／ in silico
biology 71

インスリン／ insulin 100, 251

インスリン欠損症／ insulinopenic
diabetes 100

インターフェロン／ interferon（IFN）
138

インターロイキン／ interleukin（IL）
138

イントロン／ intron 27

インフリキシマブ／ infliximab 268

インフルエンザ菌／ Haemophilus
influenzae 53

インベーダー法／ invader method
283

インライタ／ Inlyta 261

う

ウアバイン／ ouabain 148

ウィラドセン／ Steen Malte
Willadsen 230

ウィルソン／ Edmund Beecher
Wilson 51

ウィルムット／ Ian Wilmut 231

ウェルナー症候群／ Werner
syndrome 89

ヴォトリエント／ Votrient 261

ウシ海綿状脳症／ bovine spongiform
encephalopathy（BSE） 113

ウステキヌマブ／ ustekinumab 271

内向き整流性カリウムイオンチャネ
ル／ inwardly rectifying potassium
ion（K$^+$）channel（K$_{ir}$） 145

ウラシル／ uracil 9

え

エイクソン／ Mark Akeson 173

エイコサノイド／ eicosanoids 153

エイズウイルス／ AIDS virus 55,
294

エイブリー／ Oswald Theodore Avery
11

エキソサイトーシス／ exocytosis
92

エキソソーム複合体／ exosome
complex 35

エキソン／ exon 28

エクソソーム／ exosome 94

エクリズマブ／ eculizumab 270

エタネルセプト／ etanercept 271

エタノール／ ethanol 136

エバンス／ Martin John Evans 235

エピジェネティックス／ epigenetics
62

エファリズマブ／ efalizumab 271

エベロリムス／ everolimus 261

エムワン RNA ／ M1 RNA 23

エラーカタストロフ説／ error
catastrophe theory 85

エルロチニブ／ erlotinib 256

塩基対／ base pair（bp） 15

塩基配列決定法／ sequencing 166

エンケファリン／ enkephalin 149

エンザルタミド／ enzalutamide 261

塩素イオンチャネル／ chloride ion
（Cl$^-$）channel 147

エンテロキナーゼ／ enterokinase
177

エンドサイトーシス／ endocytosis
92, 101

エンドセリン／ endothelin（ET）
151

エンハンサー／ enhancer 26

エンブレル／ Enbrel 271

お

岡崎フラグメント／Okazaki fragment 18
岡崎令治／Okazaki Reiji 18
オゾガマイシン／ozogamicin 266
オーダーメイド医療／made-to-order medicine 280, 287
オピオイド受容体／opioid receptor 149
オビース／obese 103
オファツムマブ／ofatumumab 265
オーファン受容体／orphan receptor 316
オプジーボ／Opdivo 267
オフターゲット（的はずれ）切断／off-target cleavage 198
オペレーター／operator 29
オペロン／operon 29
オマリズマブ／omalizumab 270
親世代／parental generation 2
オリゴヌクレオチド／oligonucleotide 166
オルガノイド／organoid 248
オレキシン／orexin（OX） 104, 316
オレンシア／Orencia 272
オワンクラゲ／Aequorea victoria 177

か

カー／John Foxton Ross Kerr 89
開口分泌／exocytosis 132
カイザー／Dale Kaiser 157
開始コドン／initiation codon 31
開始メチオニン／initiation methionine 32
ガイド RNA／guide RNA（gRNA） 23, 192
外胚葉／ectoderm 240
外分泌／exocrine 132
カウフマン／Matthew Howard Kaufman 235

核／nucleus 6
核酸／nucleic acid 6, 7
核磁気共鳴／nuclear magnetic resonance（NMR） 305
核小体低分子 RNA／small nucleolar RNA（snoRNA） 23
核内低分子 RNA／small nuclear RNA（snRNA） 23
ガジュセック／Daniel Carleton Gajdusek 113
カシンベック病／Kaschin-Beck disease 222
カスパーゼ／caspase 89
カスパーゼ活性化デオキシリボヌクレアーゼ／caspase-activated deoxyribonuclease（CAD） 89
家族性高コレステロール血症／familial hypercholesterolemia（FH） 101
カタラーゼ／catalase 86
活性酸素／active oxygen 86
滑面小胞体／smooth endoplasmic reticulum 143
カテコール-O-メチルトランスフェラーゼ／catechol-O-methyltransferase（COMT） 134
カテコールアミン／catecholamine 133
ガードン／John Bertrand Gurdon 230
カナキヌマブ／canakinumab 269
カベオラ／caveolae 92
カペシタビン／capecitabine 256
鎌状赤血球症／thalassemia 99, 214
がらくた DNA／junk DNA 54
カリウムイオンチャネル／potassium ion（K$^+$）channel 145
カルシウムイオン／calcium ion （Ca^{2+}） 178
カルシウムイオン依存性カリウムイオンチャネル／calcium ion（Ca^{2+}）dependent potassium ion（K$^+$）

channel（K$_{Ca}$） 145
カルシウムイオン制御／calcium ion （Ca^{2+}）control 141
カルシウムイオンチャネル／calcium ion（Ca^{2+}）channel 141
カルシウムイオンポンプ／calcium ion（Ca^{2+}）pump 141, 144
カルシニューリン／calcineurin（CN） 137, 317
カルモジュリン／calmodulin 77
カルモジュリン依存性タンパク質リン酸化酵素／calomodulin-dependent protein kinase（CaMK） 77
加齢黄斑変性／age-related macular degeneration（AMD） 247
がん遺伝子／oncogene 119
間期／interphase 77
環境因子／environmental factor 277
がん原遺伝子／proto oncogene 121
幹細胞／stem cell 240
がん細胞／cancer cell 77, 119
ガンドラック／Jens Gundlach 174
間葉系幹細胞／mesenchymal stem cell 242
がん抑制遺伝子／tumor suppressor gene 81, 121

き

キイトルーダ／keytruda 267
奇形腫／teratoma 236
起始／initiation 125
基質／substrate 186
拮抗薬／antagonist 131
キナーゼ／kinase 84
キネレット／Kineret 275
機能ゲノミクス／functional genomics 305
ギープ／geep 230
キメラマウス／chimera mouse 230
逆転写酵素／reverse transcriptase 65, 158

キャップ／cap 28
キャピラリーアレイ電気泳動／
　capillary array electrophoresis
　（CAE） 313
ギャロッド／Archibald Edward
　Garrod 3
狂牛病／mad cow disease 113
極間微小管／interpolar microtubule
　47
キラー T 細胞／killer T cell 276
ギルバート／Walter Gilbert 53,
　166
キロサイド／Cylocide 254
筋委縮性側索硬化症／amyotrophic
　lateral sclerosis（ALS） 108
筋ジストロフィー／muscular
　dystrophy 107

く

グアニン／guanine（G） 9
グアノシン 5'-三リン酸／guanosine
　5'-triphosphate（GTP） 74
グアノシン 5'-二リン酸／guanosine
　5'-diphosphate（GDP） 73
克山（クーシャン）病／keshan
　disease 222
組換え修復／recombinational repair
　38
組換え体／recombinant 155
グライコミクス／glycomics 315
グライコーム／glycome 315
クライシス／crisis 87
クラスター解析／cluster analyze
　308
クラスピン／claspin 20
クラスリン／clathrin 101
クラスリン小胞／clathrin vesicle
　101
クラーレ／curare 135
クランプローダー／clamp loader
　20
グリシン／glycine 136

グリセロポリン／glyceroporin
　（GlpF） 148
クリゾチニブ／crizotinib 258
クリック／Francis Crick 15
グリフィス／Frederick Griffith 11
クリベース／cleavase 283
グリベック／Glivec 258
グルコース／glucose 100
グルタチオン／glutathione 175
グルタチオン S-トランスフェラー
　ゼ／glutathione S-tranferase（GST）
　175
グルタミン酸／glutamic acid 137
グルタミン酸受容体／glutamic acid
　receptor（GluR） 137
クールー病／Kuru disease 113
グレリン／ghrelin 104
クロイツフェルト・ヤコブ病／
　Creutzfeldt-Jakob disease（CDJ）
　113
クロトー／klotho 89
クロマチン免疫沈降法／Chromatin
　immunoprecipitation（ChIP） 309
クロモメア／chromomere 42
クロラムフェニコール／
　chloramphenicol 221
クローンガエル／cloned frog 230
クローン人間／cloned human 235
クローンヒツジ／cloned sheep 232

け

蛍光共鳴エネルギー転移法（フレッ
　ト）／fluorescent resonance energy
　transfer（FRET） 178
欠失／deletion 278
ゲノム／genome 41, 163
ゲノム医学／genetic medicine 277
ゲノムサイズ／genome size 41
ゲノム情報科学／genome
　informatics 304
ゲノム刷り込み／genomic
　imprinting 62

ゲノム創薬／genome-based drug
　design 303
ゲノムの管理人／guardian of the
　genome 123
ゲノム編集／genome editing 189
ゲノムマッピング／genome
　mapping 51
ゲフィチニブ／gefitinib 256, 284
ケミカルチップ／chemical chip
　310
ケミカルマイクロアレイ／chemical
　microarray 312
ゲムシタビン／gemcitabine 256
ゲムツズマブ／gemtuzumab 266
ケモカイン／chemokine 138
ケラチノサイト／keratinocyte 242
ゲルストマン・ストロイスラー・
　シャインカー症候群／
　Gerstmann-Sträussler-Scheinker
　syndrome（GSS） 113
嫌気性／anaerobic 127

こ

好気性／aerobic 127
抗原／antigen 186
交差／crossing over 39
鉱質コルチコイド／
　mineralocorticoid 140
恒常性／homeostasis 131
校正機能／proofreading function
　222
合成生物学／synthetic biology 222
酵素／enzyme 157
構造ゲノミクス／structural genomics
　305
構造タンパク質／structural protein
　7
高速スクリーニング／high
　throughput screening（HTS） 303
抗体／antibody（Ab） 187

抗体依存性細胞傷害／antibody-dependent cellular cytotoxicity（ADCC） 262

後天性免疫不全症候群／acquired immunodeficiency syndrome（AIDS） 212

高変異反復配列／variable number of tandem repeat（VNTR） 279

高密度リポタンパク質／high density lipoprotein（HDL） 112

コーエン／Stanley Cohen 157

コカイン／cocaine 134

古代DNA／ancient DNA 166

コッセル／Albrecht Kossel 9

コードブロッカー／code blocker 183

子供世代／filial generation（F1） 2

コドン／codon 31

ゴードン／Jon Gordon 233

小林久隆／Kobayashi Hisataka 276

コヒーシン／cohesin 84

コピー数多型／copy number variation（CNV） 287

互変異性シフト／tautomerism shift 36

コラーゲンゲル／collagen gel 244

ゴルジ体／golgi body 5

コレシストキニン／cholecystokinin（CCK） 104

コレステロール／cholesterol（C） 101

コレステロールエステル／cholesterol ester（CE） 101

コレンス／Carl Correns 2

コロニー／colony 11

混成分子／hybrid 155

コンデンシン／condensin 83

コーンバーグ／Arthur Kornberg 157

コンピテントセル／competent cell 157

さ

サイクス／Bryan Sykes 48

サイクリックAMP／cyclic AMP（cAMP） 74

サイクリン-CDK複合体／cyclin-CDK complex 78

サイクリンG1／cyclin G1 125

再生／regeneration 241

再生医学／regenerative medicine 242

再生医療／regenerative medicine 242

ザイティガ／Zytiga 261

サイトカイン／cytokine 137

細胞アレイ／cell microarray 313

細胞核／nucleus 7

細胞周期／cell cycle 77

細胞周期エンジン／cell cycle engine 78, 84

細胞周期チェックポイント制御／cell cycle checkpoint control 123

細胞集団／colony 11

細胞小器官／organelle 128

細胞チップ／cell chip 313

細胞膜／cell membrane 6

細胞老化／cellular senescence 86

サイメットオリゴペプチダーゼ／thimet oligopeptidase（TOP） 112

サイレント変異／silent mutation 36

サイン／SINE 56

ザクティマ／Zactima 261

ザーコリ／Xalkori 258

サットン／Walter Sutton 3

サテライト細胞／satellite cell 243

作用薬／agonist 131

サラセミア／thalassemia 99, 214

サンガー／Frederick Sanger 166

三量体Gタンパク質／trimer G protein 73

し

ジアシルグリセロール／diacylglycerol（DAG） 75

ジェミニン／geminin 20

ジェムザール／Gemzar 256

色素性乾皮症／xeroderma pigmentosum（XP） 38

ジギタリス／digitalis 148

シークエンス反応／sequencing 166

シグナルプローブ／signal probe 283

始原生殖細胞／primordial germ cell（PGC） 240

自己分泌／autocrine 132

自己免疫疾患／autoimmune disease 100

脂質／lipid 6, 101

脂質異常症／dyslipidemia 101

脂質ラフト／lipid raft 92

シスプラチン／cisplatin（CDDP） 253

雌性前核／female pronucleous 234

シタラビン／cytarabine（ara-C） 253

ジデオキシ法／dideoxy method 166

シトクロムc／cytochrome c 91

シトシン／cytosine（C） 9

シトシンアラビノシド／cytosine arabinoside 253

シナジス／Synagis 271

シプロイセル-T／sipuleucel-T 275

脂肪細胞／adipocyte 104

脂肪酸シクロオキシゲナーゼ／cyclooxigenase（COX） 154

姉妹鎖交換／sister-strand exchange 38

シムジア／Cimzia 268

シムレクト／Simulect 270

シャトルベクター／shuttle vector 163

シャルパンティエ／Emmanuelle Marie Charpentier　195，215
終止コドン／termination codon　31
収縮輪／actin ring　84
修復／repair　36
縮重コドン／degenerate codon　31
主作用／main effect　131
腫瘍壊死因子／tumor necrosis factor（TNF）　138
腫瘍壊死因子α／tumor necrosis factor alpha（TNF α）　105
受容体／receptor　131
消化管間質腫瘍／gastrointestinal stromal tumor（GIST）　258
常在細菌／indigenous bacteria　127
小胞体／endoplasmic reticulum（ER）　28，77
小胞体ストレス応答／unfolded protein response　95
除去修復／excision repair　36
ショ糖／sucrose　6
死を促す領域／death-effector domain（DED）　106
進行／progression　125
人工塩基対／artifical base pair　224
人工多能性幹細胞／induced pluripotent stem cell（iPS 細胞）　244
人工タンパク質／artificial protein　222
人工皮膚／artificial skin　244
心疾患／heart disease　101
浸潤／invasion　126
ジンスハイマー／Robert Ginsheimer　52
心房性ナトリウム利尿ペプチド／atrial natriuretic peptide（ANP）　151

す

水平伝播／horizontal transmission　56，129
スクレイピー／scrapie　113
スクレイピー関連線維／scrapie-associated fibrils（SAF）　114
ステラーラ／Stelara　271
ステロイドホルモン／steroid hormone　140
スーテント／Sutent　257
ストリキニーネ／strychnine　136
ストレス顆粒／stress granule（SG）　109
スニチニブ／sunitinib　257
スニップ／SNP　280
スニップタイピング／SNP typing　280
スーパーオキシドジスムターゼ／superoxide dismutase（SOD）　86
スーパーオキシドジスムターゼ 1／Superoxide dismutase1（SOD1）　108
スプライシング／splicing　28，186
スプライセオソーム／spliceosome　28
スポロゾイト／sporozoite　214

せ

制限酵素／restriction enzyme　157
制限酵素断片長多型／restriction fragment length polymorphism（RFLP）　52，279
静止期／resting phase　77
星状体微小管／astral microtubule　47
生殖細胞／germ cell　6
生物情報科学／bioinformatics　304
ゼヴァリン／Zevalin　265
セキュリン／securin　84
セクレターゼ／secretase　111
セツキシマブ／cetuximab　264
切断用プロテアーゼ／PreScission Protease（PSP）　175
ゼノ核酸／xeno nucleic acid（XNA）　224
セパレース／separase　84
セブンエス RNA／7S RNA　23
ゼルチュルナー／Friedrich Sertürner　151
セルトリズマブ ペゴル／certolizumab pegol　268
ゼルボラフ／Zelboraf　262
セレノシステイン／selenocysteine（Sec）　222
セレラ社／Celera　53
ゼローダ／Xeloda　256
セロトニン／serotonin　134
染色小粒／chromomere　42
染色体／chromosome　3，39
染色体分染法／banding　52
選択的（可変）スプライシング／alternative splicing　54
線虫／Caenorhabditis elegans　178
セントロメア／centromere　47，84
全能性／totipotency　232
選抜アレイ／focused array　311
全分泌／holocrine　132

そ

造血幹細胞／hematopoietic stem cell　242
桑実胚／morula　233
増殖細胞核抗原／proliferating cell nuclear antigen（PCNA）　20
相同組換え／homologous recombination　39
挿入／insertion　278
増幅／amplification　278
α相補／alpha complementation　161，164
相補 DNA／complementary DNA（cDNA）　158
創薬科学／drug design science　303
早老症／progeria　89
促進／stimulation　131
組織工学／tissue engineering　243
ソラフェニブ／sorafenib　258

索引　**335**

ソリリス／ Soliris　270
ゾレア／ Xolair　270
ソレノイド／ solenoid　42

た ＿＿＿＿＿＿＿＿＿＿

タイケルブ／ Tykerb　256
ダイサー／ Dicer　178
体細胞／ somatic cell　6
体細胞融合法／ somatic cell
　hybridization　52
ダイサー複合体／ Dicer complex
　180
タイサブリ／ Tysabri　271
胎児線維芽細胞／ mouse embryonic
　fibroblast（MEF）　189
代謝プロファイリング／ metabolic
　profiling　315
大腸菌／ *Escherchia coli*　127，158
ダイナミン／ dynamin　101
耐熱性 DNA ポリメラーゼ／ heat-
　resistant DNA polymerase　166
対立遺伝子／ allele　3，279
対立遺伝子特異的オリゴヌクレオチ
　ド法／ allele-specific
　oligonucleotide（ASO）　278
対立遺伝子特異的増幅法／ allele-
　specific amplification（ASA）
　278
タイリングアレイ／ tiling array
　308
ダーウィン／ Charles Robert Darwin
　3
ダ・ヴィンチ／ da Vinci　260
ダウドナ／ Jennifer Anne Doudna
　195
ダウノマイシン／ Daunomycin　254
ダウノルビシン／ daunorubicin　254
ダウン症／ Down syndrome　112
タキソテール／ Taxotere　254
タキソール／ Taxol　254
タクマンプローブ／ TaqMan plobe
　283

タクマン法／ TaqMan PCR　283
タクロリムス／ tacrolims　317
多段階発がん説／ multistage theory
　of carcinogenesis　125
多糖類／ polysaccharide　6
多分化能／ pluripotency　240，242
タルコフスキー／ Andrzej Krzysztof
　Tarkowski　229
タルセバ／ Tarceva　256
炭水化物／ carbohydrate　6
単糖類／ monosaccharide　6
タンパク質／ protein　6

ち，つ ＿＿＿＿＿＿＿＿

チェイス／ Martha Chase　12
チェック／ Thomas Cech　180
チェックポイント制御／ checkpoint
　control　84
チェルマック／ Erich von Tschermak
　2
チップチップ法／ ChIP-chip method
　309
チミン／ thymine（T）　9
チミン二量体／ thymine dimer　38
チャーチ／ George Church　195，215
チャン／ Feng Zhang　195，214
中間密度リポタンパク質／
　intermediate density lipoprotein
　（IDL）　101
中心体／ centrosome　83，125
中胚葉／ mesoderm　240
チューブリン／ tubulin　45，83，
　254
超低密度リポタンパク質／ very
　low density lipoprotein（VLDL）
　101
長末端反復配列／ long terminal
　repeat（LTR）　56
チロシンキナーゼ／ tyrosinekinase
　139
チロシンキナーゼ受容体／
　tyrosinekinase receptor　78

ツーヒットモデル／ two hit model
　122

て ＿＿＿＿＿＿＿＿＿＿

低分子干渉 RNA ／ small interfering
　RNA（siRNA）　23，178
低密度リポタンパク質／ low density
　lipoprotein（LDL）　101
デオキシリボ核酸／
　deoxyribonucleic acid（DNA）　9
デザイナーベビー／ designer baby
　226
デスドメイン／ death domain　91
テータム／ Edward Lawrie Tatum　5
デノスマブ／ denosumab　270
デービス／ Ron Davis　52，157
テムシロリムス／ temsirolimus　260
デュシェンヌ型筋ジストロフィー／
　Duchenne muscular dystrophy
　（DMD）　52，211
デリシ／ Charles DeLisi　52
デルブリュック／ Max Delbruck　12
テロメア／ telomere　42
テロメスキャン／ TelomeScan　296
テロメライシン／ Telomelysin　296
テロメラーゼ／ telomerase　45
テロメラーゼ RNA ／ telomerase
　RNA　23
電位依存性陰イオンチャネル／
　voltage-dependent anion channel
　（VDAC）　91
電位依存性カリウムイオンチャネ
　ル／ voltage-dependent potassium
　ion（K$^+$）channel（K$_v$）　145
電位依存性カルシウムイオンチャネ
　ル／ voltage-gated calcium ion
　（Ca^{2+}）channel（VDCC）　142
転写／ transcription　22
点突然変異／ point mutation　34，
　278
伝播性海綿状脳症／ transmissible
　spongiform encephalopathy　113

と

動原体／centromere　45，84
動原体微小管／kinetochore microtubule　47
糖鎖チップ／glycan chip　312
糖質コルチコイド／glucocorticoid　140
透出分泌／diacrine　132
糖尿病／diabetes　100
動物極キャップ／animal cap　244
ドキシル／Doxil　254
ドキソルビシン／doxorubicin　254
毒物ゲノミクス／toxicogenomics　306
独立遺伝の法則／rule of independent assortment　2
トシツモマブ／tositumomab　265
トシリズマブ／tocilizumab　269
ドセタキセル／docetaxel　254
突然変異／mutation　34
突然変異説／mutation theory　3
突然変異体／mutant　4，34
ド・フリース／Hugo de Vries　2
トラスツズマブ／trastuzumab　264
トラメチニブ／trametinib　262
トランジション／transition　36
トランスクリプトミクス／transcriptomics　306
トランスクリプトーム／transcriptome　306
トランスクリプトーム解析／transcriptome analysis　316
トランスジェニックマウス／transgenic mouse　235
トランスバージョン／transversion　36
トランスファー RNA ／transfer RNA（tRNA）22，23
トランスフェクション／transfection　162
トランスポゾン／transposon　56，128
トランスポーター／transporter　134
トランスレーショナル・リサーチ／translational research　303
トランスロカーゼ／translocase　33
ドリー／Dolly　232
トリグリセリド／triglyceride　101
トーリセル／Torisel　260
トリプレット・リピート病／triplet repeat disease　105
トレメリムマブ／tremelimumab　268
トロンビン／thrombin　175
トロンボキサン／thromboxan（TX）154
貪食細胞／phagocyte　89

な

内胚葉／endoderm　240
内部細胞塊／inner cell mass（ICM）236
内分泌／endocrine　132
ナタリズマブ／natalizumab　271
ナチュラルキラー T 細胞／natural killer T cell（NKT 細胞）247
ナチュラルキラー細胞／natural killer cell（NK 細胞）262
ナトリウムイオンチャネル／sodium ion（Na$^+$）channel　146
ナトリウム利尿ペプチド／natriuretic peptide　151
ナルコレプシー／narcolepsy　316
ナンセンス変異／nonsense mutation　34，278

に

ニコチン／nicotine　133
ニコチンアミドアデニンジヌクレオチド／nicotinamide adenine dinucleotide（NAD）86
ニコチン性アセチルコリン受容体／nicotinic acetylcholine receptor（nAChR）133

二次メッセンジャー／second messenger　74
二重らせん構造モデル／double helix structural model　15
ニッカーゼ改変型 Cas9 ／ Cas9 Nickase　198
ニッチ／niche　240
二糖類／disaccharide　6
ニボルマブ／nivolumab　267
二本鎖切断／double-strand break（DSB）39，191
ニューロペプチド Y ／ neuropeptide Y（NPY）103
ニューロメディン U ／ neuromedin U（NMU）104
ニールセン／ Peter Eigil Nielsen　184
ニーレンバーグ／ Marshall Warren Nirenberg　31

ぬ

ヌクレオソーム／nucleosome　42
ヌクレオチド／nucleotide　9
ヌロジックス／Nulojix　272

ね

ネエゲリー／ Karl Nägeli　3
ネオマイシン耐性遺伝子／neomycin resistance gene　238
ネクサバール／Nexavar　258
ネクローシス／necrosis　89
熱ショックタンパク質／heat shock protein（HSP）140
ネプリライシン／neprilysin　112

の

脳血管疾患／cerebrovascular disease　101
脳性ナトリウム利尿ペプチド／brain natriuretic peptide（BNP）151
囊胞腎症／cystic kidney disease　52

囊胞性線維症／ cystic fibrosis　52,
　266
ノシセプチン／ nociceptin　316
ノックアウトマウス／ knockout
　mouse　237, 239
ノックダウン／ knock-down　178

は

バイオ医薬品／ bio medicine　251
バイオチップ／ bio chip　310
バイオチップ携帯電話／ bio chip
　mobile phone　314
胚子／ embryo　229
胚性幹細胞／ embryonic stem cell
　（ES 細胞）　235
胚性生殖細胞／ embryonic germ cell
　（EG 細胞）　240
胚盤胞／ blastocyst　231
ハイブリッド／ hybrid　155, 183
培養／ culture　127
パイロシークエンシング／
　pyrosequencing　168
バーグ／ Paul Berg　155
バクテリオファージ／ bacteriophage
　12, 162
パクリタキセル／ paclitaxel　254
ハーシェイ／ Alfred Day Hershey
　12
パージェタ／ Perjeta　264
バシリキシマブ／ basiliximab　270
パスウェイ解析／ pathway analysis
　71
ハーセプチン／ Herceptin　264
パゾパニブ／ pazopanib　261
白血病阻害因子／ leukemia inhibitory
　factor（LIF）　240
発生工学／ embryo technology　233
ハップマップ計画／ Hap Map project
　285
パニツムマブ／ panitumumab　264
ハプロタイプ／ Haplotype　285
パム／ PAM　192

バランゴー／ Rodolphe Barrangou
　195
パリビズマブ／ palivizumab　271
バリル tRNA 合成酵素／ valyl tRNA
　synthetase（ValRS）　222
バルジ／ bulge　242
バルビツール酸誘導体／ barbiturate
　135
ハワース投影法／ Haworth projection
　7
ハンチンチン／ Huntingtin（Htt）
　106, 211
ハンチントン病／ Huntington disease
　（HD）　52, 106, 211
バンデタニブ／ vandetanib　261
反復可変 2 残基／ repeat variable
　diresidue（RVD）　191
ハンマーヘッドリボザイム／
　hammer-head rybozyme　180

ひ

ピーアイ RNA ／ piRNA　23
比較ゲノミクス／ comparative
　genomics　305
比較ゲノムハイブリダイゼーション
　法／ comparative genomic
　hybridization（CGH）　308
ピクロトキシン／ picrotoxine　135
非コード RNA ／ non-coding RNA
　（ncRNA）　23, 58, 64
微小管／ microtubule　45, 83
微小管構造中心／ microtubule
　organizing center（MTOC）　83
ピー小体／ P-body　109
ヒスチジンヘキサマー／
　histidinehexamer　175
ヒストン／ histone　42
ヒストンテール／ histone tail　64
ビタミン D ／ vitamin D　140
ヒッピー／ Hippi　106
ヒトゲノム協会／ the Human
　Genome Organization（HUGO）　53

ヒト多型性研究センター／ Human
　Polymorphism Study Center（CEPH）
　52
ヒト免疫不全ウイルス／ human
　immunodeficiency virus（HIV）　216
ビードル／ George Wells Beadle　5
被覆ピット／ coated pit　101
ヒュミラ／ Humira　268
表現型／ phenotype　1, 3
病原性大腸菌 O157 ／
　enteropathogenic *Escherichia coli*
　O157　312
表面プラズモン共鳴／ surface
　plasmon resonance（SPR）　313

ふ

ファージ／ phage　162, 163
λファージ／λ phage　162, 163
ファルネシル基／ farnesyl radical
　318
フィーダー細胞／ feeder cell　237,
　240
フィトヘマグルチニン／
　phytohemagglutinin　230
フィラデルフィア染色体／
　Philadelphia chromosome（Ph）
　258
封入体／ inclusion body　175
フェニルケトン尿症／
　phenylketonuria　100
フォンウィルブランド病／ von
　Willebrand disease（VWD）　210
副作用／ side effect　131
不死化細胞／ immortal cell　88
不死性／ immortality　236
フック／ Robert Hooke　73
ブドウ糖／ glucose　100
普遍組換え／ general recombination
　39
プライマー／ primer　166
プライマー RNA ／ primer RNA
　18, 23

プライマー伸長法／primer extension（PEX）278
プライマーゼ／primase 18
プライモソーム／primosome 18
ブラキセラピー／brachytherapy 260
プラスミド／plasmid 161, 162
プラスミドベクター／plasmid vector 161
フラップ領域／flap region 283
プラバスタチンナトリウム／pravastatin sodium 101
フランクリン／Rosalind Franklin 15
プリオン／prion 114
プリオンタンパク質／prion protein（PrP）114
プリプラチン／Briplatin 253
フルオロウラシル／fluorouracil（5-FU）253
プルキンエ細胞／Purkinje cell 142
プルシナー／Stanley Ben Prusiner 113
プレセニリン 1／presenilin 1（PS1）111
プレセニリン 2／presenilin 2（PS2）111
フレット／FRET 178
フレットプローブ／FRET probe 283
フレームシフト変異／frameshift mutation 34, 278
プロオピオメラノコルチン／proopiomelanocortin（POMC）103
プログラフ／Prograf 317
プロスタグランジン系／prostaglandins（PG）153
プロスタノイド／prostanoid 153
ブロック重複／block duplicate 288
プロテアソーム／proteasome 82
プロテインチップ／protein chip 311
プロテインマイクロアレイ／protein microarray 311
プロテオーム／proteome 314
プロテオームプロファイリング／proteome profiling 315
プロナーゼ／pronase 230
プロベンジ／Provenge 275
プロモーター／promoter 22
分子細胞生物学／molecular cell biology 73
分子通信／molecular based information transmission and reception 314
分子内四本鎖構造／intramolecular quartet structure 196
分節的重複／segmental duplication 288
分離の法則／rule of segregation 1
分裂寿命／proliferative lifespan 87

へ

米国国立衛生研究所／National Institute of Health 276
ベキサール／Bexxar 265
ベクター／vector 155, 161, 162
ベクティビックス／Vectibix 264
ベーツソン／William Bateson 4
ヘテロ核 RNA／heterogeneous nuclear RNA（hnRNA）23
ヘテロクロマチン領域／heterochromatin region 47
ヘテロ接合体／heterozygote 3
ヘテロ二本鎖法／heteroduplex method（HET）278
ベバシズマブ／bevacizumab 265
ペプチジルトランスフェラーゼ／peptidyl transferase 33
ペプチド核酸／peptide nucleic acid（PNA）184
ペプチド結合／peptide bond 7
ペプチドミクス／peptidomics 315
ペプチドーム／peptidome 315
ペムブロリズマブ／pembrolizumab 267
ベムラフェニブ／vemurafenib 262
ベラタセプト／belatacept 272
ヘリカーゼ／helicase 18
ヘリックス・ターン・ヘリックス／helix-turn-helix 25
ヘリックス・ループ・ヘリックス／helix-loop-helix 25
ベリムマブ／belimumab 271
ペルオキシソーム／peroxisome 5, 86
ペルオキシダーゼ／peroxidase 86
ベルケイド／Velcade 261
ペルツズマブ／pertuzumab 264
ベロ毒素／Vero toxin 312
変性勾配ゲル電気泳動法／denaturing gradient gel electrophoresis（DGGE）278
ベンゾジアゼピン／benzodiazepine（BDZ）136
ベンター／Craig Venter 53, 222
ベンリスタ／Benlysta 271

ほ

ボイヤー／Harvard Boyer 157
保因者／carrier 278
放射性同位元素／radioisotope 12
紡錘糸／spindle 45, 84
縫線核／raphe nuclei 134
傍分泌／paracrine 132
ホグネス／David Hogness 157
ボーゲルシュタイン／Bert Vogelstein 125
ボサトリア／Bosatria 270
ポジショナルクローニング法／positional cloning method 100
ホスファターゼ／phosphatase 158
ホスファチジルイノシトール／phosphatidylinositol（PI）75
ホスファチジルイノシトール 4,5-二リン酸／phosphatidylinositol 4, 5-bisphoshate（PIP$_2$）75

ホスホジエステラーゼ／
　phosphodiesterase　75
ホスホジエステル結合／
　phosphodiester bond　9
ホスホランバン／phospholamban
　145
ホスホリパーゼ A_2 ／phospholipase
　A_2　154
ホスホリパーゼ C ／phospholipase
　C（PLC）　75
ボツシュタイン／David Botstein
　52
ポテリジオ／Poteligeo　266
ホフマン／Felix Hoffmann　154
ホモ接合体／homozygote　3
ポリー／Polly　232
ポリ A ／poly A　28
ポリ Q 病／polyQ disease　110
ホリデイ構造／Holliday structure
　39
ホリナートカルシウム／calcium
　folinate　253
ポリヌクレオチド／polynucleotide
　9
ポリヌクレオチドキナーゼ／
　polynucleotide kinase　158
ポリペプチド／polypeptide　7
ポリメラーゼ連鎖反応／polymerase
　chain reaction（PCR）　165
ポーリング／Linus Pauling　187
ボルテゾミブ／bortezomib　261
ホルモン／hormone　131
翻訳／translation　32

ま

マイクロ RNA ／ micro RNA
　（miRNA）　23，178
マイクロケミカルチップ／ micro
　chemical chip　312
マイクロサテライト／microsatellite
　57，280
マイトマイシン／Mitomycin　254

マイトマイシン C ／ mitomycin C
　254
マイロターグ／Mylotarg　266
マウス白血病ウイルス／Moloney
　murine leukemia virus（MoMLV）
　294
マーカー遺伝子／marker gene　293
マキシザイム／Maxizyme　182
膜結合型アスパラギン酸プロテアー
　ゼ 1 ／ beta site APP-cleaving
　enzyme（BACE1）　112
マクサム／Alan Maxam　166
マクサム−ギルバート法／Maxam
　and Gilbert method　167
孫世代／filial generation（F2）　2
マタイ／Heinrich Matthaei　31
マックリントック／ Barbara
　McClintock　58
末端ヌクレオチドトランスフェラー
　ゼ／ terminal deoxynucleotidyl
　transferase（TdT）　155
マブキャンパス／Mabcampath　266
マラー／Hermann Joseph Muller　5
マラリア／malaria　213
マリス／Kary Banks Mullice　165
マルチクローニングサイト／multi-
　cloning site（MCS）　161
慢性骨髄性白血病／chronic
　myelocytic leukemia（CML）　182
慢性肉芽腫症／chronic
　granulomatous disease（CGD）　52
マンデル／Morton Mandel　157

み

ミーシャー／Friedrich Miescher　7
ミスセンス変異／missense mutation
　34，278
水チャネル／aquaporin　148
ミスマッチ化学切断法／chemical
　cleavage of mismatch（CCM）　278
ミスマッチ修復／mismatch repair
　39

ミトコンドリア／mitochondria　5，
　47，128
ミトコンドリア DNA ／
　mitochondrial DNA（mtDNA）　28
ミニサテライト／minisatellite　279
ミンツ／Beatrice Mintz　230

む

ムスカリン／muscarine　133
ムスカリン性アセチルコリン受容
　体／ muscarinic acethylcholine
　receptor（mAChR）　133

め

メキニスト／Mekinist　262
メソトレキセート／Methotrexate
　253
メタボロミクス／metabolomics
　315
メタボローム／metabolome　315
メタロチオネインプロモーター／
　metallothionein promotor　25
メッセンジャー RNA ／ messenger
　RNA（mRNA）　22，23
メディエーター／mediator　26
メトトレキサート／methotrexate
　（MTX）　253，268
メバロチン／Mevalotin　101
メポリズマブ／mepolizumab　270
a メラニン細胞刺激ホルモン／alpha
　melanocyte-stimulating hormone
　（aMSH）　103
免疫／immunity　186
免疫拒絶反応／immune rejection
　244
免疫グロブリン／immunoglobulin
　186
免疫チェックポイント／immune
　checkpoint　266
免疫チェックポイント阻害薬／
　immune checkpoint blockade　266
メンデル／Gregor Mendel　1

も

網膜芽細胞腫／retinoblastoma（Rb） 52，81，122

毛隆起／bulge 242

モガムリズマブ／mogamulizumab 266

モノアミンオキシダーゼ／monoamine oxidase（MAO） 134

モノヌクレオチド／nomonucleotide 9

モルガン／Thomas Morgan 4

モルヒネ／morphine 149

や

薬物動態／pharmacokinetics 131

薬理学／pharmacology 131

薬理ゲノミクス／pharmacogenomics 304

薬理作用／pharmacological action 131

薬効スクリーニング／screening of the efficacy of a medicine 318

ヤヌスキナーゼ／Janus kinase（JAK） 138，240

ヤーボイ／Yervoy 267

山中因子／Yamanaka factor 245

ゆ

有糸分裂／mitosis 83

優性／dominant 1

雄性前核／male pronuclear 234

優性阻害／dominant negative 123

ユーゼル／Uzel 253

ユビキチン／ubiquitin（Ub） 82，125

ユビキチン活性化酵素／ubiquitin activating enzyme（E1） 82

ユビキチン結合酵素／ubiquitin conjugating enzyme（E2） 82

ユビキチンリガーゼ／ubiquitin protein ligase（E3） 82，125

よ

溶菌サイクル／lytic cycle 162

溶原サイクル／lysogenic cycle 162

葉緑体／chloroplast 128

抑制／inhibition 131

予定外胚葉／prospective ectoderm 243

ヨハンセン／Wilhelm Johansen 3

ら

ライン／LINE 55

ラウス肉腫ウイルス／Rous sarcoma virus（RSV） 119

αラクトアルブミン／alpha lactoalbumin 232

ラスロップ／Abbie Lathrop 236

ラニビズマブ／ranibizumab 270

ラパチニブ／lapatinib 256

ラパマイシン／rapamycin 260

ラプチヴァ／Raptiva 271

ラボンナチップ／lab on a chip 313

ランゲルハンス島β細胞／Langerhans beta cell 100

ランダ／Randa 253

ランマーク／Ranmark 270

り

リアノジン／ryanodine 141

リアノジン受容体／ryanodine receptor（RyR） 144

リガーゼ連鎖反応／ligase chain reaction（LCR） 278

リガンド／ligand 73，131

離出分泌／apocrine 132

リソソーム／lysosome 5

リゾチーム／lysozyme 162

リツキサン／Rituxan 265

リツキシマブ／rituximab 265

リトル／Clarence Little 236

リプレッサー／repressor 29

リボ核酸／ribonucleic acid（RNA） 9

リポキシゲナーゼ／lipoxygenase 154

リボザイム／rybozyme 180

リボソーム／ribosome 32

リボソームRNA／ribosomal RNA （rRNA） 23

緑色蛍光タンパク質／green fluorescent protein（GFP） 177

リロナセプト／rilonacept 273

リンパ性白血病ウイルス／lymphatic leukosis virus（LLV） 119

る

ルセンティス／Lucentis 270

ルリア／Salvador Luria 12

れ

レオプロ／Reopro 268

レジスチン／resistin 105

レスベラトロール／resveratrol 86

レチノイド／retinoid 140

劣性／recessive 1

レット症候群／Rett syndrome 210

レトロウイルス／retrovirus 55, 66，119，128，245

レトロウイルスベクター／retrovirus vector 294

レトロ偽遺伝子／retro pseudogene 56

レトロトランスポゾン／retrotransposon 56

レトロポゾン／retroposon 56

レプチン／leptin 103

レミケード／Remicade 268

レルナー／Richard Lerner 187

連鎖群／linkage group 4

レンチウイルスベクター／lentivirus vector 294

ろ

ロイコトリエン／leukotriene（LT）
154

ロイコボリン／Leucovorin 253

ロイシンジッパー／leucine-zipper
25

老化／senescence 86

老化細胞／senescent cell 87

老人斑／senile plaque 111

ローゼンバーグ／Steven Allen
Rosenberg 293

ロバン／Peter Lobban 155

ローブ／Leo Loeb 236

ロミプレート／Romiplate 272

ロミプロスチム／romiplostim 272

わ

ワトソン／James Watson 15

ワルファリン／warfarin 269

C

C 型ナトリウム利尿ペプチド／C
type natriuretic peptide（CNP） 151

Cas9 二重変異体／Cas9 Double
Mutant（dCas9）200

CDK 阻害因子／CDK inhibitor（CKI）
79

CpG アイランド／CpG island 62

Cre リコンビナーゼ／Cre
recombinase 239

Cre-loxP 系／Cre-loxP strain 239

CRISPR-Cas9 191

CRISPR RNA（crRNA）196

D

D ループ／displacement-loop 49

DNA 鑑定／DNA profiling 48, 282

DNA チップ／DNA chip 307

DNA バーコード／DNA barcode
280

DNA ポリメラーゼ／DNA
polymerase（Pol）15, 18, 155,
166

DNA マイクロアレイ／DNA
microarray 306

DNA メチラーゼ／DNA methylase
158

DNA メチル基転移酵素／DNA
methyltransferase 206

DNA リガーゼ／DNA ligase 155,
158

E

EG 細胞／EG cell 240

ES 細胞／ES cell 235

ex vivo 遺伝子治療法／*ex vivo* gene
therapy 293

E2F モチーフ／E2F motif 81

F

F 因子／F factor 161

Fas 関連死ドメイン／Fas associated
death domain 91

*Fok*I 189

f1 ファージ／f1 phage 162, 163

G

G タンパク質共役型受容体／G
protein coupled receptor（GPCR）
73, 133, 309

I

IκB キナーゼ／I kappa B kinase
（IKK）138

iPS 細胞／iPS cell 244

iPS 細胞バンク／iPS cell bank 246

IP$_3$ 受容体／IP$_3$ receptor 143

M

MAP キナーゼ／MAP kinase
（MAPK）77

MAPK キナーゼ／MAPK kinase
（MAPKK）77

MAPKK キナーゼ／MAPKK kinase
（MAPKKK）77

M$_1$ 期／mortality stage 1 87

M13 ファージ／M13 phage 162,
163

M$_2$ 期／mortality stage 2 87

O, P

Orc1／origin recognition complex
20

POU ファミリー／POU family 240

p53 経路／p53 pathway 125

R

Raf キナーゼ／Raf kinase 77

Rb／retinoblastoma gene 122

Rb 経路／Rb pathway 125

R-CHOP 療法／R-CHOP treatment
265

RNA ウイルス／RNA virus 128

RNA 干渉／RNA interfering（RNAi）
178, 180

RNA 腫瘍ウイルス／RNA tumor
virus 119

RNA 新大陸／RNA new continent
59

RNA 編集／RNA editing 60

RNA ポリメラーゼ／RNA
polymerase 22

S

SH2 ドメイン／SH2 domain 77

SOS 修復／SOS repair 38

src／sarcoma gene 119

SV40 プロモーター／SV40 promoter
25

T, Z

T 管／transverse tube（TT）143

T 細胞活性化因子／nuclear factor of
activated T cells（NFAT）317

TA 細胞／TA cell 240

TALE タンパク質／TALE protein
　191

TALEN　191

TZFN　191

T4 ファージ／T4 phage　162

ZFN　189

数字

1 型糖尿病／type 1 diabetes　100

11-デヒドロ-TXB$_2$／11-dehydro-
　TXB$_2$　153

13, 14-ジヒドロ-15-ケト-PGD$_2$／
　13, 14-dihydro-15-keto-PGD$_2$

153

13, 14-ジヒドロ-15-ケト-PGE$_2$／
　13, 14-dihydro-15-keto-PGE$_2$　153

13, 14-ジヒドロ-15-ケト-PGF2$_a$／
　13, 14-dihydro-15-keto-PGF2$_a$

153

19-ヒドロキシ-PGE$_2$／19-hydroxy-
　PGE$_2$　153

2 型糖尿病／type 2 diabetes　100

2, 3-ジノール-TXB$_2$／2, 3-dinor-
　TXB$_2$　153

4 型メラノコルチン受容体／
　melanocortin type 4 receptor

（MC4R）　103

5-ヒドロキシトリプトアミン／
　5-hydroxytryptamine（5-HT）　134

6-ケト-PGEF$_1$／6-keto-PGEF$_1$
　153

6-ケト-PGF$_1$$a$／6-keto-PGF$_1$$a$
　153

7 回膜貫通型受容体／seven-
　transmembrane receptor　134, 316

8-ヒドロキシデオキシグアノシン／
　8-hydroxydeoxyguanosine
　（8-OHdG）　86

● 著者プロフィール ●

野島　博　のじま ひろし

1951 年	山口県生まれ
1974 年	東京大学教養学部基礎科学科卒業
1979 年	東京大学理系大学院生物化学専攻課程博士課程卒業，理学博士
1979 年	日本学術振興会奨励研究員
1979 年	米国スタンフォード大学医学部博士研究員（R. Kornberg 教授）
1982 年	自治医科大学薬理学教室助手
1983 年	同講師
1988 年	大阪大学微生物病研究所助教授
1995 年	同教授
2017 年	大阪大学名誉教授
2019 年	死去

[研究領域] 主たるテーマは「細胞周期とがんの悪性化」．とくに悪性化したがん細胞の特徴である「染色体不安定性」の分子制御機構を解明する観点から「中心体成熟とM期進行の連動を制御する中心体キナーゼ Lats1/2 と GAK の機能解析」に焦点を絞り，「Lats グループ」，「GAK/Cyclin G グループ」という 2 つのグループにより研究を進めていた．最近では Lats1/2 と Cyclin G による M 期・がん幹細胞維持の連繋制御にも研究を展開していた．

[著書] 遺伝子診断入門（1992 年），遺伝子工学キーワードブック（共著：1996 年，1999 年），細胞周期のはなし（1996 年，2000 年），遺伝子と夢のバイオ技術（1997 年），細胞周期の新しい展開（編著：1998 年），先端バイオ用語集（2002 年），生命科学キーワードブック（2007 年）〈以上，羊土社〉，生化学・分子生物学演習（共著：1995 年，2011 年），遺伝子工学の基礎（1996 年），ゲノム工学の基礎（2002 年），生命科学の基礎（2008 年），遺伝子工学─基礎から応用まで（2013 年）〈以上，東京化学同人〉，遺伝子工学への招待（1997 年）〈南江堂〉，マンガでわかる最新ポストゲノム 100 の鍵（マンガ：石田まき）（2003 年），分子生物学の軌跡（2007 年）〈以上，化学同人〉，絵でわかるがんと遺伝子（2009 年）〈講談社サイエンティフィク〉，ポール・アンダーセンの生命科学英語入門（2012 年），DVD で見るバイオ実験（2013 年），絵でわかる遺伝子治療（2014 年）〈以上，講談社〉．

医薬 分子生物学（改訂第 4 版）

2004 年 10 月 15 日　第 1 版第 1 刷発行	著　者　野島　博
2009 年 4 月 10 日　第 2 版第 1 刷発行	発行者　小立鉦彦
2014 年 3 月 30 日　第 3 版第 1 刷発行	発行所　株式会社 南 江 堂
2015 年 11 月 20 日　第 3 版第 2 刷発行	〒113-8410 東京都文京区本郷三丁目 42 番 6 号
2019 年 7 月 10 日　改訂第 4 版発行	☎（出版）03-3811-7236　（営業）03-3811-7239

ホームページ https://www.nankodo.co.jp/

印刷 真興社／製本 ブックアート

装丁 花村 広

Molecular Biology for Pharmacy and Medicine
© Hiroshi Nojima, 2019

定価は表紙に表示してあります．
落丁・乱丁の場合はお取り替えいたします．
ご意見・お問い合わせはホームページまでお寄せください．

Printed and Bound in Japan
ISBN978-4-524-40363-9

本書の無断複写を禁じます．

JCOPY 〈出版者著作権管理機構 委託出版物〉

本書の無断複写は，著作権法上での例外を除き，禁じられています．複写される場合は，そのつど事前に出版者著作権管理機構（TEL 03-5244-5088，FAX 03-5244-5089，e-mail: info@jcopy.or.jp）の許諾を得てください．

本書をスキャン，デジタルデータ化するなどの複製を無許諾で行う行為は，著作権法上での限られた例外（「私的使用のための複製」など）を除き禁じられています．大学，病院，企業などにおいて，内部的に業務上使用する目的で上記の行為を行うことは私的使用には該当せず違法です．また私的使用のためであっても，代行業者等の第三者に依頼して上記の行為を行う事は違法です．